中医类别全科医师岗位培训规划教材（第2版）

医学心理与精神卫生

主　　编　杜文东（南京中医药大学）

吴明华（南京中医药大学附属医院）

副 主 编　庄田畋（贵州中医药大学）

张　颖（陕西中医药大学）

徐　峰（北京中医药大学）

编　　委　（以姓氏笔画为序）

王　蓓（南京中医药大学）

王晓勇（南京中医药大学附属医院）

李如英（南京中医药大学附属医院）

范　琪（南京晓庄学院）

赵法政（浙江中医药大学）

徐　昱（安徽中医药大学）

高　玥（南京中医药大学）

席　斌（河南中医药大学）

学术秘书　范　琪（南京晓庄学院）

全国百佳图书出版单位

中国中医药出版社

·北 京·

图书在版编目（CIP）数据

医学心理与精神卫生 / 杜文东，吴明华主编 .—2 版 .—北京：中国中医药出版社，
2023.6

中医类别全科医师岗位培训规划教材

ISBN 978-7-5132-8137-9

Ⅰ . ①医… Ⅱ . ①杜… ②吴… Ⅲ . ①精神病—诊疗—教材 Ⅳ . ① R749

中国国家版本馆 CIP 数据核字（2023）第 077488 号

免费使用本书数字资源步骤说明

本书为融合出版物，相关数字化资源（PPT 和习题等）在全国中医药行业教育云平台"医开讲"发布。

资源访问说明

扫描二维码下载"医开讲"APP 或到使用电脑端登录"医开讲网站"（www.e-lesson.
cn）注册登录，在搜索框内输入书名，点击"立即购买"，选择"全部"，点击"选择
支付"（0.00 元），显示支付成功。
点击 APP 首页下方"书架"按钮，找到本书点击"继续学习"，即可阅读并使用数字
资源。

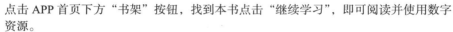

中国中医药出版社出版

北京经济技术开发区科创十三街 31 号院二区 8 号楼
邮政编码　100176
传真　010-64405721
万卷书坊印刷（天津）有限公司印刷
各地新华书店经销

开本 787×1092　1/16　印张 24.75　字数 466 千字
2023 年 6 月第 2 版　2023 年 6 月第 1 次印刷
书号　ISBN 978 - 7 - 5132 - 8137 - 9

定价　98.00 元
网址　www.cptcm.com

服 务 热 线　010-64405510　　微信服务号　zgzyycbs
购 书 热 线　010-89535836　　微商城网址　https://kdt.im/LIdUGr
维 权 打 假　010-64405753　　天猫旗舰店网址　https://zgzyycbs.tmall.com
官 方 微 博　http://e.weibo.com/cptcm

如有印装质量问题请与本社出版部联系（010-64405510）

编审委员会

前　言

社区卫生服务是城市卫生工作的重要组成部分，大力发展社区卫生服务具有重要的历史意义和现实意义。2006 年，《国务院关于发展城市社区卫生服务的指导意见》，以及人事部、卫生部（现国家卫生健康委员会，简称卫健委）、教育部、财政部、国家中医药管理局联合下发的《关于加强城市社区卫生人才队伍建设的指导意见》，提出了"全国地级以上城市和有条件的县级市要建立比较完善的城市社区卫生服务体系"并实现"所有社区卫生专业技术人员达到相应的岗位职业要求"的目标。为落实国务院关于发展城市社区卫生服务的要求，国家中医药管理局、卫健委先后颁布了《中医类别全科医师岗位培训管理办法（试行）》和《中医类别全科医师岗位培训大纲（试行）》。

2008 年，中国中医药出版社积极落实国家政策，推出了《国家中医药管理局中医类别全科医师岗位培训规划教材》，共 8 种，不仅贯彻了国家政策，而且取得了广泛的社会效益和良好的经济效益。

2019 年，中共中央、国务院《关于促进中医药传承创新发展的意见》指出："筑牢基层中医药服务阵地……健全全科医师和乡村医师中医药知识与技能培训机制。"2020 年，国务院办公厅《关于加快医学教育创新发展的指导意见》又指出："加快培养'小病善治、大病善识、重病善转、慢病善管'的防治结合全科医学人才。系统规划全科医学教学体系……加强面向全体医学生的全科医学教育。"所以，实施中医类别全科医师岗位培训不仅是培养中医类别全科医师的重要环节，也是加强城市社区卫生人才队伍建设的重要举措，更是落实国家"实施健康中国战略"的必要手段。为此，中国医师协会全科医师分会、中国中医药出版社组织人员对原版教材进行了修订。《中医类别全科医师岗位培训规划教材》（第 2 版）共 8 种，本教材与时俱进，最大的特点是对于有需要的教材做了纸媒融合。本次修订得到了相关中医药院校的大力支持和专家学者的积极配合，在此深表谢意！愿本教材修订再版后早日问世，为全科医师的培训发挥更大的作用。

胡鸿毅　宋春生

2021 年 12 月

编写说明

　　医学心理学与精神卫生因其在社会发展中解决相关问题的作用与贡献，越来越受到决策者的重视与扶持，并得以在人民群众中广泛普及。国家最新颁布的《"健康中国 2030"规划纲要》中，明确将"心理健康"纳入其中，这是对世界卫生组织（WHO）提出的"21 世纪人人享有健康"理念的中国特色与本土化延伸，为医学心理学与精神卫生事业的发展指明了方向，提出了更高的要求。

　　近年来，全科医学的发展与我国卫生事业向城市社区、广大农村发展的趋势密切吻合，并为最基层的人民群众提供了更为优质的服务。对于全科医学从业者，医学心理学与精神卫生相对来说仍是较为新颖的内容，需要完善相关知识与技术结构，大力强化心身统一的观念以指导临床工作。在社区医疗及农村地区卫生服务中，患者的心理疾病、心理障碍、心身疾病、精神障碍乃至躯体疾病诊疗与康复中的心理问题，都有一个较高的占比，而这些相对于躯体疾病，全科医师处理起来较有难度。因此，医学心理学与精神卫生理论及实践技术的培训需要加大力度，切实、全面提高全科医学从业者的素质，才能够及时发现并妥善处理具体问题（包括及时转运）。

　　本版《医学心理与精神卫生》培训教材仍分为上、下两篇。上篇介绍医学心理学的基本知识及与临床有关的心理干预方法和技术等；下篇介绍精神障碍的知识、常见精神障碍诊治、精神卫生工作的要点与内容。本书较上一版增加了一些新的内容，力图从实用方面入手，帮助全科医师充实医学心理与精神卫生理论和实践知识，了解心理疾病与精神障碍的诊疗，掌握处理与转诊原则，同时更好地为社区群众心理健康的普及与精神障碍的预防服务。

　　本版教材的编委会较一版有了较大的调整，更换了近 50% 的编委。新的编委会成员由国内 8 所高校的 13 位学者组成，他们都是国内各高等中医药院校的学术与临床骨干，足以保证编写质量。编者及主要分工简介如下：第一章由杜文东编写；第二章由范琪编写；第三章由张颖编写；第四章由席斌编写；第五章由庄田畋编写；第六章由徐昱编写；第七章由王蓓编写；第八章由高玥编写；第九章由赵法政编写；第十章、第十一章由吴明华、李如英、王晓勇编写；第十二章由徐峰编写。最后全书的统稿工作由主编与范琪老师完成。

本教材在编写过程中，同时得到了南京中医药大学教务处领导的大力支持与协助，使得编写工作能够顺利完成。在此表示谢意。

中医系统全科医学培训教材的建设，正在走向成熟，再版教材对编写者来说仍是一个新的尝试，不足之处在所难免，我们希望同行们不吝赐教，使其在今后修订时更臻完善。

杜文东　吴明华　于金陵

2022 年 5 月

目　录

上篇　医学心理学

下篇 精神卫生

上篇

医学心理学

扫描二维码获取
本章 PPT、习题
及相关文献

第一章　医学心理学绪论

医学心理学是心理学和医学相交叉的一门学科。这门学科将心理学的知识、理论和实验技术应用于医学领域，研究心理行为因素在人类健康与疾病及其相互转化过程中的作用规律。就学科性质而言，医学心理学既是自然科学也是社会科学，既是理论学科也是应用学科，既是基础学科也是临床学科。目前，医学心理学已成为西医学理论的三大支柱之一。在中国，经过两代学者 40 年的努力开拓，已成为具有中国特色的医学学科之一。

第一节　医学模式的发展概况

医学心理学的兴起是伴随新的、更完善的医学模式——生物-心理-社会医学模式的形成应运而生的。

一、医学模式的沿革

医学模式是指人类在自身发展的某一历史时期，对疾病和健康总的特点与本质认识的概括，它集中体现了一定历史时期内医学研究的对象、方法、范围及指导实践的原则。因此，医学模式内涵的产生是动态的。人类对疾病与健康的认识，与人类对自然界及人类本身的认识密切相关。生产力水平的发展、科学技术水平的提高，导致哲学思想的衍变，医学模式便在某一时期发生相应的转变。迄今医学模式大约经历了 4 种类型。

（一）神灵主义医学模式

在人类发展的初始阶段，人们对自然界及自身的起因知之甚少，许多生命本质的问题尚不清楚。因此，人们常将疾病看成是神灵处罚或魔鬼作祟，治疗手段上主要采用祈祷神灵或驱鬼避邪的方法。在这一漫长的阶段，求助神灵的治疗方法往往通过暗示作用使人们的疾病康复。

（二）自然哲学的医学模式

伴随着朴素的唯物论和辩证法的诞生，人们逐渐开始摆脱迷信与巫术，摒弃"神灵"对人体及环境认识上的束缚，以自然哲学来解释疾病。如中医学中的"天人相应""形神合一""辨证施治"的理论，古希腊希波克拉底的"四体液病理学说"均属于此种模式。他们将人体与疾病纳入一种概念体系来认识并指导疾病的治疗。

（三）生物医学模式

随着欧洲文艺复兴后工业革命的兴起与发展，物理、化学及生物科学的不断进步，医学家们得以采用新的研究手段与工具探索人体的奥秘。这一时期，医学家可以把人体分解为各个部分并找到器官上的病灶及细菌、病毒、寄生虫等致病因素。随着研究与实践的深入，人们认为每一种疾病都可在器官、细胞或生物大分子上找到形态或化学变化，确定其生物的或理化的特定病因，并相应地找到特异的治疗手段。由于这一时期的医疗活动反映出明显的生物科学属性，故称其为生物医学模式。近百年来，生物医学模式极大地促进了医学科学的发展，使得生物致病因素引起的传染病、寄生虫病、营养缺乏等疾病逐渐得到有效控制，不再成为威胁人类健康的元凶。

（四）生物 – 心理 – 社会医学模式

随着近现代人类社会的进步与科学技术的发展，人口高速增长，人们的生活环境和生活方式发生了巨大的变化。随之而来的生活节奏加快、竞争激烈、压力增强、环境污染、生态失衡等一系列心理 – 社会因素越来越严重地威胁着人类的健康，使人类的疾病谱、死亡谱发生了明显变化。当今威胁人类健康、造成死亡的主要疾病已不是昔日的传染病和营养不良，而是心脑血管疾病、恶性肿瘤和意外伤害。生物医学模式已不能概括和解释西医学面临的全部课题，表现出内在的缺陷与不足，明显地不能适应西医学的发展。1977 年美国学者恩格尔（G.L Engel）在《科学》杂志上发表了题为《需要一种新的医学模式——对生物医学的挑战》的文章，批评了生物医学模式的"还原论"和"心身二元论"的局限，恩格尔率先提出用多重取向来考虑健康和疾病的问题，并且从生物、心理和社会角度来描述这一取向，提出"生物 – 心理 – 社会医学模式"的概念与生物医学模式相区别。这一新的医学模式认为，人的心理与生理、精神与躯体、机体的内外环境是一个完整的、不可分割的统一体，心理 – 社会因素与疾病的发生、发展和转归有着十分密切的关系。它要求医学把人看成是一个多层次、完整的体系，即在研究人类的健康和疾病问题时，既要考虑生物学因素的作用，又要十分重视心理－社会因素的影响。

国家卫生健康委员会的统计资料表明，近年全国中等以上城市的疾病死亡率排名前3位的依次是恶性肿瘤、心血管病、脑血管病。研究发现，现代社会中最主要的致死性疾病往往与人们的生活方式或行为方式有关，如吸烟、酗酒、滥用药物、过量饮食、运动不足及对各种压力的不良反应等。心理－社会因素正是这些行为问题直接或间接的原因。此外，随着现代人生活节奏加快与社会竞争加剧，心理健康、情绪调控等问题对人类的适应能力提出了更高的要求。医学心理学家们通过几十年的研究，证实了心理－社会因素与健康－疾病的中介关系。临床实验证据表明，积极的心理活动对维持健康具有重要作用。

医学家们发现原有的生物医学模式不足以概括人类疾病与健康的全部特点与本质，疾病的发生不是单独的生物因素所致，其治疗也不能单凭理化方法或手术。躯体与心理的健康是密不可分的，应该从心身是统一体和社会存在这两个角度来看待健康与疾病。因此，由生物医学模式向生物－心理－社会医学模式的转化不可避免。

二、医学模式转变的意义

（一）体现了社会的发展与科学的进步

生物－心理－社会医学模式的提出，不是对传统生物医学模式的简单否定，而是强调了生物、心理和社会因素在人类健康和疾病转化过程中的共同作用，体现了社会的发展与科学的进步。

（二）促进了对人类健康和疾病的全面认识及医学的发展

生物医学模式只关注疾病的生物学因素，忽视了对健康和疾病相互转化过程中心理与社会因素的重要作用。生物－心理－社会医学模式促进了人们对健康和疾病的全面认识，拓展了医学研究的范围，促进西医学的全面发展。

（三）注重疾病治疗与预防的统一

心理－社会因素既可成为致病因素，也可能成为疾病治疗与康复过程中的重要因素。新的医学模式改变了以往治疗与预防在实际工作中的脱离状况，强调生物、心理和社会因素在疾病治疗与预防工作中的共同作用。

（四）促进了人类生命质与量的统一

生物－心理－社会医学模式强调人的整体健康，克服传统生物医学模式只强调躯体健康和生命"量"的存在，忽视个体生存"质"的问题，促进了人类生命质与量的统一。

（五）带来了健康观念的更新

毋庸置疑，医疗卫生事业是涉及经济效益的，但其必须以保障人民的健康为前提，社会效益则体现为最大限度维护人民的健康。医学模式的转变带来了健康观念的更新，产生了"大健康观"，促进了医疗卫生事业社会效益与经济效益的统一。

生物–心理–社会医学模式的形成，早期的医学心理学思想在其中起了重要的促进和推动作用。由于医学心理学的发展，人们重视了心理–社会因素的致病作用，以及在疾病预防和康复中的效能。只有使广大医务工作者接受医学心理学思想，才能从理论上彻底动摇生物医学模式二元论的心身观，最终实现医学模式的根本转变。生物–心理–社会医学模式的确立，反过来也给医学科学及医疗卫生事业带来了巨大变化，加速了医学和心理学的结合，在医学心理学发展的过程中起到了推动作用。

三、医学心理学的兴起

"医学心理学"（medical psychology）一词最早是由德国心理学家洛采（Ruddf Hermann Lotze，1817—1881）提出的，他于1852年出版了名为《医学心理学》的著作，力图从心理与生理的联系出发研究健康和疾病问题。此后，这一思路得到了医学界的关注与认可；大量的科学研究成果逐渐奠定了医学心理学的科学地位，尤其是近40年来在临床应用领域中的贡献使其成为西医学结构中不可或缺的组成部分。

医学心理学的兴起是西医学发展的结果，也是生物–心理–社会医学模式的核心组成之一。目前，医学模式的转变是世界性的。医学心理学是西医学的共识，世界上许多国家都是在普及医学心理学的过程中完成了新旧医学模式的更替。为了促进我国医学模式的转变，从20世纪80年代初开始，国内医学院校已陆续设置医学心理学课程。1987年，我国卫生部确定了医学心理学作为高等医学院校医学本科生的36门必修课之一。广大的医学生和医学工作者通过各种途径学习医学心理学理论及其临床应用技能，使我国的总体医疗卫生服务水平有了显著提升。

在医学的知识结构中，医学心理学兼具基础理论与临床应用两种性质。作为基础理论课程，医学心理学揭示了行为的生物学和社会学基础及心理活动与生理活动的相互作用；从全新的角度，提出了健康的概念；研究疾病的发生、发展、转归、预防中的心理行为因素的作用规律。作为临床应用学科，医学心理学将其理论、方法、技术应用于各个临床基础设施及临床各科，具体指导治疗疾病，促进康复，保持健康。

当前，医学心理学在医学上的应用已十分广泛。许多临床研究工作都重视心理因素的作用，探索心身相关联的健康、疾病的转化规律及防治措施。由于健康观的转变，人们在注重躯体健康的同时关注心理健康。国内外已广泛开展医学心理咨询和心理治疗工作，这是医学心理学的重要应用领域。我国许多二级甲等以上医院都按照国家卫生健康委员会的要求开设了心理科，有些省市办起了心理保健医院，满足人民日益增多的心理疾病与心身疾病诊治需要。

第二节　中医心理学思想的发展

美国心理学家墨菲（G. Murphy，1895—1979）在《近代心理学历史导引》中指出："世界心理学的第一个故乡是中国。"现代心理学的诞生仅 140 年的历史，然而人类在生产和生活实践中对心理活动的认识并上升为理论的心理学思想，却可上溯到数千年前。中国是世界心理学思想的发源地之一。在现代心理学数千年的孕育过程中，中国心理学思想以东方哲学认识世界的独特方法为核心，在理论和实践上都熠熠生辉。中国历代医家将其应用于临床，指导对健康与疾病规律的认识，创造出独树一帜的中医心理学思想，成为心理学宝库中的一朵奇葩。

一、中医心理学思想的源流

（一）先秦哲学的影响

春秋战国时代，是我国历史上各种学术思想发展的第一个昌盛时期。诸子蜂起，百家争鸣。当时许多哲学家（如老子、墨子、荀况、宋钘、尹文、韩非、鬼谷子等）从不同角度对心理活动的规律进行探索。这些认识和理论，成为中医心理学思想的坚实基础。

荀子是这一时期最重要的哲学家之一。《荀子》一书，蕴藏着丰富的心理学思想。他首先提出"形具而神生"的唯物主义一元论的观点："天职既立，天功既成。形具而神生。好、恶、喜、怒、哀、乐藏焉，夫是谓之天情。"形，指人的躯体；神，即心理活动。形体完备，才有健全的心理活动。荀子还提出了"精合感应"的论点，指出人的心理乃是外物作用所引起的人的反应。再如"心者，形之君也，而神明之主也"。这些观点直接体现在中国最早的医学巨著《黄帝内经》中。

（二）《黄帝内经》的奠基作用

《黄帝内经》（以下简称《内经》，包括《素问》与《灵枢》两部分）是我国现存最早、最系统的古典医籍。成书于 2000 多年前，是中医基础理论的奠基之作。在辩证法和朴素唯物主义的哲学思想指导下，《内经》中蕴含了丰富的心理学和医学心理学思想。《内经》的心理学思想主要体现在"形神观""天人观"和"人贵论"之中。在《内经》中，对现代心理学所涉及的基本范畴，均有不同程度的论述。如对知、情、意等心理过程的认识体现在"魄""魂""意""思""虑""智""情""志"的论述中；对个性的认识体现在"阴阳五态之人""阴阳二十五人"的论述中。其中医心理学思想的框架，以"五神脏"理论为核心；病理心理则着重阐发了情志致病的发病机制；诊断心理突出了"得神者昌，失神者亡"和"顺志"的观点；治疗心理则以"标本相得"为原则；心理健康则强调"阴平阳秘，精神乃治"和"养神"的要旨。《内经》心理学思想中的科学理论，至今仍然有效地指导着中医的临床实践，并影响着此后中医心理学思想的发展，堪称现代"中医心理学"的基础。

二、古代中医心理学的发展历史

（一）远古时期

春秋战国之前，我们的祖先主要是以心理治疗的手段应对疾病。那时心理治疗的实施者主要是"巫"。他们采用"祝由"的方法，通过"移精变气"，有效地解决患者的病痛。可以说在我国的医学史上，心理疗法的产生与实践远较物理（如针刺、艾灸）和化学（如植物药、矿物药、虫类药）疗法早。至汉代前后，《内经》的面世，总结并升华了当时理化诊疗的成就，并将躯体与心理视为不可分割的整体，以此为基础来考虑个体健康与疾病及其转换，将中医心理学思想的成果融入了临床实践。

（二）汉代至隋唐时期

东汉张仲景所著《伤寒杂病论》在确立中医临床辨证医学体系的同时，也确立了心理、情志疾病的辨证论治原则。他将异常心理与躯体症状联系起来认识，为脏躁（癔症）、惊悸、失眠、百合病等常见的一些与心理因素有关的疾病确立了完整的理、法、方、药的治疗原则，至今仍有临床实用价值。三国时期的名医华佗，也擅长心理治疗，《后汉书》就记载了华佗一些心理治疗的经典案例。西晋以后中医心理学思想的发展主要是对《内经》的心理学思想进行整理、注释与阐发。西晋医学家皇甫谧编纂的《针灸甲乙经》强调针灸治疗的要旨为"精神五脏第一"。唐代著名医学家孙思邈著有《备急千金要方》，对《内经》中的养生思想有所发展，提出"养性"乃养生要旨的观点，他本人身体力行，相传活到 103 岁。

（三）宋、金、元时期

这一时期文化繁荣，学术活跃，中医心理学思想进入了一个新的发展期。宋代陈无择著《三因极一病证方论》，在《内经》理论的基础上将喜、怒、忧、思、悲、恐、惊明确为"七情"，提出"七情"是三大致病因素之一的著名论断。金、元时期的四大医学家都将《内经》的心理学思想融会贯通，形成了各自学术特点的组成部分。如"主火派"的刘完素在阐发《内经》的"病机十九条"时，大量描述了异常的心身现象，并作为辨证论治的依据。"补土派"的李东垣擅治脾胃病，他十分重视心理因素在发病中的意义。"养阴派"的朱丹溪，以"阳常有余，阴常不足"立论，提出"收心养心"以调养神明，主张"节欲以养阴精，淡泊以涵神气"，从而补不足之阴，泻有余之阳。"攻下派"的张子和是这一时期的杰出代表。他不仅对中医心理学思想的许多理论问题有所发挥，而且堪称心理治疗大师。从现存古代医籍中他的心理治疗医案质与量而言，均无人可及。他将《内经》"以情胜情"的疗法进行了实用化的完善和发展，是中医心理治疗实践的积极开拓者。

（四）明、清时期

明、清时期是我国封建社会的晚期，此时文化、科技水平都有较大发展。这一时期中医心理学思想的研究，一方面表现在对脑为心理器官的认识上。《内经》中将脑列为"奇恒之腑"，但认为其功能仅是"藏髓"。而很长一个时期，受"心之官则思"的影响，人们都认为"心"是心理的主要器官。明代名医李时珍在《本草纲目》中首先提出了"脑为元神之府"的科学论断。清代王清任根据其对人体解剖的研究和医疗实践，在《医林改错》中明确提出"灵机记性不在心在脑"，从而首创了心理器官的"脑髓说"，是中医心理学思想对科学心理学的杰出贡献。另一方面，这一时期的中医心理学思想文献十分丰富。由于印刷业的发展，医学全书、类书、丛书得以大量刊行。明代徐春圃著《古今医统大全》，龚廷贤著《寿世保元》，张介宾著《景岳全书》，尤其是清雍正年间官方编纂的《古今图书集成》，其中有《医部全录》520卷，这些著作中都收集了大量医学心理的资料。这一时期心理治疗的案例极为丰富和精彩，擅长心理治疗的医学家有明代的张景岳、龚廷贤、万全等，清代的喻嘉言、徐迴溪、叶天士、程杏轩等。明代江瓘编的《名医类案》、清代魏琇编的《续名医类案》、戴震编的《古今医案按》等都较为系统地汇集了名家的心理治疗案例。中医心理学思想的产生与发展表明它是中医基础理论密不可分的组成部分，在临床实践中不断完善、升华，不仅是中医理论的瑰宝，也是民族优秀文化的结晶。

三、中医对情志致病的认识

（一）导致疾病的心理因素

中医理论认为，情志因素在发病机理中占有重要地位。《素问·调经论》说："夫邪之生也，或生于阴，或生于阳。其生于阳者，得之风雨寒暑；其生于阴者，得之饮食居处，阴阳喜怒。"这段论述是中医病因学的纲领。《素问·阴阳应象大论》说："喜怒不节，寒暑过度，生乃不固。"《灵枢·口问》指出："百病之始生也，皆生于风雨寒暑，阴阳喜怒，饮食居处。大惊卒恐。"《内经》从理论上详细阐述了情志致病的规律。宋代陈无择明确将"七情"列为三类病因之一。他强调："内所顺唯属七情交错，爱恶相胜为病，能推而明之。"这些论述表明，情志不节导致脏腑气血功能异常在病机上称为"情志内伤"，即心理因素导致心身关系失去平衡而致病。

中医很早就注意到个性因素与疾病的关系，把个体的心理特征作为发病的依据来考虑。《素问·经脉别论》说："度水跌仆，喘出于肾与骨，当是之时，勇者气行则已，怯者则着而为病也。"这里指出勇敢与怯弱之人对疾病的易感性大不一样。同样的外部环境刺激，勇敢者通过自我调节不致患病，而性格怯弱者则发生疾病。中医理论中对人的社会适应及受到挫折打击后的反应与疾病发生的关系也有认识。《素问·疏五过论》指出："故贵脱势，虽不中邪，精神内伤，身必败亡。始富后贫，虽不伤邪，皮焦筋屈，痿躄为挛。"这是说，曾经身为权贵的人，一旦失势，虽无外邪入侵，但由于精神上的创伤，使正气内耗，身体逐渐衰败，甚至死亡。先富后贫的人，虽未感受外邪，但由于精神抑郁，精血暗耗，以致皮肉憔悴，筋脉曲屈不利，发为"痿躄"证，表现为拘挛不能行走。这些都是由消极的心理状态造成的。同篇还指出："暴乐暴苦，始乐后苦，皆伤精气，精气竭绝，形体毁沮。"这是指出短期内环境反差太大，不利于人的身心健康。《素问·汤液醪醴论》也指出："嗜欲无穷，而忧患不止，精气弛坏，荣泣卫除，故神去之而病不愈也。"这也是说对客观物质的刺激，不能正确对待，必将内伤情志，产生疾病。

（二）情志因素与疾病

正常的情志活动是人对客观事物是否符合自己需要而产生的内心体验及外部表现。中医学认为，各种情志活动必须适度、平衡而节制。《中庸》曰："喜怒哀乐之未发，谓之中；发而皆中节，谓之和。"这说明平衡的情绪反应是正常心理的表现。而一旦情志失节，平衡被打破，则导致心身损害，成为疾病的诱因。

情志因素与疾病的关系，主要表现在以下 3 个方面。

1. 情志失调扰乱心神导致发病 《灵枢·本神》对此做了详尽阐述："悲哀忧愁

则心动，心动则五脏六腑皆摇。"这是说消极的情志影响脏腑正常功能而致病。"是故怵惕思虑者则伤神，神伤则恐惧流淫而不止。因哀悲动中者，竭绝而失生。喜乐者，神惮散而不藏。愁忧者，气闭塞而不行。盛怒者，迷惑而不治。恐惧者，神荡惮而不收。"对情志的临床表现及预后又做了进一步描述："心怵惕思虑则伤神，神伤则恐惧自失，破䐃脱肉，毛悴色夭，死于冬。脾愁忧而不解则伤意，意伤则悗乱，四支不举，毛悴色夭，死于春。肝悲哀动中则伤魂，魂伤则狂妄不精，不精则不正，当人阴缩而挛筋，两胁骨不举，毛悴色夭，死于秋。肺喜乐无极则伤魄，魄伤则狂，狂者意不存人，皮革焦，毛悴色夭，死于夏。肾盛怒而不止则伤志，志伤则喜忘其前言，腰脊不可以俯仰屈伸，毛悴色夭，死于季夏。恐惧而不解则伤精，精伤则骨酸痿厥，精时自下。"

2. 疾病可导致情志异常 疾病导致情志异常的过程为"脏腑失调""阴阳相倾""气血相并"等。《灵枢·本神》指出："血气有余，肝气实者善怒；血气不足，肝气虚者善恐；神有余，心气实者善喜；神不足，心气虚者善悲。"这是由脏腑气血之虚实，表现为怒、喜、恐、悲等情志症状。《素问·调经论》说："血并于阴，气并于阳，故为惊狂……血并于上，气并于下，心烦惋善恐；血并于下，气并于上，乱而喜忘。"《素问·脏气法时论》曰："肝病者，两胁下痛引少腹，令人善怒，虚则目䀮䀮无所见，耳无所闻，善恐，如人将捕之。"《素问·宣明五气》曰："五精所并：精气并于心则喜，并于肺则悲，并于肝则忧，并于脾则畏，并于肾则恐，是谓五并，虚而相并者也。"

3. 个性因素致情志紊乱而致病 如《幼幼集成》曰："有痴由贪起，利令智昏者；有雪案萤窗，刳心喷血者；有粟陈贯朽，握算持筹，不觉形衰气瘁者；有志高命蹇，妄念钻营，以致心倦神疲者。凡此耗本伤元"。形象地列举了个性行为偏差干扰情志致病的现象。再如俞震《古今医案按》中说得更为具体："怔忡本非重病，而居官者多患之，因劳心太过，或兼惊忧所致。"

（三）情志致病的机理

中医理论中情志致病的机理主要在于"气机紊乱"。此外，还有"神志异常"等。《素问·举痛论》中对此阐述得较为透彻："余知百病生于气也，怒则气上，喜则气缓，悲则气消，恐则气下，寒则气收，炅则气泄，惊则气乱，劳则气耗，思则气结。九气不同，何病之生？"岐伯分析道："怒则气逆，甚则呕血及飧泄，故气上矣。喜则气和志达，荣卫通利，故气缓矣。悲则心系急，肺布叶举，而上焦不通，荣卫不散，热气在中，故气消矣；恐则精却，却则上焦闭，闭则气还，还则下焦胀，故气不行矣；寒则腠理闭，气不行，故气收矣；炅则腠理开，荣卫通，汗大泄，故气泄；惊则心无所倚，神无所归，虑无所定，故气乱矣；劳则喘息汗出，外内皆越，故气耗矣；思则心有所存，神有所归，正气留而不行，故气结矣。"

情志异常所致气机失调的具体表现分析如下。

怒则气上：是指过于愤怒，使肝气失于条达，疏泄功能失常，则肝气上逆，甚至血随气逆，并走于上。怒则气上的临床病症有：眩晕、头痛、呕逆、胸满胁痛、喘促等。

喜则气缓：过度的狂喜，可致心气涣散，故气缓。所致的主要临床症状：精神不能集中，周身软弱无力，甚至发狂，心悸不寐。

悲则气消：过度的悲哀，以致意志消沉，心神沮丧，致肺气消耗。临床表现：少气不足以息，肢体麻木，肌肉、筋脉疼痛等。

恐则气下：过于恐慌，可致肾气不固，气陷于下，精气内却。临床常见病症：心悸，遗精，勃起功能障碍，腰脊酸痛等。

惊则气乱：突然受惊，以致心无所依，神无所附，虑无所定，慌乱失措，致气机紊乱。临床常见病症：惊悸、不寐、痴呆、癫痫、僵仆、不省人事等。

思则气结：思则心有所存，神有所归，正气留而不行，故气结。近年有学者研究指出，"思"作为情绪致病因素，联系其发病的心身表现，应是"抑郁"。其临床症状也与抑郁症相类，如倦怠乏力、嗜卧、脘腹痞满、不思食、胁痛、胸膈烦闷、善太息、便溏等。

忧则气聚：过度忧愁，亦可损伤肺气，使气聚而不行。其临床表现：闷闷不乐，烦躁而若有所失。中医理论总结情志紊乱所致的临床疾病主要有心悸、不寐、厥证、郁证、健忘、癫狂、痫病、中风等。

（四）中医诊断中的心理因素

受朴素唯物辩证法的影响，中医学的诊断方法含有丰富的心理学特色。早在《素问·疏五过论》中就曾指出："凡诊者必知终始，有知余绪，切脉问名，当合男女，离绝菀结，忧恐喜怒，五脏空虚，血气离守，工不能知，何术之语。尝富大伤，斩筋绝脉，身体复行，令泽不息，故伤败结，留薄归阳，脓积寒炅。粗工治之，亟刺阴阳，身体解散，四支转筋，死日有期，医不能明，不问所发，唯言死日，亦为粗工，此治之五过也。"这是说在诊病时，必须了解发病的全过程，婚姻及性生活的情况，有没有因生离死别引起的情志郁结。这些都能使五脏空虚，血气难以持守。如果医师不知道这些，还有什么医术可言？诊断中"受术不能，人事不明"，往往是误诊的主要原因。《素问·征四失论》也指出："不适贫富贵贱之居，坐之薄厚，形之寒温，不适饮食之宜，不别人之勇怯，不知此类，足以自乱，不足以自明……诊病不问其始，忧患饮食之失节，起居之过度，或伤于毒，不先言此，卒持寸口，何病能中……"这是说，不理解贫富贵贱所处的环境不同，地气的状态、形体的寒温，不了解饮食的宜忌、性情的勇怯，只能使自己思路混乱。诊病不问起因，是由于情志因素刺激、饮食不节制、生活起居失常，还是感受毒瘴之气，只知凭脉诊臆断，怎么能做出正确的诊断呢！

历代医家不断丰富和发展了中医心理诊断思想。皇甫谧在《针灸甲乙经》中认为，诊病除应对脏腑经络、血气色候加以考察之外，还必须注意天时、地理等自然变化，人情、心理、社会等因素的影响。宋·沈括在《苏沈良方》中指出，诊断中"必察其声音、颜色、举动、肤理、性情，问其所为，考其所行""视其人老少肥瘠，贵贱居养，性术好恶，忧喜劳逸……"张景岳在《类经》中解释《内经》的"不失人情"的诊断原则时，把"人情"分为"素禀之情""好恶之情""富贵之情""贫贱之情""得失之情""习俗之情""成心之情"等具体依据。这些都成为中医诊断中把握的尺度。中医诊断的手段，以望、闻、问、切而著称，其中融合了许多心理学思想的指导与实践。

（五）中医心理治疗思想

中医的心理治疗思想及实践与躯体治疗相互融合，在中医临床治疗中发挥着重大作用。《素问·汤液醪醴论》曰："病为本，工为标，标本不得，邪气不服。"这是说，治疗过程应有良好的医患关系，医患相互配合才能为治愈疾病打下基础。这一原则无疑是很先进的。同篇还指出，疾病能否痊愈与精神状态关系极为密切："精神不进，志意不治，故病不可愈。"这一原则也成为中医临床治疗的重要信条。以下是中医临床常用的一些心理疗法的原则。

1. 劝说开导　即针对患者不同的个性和情况，有针对性地去解释开导，这一疗法类似于现代的精神支持和心理疏导等疗法。《灵枢·师传》说："且夫王公大人，血食之君，骄恣纵欲，轻人无能禁之。禁之则逆其志，顺之则加其病，便之奈何。岐伯曰：人之情，莫不恶死而乐生，告之以其败，语之以其善，导之以其所便，开之以其所苦，虽有无道之人，恶有不听者乎？"这里提出了劝说开导的4个方面的内容。"告之以其败，语之以其善"，即指出疾病的危害性，引导患者只要治疗及时，措施得当，医患配合，是可以恢复健康的，以增强战胜疾病的信心。"导之以其所便"，即教给患者如何进行调养的方法。"开之以其所苦"，即开导患者解除消极的心理状态，放下思想包袱，克服内心的苦闷与焦虑。

2. 以情胜情　这是中医心理治疗的一大特色，始见于《素问·阴阳应象大论》："怒伤肝，悲胜怒；喜伤心，恐胜喜；思伤脾，怒胜思；忧伤肺，喜胜忧；恐伤肾，思胜恐。"以情胜情疗法的基本精神，就是有意识地采用后发的另一种情志活动去战胜、控制因某种情志刺激过度而引起的疾病，以达到治愈疾病的效果。以情胜情疗法对后世医家影响极大。正如吴崑在《医方考》中所说："情志过极，非药可愈，须以情胜,《内经》一言,百代宗之,是无形之药也。"金元时期的医学家张子和对以情胜情疗法运用得独具匠心,疗效卓著,深化和发展了这一疗法。他在《儒门事亲·卷三·九气感疾更相为治衍二十六》中说:"悲可以治怒,以怆恻苦楚之言感之;喜可以治悲,以谑浪亵狎之言娱之;恐可以治喜,以迫遽死亡之言怖之;怒可以治思,以污辱欺罔之言触之;思可以治恐,以虑彼志此之言夺之。"以情胜情的基本观点,是将情志分属五脏,以五行生克的原理来诠释其中的约束制化关系。需要指出的是,以情胜情疗法,并不是简单机械地按图索骥,而是须将其原理灵活而巧妙地运用。古代许多医家的实践也证实了这点。

第三节　医学心理学概况

一、医学心理学的对象和任务

医学心理学既是医学的重要分支,也是心理学的重要分支。它研究和服务的对象是人,是既有躯体生理活动,又有更为复杂的心理活动的统一体。人的心身活动始终是相互作用、相互制约、相互影响的,所以人类的疾病与健康是个体的生理现象与心理现象共同活动的结果。医学心理学就是要从心身的统一性上来认识和把握健康与疾病及其转化规律。因此,医学心理学认为,在人的健康和疾病转化中,要注意生物学因素的作用,更要注意心理因素,特别是心理因素与生物因素之间的相互作用,以及这些因素与人所处的社会环境之间的变化关系;医学心理学所关注的不仅是躯体某一器官、组织的疾病及其病理生理现象,它把心理学中关于人的心理活动、心理状态和人格特征的基本理论用于医学,用以探讨疾病预防,疾病的发生、发展、转归及疾病康复中的规律,形成相关理论指导医学实践,提高与保障各类人群的心身健康水平。

医学心理学认为,人有病是人身体的整体发病,因此应以整体作为研究对象,具体研究方向有:①人的生理、病理与心理状况的相互关系。②心理因素如情绪、人格在健康与疾病相互转化过程中的作用。③人所处的社会文化环境在健康与疾病转化中的作用。④患者与医务人员、医疗环境间的关系,以及这些因素对人的心理与生理的影响。⑤如何将心理行为知识与技术应用于健康的保持与疾病的防治。⑥如何矫正人的行为、习惯、态度和情绪反应以适应环境。

作为西医学结构的重要内容，医学心理学研究医学中的心理行为问题，包括各种疾病的心理行为及变化、各种患者的心理行为特点；作为心理学的重要分支，医学心理学研究心理学知识、技术对疾病诊治、健康保持的作用与影响。作为医师，不应仅限于了解躯体病情，还应了解患者的心理状态、人格特征、情绪变化、患者所处具体环境和人际关系等心理－社会因素，以及这些因素在患者的疾病过程中可能产生的作用。不仅给患者提供躯体治疗，同时要提供心理指导与治疗，以满足患者心理上的需求。

二、医学心理学的研究方法

医学心理学是一门交叉学科，既有自然科学属性又具有社会科学属性，决定了其研究方法的多样性。因此，在研究方法上要兼顾自然科学方法和社会科学方法，主张定性研究和定量研究相结合，纵向研究与横向研究相结合。在实际工作中，针对研究对象、时间、场所等因素，往往综合使用以下几种方法。

（一）观察法

观察法在心理评估、心理咨询和心理治疗中被广泛应用，是通过对被观察者的行为、表情、语言等外显内容的观察，来了解人的心理活动的一种方法。通过对研究对象的科学观察与分析，研究各种环境因素影响人的心理行为的规律。即使在采用其他研究方法时，观察法也是不可缺少的，通过各种方法搜集来的资料也常常需要用观察法加以核实。

1. 主观观察法与客观观察法　①主观观察法是个人对自己的心理活动进行观察和分析，传统上称作内省法。这种方法存在较大的局限性，因为只记录当事人自己的体验，往往影响对结果的验证。有时对研究的对象不可能进行直接的观察，一般采用听口头报告（或录音报告），查看书信、日记、自传和回忆录的形式进行间接的主观观察与分析。②客观观察法是研究者对个体或群体的行为进行观察和分析研究。科学心理学广泛地采用客观观察法开展研究工作。这种方法要求按严格的客观状态真实地记录，正确地反映实际情况，并对观察获得的资料进行科学的分析，以解释心理活动变化的本质。

2. 自然观察法与控制观察法　自然观察法是在自然情境中对被观察者的行为进行直接观察、记录，然后分析研究，其优点是不改变被观察者的自然生活条件，所获取的资料比较真实；控制观察法则是在预先设置的某种情境下进行的直接或间接的观察，这样能较快地、集中地取得观察资料，但由于人为设置的情境可能会对被试者产生影响，不易反映真实情况，而且观察的质量在很大程度上依赖于观察者的能力。

3.临床观察法　通过医学临床的观察记录来获取资料进行分析研究。临床观察在医学心理学研究中十分重要，可以借此探讨行为变异时人心理现象的病理生理机制和深入研究患者的内心冲突与心理创伤所造成的心理障碍、心身疾病及精神障碍等。

（二）调查法

调查法一般在不能用直接手段获得可靠资料时使用。它通过会谈、填写问卷、口头或书面调查、访问等方式获得资料。调查范围包括家庭、学校、工作单位，有时还包括医学和司法档案。调查获得的信息，要特别注意其真实程度。应细致地加以分析、取舍，以科学的态度做出结论。

调查法是指以"问－答"的方式考查被调查者的心理倾向和心理特征的研究方法。调查法分为书面调查法和口头调查法两种。

1.书面调查法　书面调查法也称问卷法，是研究者根据研究课题的需要，预先拟定出书面问题（问卷），让被调查者按一定要求用书面形式回答，以收集研究资料和数据的调查方法。问卷法的调查效果，在很大程度上取决于问卷的内容设计。

2.口头调查法　口头调查法也称访谈法，是研究者根据研究课题的需要和预先拟定好的问题，逐一向被调查者进行询问，并记录其回答的调查方法。访谈法虽然易于施行，但是其调查效果在一定程度上取决于访谈主持者的个人素质。如能否很快营造出坦率和信任的访谈气氛，使被访谈者知无不言；能否有效把握访谈进程，在既定时间内完成访谈任务；能否始终保持客观的访谈态度，以免对被访谈者产生暗示性影响。

（三）实验法

实验法是一种经过精心的设计，并在借助仪器设备控制的条件下，通过操作某些既定程序，来研究变量之间相关或因果关系的方法。根据实验方式的不同，可分为实验室实验、现场实验和临床实验。

1.实验室实验　在实验室的条件下借助于各种仪器设备，严格控制实验条件的情况下进行的实验方式。它不仅便于观察某一操作变量引发的行为反应，而且可通过仪器精确记录个体的生理变化。实验室可以实现程序自动化控制的各种模拟环境，借此可以研究特殊环境中的生理机制、心理现象和健康状况，故具有实际应用价值。

2.现场实验　在工作、学习或各种社会生活情境中，通过实验技术上的改进，尽量使现场条件单一化，分析研究其中的规律的实验方式。现场实地研究可避免由于过度改变习以为常的环境条件对被试者造成的心理活动误差。但现场实验对实验设计的要求很高且期限较长，一般成本较大。

3. 临床实验 临床实验是现场实验的特殊形式，对医学心理学研究更为重要。例如，神经外科曾经为人的心理学研究提供大量的宝贵资料，美国心理学家斯佩里（R. Sperry，1913—1994）关于"割裂脑"的研究为大脑优势半球学说做了重大修正。临床实验对心身疾病的生理与心理、病理与心理、心身交互作用的研究，不仅可通过仪器等手段探讨病因，确立诊断，还可通过反馈系统进行治疗。随着西医学技术的进步，临床实验法将取得更为重大的发展。

（四）测验法

测验法又称心理测量，是医学心理学研究的重要方法。它以心理测验或评定量表作为心理或行为评定的依据，使用经过信度、效度检验的测验工具或量表，包括人格测验、智力测验、临床症状量表等。目前我国较常用的是经修订的韦氏智力测验、瑞文智力测验、明尼苏达多相人格问卷、艾森克人格测验、卡特尔16种人格问卷等。测验法的使用注意事项：①选用的量表必须适合于研究目的和研究对象；②严格按量表使用手册上规定的程序实施标准化测验；③严格按量表使用手册上规定的方法统计结果；④对测验结果的解释应有一定的科学依据与实践经验。

（五）个案法

个案研究是对个体单一案例的研究，一般是由训练有素的研究者实施，依据被试者的历史记录、晤谈资料、心理测验或实验所得到的观察结果，构成一个系统的个人资料，并进行较长时期的追踪研究。这种深入的、发展的描述性研究，非常适用于医学心理学心理问题的干预、心身疾病或心理障碍的疗效分析，进行心理行为疗法的前后自身比较研究等。个案法特别适用于一些特殊案例，例如，对狼孩、猪孩等全面、深入的考察、研究。个案法十分重视研究结果对于样本所属整体的普遍意义，有时作为大规模抽样研究的前沿阶段。这种方法很有实用价值，但由于只针对个体情况，应注意其缺乏概括性的一面。

三、医学心理学的研究领域

医学心理学是医学与心理学相结合的学科，是心理学在医学领域的应用。其涉及的研究领域相当广阔，可以说在医学领域中与人有关的大部分问题都存在心理学问题。因此医学心理学与许多心理学、医学的学科交叉关联。

（一）医学心理学的理论支柱

在理论方面，医学心理学以生理心理学和社会心理学作为两大支柱学科。生理心理学研究心理和行为的生理基础及心理与生理的相互关系；社会心理学研究心理与社会环境的相互关系，它包括人的心理发展的社会化问题，个体间的心理作用和行为的影响，也探讨个体与群体、群体与群体间的心理和行为相互作用。

（二）医学心理学的关联学科

从医学心理学服务于医学的意义上说，它必然涉及医学的各个领域。包括基础医学（神经心理学、变态心理学等）、临床医学（心理障碍、心身疾病、医患关系、患者心理、护理心理学、药物心理学等）、预防医学（健康心理学等）、康复医学（康复心理学、缺陷心理学等）。此外，行为医学也在许多研究内容上与医学心理学有密切联系。

1. 神经心理学 研究人的高级神经系统功能和心理行为之间的相互关系和相互作用，即研究脑与行为的学科。它的任务在于确定心理活动的大脑物质基础，并采用最新的心理学方法研究脑的功能。神经心理学可分为实验神经心理学和临床神经心理学两部分。前者主要通过实验的方法研究心理行为的脑机制；后者则侧重应用临床心理学的方法对脑损伤的患者进行心理学的诊断与治疗。

2. 变态心理学 研究心理活动和行为的异常现象，即研究心理异常现象的发生、发展、变化的原因和规律，如幻觉、妄想等精神症状。变态心理学的研究有许多方面依赖精神障碍学的临床资料，同时其研究成果也应用于临床精神障碍的诊断、心理评估及其治疗，其对心理健康的维护也具有重要的意义。

3. 临床心理学 基于遗传学、心理动力学、心理生物学和心理社会学的原则发展起来的学科。它的研究领域与医学心理学重合。在美国心理学会中，有 40% 以上的会员是临床心理学家。美国临床心理学家主要在学校、机关、商业、法律、政府、军事等部门工作，研究主要侧重于实验心理学方面，从事心理评估等工作；也有一些临床心理学人员在医疗机构工作，但他们无医学背景，不涉及疾病的诊断与治疗。近年来，我国一些综合性大学兴起"临床心理学"的研究，但实践领域较少。

4. 护理心理学 从护理情境与个体（护理人员和患者）相互作用的观点出发，研究特定的护理情境中个体的心理活动发生、发展和变化的规律，以取得最佳整体心理护理的学科。

5. 健康心理学 研究维护和促进心理健康，预防精神障碍、神经症、病态人格、心身疾病和适应不良等。讲究胎教，关注不同年龄阶段的心理健康问题。它涉及良好的心理状态的保持和心理疾病的预防等问题，主张采用心理学的方法和手段改变或矫正有碍于人们身心健康的行为方式和生活习惯。

6. 康复心理学 康复医学中的重要组成部分。它主要研究解决伤残、慢性患者和老年患者的心理行为问题，促进其适应社会、适应生活、适应工作，最大限度地降低残废程度。

7. 缺陷心理学 研究躯体器官缺陷者（如盲、聋、哑、残疾等）的心理学问题。通过行为的补偿和技能的训练，使缺陷者能自理生活，从事力所能及的工作，解决其社会、家庭适应等问题。

8. 药物心理学　研究药物对心理和行为的作用，以及控制心理活动和行为的生物化学基础，前者对发挥人的潜能具有重要意义。

9. 行为医学　形成于 20 世纪 70 年代末，它将行为主义心理学、行为科学的成果与生物医学的知识与技术整合而应用于医学领域的学科。行为医学学者们主要从事根据经典条件反射、操作条件反射和社会观察学习的理论技术来矫正不良行为，如吸烟、酗酒、肥胖、吸毒、A 型行为、C 型行为、高盐饮食行为、过度应激行为、超负荷工作等对健康的影响，也研究行为因素与疾病发生、诊断、治疗、预防等问题。

四、医学心理学的发展

20 世纪 20 年代，现代心理学开始影响我国，并逐步深入到各个领域。1921 年中国心理学会成立；1922 年创办《心理学》杂志。此后一些大城市的医学院校开设了心理卫生有关课程。1936 年，中国心理卫生协会在南京建立，逐渐在一些医院、学校、儿童福利机构与医学研究部门设有心理卫生组织及专职的心理学工作者、社会工作员，从事心理卫生心理诊断和心理治疗、心理咨询等工作。20 世纪 50 年代初期，心理学界普遍学习巴甫洛夫学说，用其指导对神经衰弱的治疗，并辅以积极心理治疗的快速综合疗法，收到较好疗效。随后又将这一疗法施用于高血压、溃疡病及精神分裂等慢性病的治疗上，都收到一定疗效。20 世纪 50 年代中期，医学心理学的教学、临床研究同其他心理学研究一样因故中断，但仍有许多医学心理学工作者以不同方式坚持研究工作，其中高级神经活动规律、病理生理等实验研究取得了一定成果。20 世纪 60 年代，在许多实验研究及临床实践中，都普遍借鉴了国外的心理测量和心理治疗技术。

近 40 年来，我国医学心理学蓬勃发展，形势喜人。1978 年 11 月在保定召开的中国心理学会第二届年会和 1979 年 6 月在北京举行的医学心理学学术座谈会，标志着医学心理学进入了一个新的发展阶段。1979 年冬，在天津召开的中国心理学会第三届年会上，成立了全国医学心理学专业委员会，从此我国医学心理学的发展走上了正轨。1979 年底在广州召开的全国医学辩证法学术会议上，医学心理学专题吸引了众多的有识之士的兴趣，这使医学心理学与其他学科联系与渗透，促进了医学心理学在全国发展。1980—1984 年卫生部在北京举办了三届全国医学心理学高级师资进修班，许多省市也相继举办各种培训班、学习班，培养了能承担医学心理学教学、科研和临床工作的大批骨干。这对于组织与指导我国心理健康事业的发展、普及与提高，维护人民心身健康起到了积极的作用。

目前，医学心理学的应用正在向城乡的社区延伸，成为社区医疗的重要内容。原卫生部文件规定，二级甲等以上医院必须设置心理咨询科。同时，国家执业医师考试已将医学心理学列为必考的公共科目，体现了在医学模式转化的今天，对从医人员在医学心理学的知识和技术方面有了更高的要求。这些发展成为社区医疗结构整合的依据与强大推动力量。当前形势凸显出我国的医学心理学专业人才缺口极大。虽然自 2001 年起，南京中医药大学、安徽中医学院在国内医学院校中率先招收医学心理学专业五年制本科生，此后全国相继有 60 多所医学院校开设了医学心理学专业方向，但从发展来看仍不能满足社会需求。社区医师通过进修培训的形式了解与掌握医学心理学与精神卫生学在社区中的应用与实践，是一个能够迅速开展该方面工作的好方法。

（杜文东）

第二章　心理学基础知识

扫描二维码获取
本章 PPT、习题
及相关文献

第一节　心理现象与心理学

一、心理学概述

（一）心理学的发展简史

德国著名心理学家艾宾浩斯（H. Ebbinghaus，1850—1909）说过："心理学有着漫长的过去，但只有一个短暂的历史。"也就是说，心理学在人类的历史中早已存在，但成为一门系统的学科却只有百余年时间。

早在古希腊时代，有关心理学的许多问题就已经是哲学家们思考的内容。古希腊哲学家亚里士多德（Aristotle，前384—前322）所著《论灵魂》一书，被认为是最古老的心理学论著。西方医学之父希波克拉底提出的"四体液"学说演化为气质分类学说的名称至今仍被沿用。可以说，古代的心理学认识蕴藏了许多有价值的观点。但是，那时对心理现象的研究用的是哲学思辨和经验总结的方法，因此只能说是一种前科学的心理学思想，而没有形成独立的心理学学科。

在19世纪以前，心理学一直隶属于哲学范畴。直到19世纪中叶，德国心理学家冯特（W. Wundt，1832—1920）于1879年在莱比锡大学创建了世界上第一所心理学实验室，将实验方法引入对心理现象的研究中，在世界范围内产生了重大影响，使得心理学成为了一门独立的、实证的科学。这一时期心理学产生了许多成果，尤其是实验研究方面的成果。例如，德国生理学家韦伯（E. Weber，1795—1878）1840年发现了差别感觉阈限的定律，即韦伯定律；1860年德国心理学家费希纳（G. Fechner，1801—1887）在韦伯定律的基础上开创了心理物理学新领域；德国心理学家艾宾浩斯通过记忆实验研究发现了遗忘过程的规律，等等。所有这些研究及其成果，宣告了心理学的独立及科学心理学的诞生。为了纪念冯特对心理学的贡献，人们将1879年德国莱比锡大学建立的世界上第一个心理实验室，看作是科学心理学诞生的标志。

自此之后，以实验方法研究心理现象的影响迅即扩展到欧美各国，并根据研究的方法、观念的不同而形成了八大学术思想体系。

1. 构造主义 创始人是冯特及其学生铁钦纳（E. Titchener，1867—1927）。该学派主张心理学研究应采用实验内省的方法，即被试者在严格控制的实验条件下进行自我观察的方法，来分析构成各种心理复合体的元素。构造主义认为一切心理现象都是由心理元素构成的，企图从构造内容方面来说明人的心理。由于将心理学的内容规定得太狭窄，脱离了实际，又将内省法作为主要研究方法，而实验法只是其辅助手段，因此遭到许多心理学家的反对，并由此促成了其他心理学派的诞生。

2. 机能主义 创始人为詹姆斯（W. James，1842—1910）和杜威（J. Dewey，1859—1952），是 19 世纪末在实用主义哲学和进化论的影响下建立起来的美国的心理学流派。机能主义强调研究各种心理的机能，把心理现象看作是有机体有效地适应生活条件的活动过程。由于它强调心理在适应环境中的机能作用，所以被称为机能主义心理学。至今美国心理学研究仍保持了这种倾向，它不仅促进了动物行为研究，还推动了对儿童、智力落后者和精神障碍者的研究。

3. 行为主义 创始人是华生（J. Watson，1878—1958），这一学派主张心理学应该只研究可以用语言客观地加以描述和可观察得到的行为、动作，探查刺激与反应之间的规律性关系，进而预测行为；并通过控制环境去塑造人的心理和行为。在20 世纪 30 年代，该学派发展为新行为主义。华生在心理学研究的客观化方面具有很大的影响，其方法论是现今美国心理学的主流，并促成了行为疗法的产生。

4. 完形心理学 创始人是惠特海默（M. Wertheimer，1880—1943），该学派强调行为的整体性，认为每种心理现象都是一个"格式塔"（德文"整体"的音译，中文译为"完形"），但整体并不等于部分的总和，整体先于部分并决定部分的性质。该学派反对把心理现象简单分解为各种元素，主张从整体上来研究心理现象。此学派不仅冲击行为主义使其调整研究方向，还对认知心理学的崛起有重大影响。

5. 精神分析 创始人为弗洛伊德（S. Freud，1856—1939），他探讨了潜意识动机的存在，这些动机力量之间的冲突，以及这些冲突对个人行为的影响。精神分析疗法一度在临床上被广为应用。但它的体系大部分还没有被心理学的主流所接受。精神分析理论发展至今也有了重大修正，新精神分析学派的许多概念已有较大的发展，如心理防御机制等。精神分析理论对心理学的发展产生了深远的影响。

6. 人本主义心理学 以美国心理学家马斯洛（A. Maslow，1908—1970）和罗杰斯（C. Rogers，1902—1987）为代表，认为心理问题的根源在于缺乏对人的内在价值的认识。因此提出心理学应该关心人的价值和尊严，研究人的自身发展的潜能。

主张以正常人为研究对象，研究人类异于动物的一些复杂心理，如动机、价值、快乐、爱情等。他们既反对把人的行为归结为本能和原始冲动的精神分析；也反对无视个体的主观意识，只研究刺激和反应之间联系的行为主义，因而被称为继行为主义和精神分析两大传统流派之后心理学的第三势力。由于人本主义认为人性是善的，人有自我的主观意识，有自我实现的需要。只要有适当的环境，人就会努力去完善自我，达到自我实现的境界。故又被称为自我心理学。

7. 认知心理学 它不由某人独创，而是 20 世纪 60 年代发展起来的心理学研究的新方向。美国心理学家奈瑟（U. Neisser，1928—2012）所著《认知心理学》一书被看作其开端。该学派的基本观点：人不是被动的刺激接受者，人脑不断地对信息进行着积极的加工，这就是认知过程。他们认为，人的心理活动，是在感觉输入的基础上，进行着编码、译码、存储和提取的过程，是知觉、记忆、思维、推理、概念形成、创造性解决问题的过程。由于理论上以信息加工理论为基础，因此也称为信息加工心理学。

8. 生理心理学 这是现代心理学研究的一个新方向，它探讨的是心理活动的生理基础和脑机制。它从生理学的角度研究脑与行为的演化，脑的解剖和发展及其与行为的关系，认知、运动控制、动机行为、情绪和精神障碍等心理现象和行为的神经过程与机制。该研究方向认为一切有关人性的问题离不开心与身两大层面，属于身体层面的就必须以生理心理学的知识来解释，因而其研究的范围较广，当前已发展为一个交叉性和综合性的学科分支，成为推动心理学发展的新动力。

（二）心理的发生与发展

人的心理的发生与发展包括三方面：第一，心理的种系发展。指的是动物种系演进过程中的心理发展，认识到心理现象是物质发展到一定阶段才出现的，并随着动物神经演化而逐步发展，最后产生人的心理。第二，人类心理的发展。指的是人类历史发展过程中的心理发展。认识到人类的心理会随着社会条件的变化而改变发展。第三，心理的个体发展。指的是人的个体从出生到衰老的整个生命历程中的心理发展，认识到个体心理的发展是遗传、生理发展和环境之间相互作用的复杂过程。

1. 遗传与人类心理和行为 遗传就是父母通过细胞核里的染色体把自己的某些特征传给子女。在染色体里有许多基因，这是遗传的重组单位，主要由脱氧核糖核酸（DNA）组成。虽然对 DNA 与个体行为、经验之间的联系有许多环节还不清楚，但通过对一些双生子的调查研究和动物实验表明，遗传对学习方式、智力和情绪能力存在着影响。关于双生儿智力行为的调查发现：遗传基因相同的同卵双生儿比遗传基因有差异的异卵双生儿具有更大的一致性；还有人在人类婴儿和猩猩幼崽之间及养育在一个家庭里的但父母不同的孩子之间进行研究，发现遗传结构不同者尽管受相同的社会影响和训练，仍然会产生不同的发展结果，说明了遗传对智力行为的影响是客观存在的。这在临床上因苯丙酮尿症而基因畸变的患者以隐性遗传的方式传给后代，导致后代心理发育也出现异常的事实中也进一步得到了证明。

遗传对心理存在的影响虽然得到了证明，但是由于遗传本身的变异范围很大，因此世界上出现两个完全相同的人的概率是很小的。

人类心理的发展虽与遗传相关，但环境的影响更为重要。通过遗传得到的潜能能否实现还取决于环境刺激及相关条件的作用。由于环境刺激的差异，即使是有着相同遗传构成的同卵双生个体，遗传潜能的实现也不相同，其心理也存在着差异。影响遗传潜能实现的环境有内环境和外环境两个方面。这两类环境既可以实现，也可以阻碍遗传规定的潜能。

2. 生理的发育和心理的发育 个体的遗传潜能不是一出生就充分实现的，而是通过其生活过程在环境的作用下逐步表露的，随着生理的发育，心理也得到了发展。

在有充分营养和刺激的前提下，个体的生长发育虽然在速度和时间上有所差异，但都是遵循着从头到脚，从中轴到边缘的顺序由量变到质变发展的。其中大脑的发育状况如下：脑细胞出生六个月以后其数量就不再新增；但脑细胞的大小、活动的效率、细胞间的触突连接还在继续发展。对触觉、视觉、听觉和味觉四种基本感觉起作用的和直接参与肌肉运动的相关脑区先成熟，最后成熟的是与复杂的智慧活动相联系的所谓联合区。脑电活动也有一个发展成熟的过程，在十三四岁时基本接近成人。

生理的发展是心理发展的基础，在生理发展的过程中心理的发展与之相并行。如心理机能的发展，控制身体各部分的能力是随着生理成熟程度而发展的。尽管正常个体同一动作的出现时间有差异，但其出现的顺序是相同的。

（三）人的心理的本质

辩证唯物论的观点认为，人的心理是脑的机能，是人脑对客观现实的主观能动的反映。

1. 心理是人脑的机能 人脑是心理活动的主要器官。心理是人脑的机能。正常发育的大脑为心理的发展提供了物质基础，心理活动是大脑功能的产物。人的大脑是最为复杂的物质结构。

生物的发展产生了神经系统，伴随着神经系统的产生而有了心理现象，随着神经系统的不断发展和完善，心理现象也不断地由初级发展到高级。无机物、植物及没有神经系统的动物不会有心理活动；环节动物（蚯蚓）只有一条简单的神经链，它们只有感觉的心理现象；脊椎动物有了脊椎和大脑，就有了知觉的心理现象；灵长类动物大脑有了相当高度的发展，便有了思维的萌芽；人类有了发育完善的大脑，才有了思维、意识等更高级的心理现象。因此，心理现象的产生和发展过程说明了心理是神经系统，尤其是大脑活动的结果。神经系统，特别是大脑是从事心理活动的器官。这在大量的临床事实以及脑解剖、生理实验研究方面得到了证明。

2. 心理是客观现实的主观能动反映　　大脑是从事心理活动的器官，有反映外界事物产生心理的功能，但是心理并不是它自身所固有的。事实上，心理现象是客观事物作用于人的感觉器官，通过大脑活动而产生的。客观现实才是心理产生的源泉和内容，没有客观世界就没有人的心理活动。例如，外部世界有一棵树，我们的眼睛看到它时，便在头脑中形成树的映像，这就是初级心理现象——感知觉。同样的，思维、想象、情感、意志等心理现象的产生，也离不开人脑对客观世界的反映。就是神话故事中那些超越现实的形象，也是由客观现实中存在的事物经加工而构成的。所以，人的一切心理活动均是人脑对客观现实的反映，心理反映的内容总会受到客观存在的制约。对人类而言，客观现实既包括自然界，也包括人类社会及人类自己。

人的心理的反映具有以下特点：第一，心理不是机械的、镜子般的反映，而是一种能动的、有变化的过程。第二，任何外部作用都是通过早先形成的内部特点进行折射而产生心理反映的。因此，不同的人，甚至同一个人，在不同的时间和不同的条件下，对同一客观作用的反映也不尽相同。第三，人的心理反映具有社会制约性。心理不仅人有，动物也有，但人的心理因为有高度的目的方向性和能动性而与动物心理有着本质的区别。人的心理发生和发展不仅受生物学规律的制约，也受社会历史规律所制约。社会历史条件、生产发展水平都影响人的心理。

二、心理现象的内容

心理现象是心理活动的表现形式。现代心理学把心理现象划分为心理过程和个性心理两大部分，其内容表示如表 2-1。

心理现象
- 心理过程
  - 认识过程（感觉、知觉、意识、记忆、想象、思维）
  - 情绪情感过程（情绪、情感）
  - 意志过程
- 个性心理
  - 个性心理倾向（需要、动机、兴趣、理念、信念、世界观）
  - 个性心理特征（能力、气质、性格）
  - 自我意识（自我认识、自我体验、自我调整）

表 2-1　心理现象的内容

心理过程可分为认识、情绪情感和意志三方面，简称知、情、意。认识过程包括感觉、知觉、意识、记忆、想象、思维，是为了了解事物的性质和规律而产生的心理活动。人在认识事物的基础上，会产生对事物的态度（接受、拒绝等），并因此而产生相应的体验（愉快、厌恶等），这就是情绪情感活动。人不仅能认识世界，对事物产生情绪情感，还能在自己的活动中自觉地确定目标并据此规划行动、克服困难去能动地改造世界，这就是意志活动过程。这三个过程相互影响，认知是情感和意志的基础，认知可激起情感和意志，情感和意志又对认知有重要作用，积极的情感和意志可推动认知深入进行，消极的情感和意志对认知起阻碍作用。同样的，情感和意志之间也是相互影响的。

心理过程在每个人身上表现时总带有个人特征，表现出很大的差异性，这就是个性。个性包括了个性心理特征（如能力、气质、性格）、个性倾向性（如需要、动机、兴趣、理想、信念等）以及自我意识（自我认识、自我体验、自我调整）。

人的心理过程和个性既有区别又密切联系，不可分割。心理过程是一个动态的、不断发生及变化着的过程，它具有共性的规律。个性心理的静态（稳定）特征明显，可较稳定地展示出个体有别于他人的特征，具有差异性规律。

在现实的个体身上，心理的各个组成部分之间存在着相互联系、相互依存、相互影响的辩证关系，因此，人的心理具有高度的整体性。

第二节　认识过程

认识过程是指来自客观世界的信息，通过感官被人脑所接受并进行加工处理，进而用于支配人的行为的过程。它包括了感觉和知觉、学习和记忆、思维和想象等心理活动的过程。

一、感觉与知觉

（一）感觉

感觉是指人脑对直接作用于感觉器官的事物的个别属性的反映。通过感觉人们获得客观事物的颜色、形状、声音、味道、气味以及自己身体所发生的变化，如躯体的运动和位置、内部器官的工作状态等信息，使得其他较为复杂和高级的认知活动与心理现象得以产生。因此，感觉是认识的基础，是一切知识的直接来源及其他心理现象的基础。

感觉的内容很多。根据信息的来源，可将其分为外部感觉和内部感觉两大类。外部感觉接受外部世界的刺激并反映它们的个别属性，包括视觉、听觉、嗅觉、味觉和皮肤感觉。内部感觉接受机体内部的刺激并反映它们的个别属性，包括运动觉、平衡觉和内脏感觉。医学上一般将感觉分为四类。①脑神经所传导的特殊感觉：视觉、听觉、味觉、嗅觉、前庭感觉；②脊神经及某些脑神经的肌肉分支所传导的表面或皮肤感觉：触压觉、温觉、冷觉、痛觉；③脊神经及某些脑神经的肌肉分支所传导的深部感觉：肌肉、肌腱、关节敏感性或深部感觉；④自主神经系统的纤维所传导的内脏感觉：内脏痛觉和有机感觉，如疼痛、饥饿、恶心等。感觉对人具有重要意义。人若缺少感觉的刺激就会影响心身的发展及健康，一些感觉输入量少的单调环境会使人感到厌烦、无聊和不安，甚至出现思维紊乱和幻觉，这些事实证明了人有适量感觉刺激的需要。

人对作用于感觉器官的适宜刺激的感受能力称为感受性。感受性的高低用感觉阈限的大小来衡量。感觉阈限是一个范围，来自客观事物的刺激很多，但并不是任何量的刺激都可以引起感觉，只有那些在人的感觉范围内的刺激才能引起感觉，在这个范围内，能够感觉到的最小刺激强度叫下限，能够忍受的刺激最大强度叫上限。那种刚刚能引起感觉的最小刺激量，称为绝对感觉阈限，表示的是绝对感受性。也就是说，能够令人产生感觉的刺激强度越小，则绝对感受性越高；反之，能够令人产生感觉的刺激强度越大，则绝对感受性越低。

在感觉阈限范围内，当相同的刺激具有强度上的差异或同一刺激在强度上产生变化，而这个差异又达到了一定的量时，便可以被人感觉到，这就是对差别的感觉。刚刚能够引起差别感觉的最小变化量叫差别感觉阈限。差别感觉阈限越小，差别感受性越高；反之，差别感觉阈限越大，差别感受性越低。可见感觉阈限和感受性之间成反比关系。

日常生活中，感觉阈限因个体体质的差异而不同，个体的感受性也因各种因素的作用而发生变化。例如，"入芝兰之室久而不闻其香""入鲍鱼之肆久而不闻其臭"，就是在外界刺激持续作用下感受性发生变化的现象，这种现象称为感觉适应。感觉适应有提高和降低两种情况。

除感觉适应外，感觉的现象还有感觉后象、感觉对比和联觉。外界刺激停止作用后，还能暂时保留一段时间的感觉形象叫感觉后象。比如，灯灭了后，眼睛里还保留着亮灯的形象。不同刺激作用于同一感觉器官，使感受性发生变化的现象叫感觉对比。如，同时看两张明度相同但分别置于黑色和白色背景上的灰色纸，会觉得黑背景上的灰色纸比白背景上的要亮。一种刺激在引起与之相应的一种感觉的同时，还引起了另一种不相干的感觉的现象叫作联觉。例如，红颜料在产生红色视觉的同时让人产生温暖的感觉。

（二）知觉

知觉是人脑对直接作用于感觉器官的事物整体属性的反映。同一物体可以具有多种属性，并对人的不同感官形成不同的刺激，使人从同一物体获得各种不同的感觉，将这些感觉结合起来，就形成了对该物体的整体知觉。可以说知觉来自感觉，但不同于感觉。由于知觉受个人知识、经验的影响，当我们认知事物的时候，一经感觉到事物的个别属性时，立即就能根据以往的知识经验而知觉到该事物的整体属性，使得现实生活中很难有单独的感觉存在，因此有时我们将感觉和知觉统称为"感知觉"。知觉是多种感觉器官协同活动产生的，在这些协同活动中，由一种感觉器官占主导地位。根据占主导地位的感觉器官，知觉可分为视知觉、触知觉、听知觉等。根据知觉所反映事物的特性，又可分为空间知觉、时间知觉和运动知觉等。空间知觉反映物体的空间特性（距离、大小、形状、方向等），时间知觉反映事物的延续性和顺序性，运动知觉反映物体在空间的位置移动。

知觉具有以下特点：①整体性，知觉是对物体整体的反应。就是说，我们总是把物体各个部分、各种属性结合起来，作为具有一定结构的统一整体来知觉的。观察图 A 时，我们不会把它感知为不成整体的四条直线、一圈虚线或三个不相干的圆，而是一开始就把它看成正方形、圆形和三角形。②选择性：每一时刻作用于感觉器官的外部事物是很多的，人不可能将所有可作用于感官的事物都纳入意识范围并对其产生知觉。人们总是根据事物的特点、个人的兴趣和需要等把一部分事物当作知觉的对象并知觉得格外清晰，而其他的对象则当作背景，因此知觉得比较模糊。这种有选择性地知觉外部事物的特性，就是知觉的选择性。作为知觉对象和背景的事物并不是固定不变的，随着条件的变化，二者可以发生转换。图 B 是一个双关图形，知觉的对象和背景之间相互转化，就可以看到花瓶或两张相对的人脸。③理解性：人在感知事物时，总是用以往所获得的知识和经验来理解这一对象的。图 C 是一个斑点图，从来没有见过狗的人就无法看懂图中有什么，但是如果我们一开始就说里面有一只斑点狗，那么见过狗的人很快就可以看出那只狗来，这就是知觉的理解性。④恒常性：在一定范围内，知觉的条件（如距离、缩影比、照明度）发生了变化，知觉的影像却保持相对不变的特性称为恒常性。如图 D，由于门的角度变化导致门在一定的视角下形状发生了改变，但是它的影像并没有因此而改变。

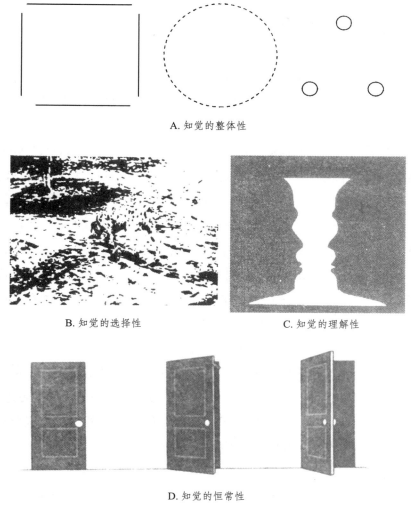

A.知觉的整体性

B.知觉的选择性

C.知觉的理解性

D.知觉的恒常性

图2-1 知觉的特性

　　知觉在特定的条件下会被歪曲，形成对外界事物失真的或错误的知觉，这就是错觉。错觉有时是难以避免的，通过验证可以纠正的错觉是正常现象，不可纠正的是病理现象。健康人在感知不清晰、情绪紧张和处于期待心理时，也可出现错觉，如患者在感染、中毒等引起精神症状时可产生错觉。日常生活中，错觉也会产生积极的效用。建筑、美术、军事伪装等方面，都会见到错觉产生特殊心理效果的情况。

二、学习与记忆

（一）学习与学习的理论体系

　　学习是由经验引起的行为，是发生比较持久变化的过程。人类的学习是个体适应社会环境和自然环境的需要。通过学习可获得处理事务的知识、经验和相应的行为。

将西方的学习理论进行归纳，可分为两大理论体系：刺激–反应的联结理论和认知理论。

1. 学习的联结理论　该理论认为学习是刺激与反应之间建立的一种联结关系。通过练习，使一种刺激能引起一种反应，这种新的联结形成的过程就是学习。其中最具代表性的是桑代克（E. Thorndike，1874—1949）的"尝试错误说"、巴甫洛夫（I. Pavlov，1849—1936）的经典条件反射学说和斯金纳（B. Skinner，1904—1990）的操作性条件反射学说。桑代克在对猫进行实验后认为学习过程是渐进性的"尝试与错误"行为并直至最后成功的过程。他依据动物和人类学习的实验材料，创立了学习的联结说，认为学习就是在情境与反应之间形成一定的联结。巴甫洛夫对狗进行的经典条件反射实验证明，由条件刺激物和非条件刺激物在时间上结合，并经训练学习，可使动物对信号刺激做出条件反射，由此创立了条件反射学说，认为条件反射的形成是在中枢神经系统内形成了"暂时性神经联系"。斯金纳在自行设计的"斯金纳箱"中对白鼠进行实验发现：操作动作与环境中任一因素，如食物奖励，或与认知因素、欲望、动机、情感奖励相结合（强化），可让动物学会某种行为并将之保留下来，在这个过程中动物所出现的反射称为操作性条件反射。斯金纳因此认为，有些心理疾病是不良行为的习得性后果，故可以通过另外的学习进行矫正。如在操作性反应（不良行为）之后给予惩罚（负强化），则操作性反应会减少以至消失，不良行为得到纠正。同样也可用积极的奖励（正强化）塑造良好行为。

2. 认知学习理论　①学习不是被动地形成刺激–反应的联结，而是主动地形成认知结构；②学习的本质是认知结构的组织与重新组织，强调思维活动、理解或顿悟在学习过程中的重要作用；③重视个体已有的知识经验在后继学习中的作用。总之，把学习理解为意义的获得和改造，也可以是改造外部行为。认知–发展说由布鲁纳（J. Bruner，1915—2016）提出，他认为学习应是主动地发现，而不是被动地接受。发现是一个人按照自己的方式把获知的事物组织起来的一种活动。学习包括知识的获得、转化和评价这三个过程。学习顿悟说是德国心理学家苛勒（W. Kohler，1887—1967）提出的，他通过对黑猩猩的研究，认为学习不是错误的尝试，而是经过重新组织知觉环境并突然顿悟其中关系而进行的。顿悟学习不是对个别刺激物产生反应，而是对整个情境以及对象间的整体关系理解的结果。这种学习必须通过思维活动才能完成。社会学习理论代表美国心理学家班杜拉（A. Bandura，1925—2021）则认为人类的社会行为大多是通过观察和模仿他人的行为方式而习得的。认知学习理论还认为，错误的观念或不正确的认知过程是导致不良行为和情绪的原因，因此可以通过认知学习加以纠正和改变。

总之，关于学习理论虽然有两大流派，但它们都不能单独对所有学习行为给出满意的解释。实际上，学习是复杂的过程，如动作、语言和技能等学习更多的是属于刺激与反应之间建立关系的过程，而抽象概念、问题推理则是知识和理解起重要作用。因此，大多数学习是各种因素综合作用的结果。

（二）记忆

1. 记忆的定义　记忆是过去的经验在头脑中的反映。人在生活过程中曾感知过的、思考过的事物，体验过的情感，从事过的活动，都可以以映像的形式储存在大脑中，当它们再次出现时能够辨认出来，或者需要时可以回想起来，这个过程就是记忆。从信息加工的观点来看，记忆就是对输入的信息进行编码、储存和提取的过程。

由于记忆可将人过去的经验和现在的心理活动联系起来，在时间上把人的心理活动联系成一个整体，因此人们通过记忆可以不断地积累知识和经验，认识事物的本质和事物之间的内在联系。

2. 记忆的种类　记忆按其内容可分为五种。①形象记忆：对感知过的事物形象以及声音、气味、味道等记忆；②情景记忆：对亲身经历过的，如时间、地点、人物和情节的事件的记忆；③情绪记忆：对体验过的情绪和情感的记忆；④语义记忆：又称语词–逻辑记忆，是用语词概括的各种有组织的知识的记忆，包括事物的意义、性质、关系等内容；⑤动作记忆：对身体运动状态和动作技能的记忆。

根据输入信息编码加工方式和储存时间长短不同可分为以下 3 种。①感觉记忆：又叫感觉登记或瞬时记忆，感觉记忆信息保持的时间仅有几秒钟，若信息受到注意可进入短时记忆；②短时记忆：信息储存的时间稍长，但不超过 1 分钟，其信息经过复述可进入长时记忆，否则将随着时间延长而消失；③长时记忆：指保持时间在 1 分钟以上直至许多年甚至终身的记忆，可从短时记忆经复述而来，也有印象深刻的信息一次就可转入长时记忆。

3. 记忆的过程　记忆是一个复杂的过程，包括识记、保持、再认或回忆三个基本环节。记忆从识记开始，识记是学习和取得知识经验的过程，念书、听讲、经历某个事件的过程就是识记的过程。将识记获得的知识经验与技能在大脑中编码和储存巩固的过程叫保持；对识记过的事物，当它再次呈现时仍能认识的叫再认；对经历过的事物不在眼前时能够在脑中回想起来叫回忆。可见，识记是记忆的开始，是保持和回忆的前提，识记的次数越多，识记的目的任务越明确，理解得越深刻，知识经验在大脑中就保存得越牢固。没有识记就没有保持，没有保持就没有回忆。记忆是一个完整的过程，三个基本环节之间是紧密联系、不可分割的，缺少任何一个环节记忆都无法实现。

对识记过的材料不能再认和回忆，或发生了错误的再认和回忆就叫遗忘。德国心理学家艾宾浩斯最早用实验的方法对记忆的保持进行了系统研究，后人依据其实验取得的数值绘成曲线，称为艾宾浩斯遗忘曲线。遗忘曲线阐明了遗忘的规律：遗忘的进程是先快后慢的。要巩固已获得的知识经验，避免或减少遗忘，就必须及时和经常地进行复习。

三、思维与想象

（一）思维

思维是以已有的知识为中介，对客观现实间接和概括的反映。人的思维是借助概念、表象和动作，在感性认识的基础上认识事物的一般和本质的特征及其规律性联系的心理过程。

思维的主要特征是间接性和概括性。思维的间接性是指人能以其他事物作为媒介来对没有直接作用于感觉器官的客观事物加以认识。人们对客观事物及其规律的认识，不可能全都来自直接实践，对许多事物和现象的认识是通过某种媒介间接进行的。人之所以能对事物进行间接的反映，是因为人对事物之间内在联系的认识。思维的概括性是指人可以把一类事物的共同属性抽取出来形成概括的认识。思维的概括性是借助概念（语词）来实现的。人们用一些概念归纳性质相同的事物，这不仅扩大了认识范围，也使人的认识活动摆脱了具体事物的局限性和对事物的直接依赖。对事物概括性的认识来自人类对事物和现象的多次感知，并从中概括出同类事物之间的联系和关系，以及它们的本质特征。

思维是一种探索和发现新事物的过程，是对已有知识经验不断更新和重组的过程，虽然它超出了感知觉的范围，但仍然是在从感知觉获得信息的基础上，利用语言对信息加工、改造才能进行的。因此，感知觉的材料是思维活动的源泉和根据。曾经感知觉过的事物的形象在脑中再现的过程，以及头脑中所出现的事物的形象叫表象，表象在解决问题的思维活动中也起着重要的作用。鲜明生动的表象有助于思维的顺利进行。

思维对客观事物间接的和概括的反映是借助语言实现的，语言是思维的工具。人之所以能进行抽象的思维，正是因为掌握了大量具有概括性的语词的结果。

思维的过程是一个复杂的心理操作过程，包括了对输入信息与储存的知识经验进行分析、综合、比较、分类、概括与抽象等一系列的活动。所谓分析，是把事物的整体分解为各个部分或各种不同的特征；所谓综合，是把事物的各个部分、各种属性，根据它们之间的联系和关系组合成一个整体；分析和综合是相反而又紧密相连的同一思维过程中不可分割的两个方面。思维的分析和综合还派生出比较和分类等。抽象是抽出事物的共同的、本质的特征，舍弃非本质特征的过程。概括是把事物的共同的、本质的特征综合起来，并推广到同类事物中去的过程。上述思维过程是彼此相连、密切相关的。

（二）想象

人的高级认识活动除思维之外还有想象。想象是人脑对已有的表象进行加工、改造并形成新形象的过程。这个过程是形象化思维的过程。这种思维最后的结果是表象之间的新的组合。因此，想象不是表象的简单再现，而是对表象的改造或新形象的创造。

根据内容可将想象分为再造想象和创造想象。再造想象是通过语言的描述或图表模型的示意，在头脑中形成相应形象的过程。人通过再造想象能取得间接经验。利用再造想象，可以使我们作为认识基础的经验事实得以无限扩大。创造想象是依据已知的知识与经验而独立创造出新形象的过程，是一切创造活动的基础。创造想象是思维积极活动的结果。

第三节　情绪、情感和意志过程

一、情绪与情感

（一）情绪与情感的概念

情绪与情感是人对客观外界事物的态度的体验，是人脑对客观事物与人的需要之间的关系的反映。生活中，只有那些与人需要相关的事物才会引起人的情绪和情感。符合人的需要的事物，一般引起积极的情绪和情感，反之则通常引起消极的情绪和情感。情绪和情感都是个体的一种主观感受，指的是心理的同一过程和同一现象，但是情绪和情感又是两个不同的概念，分别反映了同一心理现象的两个不同方面。情绪是指那些与机体的生理需要是否得到满足相联系的体验，是人和动物所共有的；情感是与人的社会需要是否得到满足相联系的体验，为人类所特有。在人的精神生活中，情绪与情感的区分是相对的，很难截然分开。人的情绪和情感总是受人的社会生活方式、社会习俗和文化教养的影响与制约。

（二）情绪与情感的分类

情绪的最基本表现形式有喜悦、愤怒、恐惧、悲伤等。在这些基本形式的基础上，可以出现许多复合的形式，并可赋予各种社会内容。例如，与感觉刺激相关的情绪有疼痛、厌恶、愉快；与自我评价相关的情绪有骄傲与羞耻、罪过与悔恨；与他人相关的情绪有爱和恨等。

情绪按照其状态可分为心境、激情和应激。心境也称心情，是影响人的整个精神活动的一种比较持久的情绪状态，具有持久、平稳和弥漫性的特点。当具有某种心境时，看任何事物都会带有相应的色彩，所谓"忧者见之则忧，喜者见之则喜"，不限于特定的反应，而成为一段时间内的情绪倾向。影响人心境的主要原因是生活中的重大事件，如工作的顺逆、事业的成败，等等。心境对人的生活影响很大，良好的心境有助于积极性的发挥，提高工作学习效率，反之则使人厌烦、消沉。激情是由生活中有重大意义的事件所引起的一种暴发的、强烈而短暂的情绪反应。激情有积极和消极的两面。积极的激情可成为人们行动的巨大力量；消极的激情会使人的认识活动范围缩小，分析问题和控制行为的能力降低。因此，人应该善于控制自己的激情，学会做情绪的主人，这对于良好个性的培养是很重要的。应激是在突发事件产生时或危险情景下出现的高度紧张的情绪状态，包括了一系列的生理反应和心理反应。在感知到危难事件的发生，必须迅速地采取决定的时刻，容易出现应激状态。应激状态只能是一时的，如持续处于较高强度的应激状态，则对心身健康不利。

情感是人具有的高级心理现象，通常与人的精神性需要和社会性需要密切相关，人的情感依其性质和内容可分为道德感、理智感和美感。道德感是关于人的举动、行为、思想、意图是否符合社会道德行为标准和客观社会评价而产生的体验，是由对那些能满足人的社会道德行为准则的需要而产生的情绪体验。如荣誉感、责任感、爱国主义情感等。理智感是在智力活动过程中产生的情感体验，人在认识活动过程中有新发现时产生的惊喜、在科学研究过程中有了新突破时产生的兴奋、在解决问题时产生的期待等，都是理智感的表现。美感是对事物美好的体验。艺术作品、社会的和谐现象、自然景物都能给人以美的感受，并伴随着愉快的体验，这就是美感。人的高级的社会情感总是受社会环境条件的制约，美感也一样，不同的历史阶段、制度、风俗习惯都会对美有不同的评价，从而对审美及美感产生影响。

二、情绪理论

（一）情绪的早期理论

在心理学发展过程中，心理学家提出了许多关于情绪的理论，在不同发展阶段上具有代表性的理论主要有以下几种。

1. 詹姆斯-兰格理论 詹姆斯-兰格情绪学说是有关情绪的生理机制方面的

第一个学说。19 世纪美国心理学家詹姆斯（W. James）和丹麦生理学家兰格（C. Lange），分别于 1884 年和 1885 年不约而同地提出了同一种关于情绪的生理机制的观点。他们强调情绪的产生是自主神经系统活动的产物，后人称他们的理论为情绪的外周理论。

詹姆斯根据情绪发生时引发的自主神经系统的活动和由此产生的一系列机体变化提出，情绪就是对身体变化的知觉。情境刺激通过生理本能反应先引起生理变化，而后这些肌肉、内脏外周变化成为刺激，反馈到大脑才产生情绪体验。也就是说，他们认为，人快乐是因为笑，人伤心是因为哭，人恐惧是因为战栗。总之，情绪由生理上的变化引起。兰格认为，情绪是内脏活动的结果。他特别强调情绪与血管变化的关系，情绪取决于血管受神经支配的状态、血管容积的改变以及对它的意识。

兰格和詹姆斯在情绪产生的具体描述上虽有所不同，但他们的基本观点是一致的，即情绪刺激引起身体的生理反应，而生理反应进一步导致情绪体验的产生。

2. 坎农－巴德学说　美国生理学家坎农（W. Cannon，1871—1945）反对詹姆斯－兰格的情绪理论，并建立了自己的理论。坎农认为，情绪的中心不在外周神经系统，而在中枢神经系统的丘脑。由外界刺激引起感觉器官的神经冲动，通过内导神经传至丘脑；再由丘脑同时向上向下发出神经冲动，向上传至大脑产生情绪的主观体验，向下传至交感神经引起机体的生理变化，使个体进入应激状态。因此，情绪体验和生理变化是同时发生的，它们都受到丘脑的控制。坎农的情绪学说得到巴德（P. Bard）的支持和发展，所以后人称坎农的情绪理论为坎农－巴德学说。

（二）情绪的认知理论

情绪的认知理论的代表是沙赫特（S. Schachter）的三因素理论。沙赫特认为，在情绪体验的产生过程中，环境、生理和心理三方面因素均起着重要的作用。首先，从环境方面来看，任何情绪及其生理反应，都是因某种环境刺激物的作用而产生；但是某种环境刺激物是否能引发情绪以及引发何种情绪，因人、因地、因时而异。其次，从生理方面来看，所有情绪体验的产生都不可缺少一定强度的生理激起。因为人们体验到某种情绪本身，就意味着人们感受到了某种生理上的变化，或处于某种生理激起状态，所以，一定程度的生理激起是情绪体验产生的必要条件，它决定着人们是否能体验到或感受到情绪。再次，从心理方面来看，虽然人们有知觉自身生理激起的某些能力，但是这种知觉是含糊的和不精确的，因此生理激起的反馈不可能为情绪体验的产生提供充分的信息来源；除了生理激起之外，情绪体验还依赖于人们对这种生理激起产生原因的认知，即对外界刺激是否是引发情绪的诱因的评估。一个完整的情绪体验需要这样三方面的因素的综合：一是环境刺激，二是生理激起，三是把生理激起归因于一个引发情绪的事件的认知。其中，生理激起决定人们是否能体验或感受到情绪，认知决定人们体验或感受到什么情绪。任何一个因素本身都不足以产生情绪。

相比较而言，三因素理论更强调认知因素在决定情绪体验中的作用。在沙赫特看来，决定情绪体验产生的关键性因素是归因性认知，即特定情绪体验产生的关键取决于能否把生理激起归因于一个情绪性的刺激。如果能，那么人们就会体验到一种与这种归因相一致的情绪；如果不能，那么人们除了感受生理激起本身之外，将不会产生任何情绪。

据此，沙赫特得出三点主要结论。第一，无论是环境因素还是生理因素，都不能单独决定情绪。如果环境因素能单独决定情绪，那么在各组被试者中，凡处于"欣快"环境中的都应产生欣快的情绪体验，凡处于"愤怒"环境中的都应产生愤怒情绪体验。如果生理因素能单独决定情绪，那么所有各组被试者都应产生相同的情绪体验。第二，环境因素与生理因素的结合，也不能决定情绪。如果环境因素与生理因素的结合能决定情绪，那么在上述实验中，由于生理因素相同，凡处于"欣快"或"愤怒"环境中的被试者都应产生相应的欣快或愤怒情绪。第三，在环境因素和生理因素的基础上，只有当认知因素介入时，即把生理激起归因于一个情绪性的环境刺激时，才能决定情绪。认知因素是联系环境、生理和情绪的中介环节，它将生理激起导向一个确定的情绪。在环境因素和生理因素的基础上，人们是否能产生情绪体验以及产生什么性质的情绪体验，由认知因素所决定。

三、情绪与健康

情绪具有明显的生理反应成分，直接与躯体相联系，同时所有心理活动又都在一定的情绪基础上进行，因此情绪与躯体之间因联系密切而相互影响。一般来说，情绪影响躯体健康的规律：消极的情绪损害健康，积极的情绪促进健康。而躯体健康对情绪的影响：健康状态良好者情绪状态相对也较好，较易产生积极情绪体验，情绪反应及情绪控制也较好，反之则较易产生消极情绪体验，情绪反应及情绪控制较差。

普遍认为，情绪影响躯体健康是因为情绪情感也是脑的机能，人的情绪活动总是与神经系统多种水平的机能相联系，它既受大脑皮质的调节，又与边缘系统、脑干网状结构、自主神经系统以及内分泌系统有着密切联系。因此，情绪活动可影响人的躯体健康。同时，消极情绪如愤怒、悲伤、焦虑、痛苦等可引起人的整体的生理生化变化，最敏感的常常是心血管系统和消化系统。如人在恐惧或悲痛时胃黏膜苍白，胃液分泌停止，可引起消化不良；在焦急、愤怒、怨恨时胃黏膜充血，胃酸分泌增多，若长期持续易导致胃溃疡；在愤怒、激动时心跳加快、血压上升，交感神经处于兴奋状态，若持续出现，易导致心、脑血管疾病患者病情加重，甚至猝死。当然，消极情绪有时也有积极意义，如愤怒和仇恨这种消极情绪就可以使交感神经系统兴奋性增强、肾上腺素分泌增多、血糖升高、血压上升、肌肉紧张度增强，身体的潜能因此得到动员，以有效地应对当前的环境。积极的情绪促进人体健康，积极的情绪总是伴随着身体运动的活跃，可以使机体的能量动员起来，这些都是肌肉工作所需要的条件。因此，积极的情绪能提高人脑力劳动的效率和耐力，使人体内各器官系统的活动处于高水平的协调一致。乐观、愉快的情绪还能使人增强对疾病的抵抗力。临床上不少人通过保持良好的情绪而促使疾病痊愈。

四、意志

（一）意志的概述

意志是在需要和动机的基础上有意识地确定目的，并根据目的来支配、调节自己的行动，克服困难，从而实现预定目的的心理过程。意志对行动的调节作用包括发动和抑制两个方面。前者表现为促使人们从事具有目的性的必要行动，后者则表现为制止与预定目的相矛盾的愿望和行动。意志不仅调节人的外部动作，还可以调节人的心理状态，如对注意、情感和思维的调节。

意志与认识、情感之间的关系：认识在意志的参与下确定目标、制定计划、选择方法，克服困难去达到既定目的。情感则是意志的动力，对目的具有积极肯定的情感，会推动个体的追求。意志可推动认识活动的深化，也可控制情感，使情感服从于人的理智并向健康的方向发展。

人的意志行动具有以下的基本特征：第一，意志行动是自觉的，是有目的的行动；第二，意志行动总是与克服困难相联系的。也就是说，无意识的、习惯的、可自然而然完成的行动不是意志行动；第三，意志行动是以随意活动为基础的。随意活动是指有意识指引的活动，是在生活实践中学会的动作，是意志行动的必要组成部分。以上三个基本特征是相互关联的，目的是意志行动的前提和方向，克服困难是意志行动的核心，随意动作是意志行动的基础。

（二）意志的品质及培养

意志的品质可归纳为四方面：自觉性、果断性、坚韧性、自制性。

1. 意志的自觉性　意志的自觉性是指一个人对行动的目的有深刻的认识，能自觉地支配自己的行动，使之服从于行动目的的品质。与自觉性相反的是意志的动摇性（或称暗示性）和独断性。有动摇性的人缺乏独立性和首创精神，对自己的行动缺乏信心，易屈从环境及他人的影响。有独断性的人，则行事武断，固执己见，刚愎自用，拒绝任何人的批评和劝告。

2. 意志的果断性 意志的果断性是指迅速地、不失时机地采取决定的品质。这种品质以深思熟虑和果断勇敢为前提，能当机立断，敢作敢为，在不需要立即行动或情况变化时，又能及时停止已做出的决定。那些在机会面前优柔寡断，或遇事鲁莽草率者，都是与果断性背道而驰的。

3. 意志的坚韧性 意志的坚韧性是指坚持不懈地克服困难、永不退缩的品质。与坚韧性相对立的是执拗。执拗的人只认可自己的意见和论据，尽管出现错误，也不能正视现实，放弃错误决定，不接受他人的正确建议，一意孤行。与坚韧性相对立的还有知难而退、虎头蛇尾的品质。

4. 意志的自制性 意志的自制性是指善于管理和控制自己情绪、约束自己的行动和语言的品质。具有自制性的人，能够克服懒惰、恐惧、愤怒和失望等因素的干扰，既善于做与自己兴趣不合的事情，又能够放弃一些自己感兴趣但妨碍目标实现的事情及其他难以兼顾的目标，执行已确定的目的和计划。任性和怯懦都是缺乏自制性的表现。

意志的品质受世界观、信念、理想的制约，并与人的认知、情感、修养等有着极为密切的联系。因此，通过在这些方面的锻炼和培养，可以提高意志的品质。一般培养和锻炼意志品质，可采取以下措施：第一，明确目标。在人生道路的每一阶段，都给自己设置一个可接受的、具体的、有一定难度的目标，制定相应的计划，逐步实现目标，在实现目标的过程中培养意志。第二，运用集体的力量。集体的力量对意志品质的培养有很大的影响，主要表现在集体可以给人以归属感，并会对一个人的努力、才智、决断力和自制力给予鼓励，这种鼓励可成为努力的动力。第三，参加实践活动。实践活动，尤其是有困难的活动，能使人的意志得到巩固和强化。意志是在克服困难中体现，并在克服困难中成长的。因此，参加各项活动，不仅能增长知识才干，同时更能锻炼意志。第四，加强自我培养。自我培养对意志品质的形成起着关键的作用，在正确的世界观指导下，从小事做起，培养自己的自制力，克服懒散的不良品质，并持之以恒。通过以上措施，培养形成优良的意志品质。

（三）意志在医学中的意义

坚强的意志不但是心理健康的重要标志，在患病的过程中，患者的意志是否坚定，行动是否果断，是否有不屈服的精神和高度的自制力，对于治疗的效果和疾病的康复有十分密切的关系。临床中常有一些患者，虽身患重病，但他们勇敢地与疾病作斗争，靠乐观的态度、顽强的毅力，最终战胜了疾病，恢复健康。也有一些患者，患病后悲观、失望，失去了生活的目标，一蹶不振，从而影响了疾病的治疗与康复。可见，意志品质对疾病的治疗和康复是有明显影响的，这个影响主要是通过人的认知和情感等心理过程，造成对疾病的正确或错误的认知，并产生相应积极或消极的情绪，进而影响患者对待疾病的具体行动，或产生截然相反的影响。因此，医务人员对患者的意志品质应有所了解，这样才能有针对性地帮助患者消除各种顾虑，树立战胜疾病的信心。

第四节　个　性

一、个性概述

（一）个性的概念

个性（personality）也称人格。对于个性的概念，心理学家有着不同的界定。综合各心理学理论流派的看法，将个性界定为一个人的整体精神面貌，即具有一定倾向性的和较稳定的心理特征的总和。也就是说，人类通过认识、情绪和情感、意志等心理活动认识、反映外界事物，体验着各种情感，支配着自己的行动。但是，个体在进行这些心理活动时其表现并不是一样的，在个性心理特征——能力、气质、性格方面；个性心理倾向性——动机、兴趣、价值观方面，个体存在差异。每人都有着自己的特点。这些特点构成了一个人区别于他人的独特的心理面貌，这就是个性。

（二）个性的基本特征

个性具有以下四种心理特征。

1. 整体性　个性的各种心理特征在多层次、多维度上彼此交织、相互影响，形成了具有高低、主次之分的一个复杂的有机整体。这种整体性使人的内心世界、动机和行为之间保持着和谐一致，体现了其独特的精神风貌。那些个别的心理特征，则必须在个性的整体系统中，在与其他个性心理特征的联系中才有确定的意义。

2. 稳定性　由各种心理特征构成的人格结构是比较稳定的，即无论在什么时间、地点，个性都对人的行为形成一贯的影响，这就是个性的稳定性。那些非一贯的、偶尔表现的心理特征，不能称为个性。俗话说："江山易改，秉性难移。"指的就是个性具有稳定性。当然，强调个性的稳定性并非代表着它在人的一生中是一成不变的，随着生理的成熟和环境的改变，个性也会发生或多或少的变化。

3. 独特性　一个人的个性是在遗传、经历、环境、教育等先天与后天因素的相互作用下形成的。不同的遗传、经历及环境、教育因素，可形成不同的心理特点。没有哪两个人的个性是完全相同的，这就是个性的独特性。而另一方面，生活在同一社会群体中的人由于受一定的群体环境、自然环境和社会环境的影响，也会有一些相同的个性特征，即个性中还存在着共性。这些共性和个性的关系显示为个性中包含着共性，共性又通过个性表现出来。

4. 社会性　个性是在一定的社会环境下形成的，因此必然会反映出相应的社会文化特点及他受到的社会教育影响，受到所处社会环境的制约，这说明个性具有社会制约性。但是个性和其他心理现象一样，也是大脑的机能，个性的形成必然要以神经系统的成熟为基础，受生理发育的制约，所以个性又具有生物制约性。

二、个性心理特征

个性心理特征是人的多种心理特征的独特组合。它集中反映了一个人精神面貌的稳定的类型差异，影响着个人活动的效能和风格。个性心理特征包括了能力、气质和性格。

（一）能力

1. 能力的定义及分类　能力是顺利、有效地完成某种活动所必须具备的心理条件，是个性的一种心理特征。能力的高低可直接影响个体活动的效果。通常将能力划分为一般能力和特殊能力。一般能力是指从事任何活动都需要具备的能力，如观察、记忆、思维、想象、语言能力和操作能力；等等。特殊能力是指从事特殊活动或专业活动所必需的能力，如音乐的节奏感受力、色彩的鉴别力、模仿及表演能力等。一般能力是特殊能力发展的基础和内部条件，特殊能力是一般能力在活动中的具体化和专门化的发展。

2. 智力　智力属于一般能力。智力是指认识活动中观察、记忆、思维、想象等的各种能力的综合。思维能力是智力的核心。在获得知识、技能的动态过程中，智力表现在对复杂事物的认识、领悟、分析和解决疑难问题的正确性、速度和效果等方面，即主要集中在认识活动和创造活动上。

不同个体的智力是不同的，其差异包括以下几个方面。①智力水平的差异：就群体而言，智力优、劣者处于两端，大多数人在中间水平，呈正态分布；就个体而言，在不同的发展阶段，智力发展水平也不同。表现为出生到青春期，智力伴随年龄而迅速增长，之后渐缓，一般 20～35 岁达到高峰，中年保持在稳定水平，至老年开始有所衰退。②智力结构的差异：不同的个体之间存在着质的差异，表现为不同的人其智力类型不同。③智力发展早晚的差异：有的个体早慧，有的个体大器晚成，但均为少数，一般人智力在 30～40 岁得以充分发展。智力的高低用智商（IQ）表达。一般来说，一个人的智商在一生中是有发展变化的，而成年人的智商则保持在一个相对稳定的水平。

对智力结构进行分析的理论和学派很多，其中较主要的有以下理论学说。

（1）二因素说：斯皮尔曼（C. Spearman，1863—1945）提出。他认为，智力由两种因素构成，一般因素（general factor，简称 G 因素）和特殊因素（special gactor，简称 S 因素）。完成任何作业都由这两种因素共同决定，而这两种因素是相互联系的，G 因素是智力的基础和关键。

（2）群因素说：塞斯顿（L. Thurstone）提出。他认为，智力是由一群彼此无关的原始能力或因素组成。他对大量智力测验进行了因素分析，结果找到了七种因素，即词的理解、词的流畅性、计数、记忆、推理、空间知觉和知觉速度。他把这七种因素作为原始能力，并以此构造了一个智力测验。按照他的理论，这些原始因素之间是彼此独立的，但是实际结果并不这样，它们之间仍有一定的相关，所以还是有某种在所有的智力活动中都起着必要作用的一般的智力。

（3）液体与晶体智力说：卡特尔（R. Cattell）和霍恩（J. Horn）提出。此理论将智力中有较大易变性的部分称为液体智力，液体智力涉及解决问题时的适应性和灵活性，较多地依赖于感知觉、注意、记忆等心理品质，一般认为与神经系统的特点有关，更多地受生物因素的影响。将智力中较少改变的部分称为晶体智力，晶体智力主要涉及以往的教育、训练和知识的积累，一般认为与后天的环境因素有关，形成后一般较少改变。

此外还有"三维结构理论""多元智力理论""三元智力理论"等智力理论。

（二）气质

1. 气质的概述　气质是心理活动表现为典型性与稳定性等方面的动力特征，即俗话所说的脾气、秉性。心理活动的动力特征表现在人的认知、情绪、意志过程中，如言谈举止的敏捷性，注意力集中的程度，情绪产生的快慢、强弱程度与稳定性，意志努力的强度、心理活动指向于外部事物还是指向于内部体验等，都是心理活动动力特征的表现。气质与人的生物学素质有关，有明显的天赋性，是人的高级神经活动类型在人的行为和活动中的表现，它使人的心理活动表现均染上个人的独特色彩。由于气质的心理活动动力特征不依赖于活动的时间、条件、目的和内容，因此不具有社会评价的意义。

在能力、气质、性格等个性心理特征中，气质更具稳定而不易改变的特性。但在生活环境和教育的影响下，也会有一定程度的改变。

2. 气质的类型　对气质的分型有多种提法。希波克拉底认为，人体内有血液、黏液、黄胆汁、黑胆汁四种液体，根据每个人体内这四种液体的多寡来区分和命名气质，便有了多血质、黏液质、胆汁质和抑郁质四种类型。这一提法虽缺乏科学根据，但在生活中能见到这些气质类型的典型代表。巴甫洛夫根据神经过程的基本特性（强度、均衡性、灵活性）的不同结合，把人的高级神经活动分为活泼型、安静型、兴奋型、抑制型四种类型，这四种类型与希波克拉底的四种气质类型相吻合，具有对应关系。（表2-2）

表 2-2 气质类型、高级神经活动类型及行为表现特征

气质类型	高级神经活动类型	行为特征
多血质	活泼型	活泼易感好动，敏捷而不持久，适应性强，注意易转移，兴趣易变换，情绪体验不深刻且外露
黏液质	安静型	安静沉着，注意稳定，善于忍耐，情绪缓慢且持久而不外露，容易冷淡、颓唐
胆汁质	兴奋型	精力充沛，动作有力，性情急躁，情绪易爆发，体验强烈且外露，不易自制，易冲动
抑郁质	抑制型	反应迟缓，敏感怯懦，情绪体验深刻，持久且不易外露，动作缓慢，易伤感，孤僻，善于观察小事细节

3. 气质的生理基础 关于气质的生理基础有各种不同的学说，其中影响较大的是巴甫洛夫的神经活动类型说。巴甫洛夫认为，高级神经活动类型是人的气质的主要生理基础。他通过实验研究发现，神经系统最基本的过程是兴奋和抑制。它有三种特性：强度（神经细胞或神经系统受强烈刺激或持久工作的能力）、均衡性（神经系统兴奋和抑制两种过程的相对关系）和灵活性（兴奋与抑制过程之间相互转化的速度）。这三种特性在人与人之间存在着个别差异，其不同的组合就构成了高级神经活动的不同类型。其中四种最主要的类型：强－不均衡－不灵活－兴奋性型、强－均衡－灵活－活泼型、强－均衡－不灵活－安静型、弱－不均衡－不灵活－抑制型，这四种类型和四种气质类型的对应关系如表2-3所示。

表 2-3 气质类型、特征与高级神经活动类型的关系

气质类型	高级神经活动	神经过程的特性					气质特性		
		强度	均衡性	灵活性	感受性	耐受性	敏捷性	可塑性	兴奋性	倾向性
多血质	活泼型	强	均衡	灵活	低	高	快	可塑	高而不强	外倾
黏液质	安静型	强	均衡	不灵活	低	高	慢	稳定	低而强烈	内倾
胆汁质	兴奋型	强	不均衡	灵活	低	高	快	不稳定	高而强烈	外倾明显
抑郁质	抑制型	强	不均衡	不灵活	高	低	慢	刻板	高而体验深	内倾明显

4. 气质的意义　气质是心理活动的动力特征，其类型本身无好坏之分，每种气质都有积极和消极的方面。如多血质的人反应灵活，容易适应新环境，但注意力易分散，兴趣易转移等，从表 2-2 的行为特征中就可以看出其他类型的特性。由于气质不同，其心理活动的动力特征不同，因此，不同气质类型的人从事相同的活动时，活动效率就会有所不同。因此在择业时，应该考虑到气质的特点。但气质对实践活动不起决定作用，气质不能代表一个人活动的价值和成就的高低，同一领域的杰出人物气质类型不一定相同，不同领域可以找到相同气质的优秀人物，这就是很好的证明。

气质对人的心身健康有着不同的影响，情绪不稳定、易伤感、急躁、冲动等特征不利于心理健康，甚至可成为某些心身疾病的易感因素。

（三）性格

1. 性格的定义　性格是个人对现实稳定的态度及与之相适应的习惯化的行为方式。性格是个性特征的核心，是个人活动中与特定的社会环境相互作用的产物，是在社会生活实践中尤其是儿童早期的生活经历中发展起来的，受人的个性倾向性制约，反映一个人的生活经历和本质属性。但作为人生活历程反映的性格特征，现实环境的变化和各种重大转折也会在一定程度上使性格特征发生改变。

2. 性格的基本特征

（1）性格的态度特征：主要指的是个体如何处理社会各方面关系的性格特征，包括对社会、集体、工作、劳动、他人以及自己的态度的性格特征。好的态度是忠于祖国、热爱集体、关心他人、勤劳节俭、认真负责等。

（2）性格的意志特征：主要指的是个体对自己的行为自觉地进行调节的特征。按照意志的品质，良好的意志特征是有远大理想、行动有计划、独立自主、果断、勇敢、自制力强等。

（3）性格的情绪特征：指的是个体的情绪对活动的影响，以及对自己情绪的控制能力。良好的情绪特征是善于控制自己的情绪、情绪稳定、乐观等。

（4）性格的理智特征：是指个体在认知活动中的性格特征。如认知活动中的独立性和依存性：独立者能根据自己的任务和兴趣主动地进行观察和思考；依存性强者则易于受无关因素的干扰，愿意借用现成的答案等。

3. 性格的类型　性格的分型有多种理论，主要的有以下几种。

（1）机能类型说：按情绪、意志、理智等心理活动中何者在性格结构中占优势，将人的性格分为情绪型、意志型和理智型。情绪型者情绪体验深刻，言行受情绪控制和支配；意志型者行动目标明确而积极主动；理智型者以理智来衡量一切并支配行动。

（2）向性说：按个体心理活动倾向于外部还是内部，将性格分为外倾和内倾两类。外倾者活泼、开朗、热情、擅于交际，内倾者则寡言少语、敏感内省、不擅交际。

（3）独立－顺从说：按个人独立程度分为独立型和顺从型。独立型的人善于独立发现和解决问题，易于发挥自己的力量，不易受次要因素干扰，沉着镇静，喜欢将自己的意志强加于人；顺从型的人常处于被动、从众、被支配的地位，易不加分析地接受别人的意见，遇事常惊慌失措。

（4）特性分析说：按性格多种特性的不同组合，把人的性格分为多种类型。将性格特征作为性格的基本单位，种种性格特征在一个人身上的不同组合就构成了一个人不同于他人的独特性格。

三、自我意识

（一）自我意识的定义

自我意识也称自我，就是个人对自己存在的觉察，包括认识自己的生理状况、心理特征及自己和他人的关系。它具有复杂的心理结构，是一个多维度、多层次的心理系统。自我意识担负着人的内心世界与外部世界之间的协调任务，是人和动物之间区别心理的分界线。

（二）自我意识的特性

1. 自我意识的社会性　从人类的发展看，自我意识是为了适应社会群体协作的方式而产生的。从个体的发展看，自我意识的发生和发展也是一个社会化的过程。随着年龄增长，在人际交往中，观察他人的态度，并将他人对自己的评价整合，内化为自己的心理模式，用以作为评价和改善自己行为的标准，形成自我意识。可见，自我意识是在社会生活中受社会影响形成的，是个体对社会中人际关系的反映，因此，具有社会性。

2. 自我意识的能动性　人对自我的认识，并不只是简单地对人际关系反映的结果。由于人能改变外部环境，掌握自己的行为，人对客观世界的改造是建立在人对自然界的了解，意识到人的力量，意识到自己和周围人的关系上，从而能够对人们之间的相互关系进行调整，因此，人的自我意识具有主观能动性。

3. 自我意识的统一性　个体的自我意识总是在发展变化的，但对自身的本质特点、价值观，对自我的行为及其他心身方面的基本认识和基本态度却始终保持一致，这就是自我的同一性。自我意识的同一性表现为个人的内部状态与外部环境的协调一致。

（三）自我意识的心理成分

个人的自我意识由自我认知、自我体验和自我控制 3 种心理成分构成。这 3 种成分之间相互联系、相互制约，统一组成个体的自我调控系统，调控个体的心理活动和行为。

自我认知是指对自己心身特征的认识，即主观的我对客观的我的认知和评价。它是自我调控的前提，包括自我感知、自我观察、自我概念、自我认定、自我分析和自我评价等。自我体验是指对自己怀有的一种情绪体验，即主观的我对客观的我所持的一种态度，包括自我感受、自尊、自爱、自恃、自卑、自傲、责任感、优越感等，其中最主要的是自尊，自尊不足易形成自卑。自我控制表现为个人对自己行为活动的调节，对待他人和自己态度的调节等，是自我意识在意志行动上的表现，包括自立、自主、自强、自制、自卫、自信、自律等。

四、个性的形成和发展

（一）影响个性形成和发展的因素

个性的形成极为复杂，可以说是在多种因素的影响下发展起来的，主要的因素如下。

1. 生物遗传因素　脑是产生心理的器官，为个性的形成和发展提供了物质基础和可能性。高级神经活动对形成气质和性格具有制约作用，而这些生理基础都具有遗传性。大量的试验也证明，遗传是个性形成不可缺少的因素。

2. 社会文化因素　每个人从出生开始就处在特定的社会文化环境中，参与社会实践，与周围的人交往，并向他们产生认同，朝着相似性的方向发展，形成具有相应文化背景的个性特征。如在不同的文化背景下，东方人形成了具有含蓄、内敛共性的个性特征，西方人形成了具有直率、张扬共性的个性特征等，个性的这种相似性具有维系社会稳定的功能。由于社会文化因素对个性形成的影响具有决定性的作用，因此，刚出生的婴儿，如果没有机会经历正常的人类社会生活，就不可能形成健全的个性，也就难以成为正常的社会人。

3. 家庭环境因素　家庭是社会的细胞，是人出生后最早接触的社会环境，家庭的经济状况、社会地位，家庭成员之间的关系、父母的文化素质、价值观念和行为方式，以及父母对儿童的教养态度和方式，都会在儿童的个性中打下深深的烙印，影响个性的形成。

4. 学校教育因素　学校是社会文化对社会成员施加规范影响的场所，教育部门通过教学计划、培养目标向学生传授知识或形成影响。学校中教师对学生的态度和要求，学校中的师－生、生－生人际关系，学生学业成绩的高低等也都对个性的发展有着重要影响。

5. 早期经验 每个人的经历不同，经验也不一样。某些特殊的经历，如早年丧失父母、单亲家庭、长期的疾病状态、迁居等事件的发生都会对个性的形成与重塑产生影响。但是，早期的经验不能单独对个性起决定性作用，它必须与其他的个性因素共同决定个性的形成和发展。

（二）个性发展的各个阶段

关于个性的发展，不同的心理学派有不同的认识，然而最有特色的是美国学者埃里克森（E. Erikson，1902—1994）提出的个性形成和发展理论。埃里克森把个性的形成和发展划分为 8 个相互联系的阶段。他认为，在个性的发展过程中，每个人都要经历一系列顺序不变的发展阶段，每一阶段的心身发展都有其代表性特征。

1. 婴儿期（0 ~ 18 个月）学习信任的阶段 婴儿所面临的危机是要获得基本信任或克服不信任。所谓基本信任，就是婴儿的需要与外界提供的满足保持一致。如果婴儿得到适当的照顾、关心、爱抚，则会对照顾他的父母或代理人产生信任，感到所处的环境是安全的，周围的人是可以信任的。由此就会扩展为对一般人的信任；反之，婴儿得不到关心、照顾，就会害怕与怀疑周围的人，形成对周围世界的不信任感。

2. 童年期（18 个月 ~ 4 岁）成为自主者阶段 儿童所面临的危机是要培养自主性，避免产生对自己能力的怀疑感和羞怯感。此时，儿童开始有了独立的要求，开始去探索周围的世界，若父母允许他们独立地去做一些力所能及的事情，予以鼓励，儿童就能逐渐体会到自己的能力，养成自主性的个性。反之，父母过分溺爱和保护，或过分严厉，使孩子遭到许多失败的体验，就会产生自我怀疑与羞耻感。

3. 学前期（4 ~ 6 岁）发展主动性阶段 儿童开始对发展其想象力与自由地参加活动感兴趣。如果成人对孩子的好奇心及探索行为给予鼓励，让他们有更多机会自由地参加各种活动，耐心地解答他们的问题，孩子的主动性就会得到进一步的发展，表现出很大的积极性和进取心。反之如果成人采取否定和压制的态度，就会使孩子产生内疚感与失败感，将会影响下一阶段的发展。

4. 学龄期（6 ~ 11 岁）获得勤奋感而避免自卑感的阶段 他们所面临的危机是勤奋上进或失败自卑。这一阶段的儿童开始接受正规教育，他们开始追求各种活动成就及由此得到的认可与赞扬，并为此而勤奋学习，同时也体验着害怕失败的情绪。如果儿童在学习过程中不断体验到成功，就会逐渐形成勤奋的品质，反之则易产生自卑。

5. 青春期（12 ~ 18 岁）建立个人同一性阶段 这一阶段的核心问题是自我意识的确定和自我角色的形成。所谓同一性是指青少年对自己的本质、价值观和一生中的重要方面前后一致及形成较完善的意识，个人的内部状态与外部环境的整合和协调一致。此时，青少年的意识分化为"理想我"与"现实我"，要建立起自我同一性就必须使理想我和现实我达到统一。为此，他们要么努力改变现实的自我，要么改变理想的自我。埃里克森认为，这种同一性可以帮助青少年了解自己与各种人、事、物的关系，并加以调整，以便能顺利地进入成年期。自我同一性的建立与前几个发展时期有直接关系，前期的发展任务顺利完成，自我同一性就易建立，否则就会产生自我同一性混乱或消极情绪，使人无法发现自己，也不知道自己是个什么样的人，给社会适应带来问题。消极同一性是指个体被一定的社会文化环境所否定的感受。有研究表明，同一性混乱和消极同一性的产生，是青少年犯罪的重要心理基础。

6. 青壮年期（18 ~ 30 岁）此时个体承担社会义务、建立家庭生活，获得亲密感及避免孤独感阶段 亲密感是人与人之间的亲密关系，包括友谊和爱情。亲密的社会意义，是个人能与他人同甘共苦、互相关怀。亲密感在危急情况下往往会发展成为一种互相承担义务的感情，它是在共同完成任务的过程中建立起来的。如果一个人不能与他人分享快乐与痛苦，不能与他人进行思想情感的交流，不能与他人相互关心与帮助，就会陷入孤僻之中。

7. 中年期（30 ~ 65 岁）个体经由成家立业而获得创造感避免自我专注的阶段 这一阶段有两种发展可能性。一种是向积极的方面发展，个人除关怀家庭成员之外，还会扩展到社会上的其他人。他们在工作上勇于创造，追求事业的成功，而不仅是满足个人的需要。另一种是向消极的方面发展，即所谓的"自我专注"，就是只顾自己及自己家庭的幸福，而不顾他人的困难和痛苦，即使有所创造，其目的也是为了自己的利益。

8. 老年期（65 岁起）个体获得完美感，避免失望感的阶段 如果前面的 7 个阶段积极成分多于消极成分，就会在老年期汇集成完美感。回顾一生会觉得活得很有价值，生活得很有意义。反之，消极成分多于积极成分，就会产生失落感，甚至心境低落。

（范琪）

扫描二维码获取
本章PPT、习题
及相关文献

第三章 心理应激

第一节 应激概述

一、应激与心理应激

应激（stress）一词源于拉丁语的 stringere，原意为"紧紧地捆绑"。在现代英语中，stress 较早翻译为"应力"。加拿大学者塞里（H. Selye，1907—1982）首先将这个"应激"引入到生物和医学领域，又译为"紧张""压力"，逐渐发展成为被公认的应激学说。

（一）早期的应激概念

在应激这一概念的演进过程中，有3位著名学者做出了重要的贡献。他们是法国学者伯纳德（C. Bernard，1813—1878），美国学者坎农（W. Cannon，1871—1945）和塞里。

伯纳德的学说里阐述了有关应激概念的一些重要内涵。他认为，复杂生命机体的功能既取决于外环境，又取决于内环境。外环境是指变幻不定的，对有机体完整性的各种挑战，可诱发身体做出种种反应以抗衡其造成的威胁。维持生命的关键主要是保持内部环境的稳定。他的这一思想对现代应激概念的产生起着重要的作用。

坎农继承了伯纳德的思想，他的很多研究涉及有机体为保持最适当的功能而对外界环境变化做出反应的具体机制，坎农认为在外界刺激的情况下，个体体内存在着明显的、复杂的缓冲系统和反馈机制，驱使个体恢复原先的平衡状态。他将这一过程称作"内稳态"。同时，他观察了在试验条件下暴露于寒冷、缺氧和失血中的个体后发现，个体往往会出现一系列的战斗－逃避反应，认为此时就是一种应激状态，其反应主要是通过交感－肾上腺髓质轴的激活起作用的，由此提出了"应激反应"学说。坎农的应激稳态学说，是塞里应激学说的重要基础，也为整体生理学建立了一个理论和试验框架。

塞里是应激研究历史上第一个系统使用应激概念解释机体受到威胁时所发生的生理调节反应的生理学家。1936 年，塞里分析了一系列伤害性刺激对机体的影响，结果发现许多处于不同疾病状态的个体，都出现了食欲减退、体重下降、无力、萎缩不振等全身不适和病态表现。通过大量的动物试验他注意到，处于失血、中毒和情绪紧张等有害理化刺激作用下及其他紧急状态下的个体，均存在肾上腺皮质肥大、胸腺萎缩、外周血中淋巴细胞减少等变化，他将这一组症状群称为"一般适应综合征"（GAS）。根据塞里的观点，这些 GAS 与刺激的类型无关，是机体对有害刺激所做出的防御反应的非特异性反应。

塞里认为应激是机体对向它提出各种要求的外界环境做出的非特异性反应。他将引起应激的因子称为应激原，他认为不管应激原是愉快（如结婚）或不愉快（如亲友亡故）的，产生的应激反应在生理上都没有差异。

塞里的理论只强调应激中的生理因素，忽略了心理因素在应激中的作用，而且对在应激中出现的生理生化改变的阐述也并不完备。尽管如此，塞里的理论是应激理论的开端，为以后的应激研究奠定了基础。

（二）应激概念的发展

自 20 世纪 30 年代起，应激问题受到了心理学家们的重视和研究，应激的含义也被不断地扩充。概括这些研究，可以将其归纳为 3 种途径。

1. 应激是一种刺激物　这条研究途径把应激作为自变量加以处理，研究各种有害刺激物的性质和特征。显然，继塞里应激理论提出之后，至少有一段时期心理学家把应激的概念等同于应激原来研究。但与塞里不同的是，他们认为造成应激反应的刺激物不限于躯体性或理化性的，还包括心理的、社会的和文化的应激原。

2. 应激是一种反应　这条研究途径把应激作为因变量进行探讨，研究的重点放在对不良刺激或应激情境的反应方面。这是由塞里的定义发展而来的。但其研究不仅关注应激状态下的生理反应，更重视心理反应和行为变化，以及生理反应和心理反应之间的相互作用。

3. 应激是应激原和应激反应之间的中间变量　这方面的研究着重探讨应激原和应激生理与心理反应之间的中介变量。现已发现有许多因素可成为中介变量，如认知评价、应对方式、社会支持、个人经历和人格特征等，其中认知评价被认为是应激的关键性因素。这些中间变量可影响应激原作用的大小及应激反应的强弱。

（三）心理应激

应激是一种多变量概念的认识已被广泛接受。上述 3 种途径侧重点有所不同，但都重视心理－社会因素在应激中的作用。目前，在医学心理学领域里，倾向于将上述 3 种途径作为一个整体过程来认知。

从应激原的出现到应激反应的产生，以及中间变量对应激过程的影响，无一不涉及个体、心身两个方面，以及与环境之间的交互作用。心理应激是指应激现象的心理方面。近年来，国内学术界普遍将心理应激看作是以认知因素为核心的一种多因素相互影响的过程，认为心理应激是指个体在面临和察觉到环境变化对机体有威胁和挑战时，倾向于通过整体心理和生理反应，所表现出来的多因素作用的适应过程。其结果可以是适应和不适应的。应激原可以是生物的、理化的、心理的、社会的和文化的；应激反应可以是生理的、心理的和行为的。应激中间变量有内部资源（如认知评价、应对方式、人格特征等）和外部资源（如社会支持等），其中个体的认知评价在应激作用过程中起关键性的作用。其模式如图 3-1 所示。

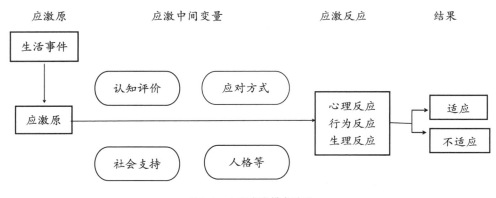

图 3-1　心理应激模式过程

二、应激原与生活事件

应激原也称压力原，是指可引起个体应对反应，致使机体稳态失衡的生活事件或情境刺激。并不是所有客观的刺激都可以成为应激原。一个刺激物能否成为应激原，除了同该刺激物本身的性质和特点有关外，还取决于当事人对它的态度、认知评价和适应能力等个体因素，以及情境特点等客观因素。

（一）应激原分类

目前关于应激原的分类，临床心理学家尚未形成一致意见，没有公认的分类体系。下面介绍 3 种常用的分类标准。

1. 根据应激原的属性分类　布朗斯坦（1981）将人类常见的应激原分成 4 类：躯体性应激原、心理性应激原、社会性应激原和文化性应激原。

（1）躯体性应激原：指直接作用于躯体而产生的生物学刺激物，即塞里早期提出的生理应激原，如温度、湿度、噪声、振动、毒物、感染、外伤、睡眠障碍、各类寄生虫及感染等。

（2）心理性应激原：指来自人们头脑中认知为紧张的刺激。维顿和罗伊德

（2003）认为，挫折、冲突、变化和压迫感是心理应激原的4种主要成分。心理性应激原与其他类型应激原的显著不同之处是它直接来自人们的大脑认知，即对内部与外界刺激物评价的结果。

（3）社会性应激原：指造成个体生活上的变化及个体对其适应和应对社会生活情景、生活事件的变故，如升学、考试、离婚、亲身经历的车祸、个人地位急剧改变、个人安全受到严重威胁、受罪犯侵袭、家中被盗、失火、亲人死亡、空气污染、突发性自然灾害、战争威胁或社会动乱等。

（4）文化性应激原：指一个人从熟悉的生活方式、语言环境和风俗习惯迁徙到陌生环境中所面临的各种文化冲突和挑战，如迁居异国他乡，语言及环境、风俗改变引起的刺激。

2. 根据心理–社会因素对个体的影响程度和持续时间分类

（1）应激性生活事件：指个人生活中发生的重大变故，如丧偶、离婚、夫妻争吵、子女离家、亲人患病或死亡等。详情见霍尔姆斯及雷赫（1967）等人编制的《社会再适应评定量表》。

（2）日常生活的困扰：指人们所受到的来自生活中的频繁而轻微的影响。日常生活的困扰虽然不像生活事件那么严重，但由于它们频繁或长期出现，其影响也不可低估。事实上，日常生活的困扰是造成许多人生活应激的主要原因。拉扎勒斯（1981）等将此类应激原称为困扰或微应激原。他们对100名男女做一年随访，用问卷调查被试者的困扰及心身健康，结果发现，困扰可预测近期健康问题，而重大生活事件对健康有长远影响。

（3）工作相关应激原：又称为职业性应激原。大体分为两类，①职业内在的应激原：指职业劳动本身固有的应激原，包括劳动条件、劳动范围、工作负荷等；②企、事业中的政策及其执行有关的应激原：包括组织的结构与氛围，工作中的人际关系，个体在组织中的角色、所负责任、个人职业经历等。

（4）社会、环境应激原：指人类生存环境中的突然变故（如地震、洪水、风暴）及社会环境的意外与持续变动（如火灾、战争、政治变革、核事故、空气污染、噪声污染等）。流行病学调查表明，高应激地区（根据社会经济条件、犯罪率、暴力行为、人口密度、迁居率、离婚率来确定）人群高血压的发病率高于低应激地区人群。这说明社会的综合因素可以成为应激原。

3. 根据应激原的性质分类

（1）正性生活事件：指个体认为是美好的，具有明显积极意义从而产生积极体验的事件，如晋升、加薪、新婚、生育等。美好的事件之所以会引起应激反应，主要是因为个体满足自身这些需要的同时，他们就必须去迎接人生某些改变或调适。

（2）负性生活事件：指个体认为能给自己带来不愉快，并具有消极作用的事件。这些事件都具有明显的厌恶性质或带给人痛苦悲哀的心境，如亲人死亡、罹患重病、创业失败、工作不顺、家庭不和等。大部分应激原均属于此类。

大量的研究证明，负性生活事件与心身健康的相关性明显高于正性生活事件。因为负性生活事件对人具有威胁性，会造成较明显或较持久的消极情绪体验，而导致机体出现症状或疾病。

（二）生活事件与健康的相关研究

生活事件又称生活变化，是指生活中面临的各种问题，可造成心理应激并可能损伤躯体健康的主要刺激物，亦即应激原。

生活事件是最早被注意到的影响健康的心理应激因素之一。研究表明，在质的方面，生活事件的致病性与其性质有关。姜乾金（1987）等通过对癌症患者的临床对照研究显示，家庭不幸事件、工作学习过度和人际关系不协调三者在疾病发生中有重要意义。霍曼（2005）认为，在过去20年不断增加的研究已经表明，应激反应与近80%的躯体疾病有关，其中包括心脑血管疾病、癌症、内分泌和新陈代谢疾病、哮喘、胃溃疡、偏头痛和紧张性头痛及皮肤疾病等。

在各种生活变化中，那些伴有心理上丧失感的心理刺激，对于健康的危害最大。这种丧失感可以是具体的事或物，例如，亲人死亡等；也可以是抽象的丧失感，如工作的失败等。其中，居丧的影响最大，居丧状态可抑制机体的免疫能力。郑延平等（1990）调查证明，负性生活事件，特别是丧偶、家庭成员死亡等与疾病关系最密切。有些研究工作者指出，丧偶或亲人的死亡能引起个体一种绝望无援或者束手无策的情绪反应，此时个体难以应付环境的需求，常导致疾病或健康损害。此外，过度紧张的学习或工作、人际关系不协调等应激原也对健康有重要影响。

生活事件刺激的数量也决定其对健康和疾病的影响程度。寻求变化是人的一种基本特性。然而，生活变化过大、过快、过多或带来的压力持续时间过久，都会造成相应的适应困难。当一个人在一定的时期内连续遭遇多种负性生活事件，即所谓祸不单行时，个体的承受力易崩溃，容易导致对健康的损害。

综上所述，生活事件不仅可以引起个体的应激反应，且可诱发疾病甚至死亡。

（三）生活事件的量化评估

美国华盛顿大学医学院的心身医学家霍尔姆斯及雷赫（T.H Holmes & R.H Rahe 1967），首次根据对5 000多样本的病历分析和实验室研究所获得的资料，把美国成年人生活中可能会遭受到的一些生活事件，分成不同等级并进行排序，编制出社会再适应评定量表（social readjustment rating scale，SRRS），为生活事件与疾病关系的研究提供了量化评估工具。他用生活变化单位（life change unit，LCU）定量，用以检测事件对个体的心理刺激程度（表 3–1）。LCU 代表了生活变故与疾病的相关程度。霍尔姆新等人通过追踪观察发现，LCU 与个体在 10 年内的重大健康变化有关。如果 LCU 一年累计超过 300，属于重大生活危机，则预示今后 2 年内患病的可能性达到 80%；若 1 年内 LCU 为 150 ～ 300，则有 50% 的可能性来年患病；若一年 LCU 不超过 150，来年可能是健康的。1976 年他们报道，心脏病猝死、心肌梗死、结核病、白血病、糖尿病、多发性硬化等与 LCU 的升高有明显关系。

SRRS 发表后，国内外学者纷纷致力于生活事件的性质、种类、发生频率、持续时间等因素与有关疾病如神经症、躯体疾病和心身疾病之间关系的调查。国内学者张明园（1987）、杨德森（1983）等在霍尔姆斯和雷赫编制的 SRRS 基础上，结合中国的社会文化特点，也分别编制了生活事件量表，并已在国内广泛使用。

表 3–1　社会再适应评定量表（SRRS）

等级	生活事件	LCU（分）	等级	生活事件	LCU（分）
1	配偶的死亡	100	23	儿女离家	29
2	离婚	73	24	姻亲纠纷	29
3	夫妻分居	65	25	杰出的个人成就	28
4	坐牢	63	26	妻子开始或停止工作	26
5	家庭成员死亡	63	27	上学或毕业	26
6	个人受伤或患病	53	28	生活条件的变化	25
7	结婚	50	29	个人习惯的改变	24
8	被解雇	47	30	与上司的矛盾	23
9	复婚	45	31	工作时数或条件变化	20
10	退休	45	32	搬迁	20
11	家庭成员健康变化	44	33	转学	20
12	妊娠	40	34	娱乐改变	19
13	性的困难	39	35	宗教活动变化	19
14	家庭增加新成员	39	36	社会活动变化	18
15	业务上的再调整	39	37	抵押或贷款少于万元	17
16	经济状况的变化	38	38	睡眠习惯上的变化	16
17	好友死亡	37	39	家庭成员人数变化	15
18	工作性质变化	36	40	饮食习惯改变	15
19	夫妻不和睦	35	41	休假	13
20	抵押超万元	31	42	圣诞节	12
21	抵押品赎回权被取消	30	43	轻微违法行为	11
22	工作职责上的变化	29			

第二节 应激的中介机制

心理应激的中介机制是指机体将传入的信息（应激原）转变为输出信息（应激反应）的内在加工过程，是应激原至应激反应的中间环节，包括心理的和心理生理的两大中介机制。我们通常认为，一个事件是否成为应激原，取决于事件本身的性质。事实上，环境中各种刺激是否引起个体应激反应，并不完全取决于刺激物本身的质和量，更重要的是在这个过程中，个人的认知理解、应对方式、社会支持、人格特征及文化背景等因素均在直接或间接地发挥作用。这些因素综合影响心理应激反应强度和对应激的耐受力。

一、认知评价

认知评价是指个体从自己的角度对遇到的生活事件的性质、程度和可能的危害情况做出估计。个体对生活事件的评价是非常主观的，在生活中，如何定义、解释、认识事件和对事件做出的反应，与个体认为这些事件对自己是否重要、是否产生压力有关。对事件的认知评价，直接影响个体的应对活动和心身反应，因而是生活事件能否造成个体应激反应的关键因素之一。

美国学者拉扎勒斯（R. Lazarus，1922—2002）和其学生福克曼（S. Folkman）提出的"认知－动机－评价－互动"的理论特别强调在相同强度的应激原作用下，应激反应的个体差异性。这理论强调认知评价在心理应激中的核心作用。他们认为，个体对应激原的认知评价过程分为初级评价、次级评价和认知性再评价。

（一）初级评价

初级评价是指个体在某事件发生时，立即对其进行的最初估计，判断情境与自己是否有利害关系，即回答"我是不是有麻烦？"等类似问题。初级评价得出的判断有 3 种可能：①与个体不相干；②对自身有积极意义；③导致应激与紧张。应激的觉察又可以细分为 3 种可能：损害－丧失、威胁、挑战。虽然三者都对个体有不同的消极影响，但相比之下，挑战的积极性是最高的，会使个体产生包含兴奋、期待和努力应对的积极情绪。而如果把压力看成是一种威胁，个体就会感受到焦虑。如果认为压力是个人的损失，则会产生愤怒或悲伤的负性情绪反应。

（二）次级评价

一旦得到事件与自己有关系的判断，个体会即刻对事件是否可以改变即对个人的应对方式和适应能力做出估计，这就是次级评价。个体要回答"这种情况下我该怎么做？"这类问题。这种评价对个体决定有无必要进行防御起重要作用。伴随着次级评价，个体会同时进行相应的应对活动：如果次级评价事件是可以改变的，采用的往往是问题关注应对；如果次级评价被认知为不可改变，则往往采用情绪关注应对。如图 3-2 所示。

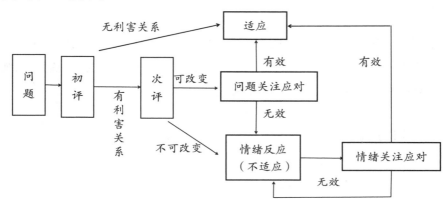

图 3-2　认知评价在应激过程中的作用

（三）认知性再评价

上述两个问题得到回答后，则由大脑对情境进行认知性再评价。再评价是建立在前两级评价引起的反馈基础上，对事件意义及应对结果进行的再次评价，确定这种潜在的应激原是否会成为一种现实的应激原，确定个体心身应激或是不应激并做出相应的应对方式。

二、社会支持系统

社会支持是指在社会生存环境下，个体受到来自社会各方面的心理上及物质上的支持或援助。当个体遭遇负性事件时，家庭成员、亲友、同事及社会各方面的关心、支持和理解可以有效地降低或缓解应激的强度，使其减轻或摆脱困境。社会支持的概念相当广泛，包括个体与社会所发生的客观的或实际的联系，如得到物质上的援助和社会网络的支持。这里的社会网络是指稳定的（如家庭、婚姻、朋友、同事等）或不稳定的（非正式团体、一般的交往人群等）社会关系。社会支持还包括主观体验到的或情绪上的支持，即个体体验到在社会中被尊重、被支持、被理解和对此满意的程度。许多研究证明，个体主观体验到的支持与社会支持的效果是一致的。

个体的社会支持程度受多种因素的影响，与多种应激中间变量交互作用。社会关系本身时常就是应激原或致病因素。个体认知影响社会支持的获得，特别是影响主观感受到的支持质量。当个体对某一社会环境刺激做出主观的认知评价而不符合社会的评价时，社会支持有助于个体重新认知自己所处的环境。社会支持与个性也有一定关系，孤独内向的人不易及时获得和充分利用社会支持，因而比外向者更易发生心理应激。

缺乏或不能很好地利用社会支持系统的个体，面对同样强度的应激刺激，心理和生理上的反应都较为显著。大量研究表明，社会支持与应激原引起的心身反应呈负相关，说明社会支持对健康具有保护性作用，可以降低应激水平及心身疾病的发生。事实上，社会支持本身对健康并无直接影响，但它给人们提供一个良好的平台，当应激事件发生时，起到一个缓冲或延缓的作用，使个体的应对能力增强，并维持个体良好的情绪体验，从而有益于健康。

三、人格特征与应激

不同人格类型的个体在面临应激时可以表现出不同的应对策略，在应激过程中不同程度地直接或间接影响认知评价、应对方式、社会支持等系统。

（一）人格对认知评价的影响

性格、价值观和行为准则等人格特征，都可以不同程度地影响个体在应激过程中的初级评价和次级评价。这些因素决定个体对各种内外刺激的认知倾向，如事业心太强或性格太脆弱的人就容易判断自己的失败。人格有缺陷的人往往存在非理性的认知偏差，易使个体对各种内外刺激产生负面评价，可能导致较多的心身症状，影响对个人现状的评估和应对方式。

（二）人格对应对方式的影响

人格特征在一定程度决定应对活动的倾向性，即应对风格。不同人格类型的个体，在面临应激时可以表现出不同的应对策略。例如，日常生活中某些人对应激习惯于幽默自嘲，而有些人习惯于回避（借酒消愁），有些人倾向于主动应对，而有些人则倾向于比较被动反应。

（三）人格对社会支持的影响

在社会支持方面，人格特征除间接影响客观社会支持的形成，还直接影响主观对社会支持的评价及社会支持的利用水平。一个人格孤僻、不好交往、万事不求人的人，是很难得到和充分利用社会支持的。人格与应激反应的形成及其程度也有关。同样的生活事件，不同人格的个体可以出现完全不同的心身反应结果。人格通过与各因素间的互相作用，影响心身反应的性质和程度，并与个体的健康和疾病相联系。

（四）与应激相关的人格特征

人格特征不同的类型中，与应激呈高相关性的，我们称之为应激相关的人格特征。这是指人格中那些倾向于增强心理应激反应的不良因素和心理行为特点，正是这些倾向或特点促使个体更容易发生心理障碍和心身疾病。

有人依据人格对应激原易感或抵抗倾向程度进行分类，归纳出易感应人格及抗应激人格的行为模式说。美国华盛顿大学医学院弗里德曼（M. Friydman）和罗森曼（R. Rosenman，1974）经大量临床研究证明存在 A 型、B 型两种行为模式。A 型行为类型（TABP）者具有争强好胜、时间紧迫感、追求成就、易激惹、不耐烦、急于求成、无端的敌意等，其个体表现应激高反应状态（中枢神经高唤醒状态、低习惯化水平、心血管高反应性），因而与之截然相反的 B 型行为类型（TBBP）更易患冠状动脉粥样硬化性心脏病（简称冠心病），其患病率是 B 型者的 2 倍以上。另一种最具代表性的人格是"坚韧人格"。这是一种由奉献、挑战及控制构成的抗应激人格特征，与降低应激相关疾病的发生有关。这种人在高度应激状态下很少引起负性后果。

第三节　应激反应及其作用

应激一旦发生，无论它是由何类应激原引起的，原则上都会产生生理反应与心理反应。在多数情况下，生理反应和心理反应是作为一个整体出现的。我们把由应激原所致的生物、心理、社会、行为方面的变化，称为应激的心身反应。

一、应激的生理反应

应激的生理反应最终影响心身中介机制，涉及神经系统、内分泌系统和免疫系统等。这些中介途径是一个整体，是目前学者们深入研究的领域。坎农所描述的"搏斗或逃跑"反应及塞里的一般适应综合征（GAS）都是以躯体反应为主的应激反应模式。前者是一种急性的应激反应，而后者乃是较为持久的应激过程。

应激反应长期存在并维持一定强度的情况下，各种疾病将随之而来。与应激反应有关的各种心身疾病，目前已经成为严重威胁人类健康的、造成人们死亡的主要原因之一。另外，研究还发现，慢性应激可以延缓躯体性疾病的康复过程。有研究指出，应激反应影响身体健康的因素可能有三点：①破坏人的免疫系统，降低机体抗病毒、抗癌细胞能力；②人们面对应激事件时产生情绪激惹，造成血压升高，抑制消化功能等作用并容易引起疲劳，损害身体器官；③个体过于专注应激原，以致忽略了自身疾病的症状。

二、应激的心理反应

当个体处于应激状态时，会产生各种各样的心理反应。应激的心理反应可以涉及心理和行为的各个方面，从性质上可分为积极的和消极的两种。积极的心理反应包括适度的情绪唤起、注意力集中、动机调整、思维活跃等。这些心理反应有助于维持应激期间的心理平衡，准确评价应激原的性质，做出合理的判断与应对策略，产生适当的行为。消极的心理反应包括过度的焦虑和心理紧张、情绪过于激动、行动刻板，甚至可以影响到个体的自信心等。

（一）常见的情绪反应

与健康和疾病关系最直接的应激心理反应首先是情绪反应。由于个体差异，情绪反应的强度也不尽相同。最常见的情绪反应主要有焦虑、恐惧、愤怒和抑郁。

1. 焦虑　焦虑是应激反应中最常见的情绪反应，是个体预期将要发生某种危险或不良后果时，所表现出的紧张、担忧等情绪状态。在心理应激条件下，适度的焦虑可提高人的警觉水平，伴随焦虑产生的交感神经系统的激活，可提高人对环境的适应和应对能力，是一种保护性反应。但如果焦虑过度或不适当，则是有害的，因为它妨碍个体准确地认识、分析和考察自己所面临的挑战和环境条件，从而难以做出符合实际情况的判断和理性的行为。

2. 恐惧　恐惧是一种企图摆脱已经明确出现、有特定危险、会受到伤害或生命受威胁时的情绪状态。恐惧属于人与动物共有的原始情绪，常具较高的紧张性。个体伴有交感神经兴奋，肾上腺髓质分泌增加，难以面对危险，多采用回避的方式来处理应激原。过度或持久的恐惧会对个体健康产生不利的影响。

3. 愤怒　愤怒是与挫折和威胁有关的情绪状态。由于目标受到阻碍，自尊心受到打击，为排除阻碍或恢复自尊，常可激起愤怒。愤怒时交感神经兴奋，肾上腺分泌增加，因而心率加快，心排血量增加，血液重新分配，支气管扩张，肝糖原分解。如果个体认为目标是值得追求的，而障碍是不合理的、恶意的或有人故意设置的，便不仅会产生愤怒，还会产生怨恨和敌意。例如，在非典期间，那些感染严重急性呼吸综合征的患者和治疗受挫的患者中常可见到这种情况。在愤怒和怨恨状况下，常常导致报复和攻击行为。患者的愤怒情绪往往成为医患关系紧张的原因。

4. 抑郁　抑郁是以情绪低落为主要特点的复杂情绪，表现为悲哀、孤独、丧失感和厌世感等消极情绪状态，伴有失眠、食欲减退、性欲降低等。抑郁常由亲人丧亡、失恋、失学、失业、遭受重大挫折和长期病痛等原因引起。我们将这类由外部事件所引起，给个体心理带来巨大精神刺激和挫折打击所导致的抑郁称为外源性抑郁。而内源性抑郁则与个体的素质有关，带有明显的生物学特点。具有内源性抑郁素质的个体，在事业无成或遭受挫折时，则更易发生抑郁。抑郁严重时或可导致自杀行为，故应采取适当措施加以防范。

（二）常见的认知反应

当个体面对紧张刺激时，其警觉性会提高，感知觉敏锐，注意力集中，记忆力增强，思维变得活跃。这些积极的变化均有利于个体应对外界的挑战和威胁。然而，如果应激反应过于强烈，则会导致认知能力下降，出现意识狭窄的现象，这是由于情绪唤醒水平过高所致。

研究表明，"灾难化"是一种常见的认知性应激反应。主要表现为过度强调负性事件的潜在后果。例如，考试焦虑的学生常常低估自己的成绩。事实上，自我感觉失败反而促使其失败，这是由于应激情境损害了个体思维过程的状态，导致行动被干扰。

应激也可以导致自我评价下降并影响其动机和行为。研究发现，在应激情况下，自我评价越低的人，其焦虑水平越高。自我评价降低的个体工作成绩普遍下降，其原因是个体失去进取的信心和勇气。

（三）常见的应激行为反应

应激的行为反应伴随于应激的心理反应，机体在外表行为上也会发生改变，这是机体为缓冲应激对个体自身的影响，摆脱心身紧张状态而采取的应对策略。这些行为表现均可通过其面部表情、体态语言等方面观察到。

当应激所造成的心理和生理唤醒水平适度时，可观察到当事者镇定自若和专注于问题的神情。当事者对无关刺激似乎"视而不见，听而不闻"，并积极尝试着去解决问题。当应激唤醒水平过高时，可表现出反常动作增加、变相依赖、替代性攻击及回避等行为倾向。反常动作增加是指一些人在应激状态下，躯体活动的协调性出现异常而表现出来的行为特征。例如，步履加快，话语急促，做事有一种迫不及待的倾向，有时还会出现颠三倒四或顾此失彼的表现，身体协调性或灵活性下降，肌肉僵硬，颤抖或痉挛，动作刻板或捶胸顿足，运动性不安或活动减少，严重可呈木僵状态。

变相依赖是指个体在应激状态下常常依靠吸烟、饮酒、过量饮食等不良行为来对付环境。事实上，变相依赖对于应付环境是徒劳无益的。

更进一步的行为反应，或是发生替代性攻击，或是采取回避行为。替代性攻击是指个体为了减轻应激威胁，而选择某种替代目标进行发泄、攻击。一般来说，个体在这种情况下所选择的替代目标，往往是不具备反抗能力或报复性很小的人物，或是引起个人不快的物品。争吵也常常是一种因各种应激原引发的攻击行为。而当个体把攻击目标转向自身时，常会失去理智，做出一些危险举动，严重时甚至有自杀行为。

逃避是指已经接触到应激原后而采取的远离应激原的行动。回避是指知道应激原将要出现，在未接触应激原之前就采取行动远离应激原。两者的目的都是为了摆脱应激，排除烦恼。例如，离家出走、改变生活环境、要求调动、辞职等。从某种角度看，自杀也是一种逃避行为。

三、应激的综合反应

一般性应激反应可以分为躯体性、心理性和行为性三类，这是为了便于说明而从各个侧面去探讨的。实际上在强烈的应激原作用下，三者是同时发生的，而这种反应又是相互影响，是一种综合反应。近年研究的综合性应激反应有以下几种。

（一）亚健康状态

是指个体介于健康与疾病之间的状态。现代社会随着竞争和冲突的加剧，人们常感到身心疲惫，精力低下，觉得"活得很累"等。这种慢性疲劳现象就是处于一种亚健康状态。亚健康状态精神状况的进一步恶化可导致崩溃的发生。

（二）崩溃

是指一种心身耗竭状态，通常是指由于强烈的心理应激而带来的无助、绝望的情感体验。崩溃的出现通常是长期超负荷的运转导致的体力与精力的极度耗损，在此基础上再遭遇一些重大的生活事件而造成的。个体感到心身疲惫，因而出现体力、情绪与精神耗竭；甚至有时对人、对己、对周围一切均持消极态度。一些从事"助人职业"的人们（如教师、医师、护士、社会工作者、心理学家及咨询师等）比从事其他职业者更易有此体验。一些重点中学毕业班的学生在家长、学校、社会的舆论压力下会有此体验。许多体育竞技者在训练和竞赛后也常有此体验。

（三）创伤后应激障碍

有时人们处于严重的应激情境时并不表现为相应的应激状态，只是在事件过去后一段时间（3个月至数年）才出现严重应激反应。重大负性生活事件除了对健康造成即时损害以外，还会产生"余波"效应，也就是原发事件所引起的后续影响。这种创伤经历一段时间后再发生的应激综合征，称之为延缓应激障碍；中国精神障碍与分类标准第3版（CCMD-3）称之为"创伤后应激障碍（PTSD）"。

创伤后应激障碍是一种焦虑障碍，常见于自然灾害，如洪水、台风、地震或者突发的灾难性事故，如火灾、飞机失事及爆炸、恐怖活动等，以及性侵的受害者、战俘和被绑架的人质。灾难的研究表明，只有少数人在事件发生时立即体验应激，而多数人均呈现延缓应激反应。由于该病发病率较高，加之往往病程迁延，严重影响患者的心理和社会功能，故成为近年应激性心理障碍的研究热点。

四、应激对健康的影响

应激对于健康具有双重作用。一方面，应激消耗精力与体力，耗损机体能量储备，增加机体负担；另一方面，应激在维持稳态的过程中，可以使个体增长与发展适应和应对困境的能力。

（一）应激的积极作用

适度的应激可以引起机体轻微的心身兴奋效应，动员其机体非特异性反应系统，以促进健康和发挥功能活动，使人产生良好的适应。其主要表现如下。

1. 适度的应激是维持正常心身功能活动的必要条件　应激系统论认为，任何系统的平衡都是相对的，有机体必须不断与其他系统交流，把外界刺激变成活跃的量纳入本系统的活力耗散过程。否则，系统内的耗散会导致无活力的绝对平衡，即不发展的无效率的非动态平衡，标志着能量耗尽的状态，生命也就停止了。因此，适度的刺激和心理应激有助于维持人的生理、心理和社会功能。正是我们的体内有与"渴"有关的应激，我们才不致脱水而死；也正是我们内心有着与维护自尊有关的应激，我们的学业才会成功。

2. 适度的应激是个体成长和发展的必要条件　有人曾用动物做过试验，结果发现在早期生活中受到电击和其他刺激的老鼠发育正常，并能在以后的生活中对应激很好地适应。而早期没有受到刺激的动物长大后往往胆小和行为异常。可见，早年的适度应激可以提高个体在发展中的应对和适应能力，从而能更好地耐受各种紧张性刺激和致病因子的侵袭。

3. 适度的应激有利于适应　适度的应激可以使个体处在维持一定张力的准备状态中，以利于在遇到突发事件时能迅速动员自身潜能，及时应对不良刺激，在社会生活中保持心身平衡。

（二）应激的消极作用

从消极意义上讲，持久的、频繁的、强烈而突发的应激，因为超过了个体的耐受能力，使得机体适应机制失效，正常的心理生理反应便向病理的心理生理障碍转变，损害人的健康。其主要表现如下。

1. 导致不同程度的心理生理障碍或疾病　这些症状有两种，①急性心理应激：常常表现出三种常见的临床综合征，即急性焦虑反应、血管迷走反应和过度换气综合征；②慢性心理应激：个体可出现类似急性应激反应的症状和体征，但不像急性应激那么强烈，其典型综合征是"神经血管性虚弱"。

2. 加重已有的躯体或精神障碍　大量研究表明，心理应激引起的心理与生理反应，可以加重已有的心身疾病或造成疾病复发。如紧张的球赛可以使一位患有冠心病的观众发生心肌梗死。

3. 其他　造成机体唤醒不足或过度，使机体易紧张疲劳，适应能力减弱，作业能力受损，工作、学习效率下降，引发事故。还可能造成个体认知上的悲观预测，易产生对新的应激过度反应和退缩反应，出现自杀、物质滥用与依赖等行为障碍。

因此，学会正确应对应激，减少或免除不良应激因素对健康的消极影响十分重要。

第四节　应对与危机干预

一、应对概述

（一）应对概念

应对（Answer）就其本意来讲，指个体面对应激情境或事件时，调动自身内部或社会资源对该情境或事件做出认知调节和行为努力的动态过程。由于应对可以被直接理解成是个体解决的生活事件和减轻事件对自身影响的各种策略，故又称为应对策略。

应对一词最早由精神分析学派提出，被认为是解决心理冲突的自我防御机制。20世纪60年代，应对被视为一种适应过程。20世纪70年代又被认为是一种行为。20世纪80年代则被看作是人的认知活动和行为的综合体。应对概念的这种发展和演化反映了人们对应对认识的不断深入。

近十几年来，人们在研究应激机制过程中发现，个体的应对方式是介于应激与健康之间的中间因素，尤其是罹患心身疾病，与应对的关系极为密切。有关应对在心理应激过程中的作用及其在心理病因学中的意义的研究也已成为心理应激研究中十分活跃的领域。以癌症研究为例，姜乾金等人的研究资料显示，癌症的发生、发展明显受到包括应对因素在内的心理–社会因素的影响。通过对癌症患者应对方式的特点、影响因素和作用规律研究，可以为癌症临床制订和实施应对干预手段提供科学依据。

应对不仅在心理病因学中有其重要作用，其含义也是很广的。从应对与应激作用过程的关系看，应对活动涉及应激作用过程的各个因素和环节，包括生活事件（如面对、回避、问题解决）、认知评价（如自责、自负、淡化）、社会支持（如求助、倾诉、疏离）和心身反应（如放松、紧张）等。从个体应对活动的影响因素看，有个人的社会支持系统、文化背景、生活习惯、情绪特点、人格特征、年龄、性别等因素。认知程度不同，个体会采用不同的应对策略（包括行为的和心理的防御机制），消极的应对方式往往与疾病的发生发展相关。一些可靠的应对评定量表，在心理健康研究中具有较好的应用价值。

（二）应对策略的分类

1966 年，拉扎勒斯和福克曼将应对分为情绪集中性应对和问题集中性应对。

1. 情绪集中性应对　也叫减轻法，这种应对不针对应激原，而是通过改变个体对应激事件的反应，调节由应激引起的情绪上的不适，包括认知和行为的努力，如改变看法、对他人诉说等。一般来说，情绪集中性应对常见于个体正在承受较大压力并认为自己对应激原无能为力的情况。

2. 问题集中性应对　通过改变自己的行为或环境来改善个人与环境的关系，这是一种针对应激原的应对。例如，寻找解决问题的方法，搜集信息和寻求针对性帮助等，以降低应激原发生的可能性或改变应激原的强度。

尽管大多数应激原都会引起这两类应对，但问题集中性应对在人们感到对应激事务可控时占优势。一般来说，问题集中性应对多用于中度应激的情况下，特别是个体认为应激原是可以改变的时候。

（三）情绪指向应对

通常有防御机制、重新评价情境和减轻紧张 3 种方法。

1. 防御机制　心理防御机制（反应）是精神分析理论中的一个重要概念。当人们在心理冲突、挫折和应激时会产生焦虑和痛苦，为了减少或避免这种焦虑和痛苦，个体在心理上产生了一些自我保护的方式，心理防御机制便是这些方式中最主要的一种。防御机制是在潜意识中进行的，可使个体解脱烦恼，减轻内心不安，以恢复情绪平衡与稳定。经典的心理防御反应方式有压抑、否认、退化、转移、投射、幻想、曲解、转移、同一化、幽默、升华等。如有的人不能接受患病的事实而在主观上否认患病；明明是自己敌视他人，却认为是他人对自己不利等。心理防御机制并不都是消极的，如一个人可以通过正当的竞争而超越对手，从而使自己的境界升华。

2. 重新评价情境　又称认知性再评价。由于应激反应依赖于对事件的认知评价，所以可通过重新对情境做出估计，以及将消极的、自我失败的认知系统用积极的、自我支持的、合理的思考方式来替代，就能够降低应激程度。反复思索是应对努力中常见的问题。有报道称在等待牙医治疗的儿童中常常报告说他们有许多"可怕的"念头，这些念头增加了他们的焦虑感。但也有一些孩子却会自发采取一些积极的应对策略，如自言自语（"我试着想一些好的事情"）、情绪控制的认知（"尽量不要担心""很快就会结束的，然后妈妈会带我去买玩具"）等。他们还会从牙医那里获得信息和支持，让自己转移注意、放松或进行深呼吸以消磨等待时间。

3. 减轻紧张　可以直接抑制应激引起的生理唤起以及相关症状，是重要的应对措施之一。常用的方法：①镇静剂的使用，乙醇、巴比妥类、安定类等；②体育锻炼；③松弛训练，冥想、气功、渐进性放松等。

（四）问题集中性应对

常用的方法包括预期应对、避开应激原和寻求社会支持三种。

1. 预期应对　预期应对主要是提高人们的应对能力。可作为对付即将出现的应激情境的技巧，减轻应激反应。具体方法：①获得信息，做到"心中有数"，为建立有效应对机制做好准备。②建立行动计划：限定问题，想出尽可能多的替代性的解决办法，权衡利弊，从中选出一种最值得一试的办法，付诸行动以解决问题。例如，通过对应激情境的模拟想象、实践和演练等提高应对能力。③自我调剂：是一种通过认知控制应激反应的能力。如试着解释负性情绪、整理混乱的认知及发现唤起应激反应的各个部分的联系等。

2. 避开应激原　在很多情况下，问题的解决依赖于一定的主、客观条件，当条件尚不具备时，暂避一时，等待合适的时机或采用迂回的策略，也是值得提倡的积极应对方式。在这里，"避开"是为了最终解决或消除问题。

3. 寻求社会支持　社会支持因素，例如，个体与家庭成员及朋友的亲密关系或其他非正式的社会网络，都是个体应对应激、保持心理健康的资源。①信任支持：是指得到有关个体被信任和接受的信息。即无论遇到什么困难，无论其个人特质如何，个体的价值经验总会得到他人承认。这种信息将会提高个体的自信心。②信息支持：即有人提供有利于对问题解决进行的说明、理解和应对的支持。又称作建议、评价支持或认知向导。③社会成员身份：即他人能够与自己共度时光，从事消遣或娱乐活动。它可以满足个体与人接触的需要，转移对应激原的忧虑或者通过正面的情绪影响来减轻应激反应。④工具性支持：指他人提供财力帮助、物质资源或所需服务等。工具性支持通过直接提供解决问题的物质所需，或者提供个体得以放松或娱乐的活动来帮助减轻应激反应。

二、心理危机

心理危机简称危机（crisis），是指个体面临突然或重大生活事件（如亲人死亡、婚姻破裂或天灾人祸等），既不能回避，又无法用通常解决问题的方法来应对时，所表现出的心理失衡状态。危机即意味着平衡稳定的破坏。每个人在其一生中经常会遭遇各种应激或挫折，一旦某种应激或挫折难以解决或处理时，就会进入一种失衡状态，产生一系列身心反应，引起痛苦、混乱、不安。

（一）危机的特点

心理危机通常具有以下 3 个特点。

1. 存在具有重大心理影响的事件　这些事件往往有突发和不可预知性的特点，例如，地震、空难、交通事故、急性疾病等，它们突然扰乱了个体的正常生活。

2. 因心理失衡而引发的身心改变　重大生活事件给个体带来巨大紧张和压力，引起急性情绪紊乱或认知、躯体和行为等方面的改变，却又不符合任何精神障碍的诊断。

3. 惯常解决问题的手段暂时不能应对或应对无效　例如，对于夫妻感情破裂、亲人亡故、校园暴力事件等，个体常用的处事方法根本不能解决问题、应对困境。

（二）危机的临床表现

当个体面对危机时产生的一系列身心反应，主要表现在生理、情绪、认知、行为和性格等方面。这些反应通常可持续 6 ～ 8 周。

1. 生理方面　出现肠胃不适、腹泻、食欲下降、头痛、疲乏、失眠、噩梦、容易受惊吓、感觉呼吸困难或窒息、肌肉紧张等表现。

2. 情绪方面　暂时的震惊之后，随之出现否认、害怕、焦虑、恐惧、怀疑、沮丧、忧郁、悲伤、易怒、绝望、无助、麻木、孤独、愤怒、烦躁、自责、过分敏感或警觉、无法放松、持续担忧、害怕染病、害怕死亡等情绪表现。

3. 认知方面　问题解决能力与应对机制受到阻滞，表现出注意力不集中、缺乏自信、无法做决定、效能降低，专注于危机事件，甚至产生自杀念头与行为等。

4. 行为方面　出现退行行为、逃避与疏离、沉默寡言、不敢出门、害怕见人、暴饮暴食，重者出现自杀、酒精或药物滥用、故意违法等行为。

5. 性格方面　如果平时性格开朗、积极乐观者，危机事件出现后，其性格变得消极悲观、郁郁寡欢；如果平时性格内向者，或是变得更内向，或是变得暴躁、易怒、怨恨等。

（三）危机反应的过程

心理学认为，危机是一个动态发展的过程，个体对危机的心理反应通常经历 4

个阶段。在不同阶段，个体会有不同的心理和行为表现。

1. 冲击期　通常在危机事件发生时或不久后。个体感到震惊、恐慌、不知所措，出现思维紊乱，个别人会意识不清。例如，周边突然地震，大多数人会表现出恐惧和焦虑。在这个时期，个体会将情境视为一种威胁，也可能视为一种丧失或者是挑战。在这一阶段，如果问题没有解决，紧张还会继续加重。

2. 抵御期　个体随后会出现退缩、否认、合理化等防御反应，个体的紧张和焦虑达到难以忍受的程度，处于一种渴求解脱的状态，有强烈的求助愿望，容易接受别人的帮助。

3. 适应期　个体积极采取各种方法接受现实，寻求各种社会支持，努力设法解决问题，焦虑减轻，自信增加，社会功能逐渐恢复。

4. 成长期　经历危机后变得更成熟，获得应对危机的经验。但也有人因消极应对而出现人格改变，可表现为敌意、抑郁、滥用酒精与药物，甚至出现神经症、精神障碍症状或慢性躯体不适，严重的可导致自杀或反社会行为。

（四）危机的后果

心理危机是一种正常的生活经历，并非疾病或病理过程。当个体面临危机时，由于处理危机的方法不同，后果也不同。一般有四种结果：第一种是顺利渡过危机，并学会了处理危机的方法策略，提高了心理健康水平，这是一种较为理想的结果；第二种是渡过了危机，但留下心理创伤，影响今后的社会适应，如人格改变、身心功能失调、药物滥用等；第三种是禁不住强烈的刺激而行为反常，如反社会行为、自伤、自杀等；第四种是未能渡过危机而出现严重心理障碍，如创伤后应激障碍（PTSD）等。对于绝大部分人来说，危机反应无论在程度上还是时间上，都不会带来生活上永久或者是极端的影响。但是，如果心理应激过强，持续时间过长，会降低人体的免疫力，出现非常时期的非理性行为，常给个人和社会造成更多的伤害和损失。

（五）影响个体对危机反应的因素

个体危机反应的严重程度并非完全与事件的强度成正比，也就是说，个体对危机的反应有很大差异，即相同的刺激引起的反应是不同的。例如，对待禽流感等疾病的传播，有的人平静坦然，镇定自若，妥为应付；有的人则无所适从，惶惶不可终日。影响危机反应程度的因素主要有以下几种。

1. 人格特点　危机的人格理论认为，容易陷入心理危机状态的个体在人格上有一定的特点，通常表现为以下几种。看问题比较表面和消极，过分内向，做事瞻前顾后、犹豫不决，情绪不稳定，自信心不足，过于依赖他人，行为易冲动等。这类人是危机干预的主要对象。

2. 对事件的认知和解释　应激的认知评价理论认为，危机的出现并不完全取决于事件本身的性质和强度，而是因为个体意识到了某一事件或情境超过了自己的应对能力，对自身构成了极大威胁。因此，对危机事件的不同认知会导致不同的反应。

3. 社会支持状况　社会支持系统包括两个方面，一是个体的社交网络，包括家庭、朋友、邻居、同事；二是社会机构，包括组织、社区、就职单位等。社会支持可以为个体提供包括感情支持、信息交流、经验分享、陪伴和归属感等方面的内容，使其顺利渡过难关。

4. 危机的可预期性和可控制性　心理学研究认为，那些不可控和不可预期的事件更容易给个体带来紧张和不安的情绪，产生危机感；相反，那些个体认为可控或可预期后果的事件，则危机感较轻。

此外，曾经的危机经历、干预危机的信息获得渠道和可信程度、个人的健康状况和适应能力、所处环境等，都会影响危机反应的程度。

三、社区危机干预的常见问题

危机干预的主要领域包括自杀、家庭暴力、灾难及丧失亲人等许多方面。

（一）自杀

在危机干预工作中，危机干预者总会面对有自杀意念或自杀未遂的当事者。虽然，危机干预者不一定能够识别每一个有较高自杀危险的求助者，也不可能完全预防求助者自杀，但事实证明，评估、提供支持和干预措施对这些人是有帮助的。

对有自杀意念或自杀未遂的求助者的评估包括三个方面：危险因素、自杀线索、求救信号。每一个求助者都有不同的特点，对危机干预者来说，不论求助者是否存在强烈的死亡愿望和绝望感，并伴随自杀方式，都必须评估其自杀意念的强度和自杀危险的程度，制定干预策略，进行干预。对于成年求助者，危机干预者要尽快与其建立起一种能够沟通和可信赖的关系，然后通过让他讲出自己当前的痛苦的方式，来减少其无助感，重建希望感。有经验的危机干预者常可能觉察求助者的非语言求助信号，及时对他们进行帮助。

（二）灾难

人类社会总是难以避免天灾人祸。在我国，仅各类自然灾害平均每年就使 2 亿人受到不同程度的影响，常见自然灾害有地震、水灾、火灾、旱灾、海啸、山体滑坡、雪灾等，这类危机一般是突发的、强烈的、致命的。人们会表现出极大的心理、躯体及行为反应。

灾难后有效的心理干预可以帮助幸存者和遇难者家属积极应对，近期效果可以达到减轻痛苦，增强日常活动能力，尽快稳定身体、认知、行为和情绪反应；远期效果可以使其在认识上把灾难作为生活的一种经历，防止和减少精神障碍的发生。

（三）丧失

丧失通常涉及亲人、财产、躯体、爱情、职业、地位、声誉、尊严等。人类基本需要的丧失，如亲人亡故、破产、失业、残疾、失恋等对个体影响较大，可能导致危机。从丧失中恢复可能需要几年或更长时间，对个体将产生持续而深刻的影响。

虽然有些丧失是永久性的，危机干预者还是可以为丧失者提供帮助。危机干预者可以通过让丧失者加强自我认知，以有利于健康的方式解除悲伤。帮助丧失者从重大的事件中吸取有意义的东西，从而抚平伤痛。需要注意的是，从丧失到恢复的过程，具有较大个体差异性。

（四）家庭暴力

家庭暴力是指家庭成员方对另一方实施的身体暴力、精神暴力和性暴力。家庭暴力不仅是一个社会问题，也是一个医学和精神卫生问题。家庭暴力常常致使受虐待者身体受伤、尊严受损、心理受挫、行为退缩，表现出焦虑、抑郁、恐惧、自卑、情绪激惹或情感淡漠等问题，甚至导致抑郁症等精神障碍。

在早期对家庭暴力的受害者以平衡模式干预效果最好。此时受害者往往失去自我控制，不能做出正确选择。所以重点在稳定其情绪，使其恢复到平衡状态；然后调整其认知，强化理性和自强的部分，使其情绪得到控制。此外，可帮助受害者动用社会支持系统，包括家庭成员、亲戚、朋友、社会团体、法律机构等，及时进行帮助与干预。

对于家庭暴力的危机干预，不仅针对受虐者，同时施暴者也需要接受心理治疗。

四、危机干预

所谓危机干预，是给处于危机中的个体或人群提供有效帮助和心理支持的一种技术，通过调动他们自身的潜能来重新建立或恢复到危机前的心理平衡状态，使之战胜危机，重新适应生活。危机干预具有短程、及时和有效的特点。其目的是预防疾病、缓解症状、减少共病、阻止迁延。干预的重点是预防疾病和缓解症状。

（一）危机干预的目标

危机干预的目标主要有两个：一是预防危机状态的出现；二是避免自伤或伤及他人，恢复心理平衡与动力。可见，它既是一个干预性目标，也是一个预防性目标，主要通过公共卫生三级干预和医疗体系三级预防来实现。

1. 公共卫生三级干预目标　具体包括：①第一级，努力减轻人们经历的危机状况；②第二级，用干预降低危机状态的严重性，并缩短危机造成的功能受损的时间，减轻或消除功能失调的状况；③第三级，危机干预的基本目标是要预防患者在住院期间或在未来的家庭生活中精神崩溃。

2. 医疗体系三级预防目标　分为预防性的、有选择性的、象征性的。①第一级：预防性的干预是特殊人群所必需的，如对军人的减压计划，在学校训练青少年解决问题的技巧。其目的是让人们掌握应对危机的技巧，减少人们经历危机时的压力。②第二级：选择性预防的干预是针对个体或群体突然处于危机事件时所做的干预，如用开放性团体支持刚被诊断为对生活有威胁性疾病的人和紧急事件的心灵洗涤（debriefing）。③第三级：象征性的预防干预是提供给那些经历过突发性危机事件而出现功能失调、创伤后应激障碍和急性情感危机等症状的人。

（二）危机干预的首选人群

危机干预并无绝对的禁忌证，适用于人格稳定和面临暂时困境或挫折的人，以及家庭问题、婚姻问题、儿童问题、蓄意自伤、自杀或意外伤害等紧急事件发生时。一般认为以下四类人是危机干预的首选：

（1）当前的心理失衡状态直接与某种特殊生活事件相关的人。

（2）急性极度的焦虑、紧张、抑郁和失望等情绪反应或有自杀危险的人。

（3）近期暂时性丧失解决或处理问题能力的人。

（4）求助动机明确并有潜在改善能力的人。

（三）危机干预模式

贝尔金（Belkin）提出，危机干预模式有三种：平衡模式、认知模式和心理社会转变模式。这三种模式为许多不同的危机干预策略和方法提供了理论基础。

1. 平衡模式　平衡模式认为，危机中的人通常处在一种心理或情绪失衡的状态，原有的应对机制和解决问题的技术不能满足当前的需求，危机干预的工作重点应放在稳定求助者的情绪，使他们重新获得危机前的平衡状态。平衡模式可能是最纯粹的危机干预模式，常用于早期干预。

2. 认知模式　认知模式认为，危机来源于对生活困难和创伤的错误思维和信念，而不是事件本身和与事件或境遇有关的事实。因此，该模式的基本干预原则是，通过改变思维方式，特别是改变非理性的认知和自我否定，求助者就能获得对自己生活中危机的控制。认知模式比较适合于那些心理危机状态基本稳定下来、逐渐接近危机前心理平衡状态的求助者。

3. 心理社会转变模式　心理社会转变模式认为，人是遗传和环境学习交互作用的产物，危机是由心理、社会和环境因素引起，因此，危机干预的目的就是引导求助者从心理、社会和环境三个范畴来寻找干预策略，除了考虑其个人的心理资源和应对能力外，还要了解他的同伴、家庭、职业、宗教和社区的影响，将个体内部适当的应对方式与社会支持和环境资源充分地结合起来，从而使求助者能够有更多的问题解决方式的选择。与认知模式相类似，心理社会转变模式最适于已经稳定下来的求助者。

以上三种干预模式，可根据求助者不同的心理危机状态选择使用。也可将各种干预模式进行折中，同时使用。然而，不管是哪种模式，都是以求助者达到自助为最终目的。

（四）危机干预的主要方式

危机干预的主要方式有电话热线心理援助、面谈个别危机干预、危机中的团体心理辅导、社区性危机干预等多种方式。

1. 电话危机干预　电话危机干预比较方便、及时，且经济、保密性强，但难度较大，因为互不见面。声音是获得信息、施行干预的唯一途径。危机干预者的任务是迅速从音调、语气及简洁应答中判断求助者的心理状态，基本干预策略是先稳住对方的情绪，引导其倾诉，晓之以理。

2. 面谈个别危机干预　面谈个别危机干预的基本方法为倾听、评估及干预。干预措施包括调整认知、改善应对技巧、松弛训练、充实生活内容、扩大交往、建立支持系统等。

3. 团体心理辅导　团体心理辅导在危机干预中效果非常好。此类方法的特色在于培养求助者的信任感和归属感，由对团体的信任到对周围其他人的信任，由对团体的归属感扩大到对学校、社会的认同感和归属感。团体中的分享，可以使求助者学会接纳自己的紧张、恐惧、担忧的情绪，通过观察别人的反应和探讨自己的反应，找到应付危机的办法。

4. 以社区为基础的危机干预　具体内容包括成立各种自助组织，及时识别高危人群，如抑郁悲观者、绝症患者、老人、残疾人及天灾人祸后的当事人等。普及相关预防知识，在社区中宣传心理卫生知识，提高扶弱济困救危活动的公众意识，预防危机所产生的不良后果。

（五）危机干预技术

危机干预主要应用三类技术：沟通技术、心理支持技术和干预技术。

1. 沟通技术　有效沟通有助于医患双方相互信任，建立良好关系，保证干预技术较好地执行和贯彻，以利于求助者恢复自信和减少对生活的绝望感，保持心理稳定和有条不紊地生活，以及改善人际关系。

影响人际沟通的因素有许多，一般来说，危机干预工作者应该注意以下几项：

①消除内部的干扰，提高表达能力；②避免双重和矛盾的信息交流，如工作人员口头上对当事者表示关切和理解，但在态度和举止上却并不给予注意或体贴；③避免给予过多的保证；④多使用通俗易懂的言语交谈；⑤具备必要的自信，利用可能的机会改善求助者的自我内省和感知。

2. 心理支持技术　这类技术的应用旨在尽可能地解决当前的心理危机，使求助者的情绪得以稳定。可以应用暗示、保证、疏泄、环境改变、镇静药物等方法，如果有必要，可考虑短期住院治疗。同时，在干预过程中须注意，不应带有教育的目的。心理教育虽说是心理工作者的任务，但应是危机解除以后和康复过程中的工作重点。

3. 干预技术　亦称解决问题的技术。常用的技术包括短程动力学治疗、认知治疗、行为治疗（如放松训练和生物反馈）等，对灾难性事件还常采用眼动疗法实施干预。药物治疗也可以作为干预方法。

（六）危机干预的步骤和方法

危机干预技术强调以下几方面：①干预时间的紧迫性；②明确干预目标；③干预的效果；④肯定求助者已经采用过的有效应对技巧；⑤尽可能在短时间内实现干预目标；⑥帮助求助者寻找社会支持系统。

危机干预开始，危机干预工作人员首先应该思考和询问如下问题：当前遇到的挫折或问题是什么？他为什么此时此刻来寻求帮助？我能给予的帮助是什么？然后按照下面的危机干预步骤进行。

1. 问题或危机的评估　在干预的初期，必须全面了解和评价求助者有关遭遇的诱因或事件，以及寻求心理帮助的动机，同时建立起良好的医患关系，取得对方的信任。

2. 制订干预计划　危机的解除必须有系统的计划。危机干预的计划是限时、具体、明确、实用和灵活可变的，并且有利于追踪随访。要与求助者共同制定行动计划，既要充分考虑到求助者的自控能力和自主性，又要考虑到有关文化背景、社会生活习惯以及家庭环境等因素，以克服其情绪失衡状态。

3. 提供解决问题的基本方法　危机干预的主要目标之一是让求助者学会对付困难和挫折的一般性方法，这不但有助于渡过当前的危机，也有利于以后的适应。干预中常用的基本技术有以下几种。

（1）积极关注和倾听：让求助者倾诉自己的内心感受，并主动、冷静、耐心倾听，积极关注，无条件地接纳，给予心理上支持。

（2）疏泄和保证：提供疏泄机会，鼓励求助者将自己的内心情感表达出来；认可求助者表露出的情感，建立同感，不要说服他改变自己的感受。要相信他说的话，当他说想自杀时，要认真对待。当他要求对自杀事情保密时，不要随便答应。

（3）解释和指导：创伤性应激事件使求助者情绪焦虑水平上升，并影响到日常生活。要解释危机的发展过程，使求助者理解目前的境遇、理解他人的情感，树立自信；让他相信危机干预所提供的帮助能够缓解其所面临的困境。

（4）提高信心：给予求助者恢复健康的希望、肯定和支持，使其保持乐观的态度和心境。

（5）鼓励自助：培养求助者兴趣，鼓励其积极参与社会活动。

（6）强调社会支持系统的作用：建议求助者多与家人、亲友、同事接触和联系，减少孤独和隔离。

4. 危机解决和随访 一般经过4～6周的危机干预，绝大多数的危机求助者会渡过危机，情绪得到缓解，这时应该适时地中断干预性治疗，以减少依赖性。在结束阶段，要注意强化学习新习得的应对技巧，鼓励求助者在今后面临或遭遇类似应激或挫折时，能举一反三地应用所学去处理问题和危机，调整心理平衡，提高自我心理适应和承受能力。

总之，危机干预工作者的作用如同"拐杖"，即帮助和支持那些心理失去平衡的人。一旦他们学会了自我解决和处理问题的技能，就应该让他们"扔掉拐杖"，独立面对生活，真正走向人格的独立。

（张　颖）

第四章　心身疾病

扫描二维码获取
本章 PPT、习题
及相关文献

第一节　心身疾病概述

一、心身疾病的概念

（一）心身疾病的定义

心身疾病（psychosomatic diseases）又称心理生理疾病（ psychophysiological diseases）。目前对心身疾病的认识有广义与狭义之分，广义的心身疾病是指心理 – 社会因素在疾病的发生发展过程中起重要作用的躯体器质性疾病和躯体功能性障碍。其中与心理 – 社会因素密切相关的躯体功能性障碍又称之为心身障碍，或心理生理障碍，表现为躯体生理功能紊乱，但未见明显组织损害，如神经性呕吐、偏头痛等。狭义的心身疾病是指心理 – 社会因素在疾病发生、发展、转归和防治过程中起主要或重要作用的一类躯体组织损害性疾病，如原发性高血压、冠心病、消化性溃疡病等。西医学中对心身疾病的认定较为广泛，已成为并列于躯体疾病和精神障碍的第三类疾病。

（二）心身疾病的特点

（1）主要与心理 – 社会因素刺激有关，通过情绪和人格特征等作用而发病。

（2）有明确的躯体病理损害，表现为对应的躯体症状及与症状相关的体征。

（3）损害较多涉及的是自主神经所支配的组织或器官。

（三）心身疾病的分类

英国心理学家亚历山大（B. Alexander，1818—1903）基于精神分析理论对心身疾病的认识，最早提出七种心身疾病。分别为支气管哮喘、溃疡病、溃疡性结肠炎、甲状腺功能亢进、局限性肠炎、类风湿性关节炎、原发性高血压。亚历山大认为这类疾病与特定的心理冲突有关。此后的研究认为人格特征在心身疾病的发病中有重要意义。世界各国对心身疾病的分类方法不同，且包括的疾病种类很不一致。

迄今尚未有国际公认的心身疾病分类方法。表 4-1 是日本医学界对心身疾病的分类和各类心身疾病的具体名称。

表 4-1 心身疾病分类方法及各类主要疾病

分类	主要疾病名称
循环系统	原发性高血压、冠心病、冠状动脉痉挛、神经性心绞痛、阵发性心动过速、心脏神经症、血管神经症、功能性早搏、雷诺病、β-受体高敏症、原发性循环动力过度症等
呼吸系统	支气管哮喘、过度换气综合征、神经性咳嗽、心因性呼吸困难、喉头痉挛等
消化系统	消化性溃疡、溃疡性结肠炎、部分慢性胃炎、过敏性结肠炎、食管痉挛、贲门或幽门痉挛、反胃症、反酸症、胆道功能障碍、神经性厌食、神经性嗳气（吞气症）、神经性呕吐、异食癖、心因性多食症、习惯性便秘、直肠刺激综合征、气体潴留症等
内分泌系统	肥胖症、糖尿病、神经性低血糖、心因性尿崩症、心因性烦渴、甲状腺功能亢进等
泌尿生殖系统	夜尿症、过敏性膀胱炎、原发性性功能障碍（勃起功能障碍、早泄、性欲低下等）、尿道综合征等
神经系统	偏头痛、肌紧张性头痛、自主神经功能紊乱、心因性知觉障碍、心因性运动障碍、慢性疲劳症、面肌痉挛、寒冷症、神经症（包括器官神经症和神经衰弱、癔症以及焦虑症、忧郁症、恐惧症、强迫症、疑病症等）
妇产科	痛经、原发性闭经、假孕、月经失调、功能性子宫出血、经前期紧张症、妇女不适感综合征、更年期综合征、心因性不孕症、原发性外阴瘙痒症、孕妇焦虑症、产妇疼痛症、泌乳障碍、扎管后综合征等
骨骼肌系统	慢性风湿性关节炎、全身肌痛症、脊柱过敏症、书写痉挛、痉挛性斜颈、局限性肌痉挛等
外科	外伤性神经症、频发手术症、手术后神经症、器官移植后综合征、整形术后综合征等
儿科	小儿哮喘、直立性调节障碍、复发性脐疝、心因性拒食、神经性腹痛、遗粪症、遗尿症、神经性尿频、心因性发热、夜惊症、口吃、睡眠障碍、心因性咳嗽等
皮肤科	神经性皮炎、原发性皮肤瘙痒症、银屑病、斑秃、多汗症、慢性荨麻疹、过敏性皮炎、慢性湿疹等
耳鼻喉科	眩晕综合征、嗅觉异常、过敏性鼻炎、咽喉异感症、神经性耳鸣、神经性耳聋、晕动症、癔症性失声等
眼科	原发性青光眼、飞蚊症、神经性大小变视症、眼部异物感、癔症性视力障碍、心因性溢泪、眼肌疲劳、眼睑痉挛、眼睑下垂等
口腔科	特发性舌痛症、口臭、口腔黏膜溃疡、部分口腔炎、心因性牙痛、异味症、唾液分泌异常、口腔异物感、原发性颞颌关节痉挛、心因性三叉神经痛等
老年病科	老年冠心病、老年原发性高血压、老年心律失常、老年脑血管疾病（包括暂时性脑局部缺血发作、原发性高血压、原发性脑出血、高凝状态、脑血栓等）、老年性甲亢、老年糖尿病、部分老年癌症、老年性痛风、吸收不良综合征、老年尿失禁、老年性皮肤瘙痒、风湿性特发性肌痛、老年神经症、老年肥胖症等

二、心身疾病的发病机制

（一）心身疾病的致病因素

心身疾病的发病因素相当复杂，至今没有统一的认识。目前普遍认为，心身疾病在发病过程中既有生物学方面因素的作用，如遗传素质；又有社会文化方面因素作用，如特殊的社会文化背景、紧张生活事件等对心身疾病所起的激发作用；还有心理方面因素的作用，如情绪、人格特征等，共同构成心身疾病的发病基础。

1. 社会文化因素　人不仅是生物的有机体，而且是一个社会成员。人们在各种社会实践活动中，不仅和客观环境的事物发生关系，也和其他社会成员发生人际交往的关系，并从中获得大量的信息，社会对生活在其中的个体有着巨大的影响，并据此时刻调整自己的心理和生理功能及行为，使之适应社会的要求。一旦适应性行为失败，必然引起心理冲突，进而影响人的生理状况，严重而持久的影响还可造成机体内稳态的失调，从而导致心身疾病的产生。社会文化因素对心身疾病的重要作用，可以从流行病学调查的结果中得到说明。以冠心病为例，有研究者调查几个不同的国家发现，患病最高者为美国和芬兰，而最低为尼日利亚。当然，有种族差异、饮食习惯等因素的作用。但是，起主要作用的可能是不同社会中的心理应激水平的差异。据我国北京、上海、广州等地的调查结果表明，冠心病的发病率，脑力劳动者比体力劳动者高；而从事紧张和繁重脑力劳动者，又比一般脑力劳动者高。

2. 心理因素

（1）情绪作用：现代心理健康学阐明，人体自身最有助于健康的因素是良好的情绪。情绪可以通过生物、心理、社会等多种途径与心身健康产生因果联系。情绪反应是机体适应环境变化的一种必然反应。现代科学已证明，大脑是心理活动的器官。而人的心理活动通常与某种情绪状态相联系，心理因素影响躯体内脏器官，一般是通过情绪活动的中间媒介作用而实现的。在强烈或持续的消极情绪状态下，就会导致人体生理机能失调，引起心血管、呼吸、神经、内分泌、免疫等系统的功能紊乱甚至内脏器官病变。如愤怒或焦虑的情绪反应可使交感神经兴奋，儿茶酚胺、肾上腺素分泌增加，表现为呼吸急促、心率加快、血压升高，极易发生心、脑血管疾病。冠心病患者有可能造成心肌梗死，甚至突然死亡；消化系统则表现为胃液分泌增加，胃液酸度和胃蛋白酶的含量增高，胃黏膜充血，易导致胃溃疡；呼吸系统则有可能诱发支气管哮喘和过度换气综合征等。另外，抑郁、惊恐和愤怒等消极情绪与神经性皮炎、皮肤瘙痒症、荨麻疹、斑秃等皮肤病有密切关系，对白癜风、慢性湿疹和牛皮癣等疾病的发生也有一定影响。

（2）人格特征与行为类型的作用：人格特征与行为类型对于人类疾病尤其是

心身疾病的发生、发展和病程的转归具有明显的影响。同样的社会心理因素作用于不同人格特征或行为类型的人，可导致不同的生理生化改变，引起不同类型的心身疾病。典型的行为与疾病的关系有"A型行为"与冠心病、"C型行为"与癌症等。不健康的行为对心身疾病的致病作用亦非常明显，例如，吸烟、酗酒、多食等均为心身疾病的诱因之一。据美国卫生部报导，吸烟与冠心病、支气管炎、肺气肿和各种癌症的死亡率增加有关。吸烟者比非吸烟者的死亡率高70%。据美国国家保健统计中心报导，每天吸烟40支者要比不吸烟者丧失65%的工作日，并且产生的操作错误要多一倍。另据英、美等国报导，吸烟者患消化性溃疡的概率要比不吸烟者高2～3倍。又如酗酒易引起肝硬化和各种癌症。研究表明，吸烟和饮酒与肺心病、肺癌和消化道癌症有显著联系。孤僻寡言、消极离群的性格与自杀有关。总之，患者的人格特征和行为方式与疾病有着密切的联系，它既可作为许多疾病的发病基础，又可改变疾病的过程。因此，患者对待某种疾病的态度及与人格有关的反应方式，可影响疾病的转归。

3. 生理因素　社会心理因素总是要通过生理变化的环节，才能导致或加重躯体疾病，心身疾病的生理因素主要集中于生理始基方面的研究。生理始基是指某些心身疾病患者在患病前的生理学特点。为什么同样的心理社会刺激，个体所患的心身疾病的类型并不相同，这主要是因为人们生理始基各不相同。例如，在溃疡病的发病中，胃蛋白酶原的水平增高起着重要的作用。有人调查发现，溃疡病患者在病前胃蛋白酶原的水平较高，这种胃蛋白酶原增高就可称为溃疡病的始基。然而，有溃疡病的始基，并不等于有溃疡病。在心身疾病的发病过程中心理社会刺激起着"扳机"的作用。如果只有高胃蛋白酶原血症，而没有心理社会刺激，一般也不易发生溃疡病；反之，如果只有心理社会刺激，而没有溃疡病的始基，也不会导致溃疡病。现已发现，高甘油三酯血症是冠心病的生理始基；高尿酸血征是痛风的生理始基；而高蛋白结合碘者是甲状腺功能亢进的生理始基。生理始基的研究，不但对于了解心身疾病的发病因素有重要意义，而且为心身疾病的预防提供了依据。

（二）心身疾病发病的生物中介机制

研究已证明，心理－社会因素与心身疾病有密切联系，但其机制仍是目前医学心理学领域亟待深入研究的课题之一。从心身疾病的角度，核心问题是心理－社会因素通过何种中介机制，最终导致机体生物功能和结构向病理学方向转变。由于心理－社会因素对不同的人可能产生不同的心理生物学机制，以及不同生物反应过程涉及不同的器官组织，因而不同的心身疾病的发生也可能存在不同的心身中介途径。但根据心理生物学研究，从大体角度来看，心理神经、心理神经内分泌和心理神经免疫学途径是心理－社会因素导致心身疾病的三项重要中介途径。综合现有研究认为心理社会刺激信息传入大脑，经大脑皮质联合区的信息加工，传入信息通过联合区与边缘系统的联络，转化为调节内脏活动的信号及情绪，传出信息触发应激相关系统并引起生理反应，即下丘脑－腺垂体－肾上腺皮质轴和交感神经－肾上腺髓质系统，引起神经－内分泌－免疫的整体变化。心理－社会因素与神经－内分泌－免疫的关系是近年来进展很快的领域，但具体阐明心身疾病机制方面，则还需要更深入的研究。

三、心身疾病的诊断与防治原则

心身疾病是一类躯体疾病，它在发生、发展、转归等方面与心理－社会因素导致的情绪反应密切相关，人格特征与遗传因素在疾病的演变中也起一定的作用。因此，对于心身疾病的诊断要高度重视病因的心理社会影响因素，并对遗传因素、个性特征及文化背景、生活环境、人际关系、生活习性等进行全面了解。在进行体格检查和实验室检查的同时，配合必要的心理检查，从而做出心身相关的全面而正确的诊断。在疾病的防治上既要考虑生理因素，同时也不能忽略心理因素。

（一）心身疾病的诊断要点

心身疾病与一般的躯体疾病都有明确的器质性病理过程或已知的病理过程，心身疾病的特点是心理－社会因素在疾病的发生、发展和转归上起主要或重要的作用。因此，心身疾病的诊断，必须依据躯体症状和心理状态进行确定。其中尤为重要的是在诊断过程中要充分考虑到两者的关系。心身疾病的诊断要点如下。

（1）明确有某些致病的心理－社会因素存在。

（2）有明确的器质性病理过程及临床躯体症状、阳性体征及实验室检查的特异性指标。

（3）排除神经症、心因性精神障碍、精神障碍的诊断。

（4）疾病的演变与情绪障碍相关。

（5）有某种个性特征或不同程度的心理缺陷等易患素质。

（二）心身疾病的诊断程序

1. 主诉和现病史 主诉和现病史的采集是临床各科医师必须掌握的方法，对心身疾病患者而言，医师在听取患者的病情经过和症状时，要尽可能查明发病原因，尤其是关于心理方面的原因。医师在听取患者诉说病情时，要仔细观察患者的表情（焦虑、痛苦、忧郁、激动等）、语言（话多话少、声大声小、节奏快慢等）、态度（随便、拘谨、敏感、大方等）以及其他特殊情况，并予以记录，以便结合分析。

2. 体格检查 体格检查对各科疾病的诊断和鉴别诊断都非常重要，因此对每一个患者都要详细检查。通过准确、细致的检查，一般可以发现客观的体征。但心身疾病有其特殊性，有时症状和体征不相符，尤其是某些功能定位和定性，这就要求临床医师必须从心身联系的角度进行全面分析，做出正确诊断。在诊断心身疾病时为了确定病变的部位和性质，并排除其他器质性疾病，避免误诊或漏诊，必须进行必要的化验、放射、心电图、肺功能测定以及肌电图、脑电图、CT、MRI 等检查。

3. 诊断性晤谈

（1）建立和睦关系：和睦关系是指晤谈双方相互理解的人际关系，被称为晤谈的第一需要。这种相互理解的基础是患者的信任和医师的同情。由于心身诊断晤谈要涉及患者的思想情感、家庭情况、成长经历、价值观、工作（学习）状况，甚至某些隐私等。以良好的医患关系建立晤谈的基础。

（2）明确晤谈目的：诊断性晤谈是为评估患者的心身状况所进行的语言交往。这种晤谈有明确的目的，需要了解：①求医动机；②主诉及现病史；③疾病发生、发展中的心理－社会因素（人际纠纷、事业发展、经济状况、重大生活事件、日常困扰等）；④早年心理发展经历（基本安全感、童年创伤体验、青春期的自我认同等）；⑤个性倾向及适应能力；⑥既往治疗经历；⑦个人现实状况及意愿。

（3）晤谈技术要点：①注意倾听，鼓励患者倾诉；②内容重点有个人发展成长经历、当前情况、多维度（躯体、情绪、理性思维、信念、社会支持、职业、环境）评价健康；③心理－社会因素与躯体变化的时间关系，判定心身因果关系。

4. 心理测量　在心身疾病的诊断中，心理测量有着广泛的应用价值。心身疾病发生、发展、诊断、治疗、康复和预防中的心理－社会因素都需要予以量化，都需要使用一定测验或评定的工具。（这部分内容有专章论述）

（三）心身疾病的防治原则

1. 心身同治　心身疾病应采取心身相结合的治疗原则，但对于具体病例，则应各有侧重。对于急性发病而躯体症状严重的患者，应以躯体对症治疗为主，辅之以心理治疗。例如，对于急性心肌梗死患者，综合的临床救助措施是解决问题的关键，同时也应对那些有严重焦虑和恐惧反应的患者实施床前心理辅导。

对于以心理症状为主或虽然以躯体症状为主但已呈慢性过程的心身疾病，则可在实施常规躯体治疗的同时，重点安排好心理治疗。例如，更年期综合征和慢性消化性溃疡患者，除了给予适当的药物治疗，应重点做好心理和行为指导等各项工作。心身疾病的心理治疗，应视不同层次、不同方法、不同目的而选择具体的治疗方法。

2. 心理干预　对心身疾病实施心理干预主要围绕以下三种目标。

（1）消除心理社会刺激因素：例如，因某一件事引起焦虑继而使紧张性头痛发作的患者，通过心理支持、认知治疗、松弛训练或催眠疗法等，使其对这一事件的认识发生改变，从而减轻焦虑反应，缓解这一疾病的发作。

（2）消除心理学病因：例如，对冠心病患者，在其病情基本稳定后应指导其对A型行为和其他冠心病危险因素进行综合行为矫正，帮助其改变认知模式，改变生活环境以减少心理刺激，从根本上消除心理病因，逆转心身疾病的心理病理过程，使之向健康方面发展。这属于治本，需要较高的专业水平。

（3）消除生物学症状：这主要是通过心理学技术直接改变患者的生物学过程，提高身体素质，促进疾病的康复。例如，采用长期松弛训练或生物反馈疗法，中医传统运动如太极拳、气功等治疗高血压患者，能改善循环系统功能，降低血压。

3. 早期预防　心身疾病的发生是心理－社会因素与生物因素综合作用的结果，因而心身疾病的预防也应同时兼顾这两方面。但一般来说，在心身疾病的预防工作中，心理健康教育起着更为重要的作用。心身疾病的预防应从早期着眼。对那些具有明显心理问题的人，例如，性格中有易怒、压抑、孤僻及多疑倾向者应及早通过心理指导加强其人格的调整。对于那些有明显行为问题者，如吸烟、酗酒、多食、缺少运动及A型行为等，应利用心理学技术指导其进行矫正；对于那些工作和生活环境存在明显应激原的人，应及时帮助加以疏导。对心身疾病的预防可以遵循以下原则：①培养健全的人格；②提高应对能力；③建立良好的人际关系。

四、心身疾病的中医药治疗

中医经典《黄帝内经》认为："形"包括脏腑经络、气血津液等；"神"包括精神活动和躯体生理功能，即身与心。《类经·针刺类》指出"形者神之体，神者形之用，无神则形不可活，无形则神无以生"，概括出了形神即身心的整体观念，强调形神的和谐标志着健康，形神的失调则是疾病的基础。关于心身疾病的治疗，《黄帝内经》也提出了一些方法，总结如下。

（一）调神以治形

即通过干预心理活动，治疗躯体疾病。如《素问·阴阳应象大论》提出"悲胜怒……恐胜喜……怒胜思……喜胜忧……思胜恐"的以情胜情法，以及移精变气、顺情从欲等方法。

（二）治形以疗神

即通过治疗躯体疾病来干预心理活动，体现了心身同治原则。

第二节　社区常见心身疾病

一、冠状动脉粥样硬化性心脏病

冠心病是危害人类健康的常见病、多发病、高发病，被公认为循环系统主要的心身疾病，是成年人死亡的第一原因。冠心病的病因和发病机制迄今尚未完全研究清楚。大量的研究表明，冠心病的发生、发展与生物、心理和社会等诸多因素有关，如高血压、高血脂、高血糖、高血黏度、肥胖、高龄、吸烟、缺乏运动、A型行为、遗传和人际关系不协调等，均被认为是冠心病的危险因素。

（一）心理 – 社会应激因素

1. 情绪因素　有的学者研究认为，情绪与冠心病的发生、预后有关，急剧情绪变化或痛苦的反应可引起猝死。国内外文献报告在猝死患者的死因中，多为心肌梗死。梅达利（J. Medalie）等研究发现，高度焦虑者心绞痛发生率为低焦虑组的两倍，在情绪变化时可引起心电图 ST 段和 T 波改变。

2. 人格特征　1950 年美国华盛顿大学医学院的弗里德曼和罗森曼（M. Friedman & R. Rosenman，1959）发现在冠心病患者中有一种特征性的行为模式，他们称其为"A 型行为类型"。A 型行为以争强好胜、无端的敌意、时间紧迫感以及许多心理运动体征为特征。他们提出"A 型行为的人易患冠心病"这一假说，并对此作了验证。多年来不断有人从不同角度对 A 型行为与冠心病之间相关性进行了反复论证。1978 年，美国心肺和血液研究所确认 A 型行为是一种独立的冠心病危险因素。我国学者应用 A 型行为问卷调查表进行研究，也说明冠心病患者 A 型行为明显高于正常人。

3. 缺乏社会支持　社会支持被认为是可利用的社会资源，可缓冲应激事件的负面影响。社会支持是应激与健康或疾病之间的心理中介因素。研究表明，缺乏社会支持，患冠心病的危险性增加。蒂罗勒（H. Tyroler）报告了随访 9 年后的冠心病患者，发现社会交往少、人际关系差的冠心病患者的死亡率是对照组的两倍。

（二）心身反应特点

根据卢西亚诺（Heckett，1977）等对急性梗死患者心理变化观察及研究，认为急性心肌梗死患者的心理特点如下。

（1）焦虑期：发病1～2天，对死亡恐惧，焦虑不安，严重者出现惊恐症状，伴有不安、出汗、失眠及心跳加快、呼吸急促，强烈焦虑、惊恐发作导致猝死。

（2）否认期：发病2天后，尤其3～4天，约50%的患者出现心理否认反应，伴有一系列认知情绪和行为的相应表现。

（3）抑郁期：发病第5天，30%的患者抑郁，自感因病不能生活自理，丧失工作社交能力，担心经济损失及今后个人前途等，因而苦闷抑郁，丧失治疗信心。

（4）再焦虑期：患者离开监护病房，缺乏心理准备，或对监护病房有依赖而易产生焦虑反应。

（三）临床心身干预策略

1. 评估与诊断　冠心病的诊断主要依据病史、临床表现和实验室检查等临床医学的方法，具体可参阅内科学教材。心理评估则可通过晤谈，了解患者情绪状态，日常对生活事件的处理方式、应对风格，观察患者的行为反应等。心理测验常用A型行为问卷调查表、生活事件量表、特质应对方式问卷、抑郁和焦虑症状评定量表等。

2. 治疗方法　冠心病的临床药物治疗参阅内科学教材。在药物等临床治疗的基础上选用有针对性的心理治疗。

（1）心理咨询：冠心病患者对病情过分关注、担心，因此对患者应热情和蔼、关心体贴，详细了解病情，认真做好各项检查，依据患者的特点，确定综合治疗方案，对临床不同特点进行解释性心理咨询，消除紧张情绪，稳定患者情绪，增强战胜疾病的信心。

（2）矫正A型行为：A型行为不仅是冠心病发生的危险因素，也是冠心病预后重要危险因素。国内外许多学者认为改变A型行为模式，可减轻机体对外界刺激的过强反应，降低交感神经张力，恢复良性负反馈调节，在医师指导下进行认知疗法、放松训练、想象治疗，配合气功、生物反馈及音乐治疗等效果更好。

（3）冠心病焦虑障碍、抑郁障碍的治疗：除心理治疗外，临床上应用三环类或四环类抗抑郁药，近年来首选选择性5羟色胺（5-HT）再摄取抑制剂（SSRI）治疗。

（4）不良行为矫正：对吸烟、酗酒、过食、肥胖、缺乏运动及嗜咸食等不良行为进行矫正。在医师指导下克服依赖性，进行行为干预，参加文体活动，提倡健康文明的生活方式，对冠心病的防治有现实意义。

二、原发性高血压

高血压是一种以体循环动脉压增高为主要特点的临床综合征，动脉压的持续升高导致靶器官如心、脑、肾和视网膜等脏器的损害。高血压可分为原发性高血压（高血压病）和继发性高血压（症状性高血压）两大类。原发性高血压是一种原因未明的以体循环动脉压升高为主要表现的全身性、独立性疾病。成年人高血压被定义为收缩压 ≥ 140mmHg、舒张压 ≥ 90mmHg。继发性高血压是继发于其他疾病，血压升高只是疾病的一个体征或症状。

原发性高血压占高血压患者总人数的 90% 左右。原发性高血压不仅流行广泛，而且导致冠心病、脑卒中和肾衰竭等并发症，是致残率、致死率极高的疾病。

（一）心理 - 社会应激因素

1. 社会文化因素 早期的跨文化研究表明，高血压病多见于应激、冲突明显的社会。流行病学调查表明，高血压发病率的总趋势是发达国家高于发展中国家，城市高于农村，老年组高于其他年龄组，知识阶层高于非知识阶层。精神紧张的、责任重大的职业群体倾向于有较高的发病率。

2. 负性情绪 20 世纪以来，在对原发性高血压的相关性研究中，发现焦虑紧张以及压抑情绪常为高血压的诱发因素。情感因素和生活紧张对某些病例的心血管功能不全的影响很明显，许多患者在疲劳和焦虑时，血压急剧升高。Markorit 等对 123 例血压正常的人随访了 18 ～ 20 年后，发现在中年男性中，焦虑、愤怒情绪以及发怒后抑制情绪的发泄可以明显增加高血压的危险度，是高血压发病的一个因素。

3. 人格特征 研究发现高血压的发生与人格特征和行为类型有关。Wofls（1997）对一组 114 例患者的调查结果认为，原发性高血压虽然不具有某一种基本人格类型，但却有趋向好斗和过分谨慎的特征。中国医学科学院曾对 160 名高血压患者进行研究，发现其有急躁易怒、追求完美、任性好强、孤独敏感、易生闷气、多疑固执等特质。

4. 不良行为 研究证明，原发性高血压发病与高钠饮食、少动肥胖、吸烟、酗酒和生活不规律等因素有关。大量调查研究试验结果说明，这些不良行为因素直接或间接受人格和环境因素影响。

（二）心身反应特点

高血压患者具有心情烦躁、敏感、易紧张、易怒、记忆减退、注意力不集中、认知障碍或怀疑、否认、拒绝服药等心态。常见心理生理症状有头痛、头晕、眼花、心悸、耳鸣和倦怠等，以及睡眠障碍、呼吸急促、多汗和震颤等自主神经症状。年丰才（1983）用韦氏成人智力量表（WAIS）对 60 岁以上高血压患者进行智力研究，发现高血压患者智力水平低于正常人，高血压伴有脑动脉硬化患者智力较单纯高血压患者为低，病情越重，智能减退越明显，认知障碍越重。

（三）临床心身干预策略

原发性高血压除按临床疾病的诊断与治疗外，还可通过晤谈了解患者心理、行为特点、生活事件和应对方式，也可结合各种评定量表进行测量。

1.运动疗法　运动疗法是行为治疗方法之一。临界高血压、Ⅰ期、部分Ⅱ期高血压，进行有规律的运动有较好的效果，如太极拳、体操运动和游泳，并可降低心搏次数。

2.缓解工作压力　Rell 和 Lind（1973）对瑞典中年人的工作压力与高血压的关系进行了研究，根据职务、工作责任和受教育程度的不同，分析工作要求与员工能力之间的不和谐程度，发现随着不和谐分数的增加，员工血压的平均收缩压水平从130mmHg 上升到 145mmHg，自我不适感和疾病也随之增多。

3.松弛疗法　松弛训练可使患者肾素 – 血管紧张素 – 醛固酮系统作用减弱，使交感神经紧张减弱从而使血压下降。自我放松和自我心理调节是原发性高血压很有效的心理治疗方法。尤其适合于焦虑、烦躁、紧张、恐惧、易怒情绪的高血压患者，可根据患者自身的情况，采用各种放松训练，如渐进松弛疗法等。坚持不懈、持之以恒，会取得较好疗效。

4.生物反馈疗法　该疗法不仅是Ⅰ期高血压与临界高血压的首选治疗，也是Ⅱ期和Ⅲ期高血压的辅助疗法。

5.认知疗法　负性情绪干预在高血压病治疗中也很重要，可选用认知疗法。依据医学模式的观点向患者解释什么是高血压，情绪、行为模式、应激生活事件与高血压的关系。寻找患者的非理性思维，通过认知矫正，建立较为现实的认知理念，以消除多种不良心理障碍。

三、消化性溃疡

消化性溃疡发生于胃和十二指肠部位，故又称为胃溃疡与十二指肠溃疡，溃疡形成与胃酸或胃蛋白酶的消化作用有关。消化性溃疡可发生于任何年龄段，胃溃疡的发生率男女大约相等。十二指肠溃疡起病年龄以 25 ～ 55 岁最为常见，而胃溃疡则以 40 ～ 70 岁居多。

（一）心理 – 社会应激因素

1.应激性生活事件　生活事件主要是指那些造成生活环境或生活方式改变从而要求个体去适应的社会生活情境和事件。例如，家庭成员的出生或死亡、结婚或离异、升学或就业、工作或生活方式改变、经济状况改变、人际关系紧张、住房困难等。生活事件是心理社会应激原。有学者曾把 1980 名消化性溃疡者与正常成人配对研究，发现患者组经历的负性生活事件（如家庭矛盾、经济压力、不良习惯等）

明显高于对照组。唐艳萍等用生活事件量表（张明园编制）对200余名消化性溃疡患者的调查也得出了一致的结论。提示心理 – 社会因素在消化性溃疡中起重要作用。不同人群中生活事件的发生类型、发生频率和应激强度不同，可能对消化性溃疡的发生率有一定影响。

2. 个性特征　临床观察发现，并非所有经历过生活事件刺激的人都会发生溃疡，生活事件刺激只有在一定的个性基础上才会起致病作用，这种个性特征是溃疡形成的易感因素。他们对生活事件的刺激有着过度的反应，容易接受和积累刺激，并通过负性情绪反应使刺激损害定向到胃肠器官。

关于溃疡患者的个性特征，有人报道是竞争性过强和过于自我控制。王极盛等认为是情绪压抑、依赖性和雄心勃勃等。日本石川中则认为是独立于依赖之间的矛盾。不少学者认为，这类患者多数是疑虑、急躁、固执、要求严格、有实干精神而又十分谨慎的人。Fiper 等用艾森克人格问卷（EPQ）对照研究发现溃疡患者具有内向和神经质人格特征，常表现为孤独、好静、悲观、思虑过度、事无巨细、井井有条，稍有不顺心就情绪波动、易怒，但又常常压抑在心里不能发泄出来。张锡明采用艾森克人格问卷对消化性溃疡患者和正常成人进行对照研究，发现胃溃疡和十二指肠溃疡患者 EPQ–N 分均高于正常成人。说明消化性溃疡患者的个性倾向于情绪不稳、焦虑、紧张、易怒、对外界刺激激惹性高等。

3. 负性情绪　研究表明，消化性溃疡患者常存在情绪障碍。不良情绪反应与溃疡病或复发有着因果关系，这是先"心"后"身"的心身疾病特征。唐艳萍等用症状自评量表（SCL-90）、焦虑自评量表（SAS）及抑郁自评量表（SDS）调查发现，本病患者 SCL-90 的总分及各因子得分均高于正常对照组，特别是躯体化、人际关系敏感、抑郁、焦虑等尤为突出。SAS 及 SDS 测定表明患者存在明显的负性情绪。临床观察也发现，消化性溃疡伴随抑郁症状者较多。金雁报道，十二指肠溃疡患者的溃疡面积、病程、严重程度与抑郁情绪呈正相关。

（二）心身反应特点

焦虑和抑郁情绪伴随着消化性溃疡。这些情绪异常可能是造成溃疡病的原因，也可能是由于长期患病、备受疾病折磨后，患者表现出的一种情绪体验。

消化性溃疡患者常伴有抑郁症状，应激时的抑郁情绪也很容易致溃疡病的发生。临床上发现，有些患者报告自己存在消化道症状，但常常得不到检查的证实，采取抗溃疡治疗效果较差，有人试用多塞平、丙米嗪等抗抑郁药治疗消化性溃疡，并辅以胃镜检查作为疗效指标，发现4周有效率达到46%～86%，有些顽固、难愈性溃疡也有好转，可能与缓解或消除了抑郁、焦虑情绪有关。

（三）临床心身干预策略

1. 会谈或心理评估 了解患者的情绪障碍水平、人格特点、心理反应和应激水平。用 SCL-90 了解患者的一般心理状况，用各种抑郁和焦虑量表评估患者情绪障碍，用艾森克人格问卷（EPQ）评估患者人格特点，用心理防御量表和社会再适应量表调查患者的心理防御反应和应激水平。

2. 心理治疗

（1）支持性心理治疗：解释、鼓励与安慰、保证、指导和积极暗示，对患者当前问题给予指导、鼓励和安慰，以消除来访者的心理问题或情绪困扰。

（2）认知治疗：改变患者固有的错误信念和习惯化的不良认知方式。

（3）生物反馈治疗：治疗目的是训练患者在不用药物的情况下，自动减少胃酸的分泌，配合一般性心理治疗效果更好。用生物反馈治疗十二指肠溃疡患者，不仅可降低胃酸度，并可维持治疗效果。

（4）抗抑郁治疗：消化性溃疡患者常伴有抑郁症状，抑郁情绪容易致溃疡病的发生。可用多塞平、丙米嗪等抗抑郁药治疗，同时辅以心理干预。

四、支气管哮喘

目前认为，哮喘是由嗜酸性粒细胞、肥大细胞和 T 淋巴细胞等多种炎症细胞参与的气道慢性炎症，这种炎症使易感者对各种激发因子具有气道高反应性，并可引起气道狭窄，表现为反复发作性喘息、呼吸困难、胸闷或咳嗽等症状。哮喘的本质是过敏性炎症引起的慢性气道炎症。

哮喘的病因十分复杂，其发病与遗传因素有关。心理因素、变应原、炎症感染为主要诱因，其中个性特征等心理因素是诱发哮喘的重要原因。

（一）心理 - 社会应激因素

哮喘的病因复杂且因人而异。心理 - 社会因素也被认为起着始动机制的作用。详细机制尚未完全清楚，但一般认为心理刺激是支气管哮喘发作的重要环节。情绪因素是通过自主神经系统（迷走神经）而引起哮喘。

1. 情绪因素 长时间处于精神压抑或焦虑状态，会诱发哮喘的发作。Sacher 认为情绪过度紧张会使情绪中枢所处的大脑皮质边缘系统抑制下丘脑神经分泌细胞，继而抑制脑垂体促肾上腺皮质激素分泌，肾上腺皮质激素的分泌减少，促使哮喘发作。近代研究还证实，情绪状态作为大脑的一种刺激，可引起躯体内脏活动反应（包括支气管收缩反应），促使哮喘发作。

2. 人格因素 个性与哮喘发作也有密切关系。一些研究认为支气管哮喘患者的主要个性心理特征是内向、压抑、情绪不稳定、处事被动、行为退缩等。约有 50%

的患者有求助他人（儿童期为母亲等亲人）保护的潜意识愿望；早年被溺爱或苛责的经历是哮喘发病的因素之一。

（二）心身反应特点

不仅支气管哮喘的病因与心理因素密切相关，而且由于患者的心理特点和疾病的痛苦体验，哮喘患者会出现各种心理问题，主要表现在以下几个方面。

1. 哮喘发作时的紧张焦虑　哮喘发作时呼吸困难，患者会产生濒死感，出现紧张、焦虑和恐惧状态，而焦虑和恐惧的情绪又会加重哮喘，形成恶性循环。在未发作时，也会因担心再次发作而紧张焦虑。特别是在接触变应原、气候转冷等外在条件下，紧张焦虑加重，反而促发了哮喘的发作。

2. 因哮喘产生多种不良情绪加重病情　弗雷罗（F. Forero）等研究表明，患有哮喘的中学生有更多消极情绪，常感到孤独、敌对和无助。巴杜（H. Badoux）等用SCL-90 量表检测发现，与健康人相比，成年哮喘患者躯体化、强迫症状、人际关系敏感、恐惧、焦虑、抑郁、敌对、偏执和精神障碍性因子分均明显增高。恐惧是哮喘患者的不良情绪之一。由于哮喘反复发作，患者因过分担心疾病的预后，易产生抑郁、悲观、感情脆弱、易于冲动、过分敏感和疑病倾向而加重病情。

3. 自卑感和依赖感　在学龄儿童和青少年哮喘患者中，普遍存在自卑感和依赖感。由于家长不当的教育方式，儿童对自己缺乏信心，对父母过分依赖，患病的现实又加重了患者的自卑感和依赖感。哮喘的突然发作常常使患者不能适应，更加感到恐惧和无助，而依赖感和自信心的缺失常导致患者病情迁延不愈。

4. 心理 - 社会层面的影响　哮喘患者的心理、社会各方面因为患病而变化。由于患病使患者回避应该面对的问题，缺乏应有的锻炼，心理依赖增强，自立能力不足。如儿童因为患病，被限制与小朋友玩耍，体育运动不能参加，与同学接触减少，在心理上就丧失了独立的机会。儿童患者在父母的支配下生活，使患者适应社会生活时出现困难。

（三）临床心身干预策略

1. 临床诊断　作为一种心身疾病，过敏性哮喘的诊断应从身、心两个方面开展，除了应了解患者的症状表现、发病过程外，还应明确患者的心理 - 社会因素。从心理社会角度，可通过听取患者诉说、观察患者反应、与患者访谈来了解其情绪状态、个性特点、成长历史、生活状态和家庭关系等方面情况，并从以下几个角度分析与发病有关的心理 - 社会因素。

（1）发病前有无丧失亲人等重大应激事件。

（2）发病前有无就职、结婚、生育、下岗和职位变化等社会事件。

（3）发病前有无人际关系冲突、生活环境显著变化。

（4）发病与某一特定情景如节假日、考试和考核等有无直接关联。

2. 心理治疗

（1）良好治疗关系的确立：建立良好医患关系是进行心理干预的基础，在临床问诊、身体检查和治疗、护理过程中，与患者进行有效的沟通，了解患者的心理困惑和与疾病有关的信息，向患者提供必要的预防和治疗知识等均可促进良好治疗关系的建立。

（2）解除压力，减轻症状：帮助患者认识心理 – 社会因素和哮喘的关系，释放日常生活中压抑的不良情绪，对患者进行自我放松训练，让患者从压力状态中解脱，加上药物治疗的作用，患者逐渐感受到症状的缓解。

（3）与患者研讨其症状表现及发病过程：帮助患者进一步了解个性特征、人际关系、生活方式和学习工作问题等社会心理因素与哮喘发病的关系，让患者明确其对疾病的认知方式及自我防御机制和哮喘发作的关系，通过交流分析，形成对哮喘发作过程的正确认识。

（4）形成新的认知行为模式：在理解心身关系的基础上，帮助患者纠正认知错误，训练患者形成对人对己的正确态度，学会应对日常生活各种问题的方法，促进人格完善。

五、糖尿病

糖尿病是一组由遗传、环境和免疫等综合原因所致的胰岛素绝对或相对不足而引起的代谢障碍性疾病。症状期有多食、多饮、多尿、烦渴、善饥、消瘦或肥胖、疲乏无力等表现，久病者常伴发心脑血管、肾、眼及神经系统等病变。由于生活水平提高、生活方式现代化、体力活动减少和营养过剩等原因，糖尿病发病率呈上升趋势，成为危害人类健康的主要疾病之一。

糖尿病常见的有两种类型：胰岛素依赖型糖尿病（IDDM）和非胰岛素依赖型糖尿病（NIDDM）。前者称为Ⅰ型糖尿病，后者称为Ⅱ型糖尿病，占本病总发病率的 90% ～ 95%。

（一）心理 – 社会应激因素

糖尿病的发病与心理 – 社会因素密切相关，紧张、焦虑和孤独等不良情绪，易紧张和竞争性强等个性特点是糖尿病的促发因素，而生活事件、社会地位、经济状况和文化习俗等社会因素与糖尿病的发病也有一定关系。

1. 生活事件 有研究显示，Ⅰ型糖尿病症状出现前常有重大生活事件，如丧失亲人和父母离异等。鲁滨逊（L. Robinson，1985）等曾进行一项严格的对照研究，以糖尿病患者为研究组，与研究组年龄相近的非糖尿病同胞及其邻居为相应的对照，比较三组在糖尿病组发病前某一段时间生活事件频度及其严重程度，结果发现糖尿病组的生活事件频度及严重程度均显著高于对照组；同时此研究还发现，胰岛细胞抗体阳性家庭成员中有一半确诊罹患糖尿病前 5 年都经历了严重的生活事件和长期的家庭困扰。

生活事件在 Ⅱ 型糖尿病发生中有诱发作用。20 世纪 70 至 80 年代，许多研究者注意到经历地震、火灾等事件后糖尿病的发病率比之前的同一时期显著升高；霍尔姆斯（S. Holmes）通过回顾性和前瞻性调查发现，离婚与糖尿病的发生有显著关系；也有人发现失业与糖尿病的发生有关；还有资料显示，美国贫困人群中糖尿病更为常见，而且黑人死于糖尿病的数量比白人高一倍多。

2. 社会支持与应对方式　西蒙兹（D. Simmonds，1981）等研究结果显示，糖尿病患者组与健康人群组相比，更多具有无子女或独生子女、提前退休等境况。姚树桥等（1998）对 131 例糖耐量异常（IGT）者和 91 例糖耐量正常者进行了 18 个月的追踪研究，结果发现 IGT 转糖尿病组患者积极应对方式显著减少。许秀锋等人（1995）对 82 例 Ⅱ 型糖尿病患者进行 MMPI 测查，结果发现无论男性还是女性糖尿病患者，他们都具有较多躯体不适主诉，常有以否认和压抑来处理外来压力等倾向。

3. 人格因素的影响　人格因素在糖尿病的发病中起到一定作用。一些研究认为，A 型行为特征者的血液中肾上腺素、肾上腺皮质激素以及血脂、血糖常处于较高水平，因此推测 A 型行为类型可能是糖尿病的潜在致病原因之一。

（二）心身反应特点

糖尿病是一种终身性疾病，目前尚无有效的根治方法，因此患病本身就是一个严重的应激事件。除了疾病给患者带来的痛苦，长期治疗的经济负担、患病对工作和生活的直接影响，都会使糖尿病患者出现多种心理问题。

1. 一般心理反应　人们一旦罹患糖尿病，就需要频繁地接触医学检查、各种药物及医护人员，需要严格遵守糖尿病自我管理的各项约束，如严格控制饮食，个人生活、工作及学习计划要做出相应的调整，每天都会担心病情，糖尿病让患者的生活发生根本性变化。因此，患病初期，患者会进行自我概念调整，重新定位自己的工作和生活，容易出现悲观失望和焦虑紧张等不良情绪。

2. 情绪障碍　抑郁情绪是糖尿病患者中一种最常见的心理障碍，糖尿病患者抑郁情绪发生率大约是一般人群的 3 倍。有文献报道超过 40% 糖尿病患者伴有明显的抑郁性障碍，抑郁性障碍会严重影响患者的糖代谢，加快糖尿病并发症发生。

焦虑也是糖尿病患者的常见不良情绪，朱熊兆等（2001）对 186 例 Ⅱ 型糖尿病患者和 100 例正常对照者进行了状态 – 特质焦虑评定，结果发现，糖尿病组特质焦虑水平显著高于正常对照组，特质焦虑水平与糖化血红蛋白（HbA1c）浓度呈显著正相关。国外一项研究曾对 600 例糖尿病患者进行了临床观察，结果发现糖尿病患者中焦虑性障碍发生率高于一般人群。

3. 进食障碍 糖尿病患者需要控制糖类食物的摄入，因为担心不当饮食加重病情，患者会采取一些措施调节饮食习惯，如果处理不当，就可能发生进食障碍。在美国，糖尿病患者中进食障碍发生率显著高于一般人群。

（三）临床心身干预策略

1. 心理诊断与评估 对糖尿病患者，不仅要根据临床表现进行医学诊断，而且要充分了解其心理因素，为心理干预做好准备。对糖尿病患者的心理诊断和评估的内容主要包括情绪状态、工作生活状态和人际状况评估。方法包括晤谈和心理测验。

对糖尿病的晤谈首先要根据糖尿病患者的常见心理问题和社会因素设计晤谈大纲，然后与患者进行交谈。晤谈一般是根据医师的经验判断患者心理问题的性质和程度，评价其生活状态和社会环境。晤谈法的主观性强，晤谈的效果依赖于医师的经验和能力。

在对糖尿病患者的诊断和评估中，可采用贝克抑郁问卷、抑郁自评量表、焦虑自评量表和状态 – 特质焦虑问卷等来评定患者的抑郁及焦虑程度；可采用生活事件量表、社会支持量表、应对方式问卷等来评定患者社会生活及应对状况。

2. 临床心理干预 心理干预是糖尿病治疗的重要辅助方法，对早期的Ⅱ型糖尿病患者，单独使用心理干预也能起到稳定糖代谢的作用。在心理干预的各种方法中，以糖尿病教育、血糖察觉训练、认知行为治疗及生物反馈治疗最为常用。

（1）健康教育：糖尿病患者普遍缺乏对疾病的基本知识，因此明显地影响治疗效果，掌握一定糖尿病的发病原因、发病机制和治疗常识，对患者积极配合治疗，有效进行自我管理有非常重要的意义。糖尿病患者的健康教育内容较为广泛，包括糖尿病基础知识、饮食控制、运动锻炼、降糖药物的使用、低血糖的预防与处理及尿糖和血糖的自我监测等。

对糖尿病患者进行健康教育的意义在于可以使患者意识到糖尿病的可治疗性，使其了解各种治疗方法及其必要性，消除一些对治疗的误解，减少患者对疾病本身的恐惧，提高对治疗的依从性。健康教育还可以帮助糖尿病患者改善对疾病的态度，减少由之引起的不良情绪和适应不良行为，提高他们的生活满意度。

（2）血糖觉察训练：血糖觉察训练（BGAT）是主要用于Ⅰ型糖尿病的一种心理 – 教育干预方法，通过训练患者利用内部的和外部的线索作为反馈信号来了解和觉察自己的血糖水平，学会对血糖进行自我调节，达到预测和避免血糖大幅度波动的目的。

（3）认知行为治疗：目前在糖尿病治疗中多采用团体治疗的形式，如由斯诺克（C. Snook）等发展起来的一种认知行为治疗方法——集体认知行为治疗（CBGT）。该疗法认为，糖尿病是一种慢性的终身性疾病，在长期的治疗过程中，可能多次出现血糖控制的失败，使得患者有严重的挫败感和无望感，可能出现自我怀疑，产生一系列的负性情绪，这加重了患者对糖尿病的无助感，甚至不再坚持自我管理的态度，使得血糖控制更加困难。血糖控制失败的经历也可使患者产生扭曲的认知，认为自己没有办法也没有能力去控制血糖，并认为治疗与否对血糖的控制和并发症的发生没有多少价值。这些错误的念头很容易引起消极的情绪和不良的自我管理行为，进一步导致血糖的控制不良。CBGT 是以认知行为治疗和理性情绪治疗为理论基础，采用几种认知和行为技术（如认知重建、应激管理和示范等）来帮助患者消除与糖尿病有关的痛苦，提高其应对技巧，促进自我管理，改善血糖控制。

（4）生物反馈治疗：朱熊兆等（2001，2002）的研究证明生物反馈技术支持的放松训练有益于改善糖尿病患者的糖代谢和免疫功能，尤其能减少血糖的波动，这对糖尿病并发症的预防有着重要的意义。

六、肥胖症

肥胖症是指体内脂肪积聚过多和 / 或分布异常，并且体重增加。日益流行的体重过重和肥胖问题已严重影响人类的健康。肥胖症已成为世界性难题，对人类的生存质量和人均寿命构成威胁。肥胖症一般分为 3 种类型：①单纯性肥胖；②继发性肥胖；③遗传性肥胖。

临床上最常以体重来估计肥胖程度，一般认为实际体重超过标准体重的 20% 或体重指数 ≥ 25 时即可诊断。2000 年，WHO 国际肥胖特别工作组提出了亚洲成年人 BMI（kg/m^2）正常范围为 18.5 ～ 22.9；< 18.5 为体重过低；≥ 23.0 为超重；23.0 ～ 24.9 为肥胖前期；25.0 ～ 29.9 为 I 度肥胖；≥ 30.0 为 II 度肥胖。

目前肥胖症已经成为全球性的问题，而且呈不断上升之势。肥胖可见于任何年龄，以 40 ～ 50 岁中年人多发，女性稍多；目前发病已呈低龄倾向。据不完全统计，全世界肥胖症正在以每 5 年翻一番的惊人速度增长。在美国，大约 30% 的男性和 35% 的女性患肥胖症，其中 1200 万～ 1300 万人达到严重肥胖的标准。我国近年来肥胖症人群迅速增加并呈低龄化，肥胖症的比例接近成年人的 10%。

（一）心理 - 社会应激因素

1. 饮食观念和生活习惯　人们自幼形成的饮食观念对进食行为有一定影响。父母们普遍认为进食量大有利于儿童的发育和健康，因而经常鼓励自己的孩子多吃，较多进食能得到父母的肯定和鼓励，久而久之使孩子形成了多食才能长高、才会健康的观念。还有一些父母因为缺乏经验，不能分辨婴儿啼哭的真正原因，认为因太热、太冷和身体不适及关注不够等原因导致的啼哭都是因饥饿引起。于是，只要婴儿啼哭，父母就立即喂食，结果使孩子无法学会辨别饥饿与愤怒、恐惧、焦虑等情绪状态，以为通过进食可解决这些情绪问题，养成了一旦有情绪问题就进食的习惯，从而导致肥胖。

饮食习惯可能诱发肥胖。一味追求高营养、高蛋白，饮食中摄入较多高能量的食物会导致肥胖。另外，零食过多、夜间加餐、晚餐丰盛这些不合理的饮食习惯和饮食结构往往是肥胖的原因。

2. 情绪因素　情绪因素与肥胖也有密切关系。研究认为，进食是肥胖者对某些消极情绪的不良应对模式，焦虑、紧张等消极情绪成了多食行为的原因。肥胖者常在焦虑时进食，咀嚼动作可使大脑产生内啡肽，以缓解紧张情绪。形成程式化的行为之后，凡遇到挫折产生焦虑时，就以进食的方式来适应。

3. 社会习俗与文化　社会文化观念、习俗和群体效应等也是肥胖的原因之一。由于我国历史上长期存在食物匮乏的现象，使人们形成了"胖是身体好""能吃是福"等社会观念，这些观念影响着一些人较多进食。也有的人长期形成了爱惜粮食、节俭的习惯，为了不浪费粮食，在吃饱之后还强迫自己吃完剩下的饭菜，日积月累，导致肥胖。

群体效应也是使人过多进食的原因。在一些进食场所，由于群体中的人际互动导致了较多的进食行为。如参加聚会或野餐时，多数人容易吃得比平常多，这是由团体成员的密切互动相互影响所致，这是工作中有较多聚餐机会的人容易肥胖的原因。

（二）心身反应特点

1. 自我意识较差　自我意识主要指对自己身体、心理和社会等方面特征的认识和自我评价，以及在此基础上形成的自我情绪体验和自我行为控制力，包括对自己在社会环境中所处地位的认识以及自身价值观念的评价等。肥胖对儿童自我意识影响的研究结果不一，但大多认为肥胖损害儿童的自我意识，主要表现为自我评价差、内向抑郁等心理行为异常。国内有人用儿童自我意识量表研究发现，肥胖儿童的自我意识总分以及在行为、焦虑、幸福与满足等分量表上的得分均低于正常体重儿童，认为肥胖儿童自我意识受损，自我评价低，有更多的焦虑、不合群、幸福感与满足感差等问题。

2. 不良情绪　由于对自己体态不满意、不被同伴接纳、社会适应差等原因，肥胖患者容易出现抑郁、自卑、焦虑和孤僻等不良情绪，以及被动、退缩、多疑和害羞等情绪行为特征，社会适应能力差。也有研究发现，肥胖儿童和成人更容易出现分离性焦虑和社交恐惧。有研究提示，肥胖儿童中的抑郁发生率高于体重正常儿童。

3. 人际交往和社会适应问题　肥胖者与人相处时容易不自在，交往缺乏主动性。肥胖的儿童往往过分地依赖家庭，依恋父母，不愿与社会接触，害怕批评。这使得肥胖儿童在交往中更被动，导致社交能力下降和技巧缺乏。

4. 不良行为　肥胖儿童较正常孩子更容易出现不良行为，尤其是自我控制力较差。成人患者表现为神经质倾向、强迫、懒散、自控力差、依赖、离群等。

（三）临床心身干预策略

任何原因导致的多食行为是导致肥胖的主要因素，因此通过改变多食行为，形成良好饮食习惯是解决肥胖问题的根本途径。这里简单介绍改变多食行为的步骤和方法。

1. 澄清问题，分析原因　由于多食的原因是多种多样的，在心理干预前，应做必要的躯体检查，如果是因为激素异常、内分泌紊乱、代谢异常等生理原因所致的肥胖，应以药物治疗为主，心理调节为辅。如果排除了躯体疾病因素，则应以心理干预作为主要治疗手段。在心理干预的初期，可以从以下 3 个方面了解患者的问题行为，分析评价多食行为的原因及影响因素：

（1）了解患者对饮食、体态等问题的基本认识和态度：有多食行为者常存在某些对营养、体态等问题的错误观念。在心理干预初期，应在收集患者相关资料的基础上了解患者的基本观念，这是进行心理干预的必要条件，也是建立良好治疗关系的一个重要环节。

（2）评估原有饮食行为：纠正多食是一个行为改变的过程，在实施心理干预的前期，有必要和患者一起澄清其原有的饮食行为习惯或模式。一般可采用记饮食日记的方法收集患者饮食行为的资料。

（3）分析多食行为相关因素：在了解患者情况的基础上对多食行为进行分析，为提出有针对性的心理干预方法提供依据。对多食行为的分析和探讨，应在医师和患者共同参与，相互交流认识，澄清问题实质等氛围中进行，应注意启发患者分析问题的主动性，摒弃单向的说教。

2. 调整观念　由于不少肥胖者缺乏饮食营养的知识或存在对饮食营养的偏见，因此，对肥胖者进行营养学知识教育是纠正多食行为的必要环节。相关知识的传授可以借鉴预防医学中健康教育的各种做法，如知识讲座、媒体宣传和群众活动等，在心理干预中也可以用一对一的形式，针对患者对某方面的知识缺陷讲授相关内容。对成年患者，还可布置作业，确定主题后请其自己查资料，学习饮食营养的正确知识。

3.纠正不良饮食行为及生活习惯　在明确患者原有多食行为模式的基础上，采用行为干预的方法逐步纠正肥胖者的多食行为。对多食行为的干预可选择某种具体的方法。对于和情绪有关的多食行为，可采用情绪调节及应对模式调整的方法进行纠正。下列具体做法可供选择：

（1）自我奖励和惩罚：医师与患者商定一个较为合理的、具体的饮食行为模式控制进食量，要求患者遵照执行，如果患者能按照要求做一天，就给予一定的奖励；如果不能遵照执行，每出现一次要纠正的目标行为就给予惩罚（可与患者商定奖励和惩罚的形式）。

（2）厌恶刺激法：用一些令人厌恶的刺激来对抗多食行为，可选择一些与肥胖有关的厌恶刺激，如大腹便便行动笨拙的漫画，肥胖危害的招贴画等，每当患者出现超过合理进食量、多吃零食等不良饮食行为时就呈现上述厌恶刺激，以降低进食欲望，控制多食行为。

（3）示范训练：可借用录像放映设备播放良好进食行为、户外运动和健美训练等内容，以此向患者提供模仿对象，让患者通过模仿学习获得良好的饮食行为。

（4）培养替代活动：有些肥胖者多食是因为无事可干，便吃点东西，久而久之形成多食习惯。治疗时可鼓励患者培养兴趣活动，丰富生活内容，用体育运动、散步、听音乐和练毛笔字等多种活动代替进食行为。

以上各种行为干预技术往往均有减肥效果，但实际工作中常需采用综合的干预措施，并特别强调激发患者的自我控制力训练。在行为训练起作用后，心理干预不能停止，行为训练的效果需要长期的巩固才能形成行为习惯，良好饮食习惯的形成是心理干预的最终目标。

七、癌症

癌症的发生、发展、治疗和转归均与心理 – 社会因素密切相关。因此，在临床工作中需要对癌症患者的心理问题给予更多的关注。

（一）心理 – 社会应激因素

早在两千年以前，中医经典著作《素问·通评虚实论》就明确指出："膈塞闭绝，上下不通，则暴忧之病也。"说明了噎膈，也就是食管癌的发病与暴忧有关，表明古代医学家已注意到精神心理因素对食管癌发病的影响。明代《外科正宗·乳痈论第二十六（附：乳岩）》认为，乳岩（乳腺癌）的病因，是"忧郁伤肝，思虑伤脾，积想在心，所愿不得志者，致经络痞涩，聚结成核"。清代医学著作《金匮翼·积聚统论·气积》记载："气滞成积也，凡忧思郁怒，久不得解者，多成此疾。"

指出了情志心理因素可以导致机体脏腑功能失调。气滞血瘀，日久则形成积聚之类的恶性肿瘤。

1. 情绪因素　研究证明长期不良情绪可导致癌症。英国学者斯诺对 250 例乳腺癌及子宫癌的病例进行分析后发现，其中 156 例在发病前有明显的精神创伤。姜乾金（1987）等在心理 – 社会因素与癌症关系的临床对照调查研究中发现，180 例癌症患者较其他患者在发病前存在更多的家庭不幸事件、负性情绪反应和消极应对方式，以及艾森克人格问卷（EPQ）中较低 E 量表分和较高 N 量表分。此后，国内大量的研究也显示了相似的结果。尤其是直接心理 – 社会因素（主要指心理应激，如丧亲的悲痛）可通过心身中介过程引起内分泌、免疫系统的改变导致癌症发生。

2. 人格因素　某种人格特质易患癌症的假说由美国加州大学学者提摩萧（L. Temoshok，1977）首先提出，称 C 型人格特征，"C"系取癌症（cancer）的第一个字母。提摩萧归纳出癌症患者共有的基本心理特征为不善于表达和宣泄焦虑情绪、抑郁倾向，尤其是压制本该发泄的愤怒情绪；行为上的表现则是追求完美，过分屈从、过分自我克制、回避矛盾、姑息迁就、忍耐、依顺、合作性强，因怕得罪人而放弃自己的诉求，因无力应付生活的压力而感到绝望。该类行为者其癌症的发生率可高出正常人的 3 倍以上。

（二）心身反应特点

癌症是发病率较高的心身疾病。不但病因尚不清楚，早期诊断也存在困难。目前，尚无特效治疗方法，只有采取规范化的综合治疗，如手术及放疗、化疗等杀灭癌细胞；恢复期中医药调理等；同时以各种医疗措施减少癌症的复发、转移。

癌症的诊断对患者而言是严重的应激事件，意味着健康、生命的重大威胁，加之公众对癌症的理解基本是负性的。因此，诊断为肿瘤会导致患者产生严重的应激性反应，引发各种心理和躯体问题。调查表明，癌症患者中约有 66% 患抑郁症，10% 患神经衰弱症，8% 患强迫性神经症。80% 的肿瘤患者不是死于治疗期，而是死于康复期。肿瘤患者常出现抑郁、焦虑、精神错乱、厌食症、疼痛、恶心和呕吐等问题，其中抑郁症和焦虑性神经症具有较高的发病率。精神崩溃导致 1/4 的癌症患者治疗后存在复发转移。一旦诊断癌症会对个体的心理、生理和行为产生巨大的影响，从而引发机体功能的进一步紊乱。此时应注意处理不同疾病阶段的心理问题。

1. 诊断初期常见的心理变化

（1）焦虑：一旦确诊癌症，焦虑是最早也最常见的心理反应。除情绪上的表现外，还伴有交感神经功能亢进的躯体症状，表现为心慌、失眠、出汗、胃肠功能紊乱及烦躁不安、坐卧不宁。进入治疗阶段后，由于对治疗的效果、副作用、手术可能给自己带来的痛苦和残疾以及放疗和化疗的损伤等不确定事件担忧，会加重这种焦虑情绪。

②否认：在一项对100例癌症患者的调查中发现，有34%的人开始不相信自己会得癌症。心理学家认为这可能是患者使用"否认"的心理防御机制的结果，其目的是缓解内心的焦虑和不安。在否认阶段，患者可表现为对诊断结果无所谓，治疗的积极性也不高，幻想着诊断上的奇迹出现。不同的患者这一阶段的持续时间也不相同，对治疗的影响程度各异。但一旦否认失败，患者会立即陷入严重的不良情绪之中。

③愤怒：有些患者在得知自己患癌症后，怨天尤人，烦躁不安，甚至为一些微不足道的小事大发雷霆，这是愤怒情绪的表现。引起愤怒的原因是患者不甘心，但不得不接受"罹患癌症"的事实，回想自己为人正直善良、工作兢兢业业，而灾难却偏偏降临到自己身上，内心的愤懑油然而生。

④抑郁：58.3%的癌症患者表现出消极悲观的情绪。具有抑郁情绪的患者得知自己罹患癌症后，认为癌症会夺走自己的生命而又无能为力。悲观失望，对前途失去信心，情绪低落，对日常生活的兴趣缺乏，消极厌世。抑郁时常伴有失眠、食欲减退，无精打采，唉声叹气，严重者会出现自杀的愿望和企图。

⑤孤独：一旦进入患者角色，会暂时脱离家庭、脱离原先的工作岗位和亲朋好友而产生孤独感。

⑥多疑：多疑是癌症患者较为普遍的心理现象，表现为患者过分关心自己的身体变化。表现在两个方面：其一是对诊断、治疗手段和病灶是否被清除等，表现出疑虑；其二是由于患者处在焦虑、抑郁的不良情绪状态下，心理上和生理上都较为敏感，对自己的身体和心理变化有较多的关注而导致疑虑。

⑦适应障碍：临床研究证明，有近1/3的男性罹患癌症后表现出不同程度的社交障碍，表现为不愿和别人交往，觉得自己的前途没有希望，甚至将自己和社会隔离起来。在疾病的治疗过程中，所有患者都会出现程度不同的患者角色适应问题。

2. 手术治疗期常见的心理问题　临床上，癌症手术多为中、大型手术，手术对机体的损伤较大，危险性较高。因此，面临癌症手术的患者有较多的心理问题。

（1）手术前患者的焦虑：①认知因素：医疗环境具有威胁性和不可预知性，手术和器械检查会带来痛苦和损伤等，这些不可控因素可引起恐惧和焦虑。患者的不可预见性和不可控制感越强，焦虑和恐惧就越严重。②学习因素：以往有医源性痛苦的患者，如经历过手术并引起痛苦，则会对目前的手术产生焦虑反应。③失助机制：某些手术或操作需要限制或固定患者，使之处在"被人控制"的情境中，患者因失助而焦虑。

（2）手术后患者的心理问题：①抑郁：手术造成较大的心理压力或心理上的

丧失感均会引发抑郁情绪。临床调查显示，乳腺癌根治手术、盆腔手术和直肠手术等由于易于造成器官损伤和功能障碍而较多引发抑郁情绪。②焦虑：手术后疼痛和对预后的担忧会导致患者出现焦虑情绪。常见烦躁、失眠和感觉过敏等症状。同时，还会出现心率加快、出汗和呼吸不畅等自主神经紊乱的症状。③适应能力降低：因患病后需要进行各种检查和手术治疗，绝大多数患者依赖感增强，表现为虚弱、需要人照顾和陪伴。长期处在患者角色之中，会影响患者的社会适应能力。④康复动机降低：患者对康复治疗和今后的社会功能恢复缺乏信心。

3. 康复过程中的心理问题

（1）自卑心理：癌症的治疗可能破坏了个体形体的完整或美观，如乳腺癌根治术、肠癌切除后造瘘术等。由于形体美遭到了破坏，导致个体产生自卑心理。

（2）抑郁情绪：个体丧失健康、美丽甚至经济和社会地位。这些丧失带给患者的直接感受就是不愉快。加之癌症的康复期较为漫长，某些功能障碍是永久性的，患者会产生因自己患病而拖累家人的想法，使抑郁情绪加重。

（3）躯体主诉：患病使个体经历痛苦的体验并得到了家人的照顾，长期的患者角色使其安于现状，不敢或不想再承担正常人的责任。因此，患者的躯体主诉较多并且与康复程度不相符合。加之患者常见自主神经功能紊乱，躯体不适感随之增加。

（三）临床心身干预策略

1. 一般心理治疗　当患者处在患病状态，具有强大的心理压力时，给予一般性心理治疗能增强患者战胜疾病的信心。常用的方法如下。

（1）解释：患者罹患癌症后，对自己所患疾病缺乏认识和了解，容易产生焦虑、紧张的情绪，对治疗过程所产生的副作用和预后也存在担心和恐惧心理。医务人员及时向患者进行解释，对治疗过程和预后给予科学性的说明，可帮助患者消除顾虑，树立信心，加强配合，为治疗创造良好的条件。

（2）鼓励和安慰：患者由于重病的折磨和对未来的担心，情感非常脆弱。医务人员如将治疗方案的科学性、有效性和先进性告诉患者，可以消除患者的顾虑，坚定治疗的决心和信心。如对治疗中出现的副作用及时给予指导和处理，可使患者得到心理上的安慰。

（3）保证：患者在诊断之初，会因否认的心理防御机制而迟迟不愿进入患者角色。治疗阶段，患者往往担心治疗方案是否合理、医师是否有经验等。这时，医师如以科学的态度、充分的临床经验为依据，向患者做出某种解释和保证，可解除患者的疑虑。

2. 支持性心理治疗　注意充分调动患者心理上的积极因素加以支持和抚慰，对患者心理上消极的一面积极给予疏导和宣泄，对患者应对疾病有良好的作用。

（1）调节不良情绪："罹患癌症"对个体而言是重大的心理应激原，会产生强烈的应激反应，导致焦虑、抑郁、愤怒和无助等不良情绪，引发或加重原有的不良行为。倾听、疏导、支持和放松等方法均可减轻不良情绪。对具有严重不良情绪的患者，必要时应给予抗焦虑或抗抑郁药。

（2）加强社会支持：研究表明，在得知诊断后数周到数月之内，患者的配偶也出现应激反应并表现出情绪症状。悉尼（E. Sydeny，1998）等对 58 名癌症患者及其配偶进行的调查结果表明：①配偶的焦虑和抑郁情绪与患者的症状呈正相关；②男性患者的回避与妻子的焦虑与抑郁呈正相关。这一结果提示，癌症诊断不但引起患者的心理反应，也引起家庭成员的心理反应，严重者可破坏原有的社会支持系统。而广泛的社会支持是减轻不良情绪、提高机体免疫力的重要环节，例如，列维（R. Levy，1990）对 61 名乳腺癌患者在诊断后 6 周内体内自然杀伤细胞的活性检测发现，得益于亲人的社会支持，自然杀伤细胞的活性增高至少 1/3。这提示被觉察到的社会支持可增强患者自然杀伤细胞的活性，社会支持可能是对抗肿瘤生长的因素之一。

3. 认知行为治疗 在癌症的诊断和治疗过程中，患者会出现各种不良的认知，如"癌症等于死亡，是不治之症""癌症治不好，治好不是癌""家庭因我陷入了困境"等。上述不良认知可降低患者的依从性，并带给患者消极的情绪。虽然不良的认知与早年的生活经验、重大的挫折有关，但通过认知治疗可达到改变认知结构、消除不良情绪的目的。

4. 团体心理治疗 团体心理治疗的优势就是让患者能够在他人在场的情况下解决问题，观察他人的行为反应，相互学习应对疾病的行为方式。

团体心理治疗是将问题相似的（如癌症康复期）患者组成小组（以 6 ～ 12 人为宜），使小组成员彼此交流经验，评论自己和他人的行为，讨论自己和他人的问题，在逐渐暴露自己的弱点和相应的防御机制以后，患者对自己的行为逐渐认识客观，逐渐习得了与他人共情的能力，当自己帮助别人时，也获得了尊重。同时，治疗者通过集体辅导、讨论和训练等手段，实施心理干预技术的效果较好。姜乾金（1993等）对癌症患者实施团体心理治疗程序结合气功放松训练技术，取得良好的效果。

（席　斌）

第五章　医患关系

第一节　医患关系概述

一、人际关系概论

（一）人际关系理论

人际关系（interpersonal relationship）是人类社会关系的基本成分，是人们在社会活动过程中所形成的建立在个人情感基础上的相互关系。人际关系存在于人与人交往互动时，一般具有一定的感情色彩，以喜欢、依赖、接近、厌恶、回避或仇视等方式表达出来。例如，朋友之间的友谊、恋人之间的爱情、工作单位里的同事关系等，都属于人际关系的范畴。

1. 认识理论　本理论强调人际关系的和谐取决于双方对客观事物的认知水平、组合结构以及文化结构的水平。

（1）平衡的认知：某人（P）对接触者（O）相互持肯定的态度，对第三者（X）的认知、态度一致，则双方关系和谐。

（2）不平衡的认知：某人（P）对接触者（O）相互持肯定的态度，但对第三者（X）的认识、态度不一致，则可能导致双方人际关系不良。

（3）无平衡的认知：（P）与（O）关系不大、情感淡漠，不存在对（X）的关系。

临床中医患双方的诊断治疗取得一致的意见是医患关系和谐的基础之一，医务人员应采取多种措施与患者进行有效的沟通，使患者从科学的、理性的角度去认识疾病的诊断和治疗，同时也应注意患者所反映的病情和要求，减少医患之间的矛盾。

2. 相互作用理论　人际关系的协调、交往双方的相互作用与人际吸引力有密切的相关性。相互作用是一个逐渐产生和发展的过程。交往的双方从没有接触到产生单方面印象，通过初步的接触，逐渐产生相互亲近的情感。"远亲不如近邻"就是因为邻里之间的交往比较多，彼此了解，超过了不常往来的亲戚。在临床活动中，只有加强与患者的接触和交往，才能相互认识与了解，才能逐渐建立和谐的医患关系。

3.强化理论（强化情感理论） 人际交往的双方能否在交往中引起积极的情感反应至关重要。交往的双方如果在交往的过程中能够产生愉悦的情感体验，将有助于交往的深入。医务人员在临床实践中，应注意自己的言谈举止，并且关心体贴患者，多一些精神支持和鼓励，使患者在与医务人员的交往过程中感到心情舒畅，这种强化有助于促进与患者的合作，也有助于建立良好的医患关系。

（二）人际关系的特点

1.个体性 与社会关系不同，人际关系的本质表现在具体的互动过程中，在人际关系中，诸如"教师"与"学生"、"上级"与"下级"等这些个体的角色因素已退居次要地位，而对方是不是自己喜欢和愿意亲近的人则成为主要的问题。因此，作为医师要设法让患者接纳自己，从而建立起融洽的医患关系。

2.直接性和感知性 人际关系是在人们直接的或面对面的交往中建立起来的，关系双方可直接感受到它的存在。一般来说，没有直接的接触和交往是不会产生人际关系的。而人际关系一旦建立起来，也会被双方体验到。双方建立了良好的人际关系，个体就会感到心情愉快；相反，则会感到郁闷和不满。

3.情感性 人际关系的基础是双方彼此的情感交流活动。情感色彩是人际关系的主要特点。人际间的情感倾向可以概括为接近、吸引性的情感与疏远、排斥性的情感。有的学者将情感交流的深度作为人际关系好坏及其程度的重要指标。所以，为了建立正常的医患关系，医师要带着良好的情感与患者进行交流。

人际关系是社会关系的重要组成部分，受社会关系的制约。在一个单位中人际关系既影响团体的凝聚力，又影响心理社会环境以及团体中人们的心身健康。

（三）人际吸引

1.人际吸引的概念 人际吸引是指人际关系中彼此相互欣赏、接纳的亲密倾向，以及产生推动交往的情感。在社会交往中人们不仅相互观察、相互认识，而且也形成一定的情感联系。这种情感联系集中表现在人际吸引上。人际吸引是在合群需要的基础上发展起来的。合群是指愿意与他人在一起的倾向，并不涉及是否喜欢他人，也不涉及对他人品质的评价。合群是吸引的基础。吸引的一般形式是喜欢与接纳，吸引的强烈形式是友情或爱情。

2.增强人际吸引力的因素

（1）相似性吸引：人们之间的某些特征相似，如信念、价值观和性格特点等相似是产生喜欢与吸引的重要因素。有研究表明：他人若与自己某些特征相似，对自己则是一种社会支持，对交往具有较高的强化，彼此之间的吸引力就容易产生。在日常生活就有"物以类聚，人以群分"的现象。

此外，医患之间若具有共同的信念、价值观，容易产生吸引。如有共同的宗教信仰或价值观时，在相互交流中容易产生共同的语言，容易引起共鸣。医师的工作对象是具有不尽相同的文化背景、价值观念和社会经历等方面的个体。为了增强医患交流，医师要有广博的知识，以适应与各类患者的交往。

（2）相悦性吸引：人际交往常涉及双方需要的满足，这种满足能够使人有一种心理上愉悦的感觉。相悦主要表现为人际关系间情感上的相互接纳、相互肯定。由于双方在心理上的接近（主要是在对象需要时予以满足），因此在交往中的摩擦与心理冲突就会减少，这种相互间的接纳与肯定，成为建立良好人际关系的前提。

（3）敬仰性吸引：研究证明，一个人因某种特征受到他人的敬慕易产生人际吸引力。一般来说，在医患交往中，一个医师诊疗水平越高就越受患者敬重。我们常常看到经验丰富的、职称高的医师更容易受到患者的好评和信任。

（4）仪表性吸引：人的形体外貌是由先天遗传因素形成和发展起来的，它不以个人的主观愿望为转移。但人们在判断他人时，心理上往往无法消除他人外表所产生的影响。在临床交往过程中，医师的外貌、服饰及言行等因素常常影响医患关系的建立和发展。特别是在初次接触时，第一印象的形成尤为重要。若医师态度高傲自负，则使患者有难以接近之感；举止随便，不修边幅，就容易给患者留下工作不认真，较为随便的印象。医务人员应举止端庄，服饰整洁，言语和蔼可亲，使患者一开始就感到可以信赖，直至将自己的性命相托。

（5）接近性吸引：在空间上的邻近和彼此之间的熟悉是相互吸引的另一重要条件。相互接近容易熟悉，熟悉能增加相互接受的程度。接近性吸引为社区医师建立良好的医患关系创造了独特的条件，我们应该充分利用这一条件开展工作。在医患交往中，彼此之间熟悉是互相吸引的重要条件。患者就诊时，医师若能够准确地说出患者的名字、既往患病情况等则容易获得患者的认可，从而建立与加深良好的医患关系。

3. 阻碍人际吸引力的因素

（1）自我中心：自我意识太强，只关心自己利益，忽视了他人处境和兴趣，甚至以牺牲他人的利益满足自身需要的人，显然是缺乏吸引力的。每个人都是生活在一定的社会环境、一定的群体之中，应当注意照顾到他人的需要。因此医务人员与患者交往，应当耐心倾听患者的叙述，避免以自我为中心给患者压力。

（2）偏见与固执：不愿意接受他人规劝或性格孤僻，不喜欢与他人交谈，不尊重他人人格，固执己见，给人拒之于千里之外的感觉，显然是相互吸引的阻碍。因此要求医务人员必须具备良好的职业道德，尊重患者。不能对患者有固有的划分而产生偏见，更不能在交往时固执己见而使患者反感。

二、医患关系的概念

医患关系是医疗活动中最重要、最基本的人际关系，作为礼仪之邦的中国，自古以来就把"仁爱救人"作为处理医患关系的基本准则。唐代名医孙思邈在《备急千金要方·大医精诚》中指出："凡大医治病，必当安神定志，无欲无求，先发大慈恻隐之心，誓愿普救含灵之苦。"并提出"若有疾厄来求救者，不得问其贵贱贫富，长幼妍媸，怨亲善友，华夷愚智，普同一等，皆如至亲之想"。"仁爱救人"的思想不仅是中国历代推崇的美德，而且在西方也一直受到称赞和肯定。著名的希波克拉底誓言中说："我一定尽我的能力和思虑来医治和扶助患者，而决不损害他们。""无论我走近谁的家庭，均以患者的福利为前提，务期不陷于腐败的坠落。"随着现代社会科学技术的日新月异，社会文明的飞速发展，医患之间相互信赖、紧密合作的和谐关系需要与时俱进地调整，从而解决出现的问题。

医患关系是指医务人员与患者之间在临床中形成和建立起来的人际关系。医患关系是人际关系在医疗情景中的具体形式，是诸多人际关系中的一种。医患关系有广义与狭义之分。

（一）广义的医患关系

广义的医患关系中，"医"不仅仅是医师，还包括护士以及医院管理人员等；"患"不仅仅是患者，还包括与患者有关联的亲属、监护人、单位组织等群体。尤其在患者意识障碍或没有行为判断能力时（如昏迷患者、儿童等），与患者有关的人群往往代表病患者的权益，充当着"患"的角色。

（二）狭义的医患关系

狭义的医患关系，即医师和患者的关系，是特指医师与患者关系的一个专门术语。医患关系是医疗活动中最核心的部分，它的重要性日益显现。良好的医患关系是顺利进行临床诊疗活动的基础。首先，正确的诊断取决于医患双方交往效果。个体的疾病总处于不断发展、变化的动态过程中，医护人员必须及时掌握病情变化。如果医患之间缺乏充分的交往与信任，往往不能收集到确切的病史资料和病变信息。其次，从治疗过程看，患者的依从性如何，是否遵从医嘱，执行医疗方案等都取决于医患交往的程度。如果没有患者的积极配合，再好的治疗方案也无法奏效。再者，良好的医患关系本身就是一种治疗手段。融洽的医患关系会营造出良好的心理氛围、积极的情绪反应及愉悦的沟通交流，对患者来说本身就是一种积极治疗。

三、医患关系的模式及类型

（一）维奇模式

美国学者维奇（R. Veatch）提出三种医患关系模式。

1. 纯技术模式 纯技术模式又称工程模式。在这种模式中，医师充当的是纯科学家的角色，只负责技术工作。医师将那些与疾病和健康有关的事实提供给患者，让患者接受这些事实，然后医师根据这些事实，解决相应的问题。这种医患关系是一种将患者当作生物体变量的生物医学阶段的医患关系。

2. 权威模式 权威模式又称教士模式。在这种模式中，医师充当家长式的角色，具有很大的权威性，医师不仅具有医疗过程的决策权，而且还有道德决定的权利，患者却完全丧失自主权。

3. 契约模式 在这种模式中医患双方是一种非法律性的关于责任与利益的约定关系。在符合双方共同利益的前提下，医疗中的重大决策与措施要经患者同意，患者则不期望同医师讨论所有的医疗技术细节。

（二）布朗斯坦模式

我们每天都会遇到有关"传统"和"现代"的冲突，这既涉及患者意志、医学科学手段，又涉及传统伦理道德，在这种情景中，医患关系变得更加难于把握。布朗斯坦（Braunstein）就将医患关系概括为"传统模式"和"人道模式"两种类型（表5-1）。

1. 传统模式 是指医师是权威的，而患者则听命于医师，执行医师的一切决定。这种模式是生物医学模式在医患关系方面的体现。医护人员只关心患者的疾病及如何处理，如何应用传统的技术和理化方法去治疗；很少考虑患者的心理和社会方面对疾病的影响，医护人员和患者之间很少交往，医患间的交往相当有限。因此，医患关系的传统模式已经越来越不符合大多数患者的需求。

2. 人本模式 人本模式基于西方的人本主义思潮和人本主义心理学理论。人本模式的基本观点是：①患者与疾病相比，患者要重要得多，看病不应只看到疾病而应重视患者本身；②患者是一个完整的人，身体和心理不能分割，两者均是医师考虑的重点。另外，医患关系中还应注重社会-心理因素对疾病的影响；③每个人都有能力来确定自己的发展，并对自己负责，应尊重和发挥患者积极参与治疗的主动性；④每一个人的身心健康状况和他过去、现在和将来都有着错综复杂的关系；⑤疾病、灾害、创伤、疼痛、衰老、濒死等情况是重大生活事件，不同的人对其评价不同，产生的后果也不相同，对个体影响的程度会有很大的差异；⑥对患者的帮助不仅靠技术措施，还应充当教育、引导和促进的角色，体现对"人"的尊重。我们认为人道模式将比传统模式更加有效，并充分体现人性化。

在人道模式的医疗活动中，无论在技术水平上还是在非技术水平上，医患之间都有充分的时机与条件相互交往和相互作用，这就为建立融洽的医患关系创造了条件。

表 5-1　医患关系的传统模式与人本模式

模式	传统模式	人本模式
医师角色与作用	科学家—研究者；重点处理病理过程，情感上中立，在整个医疗活动中是主动的，负责对患者的诊治	教育者—顾问，治疗者，诊断者，社会支持的源泉；帮助患者了解疾病的性质及治疗方式，明确责任与分工，使患者重新获得对生命的控制
患者角色与作用	医嘱的被动接受者；完全合作，毫无保留地依赖医师，不问检查或治疗的理由或目的，不好奇，对疼痛有很高耐受力，对症状是一个准确、透彻的观察者，对病史是一个准确的历史学家，患有能被诊断与治愈的躯体疾病	自己医疗活动的合作者，治疗的参加者，是关于自己的情感和躯体反应的专家；与医师分担权利与责任，在整个医疗活动中是积极主动的，富有责任感
相互作用模式	依赖—响应依赖	协同"作战"
原型	长官—部属	协作者—协作者

（三）萨斯与荷伦德模式

萨斯与荷伦德（Szasz & Hollender，1956）在其著作《医师－患者关系的基本模式》中提出了医患之间的行为模式，将医患关系概括为以下三种基本类型，即主动－被动型模式、指导－合作型模式、共同参与模式（表 5-2）。

1. 主动－被动型模式　在这种医患关系中，医师是完全主动的，医师在患者心目中处于权威地位，具有专业知识和技术；患者则完全处于被动的地位，对医疗的过程和措施不提任何意见，完全按医师的要求去做，听从医师的支配。这种医患关系一般见于昏迷的患者、手术麻醉的患者、某些精神患者及休克状态下的患者。这些患者或失去意识或不能表达自己的要求。因此，他们没有主动性，只能完全服从于医务人员的安排。由于在这一模式中患者没有自由意志，对医务人员的伦理道德和临床经验要求很高，医务人员必须仔细观察，认真诊疗，才能救治患者。

2. 指导－合作型模式　这一类型的医患关系是前一种模式的进步，指在医疗关系中，医师仍然是主动的，但患者已具有一定的主动性，他们可以表达自己的愿望和要求，对诊疗计划提出意见和建议。但医师仍然被患者尊重，医师被看成是有专业知识的专家，而患者因缺乏专业知识必须向医师求助及得到医师的帮助，医师则要求患者接受指导并积极配合。这种医患关系模式常见于急性病患者，也见于术前、术后、理疗等情况。此模式中医师仍是主角，患者是配角。患者的意识是清醒的，但其疾病比较严重或复杂，要依靠医师的正确诊断和治疗。患者所反映的意见、疑问或感受是他们接受医师治疗后，为使自己能够早日康复采取的自然合作态度；而医师也重视患者的反映，因为这会给他们的正确诊疗带来参考和裨益。这种模式的医患关系的特点是医师的权威指导与患者努力参与下的配合。

3. 共同参与型模式　在这种医患关系中医患双方是平等的关系，两者都有主动性，在诊疗过程中共同参与、积极配合，一起商讨治疗目标、制订治疗计划，患者将计划付诸实施。患者在治疗中充分发挥自己的积极性和主动性，进行自我治疗。医师则将患者看成是具有极大潜力、对健康负责的个体，充分相信他们、尊重他们的意见并对患者的自助行为加以鼓励和给予相应的医疗知识上的帮助。在临床中，这种医患关系常见于慢性病、心身疾病患者。

表 5-2　医患关系的萨斯与荷伦德模式

模式	医护人员的作用	患者的作用	临床应用	模式的原型
主动－被动	对患者做某事	接受（不能反应或无作用）	麻醉、严重外伤、昏迷、谵妄等	父母、婴儿
指导－合作	告诉患者做什么	合作者（服从）	急性感染过程等	父母－儿童
共同参与	帮助患者自助	合作关系的参加者（利用专家的帮助）	大多数慢性疾病	成人－成人

（四）影响模式转化的因素

一般说来，在特定的情况下，上述三种医患关系都是正确的和实用的。实践过程中三种医患关系也难以截然分开，需根据患者的具体病情来决定。医疗过程中，只要患者能表达自己的愿望和意见，医师就应充分发挥其积极性和主动性，尊重患者的权力，使患者积极主动地参与疾病的治疗。在下列几种因素的影响下，医患关系的模式可能发生转化。

1. 医师的积极引导　医师如果能积极引导患者配合治疗，参与治疗活动则可促进医患关系模式向有利于调动患者积极性的方面转化。从"主动－被动"型到"指导－合作"型再到"共同参与"型。这样，医师在疾病诊治过程中的主导控制作用逐渐减弱，而患者的配合参与作用逐渐加强。

2. 患者个性的影响　在医疗实践活动中医患之间建立什么样的关系，不仅取决于患者疾病的性质、症状表现，还与患者的人格特征有关。例如，一个患有急性疾病的人，一般来说适宜指导－合作型的关系。但是患者具有的多虑、谨慎、孤僻、沉静、被动、依赖等个性特点，使得他在医疗过程中总是处于消极被动、服从的地位。此时，医护人员应力争帮助他克服人格中的不利因素，促使患者主动参与诊疗方案的实施。

3. 患者病情的变化 随着患者病情的变化，医患关系可以从一种模式转向另一种模式。例如，对一个因昏迷而入院治疗的患者，应按照"主动－被动"模式加以处置；随着病情的好转和患者意识的恢复应逐渐转入"指导－合作"模式；随后，患者进入康复期，适宜的模式就变成"共同参与"型。

医患关系在医疗过程中起着至关重要的作用，主要体现在以下两个方面：①从诊断、治疗到疾病康复措施的实施，都需要患者的密切合作，而患者的密切合作来源于良好的医患关系；②良好的医患关系本身就是一种治疗手段，它不仅可以促进患者的康复，而且对医师与患者的心理健康都具有促进作用。

第二节　影响医患关系的心理－社会因素

一、心理因素

医患关系中的交往与作用是双方间相互性的，尤其是心理因素对医患之间的交往有重要的影响。

（一）性格因素

研究表明，互补型性格常常有益于建立融洽的人际关系。在医疗过程中，医师往往习惯于给患者劝告与指导，不习惯让患者作为合作者参与决策过程。在这种情况下，一个从众型人格、内向型性格并且情绪稳定的患者可以很好地接受。但当碰到的是一位独立型人格、外向型性格而且情绪不稳定的患者，医患双方就容易对对方的行为感到不快而不易建立融洽和谐的医患关系。

（二）移情与反移情

由于患者早年的生活经历和人际关系，从而对医师形成的心理反应倾向。在诊疗过程中患者往往把医师当作其心理倾诉或发泄的对象，也就是将医师看着是与其早年心理冲突有关的某一人物，而将自己的情绪转移到医师身上。如果曾经与类似人物有良好关系与评价，那将容易与面临的医师建立起良好的医患关系；相反，则很困难。这种心理反应倾向称为"移情"，其在医患关系中起着重要作用。同样，医师也常常基于自己过去与他人的关系，将某些不符合实际的属性归之于患者，这个过程叫作"反移情"。例如，在与患者接触中，患者在身体或性格方面的某些特征可能令医师想到自己过去所熟悉的某个人，从而在同患者的沟通和联系中产生积极或消极的影响。

（三）动机冲突

尽管医师与患者共同的目标都是患者早日康复，但在实际医疗过程中常常会产生医患冲突，这些冲突已成为损害医患关系的重要因素。医患冲突的原因主要有两个。

一是医患双方在医疗事务中的实际地位、权力、主动性不同。医务人员处于支配地位，拥有更多的权力；而患者处于被动地位，当患者不愿接受支配时，就会出现医患间的冲突。

第二个原因是医患双方对对方的期望不能做出适当的反应。医务人员期望患者不折不扣地遵从医嘱，而患者则期望医务人员利用高超的技术为自己解除病痛并能尊严地对待自己。如果医务人员不能适当地满足患者的需要，或者患者不能按照医务人员的要求去做，均会损害医患关系。

（四）心理应激

在医疗活动中，心理应激也是影响医患关系的最常见的因素之一。医师方面来看，不仅需要对患者的疾病做出正确的诊断与治疗，而且要帮助患者解决某些心理、社会问题，技术难度大、工作风险高，患者的期望值也越来越高。当医师认为自己的能力不足以满足上述需要时，很容易使医务人员处于心理应激状态。从患者方面看，生病本身就可以引起心理应激，尤其是患急性病的时候。此外，患病后的患者不得不求助于陌生的医务人员，不得不接受烦琐的检查和治疗，离开亲人住进陌生的环境，这些都可能使患者产生强烈的情绪反应，从而导致医患关系的紧张。

（五）医护人员的情绪因素

国内有调查发现，由于工作繁重，医护人员在压力下存在不同程度的焦虑、抑郁症状，严重者可影响工作。医护人员对自己的情绪问题没有予以重视和有效控制，就可能使自己的不良情绪波及患者，导致医患关系受到伤害。

（六）医务人员的心态

从医务人员这方面来说，心态是影响医患关系的主要因素之一。由于医务人员的医学观不同、道德修养水平不同、文化背景不同而产生不同的心态。医务人员不良的心态会引发不当的行为，导致医患关系的紧张。医务人员常见的不良心态有以下4种：①施恩心态，把诊治视为对患者的恩赐，以恩人自居，颠倒了服务与被服务的关系；②权威心态，以为自己具有医学专业知识和技能，患者应严格按医师的要求去做，不得提过多的意见和要求；③探索心态，在诊治过程中，医师是见病不见人，把患者只当作自己提高技术和积累经验的对象，对患者缺乏仁爱之心；④谋生心态，某些医务人员把诊治患者仅仅作为一种谋生的手段，得过且过，不思进取。

（七）医师与患者有效的沟通

在医疗过程中，如果医患之间还没有建立有效的沟通，患者则会根据自己的原有经验，评价其医疗水平和服务态度。在临床工作中经常出现医师自觉对患者的服务很周到，但患者却并不认同，甚至产生冲突的情况。而有些情况下，虽然患者的疾病没有得到期望的疗效，但由于医师能够及时有效地沟通、交流，患者及家属对此则能理解。

综上所述，良好的心理素质是每一位医护人员的基本要求。因为它是医德、医风的基础，是取得良好医疗效果的必要条件。要建立良好的医患关系，必须从提高医师自身心理素质入手，培养其积极向上的人格、稳定的情绪和良好的心境。并对自己的不良情绪随时进行调整和矫正。注意应用心理沟通技巧，建立良好的心理沟通渠道。应该了解患者的心理需求并给予合理的满足。还要有针对性地做好患者的心理疏导工作，同时正确引导患者及其家属对医院诊疗和护理的期望水平。

（八）社会因素

除了上述心理因素外，社会因素对医患关系也具有重要作用。不断增长的社会需求将医院推向服务消费热点，医院的各种医疗消费项目、医疗技术水平、体制改革、政府对卫生事业的投入、国家卫生政策走向、国家立法、社会医疗保险、患者法律意识的提升、医疗服务伦理道德的倡导等，都是社会关注的热点问题，都对医患关系起着重要的影响。协调医患关系一方面要运用教育、疏导的方式；另一方面要把医患关系纳入规范化、法制化轨道，必要时运用法律手段把控医患关系。因此，为了维护良好的医疗秩序和良好的医患关系，须完善卫生法规，使行医和就医都受到法规的保护和制约，使医患双方都做到"有法可依、违法必究"。

二、患者对医师的角色期待

社会文化因素决定了人们的态度信念体系及相应的行为反应，医师与患者的社会角色和角色行为都是社会文化的体现。在医疗过程中无论是医师还是患者，如果不能按照社会角色所规定的行为模式履行其责任，就会损害医患关系（患者角色及违背患者角色的行为对医患关系的损害见患者心理）。

社会对医师的角色规范：①拥有较广博的知识和较熟练的技能；②对患者保持客观态度，既同情、体贴、关心，又不过分地卷入情绪；③主要为患者的幸福着想而不是为个人的好恶而行动。如果一位医师没有广博的知识和娴熟的技能，工作从自己的好恶出发（对常见病、多发病不感兴趣，只重视疑难病），依患者的衣着、经济状况、社会地位区别对待，势必造成医患关系的损害。

医学技术的高速发展提高了医师对疾病的诊断与治疗水平，但也使医务人员过多地把注意力放到技术方面，而忽略与患者非技术方面的联系。然而，患者却希望医师不仅能用高超的技术为他们解除痛苦，还希望医师能真诚地关心他们的健康，而不是用"非人性化"的方式来对待他们。随着医学的发展，出现了医师的专门化倾向，这种专门化倾向提高了医师的专科治疗水平，却容易造成医师在诊断治疗的时候，只看到生病的器官，而没有看到患者。这种专门化倾向尽管使患者技术上的医疗需要得到了满足，但非技术性需要（患者的心理－社会需要）却被忽略了。这种角色期待是医护人员需要加以重视与实践的。

第三节　医患之间沟通的技术

建立和谐的医患关系，是在沟通过程中实现的。沟通是人际交往最主要的形式，和谐的医患关系可以通过医疗沟通活动提高治疗效果，减少患者痛苦，避免医患纠纷的发生。进行沟通技巧的培养能够加深医患双方的接纳，消除不必要的误解，确保患者治疗依从性。

一、沟通的概念与过程

沟通是人类最基本传递信息与相互作用的行为方式，也是最普遍的、具有群体性特征的社会行为。不同的行为主体，通过各种载体实现信息的双向流动，形成行为主体的感知，以达到特定目标的行为过程。人与人的沟通过程包括输出者、接受者、信息、渠道4个主要因素。

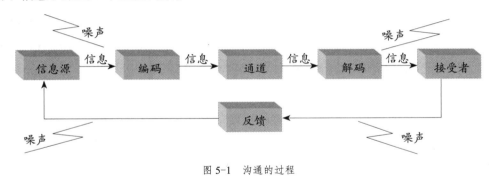

图 5-1　沟通的过程

在进行沟通之前，存在于信息发出者头脑里的一些观念、思想、知识等，通过媒介物传送至信息接收者，再由信息接收者将接收到的信号按照自己的理解转译成有效信息。这样，信息就从一个人传给了另一个人。另外，信息接收者通过反馈把信息返回给信息发出者，使其对信息是否被理解进行核实，使沟通继续下去。

在沟通过程中，信息容易受到情境、心理、社会等因素的干扰，以及沟通双方旧有的知识经验、个性特征等因素制约。

二、沟通的特点

一般认为，人际沟通具有以下 4 个特点。

（一）沟通的发生不以人的意志为转移

有人认为，只要不与别人说话，不将自己的心思告诉别人，那么就没有沟通发生。实际上这是一种错误的观念。在人的感知能力可及的范围内，人与人之间会自然地产生相互作用，发生沟通，无论你情愿与否，你都无法阻止沟通的发生，除非别人未感觉到你的存在。

从这个意义上讲，医师的任何一种行为，甚至是医护人员的喃喃私语等"无意义"的信息都有可能传递给患者而发生沟通作用，进而影响医患关系的建立。所以，只要医护人员身穿工作服或在工作场所，就要注意自己的言行举止，防止影响医患关系。

（二）沟通必须遵循一定的规则

任何一种信息沟通，无论是语词的还是非语词的，在传递特定内容的同时，还指示了沟通者之间的关系。在沟通过程中，双方必须遵循一定的规则，才能实现有效的沟通。例如，在下级向上级汇报时，下级使用"你听明白了吗？"这样的句子，显然是不恰当的。这种问话的方式显示的关系是上级对下级，与沟通者之间约定俗成的规则不符。医患之间的关系是平等的。因此，在沟通过程中，也应体现这种平等，不能居高临下，使用诸如"你必须""你听我说！……"等命令式的语言，或在使用非语言信息时让患者感觉到存在不平等。

（三）沟通是一个循环往复的动态过程

人际沟通是以个体发出信息为开始，但是并不以另一个体接收信息为结束，而是信息接收者通过反馈维持沟通循环往复的动态过程。在整个沟通过程中，沟通双方互为主体。当甲方为信息发出者，乙方为信息接收者时，甲方是主体，乙方是客体；相反，当乙方为信息发出者，甲方为信息接收者时，乙方则是主体。在一般沟通状态下，这种主客体关系总处于动态变化中，沟通双方都对沟通的有效完成起着重要的作用。

因此，为了实现有效的沟通，达到沟通的目标，医师应该注意以下几方面：①合理使用非语言形式，使沟通继续进行，如"嗯""噢"，或点头示意，表示我在认真地听您的叙述。②适时地提问以促进沟通，如"还有什么不舒服的地方？""疼痛是从什么时间开始的？"等。③必要时适当重复患者对病情的陈述以维持沟通，如"你刚才说每天晚上疼得厉害，是吗？"④注意总结患者的陈述以澄清问题、加强沟通，如"你刚才讲了这样几个不舒服的症状……"

（四）沟通是整体信息的交流

从表面上看，沟通不过是简单的信息交流，仅仅是去理解别人的语词或非语词信号。然而事实上，任何一个沟通行为，都是在整个个性背景上做出的，它传递的是一个人的整体信息。我们所说的每一句话，做的每一个动作等都被理解为某种完整的信息。

医患沟通是人际沟通在医疗情景中的具体形式，是指医患双方为了患者疾病的治疗与康复，运用相同的方式，遵循共同的规则，所进行的互通信息、互相影响的过程，它是整个医疗过程中的一个重要环节。加强医患沟通可以增加医患之间的相互理解，增加患者及其家属对医务人员和院方的信任，增强患者战胜疾病的信心，取得患者最大限度的密切配合，从而使疾病的治疗达到最佳的效果。正确的沟通所产生的良好医患关系，不仅是疾病缓解或痊愈的保障，同时可以避免医疗纠纷的产生。

三、促进医患沟通的方法

（一）语言交流的技巧

语言在交往过程中不但有信息传递功能，还有激励或抑制交往对象情绪的作用。在医疗活动中，掌握一些必要的言语交流技巧，有利于帮助医务人员获取和了解患者的信息，促进医患关系的良性循环。

1. 倾听 医患之间的交往过程中"听"有时比说更重要，在听的过程中既可获得患者的有关信息，又可对这些信息进行归纳总结。当然，医患关系中的倾听不同于一般社会交谈中的聆听，它要求医师认真地听对方讲话，并设身处地去体会患者的内心感受，认同其内心体验，不以个人的价值观进行是非评论乃至争辩。医师在倾听中不仅要听，而且要积极地参与，随着患者的述说做出一系列言语与体语的反应。其中言语的表示通常包括噢、嗯、是的，我明白了等伴语；而体语则通常包括点头、注视、面部表情的种种变化，借以加深患者对医师的信任，强化其继续讲话的欲念。

2. 共情反应 患者的很多感受，都是医务人员没有亲身经历过的。因此，在交谈过程中医务人员应设身处地地从患者的角度去理解、体会他所谈的问题，在不放弃自己的信念与价值观的前提下，接受患者的信念与价值观，以便更好地体会其感受，做出由衷的同感反应。否则，容易导致理解上的偏差。

3. 控制谈话方向 医患交谈过程必须围绕交谈的目的，既要保证充分交流，又不能漫无边际，当患者的叙述脱离主题时，医师可在患者谈话的间隙，以提问的方式巧妙地让患者重新回到谈话的主题上，切忌生硬地打断患者的主诉。

4. 及时恰当地反应 根据谈话的内容和情景，医务人员通过某种方式把自己的理解及时反馈给患者，如医务人员可用点头、微笑、重复患者谈话，使用"哦""好""是吗"等语言来应答患者的谈话。同样，医务人员对患者说话时，也可采用目光接触、简单发问等方式来探测患者是否听懂，以决定是否需要继续谈下去，如何谈下去，使双方始终融洽不致陷入僵局。

5. 沉默技巧 在医患之间的交往中，患者停止谈话、沉默不语有几种情况。一是患者在等待医务人员的信息反馈，以证实自己所提供的情况医务人员是否感兴趣，此时，医务人员可通过言语或非言语的形式及时给予应答，如点头等；二是患者可能有难言之隐，这时医务人员也可以用适当的沉默，通过非言语的举动（如微笑、关切的注视等）鼓励患者说出难以启齿的病情。沉默技巧也是医患沟通中常用的方法。

（二）非语言交往技巧

人类之间的交往除语言形式的交往外，还有非语言形式的交往，非语言形式的交往又称非词语性沟通，包括面部表情、躯体姿势和语调等。非语言交往是人际交往的一种主要形式，是表达思想、传递信息的重要手段。人与人之间往往有许多事情只能意会，不能或不便言传，通过非语言性交往手段可以了解人们的内心思想和愿望，推知人们对人对事是赞成还是反对，是接受还是拒绝。

在医患间的沟通中，非语词性交往的成功与否，与双方传递非语词性信息的能力以及对非语词性变化的识别能力密切相关。例如，医师的举止、致意的方式、医患间交往的距离等非语词性信息传递都可能对患者的态度和期望产生重要的影响。

非语词性交往可分为静态和动态两种。静态非语词性交往包括容貌修饰、衣着打扮、风度仪表等。动态非语词性交往又称"体态语言"，包括如下几种。

1. 面部表情 面部表情是指通过眼部肌肉、颜面肌肉和口部肌肉的变化，而表现出来的各种情绪状态。例如，憎恨时"咬牙切齿"，紧张时"张口结舌"，高兴时"满脸堆笑"等都是通过口部肌肉的变化来表现的。面部表情是医师观察患者并获得信息的重要手段，同时，也是患者了解医师心灵的窗口。面部表情在非语言沟通中具有重要的作用，有人在研究的基础上概括出以下公式：

信息的总效果 =7% 的语词 +38% 音调 +55% 的面部表情

2. 身段表情 身段表情指身体各部分的姿势动作。身段表情也是了解人们情绪情感的客观指标之一。人在不同的情绪状态下，身体姿势会发生不同的变化，如高兴时"捧腹大笑"，恐惧时"紧缩双肩"，紧张时"坐立不安"等。临床活动中，医师可通过患者的身段表情所传递的信息来了解患者的心态。图5-2是姿势及其意义的示意图，可以看出，其中一些姿势是全世界共同的体态语言。

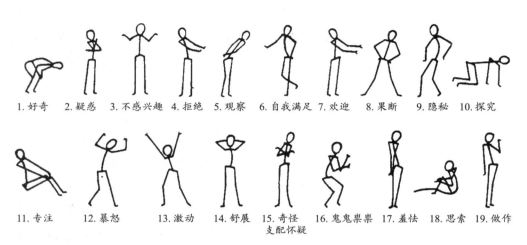

1. 好奇 2. 疑惑 3. 不感兴趣 4. 拒绝 5. 观察 6. 自我满足 7. 欢迎 8. 果断 9. 隐秘 10. 探究

11. 专注 12. 暴怒 13. 激动 14. 舒展 15. 奇怪 16. 鬼鬼祟祟 17. 羞怯 18. 思索 19. 做作
　　　　　　　　　　　　　　　　支配怀疑

图 5-2　各种身体姿势及意义

3. 目光接触 目光接触是非语言沟通的主要信息通道。眼睛是心灵的窗户，各种眼神可以表达和传递各种不同的情感，如高兴时"眉开眼笑"，气愤时"怒目而视"，惊奇时"目瞪口呆"。临床上的医患交往，双方往往可以通过目光接触来判断对方的心理状态和信息接受的程度。

4. 语调表情 除面部表情、身段表情和眼神以外，语言中语音的高低、强弱、抑扬顿挫也是表达情绪、传递信息的重要手段。例如，当播音员转播足球比赛实况时，声音尖锐、急促，表达了一种紧张而兴奋的情绪；而当播音员播出某位领导人逝世的讣告时，语调缓慢深沉，表达了一种悲痛而惋惜的情绪。临床工作中，医师可通过患者的语调表情来判断对方的心理状态，同时，医师也可借助语调表情传递关注、同情患者等信息。

5. 人际距离 人际交往的距离反映出彼此之间的亲密程度。美国学者霍尔提出广为人们所接受的4种人际距离：①公众距离（3.5～7.0 m）。在正式场合，如演讲或其他公共事物中的人际距离，此时沟通往往是单向的。②社会距离（1.2～3.5 m）。彼此认识的人们的交往距离，许多商业交往发生在这个距离上。③个人距离（0.5～1.2 m）。朋友之间交往的距离，此时，人们接受大量的体语信息。④亲密距离（0.5 m以内）。这是亲人、夫妻之间的距离。

在临床医疗活动中，医务人员应根据不同的情况保持恰当的身体距离，如对重症垂危的患者和行动不便的患者，可缩短身体距离，增加一些身体接触，如紧握重症患者的手、搀扶行动不便的患者，以表示对患者的关怀。

第四节　医患沟通中存在的问题

医患双方在医疗活动中围绕患者的健康问题进行不断深化的信息交流，所交流的信息既包括与疾病诊治直接有关的内容，又包括医患双方的思想、情感、愿望和要求等方面。医患沟通是为了增加相互了解，但由于信息传递与理解上的差异，使医患交往不尽如人意，以致影响医患关系。

导致医患沟通不良的因素可来自医患双方的反映。患者方面的问题主要有疾病信息缺乏、交往沟通障碍、回忆不良、主动性发挥不够等。医师方面的问题主要有同情心不够、患者顺从性差等。有时，这些问题是交互发生的。

一、信息缺乏或不足

患者就医的动机主要是希望从医师那里了解自己患了什么病，病情严重程度如何，需要采用怎样的治疗手段，效果如何，预后怎样，这些信息本可以在医患沟通中获得。然而，在医疗活动中，漠视医患沟通的现象极为普遍。首先，医师只重视仪器的检测与观察，而忽视体验层面的叙述；其次，医师对症状的理解指向生物化、平面化，而漠视症状后面丰富的心理、社会内涵，没有诉说，没有故事，没有鲜活的诊断素材；再次，医患之间信息严重隔离，交流不畅。

一位细心的患者曾经这样描述他的就医经历：他因怀疑自己患糖尿病，而到某有名的大医院就医，曾先后两次求助于一位全国有名的专家。第一次，那位专家花了10分钟接待他，其中对话大概用了30多秒，只是很简单地问了一些问题，然后用近10分钟的时间，该权威专家填写了23张化验单，最后告诉他如何去做这些化验并叮嘱他什么时候再来找他。第二次，就诊时间大约12分钟，这位权威专家用了近10分钟一张张地看化验单，一边看一边自言自语，然后又用了1分钟来开处方，开了4种药，最后，又用半分多钟简单介绍了药物的服用方法，这样整个就医过程便结束了，两次对话总共不过十来句。类似的例子在生活当中较常见，许多患者抱怨不了解与病情有关的信息。

二、沟通障碍

医患之间有时虽有信息往来，但是这些信息并未被对方理解。甚至造成双方误解。例如，患者对医务人员经常使用"行话"与患者交流。如"流脑"（流行性脑脊髓膜炎）、"传单"（传染性单核细胞增多症）、"腔梗"（腔隙性脑梗死）等缩略语，常令部分患者不知所云。当然，患者用"土话""方言"描述症状也常使医师困惑不解，以致无法在病历中用规范的文字记录，如"脑袋迷糊"（北方话，指头晕）等。对同一医学名词，由于双方认识上的差异，可能产生不同的理解，甚至导致意外事故的发生。

霍克斯（T. Hawkes）对此曾做过研究，他以大脑及坐骨神经的正确解剖位置调查医患双方的认识，结果如图5-3所示。

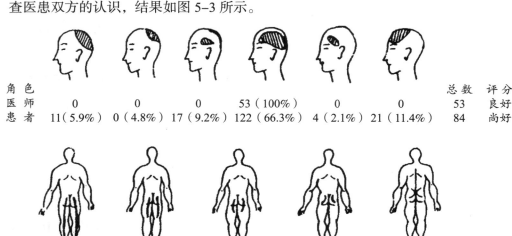

角 色							总数	评分
医 师	0	0	0	53（100%）	0	0	53	良好
患 者	11（5.9%）	0（4.8%）	17（9.2%）	122（66.3%）	4（2.1%）	21（11.4%）	84	尚好

角 色					总数	评分
医 师	0	1（1.8%）	2（3.9%）	29（54.7%）	21（39.6%）	53	良好
患 者	37（22.8%）	25（15.4%）	8（4.9%）	36（22.2%）	56（34.5%）	162	尚好

图 5-3 医师与患者理解解剖学名词的差异

三、回忆不良

研究发现，患者离开诊所后5分钟就有约一半的信息丢失，这是因为人类的短时记忆容量有限，若要长期保存信息，则需要对所接受的信息进行编码。因此，医师在给患者医嘱时应考虑恰当的方法，以便能帮助患者记忆。

研究表明，医师采用以下措施有助于患者记忆：①将医嘱内容进行归纳，所患疾病的名称；病情可能出现的变化；需要进一步做的检查；生活方式应做哪些改变等。②指导力求具体，对需要患者进行配合的要求应明确、具体，不要一般而言或模糊笼统，如要求糖尿病患者"每天主食量应控制在6两"，而不是笼统地说"您必须进行饮食控制"。③重要的医嘱首先提出，心理学中的首因效应提示，最先认识的项目回忆最好。④语句表达通俗易懂，简洁明了。⑤复述可以增强记忆，在患者离开前让其将医嘱复述一遍，有利于增强记忆。

四、同情心不够

我国自古就把医学定义为"仁术"，其内涵主要包括爱人、尊生、重义、轻利等几个方面。爱人就是同情、关怀患者，所以同情心是医务人员应具备的道德素质之一。同时，富有同情心也是患者对医师角色期待的重要内容。山东医科大学附属医院门诊调查表明，大部分医师是富有同情心的，在缺乏同情心的表现中，7.72%是不体谅患者，5.97%是很少与患者谈话，11.23%是忙碌而不耐烦，6.67%是态度生硬。在具有技术、权威与富有同情心的医师之间，多数患者更愿选择后者。

五、顺从性差

顺从性又称为遵医行为，是指患者对医嘱的执行率。有人用如下公式来强调顺从性的重要性：

$$治疗效果 = 医师的临床知识与技能 \times 患者的顺从性$$

近年来，国内在患者顺从性方面开展了很多研究，如陈海啸对 607 例患者进行 1 352 人次调查，发现 211 人次有不遵医行为（表 5–3）。

顺从性低的常见原因有两个方面，一方面是患者的原因：①患者对病情的认知与医务人员不同，由于症状不明显或自以为病情已好转，患者常不愿意执行医嘱；②医嘱的经济费用过高或对患者的工作造成不良影响时，患者往往不遵医嘱；③医嘱过于复杂，患者难以理解，导致文化水平较低的患者不遵从；④患者不遵医嘱最常见的原因是医疗措施和药物治疗给患者带来较大的痛苦和不良反应，导致患者拒绝治疗。

表 5–3　不遵医行为的原因及构成比

序号	不遵医原因	不遵医人次	相对百分比构成（%）
Ⅰ	对医师不满意	53	25
Ⅱ	患者对自身疾病认识不足	30	14.2
Ⅲ	患者对医嘱理解不清	29	13.7
Ⅳ	社会因素	27	12.8
Ⅴ	治疗方法欠妥	23	11.0
Ⅵ	治疗过程中出现新问题	18	8.6
Ⅶ	经济困难	16	7.6
Ⅷ	其他原因	15	7.1
合计		211	100

顺从性低的另一个常见原因来自医务人员的行为：①医务人员冷漠、粗暴等不良态度引起患者不信任，这是患者不遵医嘱的主要原因；②医嘱要求过高，如服药时间过长，患者难以坚持，而医师又忽视患者的诉求等。患者顺从性差是医患沟通中的最大障碍，医务人员应及时查找原因，提高患者的遵医顺从性。

（庄田畋）

第六章　患者的心理

扫描二维码获取
本章 PPT、习题
及相关文献

　　在医疗活动过程中，患者是医疗服务的对象和主体。患者患病后，不仅生理功能会发生变化，心理状态也会出现相应的变化。疾病本身可以影响患者的心理，患者的心理也可以影响疾病的发展和转归。古希腊名医希波克拉底曾经说过："了解什么样的人得了病，比了解一个人得了什么病更重要。"中医学也有"医为标，病为本"的箴言。因此，在临床诊疗活动中，医务人员不仅要关注患者的躯体疾病，更要重视各类患者的心理特征，这也是生物－心理－社会医学模式对临床工作者提出的任务和要求。

第一节　患者概述

一、患者与患者角色

（一）患者

　　患者（patient）也称为病人，顾名思义就是患有疾病的人。传统的生物医学模式认为，个体的组织、器官出现器质性病变或功能上异常，且有求医行为或正处于医疗关系当中，就可以称其为患者。从这个概念上讲，当某人的症状、主诉或物理检查及化验检查提示异常时，就可以认定他是患者。而生物－心理－社会医学模式认为，除了有生理病变或功能异常的个体可以被称为患者外，心理和社会功能异常的人也可以称为患者。因此，只要客观存在躯体功能异常（如罹患某种疾病），或主观体验到病感与不适，以及社会功能受到影响并寻求医疗帮助的个体，都可以称为患者。

　　疾病（disease）是个体存在生理功能的异常；疾病（illness）是个体主观体验

到躯体或心理不适的各种临床症状；而病态（sickness）则是一种社会状态，表现为被削弱了的社会角色。一般认为，有疾病或疾病的个体通常会寻求医疗帮助，但并不是所有罹患了疾病或疾病的个体都有求医的行为，也不是有求医行为的人就一定是患者。在现实生活中，有些确有疾病的患者，如龋齿、近视、脚癣等，他们和健康人一样正常工作和生活，并不认为自己有病，社会上也没有把他们当作患者；而有些人可能因为心理因素产生患病的感受，从而主动去求医问诊，但临床上并没有什么症状，更检查不出有何阳性体征，临床上也会把他们当作患者来对待。还有一些动机不纯的"诈病者"，因为种种原因（如从法律纠纷中获得赔偿，取得伤残证明获得补助，获取医师的疾病诊断得到病假等）寻求诊治，尽管他们根本就没有疾病，有时也会被认为是"患者"；也有一些人没有疾病，但他们经常前往门诊接受检查甚至住院，这些人也会被列入患者之列，如孕妇或以美容为目的的个体。

（二）社会角色和患者角色

1. 社会角色　20 世纪 30 年代，美国心理学家米德（G.H Mead）把源于戏剧术语的"角色（role）"一词引入到社会心理学领域，并提出了社会角色的概念，用社会角色来研究人的社会行为。他认为社会就是一个舞台，每一个人都在社会这个大舞台中扮演着不同的角色，一个人就是他所扮演的所有社会角色的总和。社会角色（social role）是一种与人的社会地位、身份相一致的行为模式，享有和承担与社会角色相对应的权利和义务。例如，医师作为一种社会角色，其行为应当符合医师角色的社会期望模式，需要承担救死扶伤、治病救人的责任，享有诊治疾病的权利；患者有恢复健康的义务，享有治疗和护理的权利等。

社会角色行为应符合角色期望的要求，所谓角色期望是人们对扮演某一社会角色的人的行为所持有的期待。担当某一角色的人应该符合社会或他人对该角色的要求，否则就会被认为是不合适和不恰当的。如教师的社会角色被期望是教书育人和为人师表，教师的行为应该符合教师角色的行为规范。角色扮演是个体按照社会期望的要求而采取的实际行为，个体在现实生活中往往扮演多种角色并不时相互转换，比如，医师在医院里的角色是医务工作者，在家里则是父亲或母亲、丈夫或妻子，如果生病了，其角色就转换为患者，其行为会随着时间和环境的变化而进行调整，这就是角色转换。在角色转换的过程中，如果转换的角色符合角色要求，就是角色适应，如果不符角色要求，则会出现角色冲突。以下三种情况往往容易发生角色冲突：一是个人期望与角色要求发生矛盾时出现自我角色冲突；二是个人扮演多种角色，不同角色要求之间的矛盾冲突；三是不同的人对同一社会角色的角色期待不同而产生的矛盾冲突。当个体出现角色冲突时，应及时进行心理和行为调整，以适应角色要求。

2. 患者角色　患者角色又称患者身份，是一种特殊的社会角色。患者因为患病的原因，其心理状态、社会关系和社会行为都会发现相应的变化，所扮演的社会角色也因此受到相应的影响。1951年，美国社会学家帕森斯（T. Parsons）在他的著作《社会制度》中提出了患者角色的概念，他从4个方面对患者角色的概念进行了界定。

（1）患者可以从正常的社会角色中解脱出来，可以免除其原有社会角色所应承担的责任和义务。这种责任和义务的免除，与其所患的疾病类型和严重程度有关。

（2）患者对其陷入疾病状态是没有责任的。因为患者本身就是疾病的受害者，疾病是超出个体自我控制能力的一种状态，也不符合患者的意愿，患者无须对此负责。

（3）患者有恢复健康的责任。患病是一种不符合个体正常社会角色需要的状态，也不符合患者的意愿。因此，患者必须有使自己尽快康复的动机和行为。

（4）患者有主动寻求医疗帮助的责任。个体处于患病的状态下，其原有的社会角色功能在不同程度上会受到影响，患者要想恢复其原来的社会角色地位，只有积极主动地寻求医疗帮助，配合医务人员的诊治，早日恢复健康，才有可能得以实现。

帕森斯的患者角色理论强调了患者有从正常社会角色中脱离出来的权利，无须为疾病承担责任。为了维护整个社会系统的功能，患者应当积极寻求包括医疗救护在内的可以有助于恢复健康的各种措施，以尽快恢复健康，重新恢复原来的社会角色。但这一理论存在一定的缺陷，如慢性疾病患者可以承担部分正常的社会责任和义务；部分性传播疾病患者、艾滋病患者，以及物质依赖和成瘾患者则需要承担道德和法律责任，也不是每个患病的个体都会积极地寻求治疗，还存在有病不治的情况。

3. 患者角色的权利和义务　患者作为一种特殊的社会角色，有其享有的特殊权利，也有应当履行的相应义务，患者的权利和义务是相辅相成的。

（1）患者角色的权利：①享有医疗服务的权利；②享有被尊重的权利；③享有知情同意的权利；④享有保守个人隐私的权利；⑤享有监督自己医疗权利得以实现的权利；⑥享有因病免除一定的社会责任和义务的权利。

（2）患者角色的义务：①有寻求医疗帮助、积极恢复健康的义务；②有提供与疾病有关真实情况的义务；③有遵从医嘱、配合诊断和治疗的义务；④有遵守医院规章制度，尊重与配合医务人员的义务；⑤有缴纳医疗费用的义务。

4. 患者角色的转换和适应　当一个人被宣布患了疾病以后，就应该从原有的社会角色中脱离出来转换为患者角色，但在这一角色转换的过程中，有的患者会出现患者角色适应或不适应的问题。包括角色适应和角色适应不良两种类型。

（1）角色适应：是指患者的心理、行为与患者角色的期望和要求基本符合，例如，患者能够面对现实，承认自己患病，主动寻求医疗帮助，积极配合治疗，争取早日恢复健康。

（2）角色适应不良：是指患者不能完成从原有的社会角色转换为患者角色的过程。角色适应不良会影响患者对疾病的治疗态度，进而影响治疗和康复。常见的角色适应不良有以下几种情况。

①角色行为冲突：是指患者不能从正常社会角色顺利转换为患者角色。因为种种原因，患者不愿意放弃病前的社会角色行为，结果与患者角色的行为要求发生冲突，导致患者不能安心接受治疗，往往伴随有茫然、愤怒、烦躁、焦虑和悲伤等负性情绪状态。角色行为冲突常见于日常工作繁忙，事业心和家庭责任心强的患者。冲突的程度随患病种类及病情轻重而所有不同，社会角色的重要性及个性特征等因素也会影响角色转变的进程。

②角色行为缺如：是指患者不能进入患者角色，不愿意承认自己患病。即使已经被医师确诊为有病，也不愿意承认自己是患者。因为有的人担心一旦承认自己是患者，会影响自身的利益，比如职业发展、升学就业等；有的人是因为经济原因，担心花钱而不愿意治疗，有的人则是因为医学知识的缺乏或文化因素，认为没有医师说的那么严重而拒绝治疗。另外，部分患者使用"否认"的心理防御机制，以"视而不见""不可能"等非现实否认的心态来减轻心理压力，这类患者常常不易与医护人员合作。

③角色行为减退：进入患者角色后，并不等于会完全丧失扮演其他社会角色的能力。由于环境、家庭、工作、经济等因素，部分患者会放弃患者角色而中断治疗去承担其他的角色活动。患者角色行为减退常常会使病情出现反复或加重。如有的患者因为经济拮据，不得已放弃治疗去工作等。

④角色行为强化：随着病情的好转，患者角色行为应逐步向正常角色行为转换，但部分患者在这种转换过程中出现障碍，表现为继续认同或强化自己的患者角色身份的现象。表现为对医院环境或医护人员过度依赖，不承认自己的疾病已好转或治愈。或担心自己不能重新融入社会，而不愿意承担正常的社会角色。而有些患者角色强化是因为继发性获益，如能获得家人、亲友的关心和照顾，能够从原来的生活、工作的压力中解脱出来。因此，这些患者在行为上表示出较强的退缩和依赖性，就造成了患者以退化机制来应对恐惧、焦虑等心理上的不适，从而形成角色行为的强化。

⑤角色行为异常：这是患者角色适应不良中的一种极端类型，多见于患有重病

或需要长期进行治疗的患者。患者由于无法承受患病带来的挫折和压力，表现出对治疗失去信心，极度悲观、绝望，对周围环境冷漠而无动于衷。这种异常行为若不能得到有效的控制，不仅对病情十分不利，而且还可能发生诸如自杀等意外事件，对此类患者医护人员需要特别关注。

5. 影响患者角色适应的因素　患者角色适应有利于患者的治疗和康复，但临床诊疗过程中确实存在患者角色适应困难的问题。究其原因，主要有以下几个方面。

（1）疾病性质与程度：疾病性质与严重程度是影响患者角色适应的最常见因素。如症状明显，疾病较重，已经影响了患者日常的生活和工作，患者往往会积极寻求医护救助，容易进入患者角色。反之，则会拖延不重视。

（2）患者的心理社会特征：患者角色适应过程因人而异，与患者的年龄、性别、社会经历、文化背景、家庭经济条件、社会环境和性格特征等都有关系。如老年人比青年人更易进入患者角色；女性比男性更容易进入患者角色，因为社会对男性和女性的要求与行为期待不同；有一定的医学知识背景、经济条件较好的人更加关注自己的疾病，愿意积极配合治疗。

（3）医疗卫生机构的情况：医疗机构的医疗服务水平、服务态度和治疗环境也是影响患者角色适应的重要因素。一般而言，诊治水平高，服务态度好的医疗机构容易赢得患者的信赖，患者配合治疗的程度较高。

二、患者的求医行为

求医行为是指当人们发现自己处于躯体或心理的不适状态，从而向医疗机构或医务人员寻求帮助的行为，求医行为是个体维护健康的重要行为之一。求医行为分为主动和被动两种类型，最常见的是主动求医行为。但是，患者是否有求医行为，取决于对症状或不适的心理体验及躯体耐受程度，以及个人生活经验、社会文化影响、家庭经济条件、个性特征等。

（一）求医行为的原因

1. 躯体原因　当个体的躯体功能发生异常，自我感觉不适或由于病痛影响生活、学习和工作，而个人又无法解除时，便产生寻求医疗帮助的行为。

2. 心理原因　个体在现实生活中受到某些强烈、持续的应激刺激，产生心理应激反应以至出现躯体转换症状，对此不能自我调控而导致求医行为。

3. 社会原因　社会文明病、亚健康状态等对个体产生现实或潜在的危害，出于健康需要而导致求医行为。

（二）影响患者求医行为的因素

患者的求医行为受诸多因素的影响。如患者对疾病和症状的认知水平、家庭经济条件、既往的求医经历、年龄、性别、文化教育程度、获得医疗资源的便利性等。

1. 对疾病或症状的认知水平　主要是指患者对疾病性质和症状严重程度的认识。一般而言，对疾病的性质和症状的认识越清晰，决定是否求医的可能越明确。对疾病性质的认识与患者受教育程度、求医经历、他人的影响等因素有关；对症状特点的认识和耐受程度也可以影响求医行为。

2. 年龄、性别因素　婴儿与儿童受父母及家人关注和保护程度高，稍有不适会被送往医疗机构求医诊治；老年人由于机体功能下降，抵御疾病的能力不足，加上老年人的健康意识较强，害怕死亡等心理因素，求医行为较之青壮年人明显增多；青壮年人一方面体质相对较好，另一方面因为工作或家庭牵挂，求医行为相对较少；从性别角度看，女性的求医行为比男性多，这与女性的生理和心理特点有关，也与社会对女性的要求有关。

3. 社会经济状况　一般来说，社会地位高、经济条件好的人群，更加关注自身的健康问题，利用医疗资源及主动求医的行为较一般人群要高；社会地位低、经济条件差的贫困人群，本身健康意识薄弱，加之受经济条件限制，一般都是被动求医或短期求医。

4. 医疗保健服务方面因素　医疗服务获得的便利性，医疗机构服务的态度和质量，以往的求医经历都会影响患者的求医行为。

5. 个性因素　敏感多疑、依赖性较强的患者较之孤僻、独立性强的患者，对自身健康更加关注，往往患病后会随时求医就诊。

6. 文化教育程度　文化教育程度高的群体，有一定的医学常识，对疾病及疾病带来的危害认识更加充分，他们在患病后选择求医行为较文化程度低的人群高。文化知识水平低，没有医学常识，对所患疾病严重程度及预后认识不足的人，他们往往要么不予重视，要么讳疾忌医。

（三）求医行为的类型

求医行为是个体做出求医决定并付诸行动的过程。做出这个决定的有时并不一定是患者自己，而可能是受其他人的影响或被他人协助。

1. 主动求医型　当个体产生不适感或病痛感时，自己做出求医决定并去医院就诊，这是最常见的求医行为。

2. 被动求医型　是指由患者的家长、亲属或他人做出求医的决定并说服患者付诸行动，见于那些对疾病不能做出正确判断的患者（如婴幼儿、老年患者等）。

3. 强制求医型　是指患者无求医意愿，但社会卫生机构或患者单位、亲属为了维护社会人群的安全或患者个人的生命与健康而采取的强制求医措施，如对性传染疾病、某些传染病、精神障碍等往往需要强制性治疗，以阻断疾病蔓延或危害社会其他人群。

三、患者的心理反应

疾病作为一种负性应激源，可以引起患者的应激反应。在应激状态下，患者会有与健康人群不一样的心理现象，被称为患者心理反应，主要体现在认知活动、情绪反应和个性特征等方面的变化。引起患者心理反应的原因除了疾病本身，还有医疗活动的影响，如治疗方案是否有效，治疗手段是否具有副作用等，医务人员对疾病带来可能后果的解释，患者是否适应医疗环境等。不同的患者在面对疾病和治疗过程所表现出的心理反应有所不同，但也存在带有普遍性的一些心理特点。医务人员应当在具体的医疗活动过程中，针对具体的患者准确把握其心理反应，给予适当的心理调适。

（一）患者的认知活动特征

1. 感知觉异常　患者在疾病的状态下，心理活动会由外部社会生活转向自身和疾病，关注自身的感受和体验，进而可能出现主观的感知异常。人的感知活动不仅取决于客观事物的直接作用，也依赖于人的心理特征。在患病的情形下，患者感知的指向性、选择性、理解性和感知对象的范围都会发生变化，具体而言可能有下列几种感觉异常的现象：

（1）感受性异常：主要体现在对外部环境的刺激和自身躯体的感受性过于敏感或迟钝。如对正常的声音、温度、光线等刺激十分敏感，对症状的敏感度会提高，即使是心跳、呼吸、血压、胃肠蠕动等正常的内脏活动，也会因为患者对自身躯体状况的过度关注，而使感受性增强，并伴有烦躁、紧张、不安等情绪反应。有的患者则因疾病的影响，出现感受性降低的情况，如嗅觉异常，闻不到食物的香味，味觉迟钝，尝不出食物的味道，或长期卧床出现肢体麻木等现象。

（2）时空知觉异常：有些住院患者，由于治疗时间过长，疾病迁延，治疗效果不佳等原因，出现了时间知觉异常，感到时间过得很慢，有度日如年的感觉；有些久病卧床的患者，会出现空间知觉的异常，如感到病床在摇晃，甚至有天旋地转的感觉。

（3）幻觉：有些患者会出现幻觉或错觉，如做了截肢手术的患者，会出现"幻肢痛"，甚至在不复存在的肢体上感觉到蚁行感、疼痛感、牵拉感等异常感觉。

2. 记忆和思维功能受损　一些疾病会使患者的记忆功能和思维功能受到损伤，表现为记忆力减退、记忆障碍、思维活动减弱、判断和分析能力下降、产生猜疑心理等。除了脑器质性病变可以明显影响患者的记忆功能和思维功能外，一些躯体疾病也可以伴发记忆功能和思维功能的异常，如慢性进行性肾衰竭、糖尿病患者血糖的波动、慢性阻塞性肺炎引发的呼吸衰竭及脑缺氧等。临床表现为患者不能准确记忆病史，不能准确记忆医嘱，甚至对刚刚发生和做过的事情都不能准确回忆。

由于记忆、思维活动受到影响，患者在医疗问题上犹豫不决，不能很好地做出决定，或者依赖医师、家属替代其做决定。而有些患者受猜疑心理的影响，对周围事物特别敏感，不愿相信医师或家人，这种猜忌和怀疑往往会使患者产生厌烦和愤怒的不良情绪。

（二）患者的情绪反应

情绪反应是患者最常见的心理反应。在患病的情况下，患者普遍存在心境不佳或情绪不稳定等，如心境消沉、易激惹、易受医务人员暗示而出现情绪紧张等。患者的情绪反应因所患疾病的性质、发展阶段、严重程度以及治疗效果的不同而出现差异，临床常见的患者情绪反应包括焦虑、抑郁、愤怒、恐惧等。

1. 焦虑 焦虑是个体感受到威胁或预期有不好的后果时产生的情绪体验。焦虑时常伴有明显的生理过度反应，主要表现为自主神经过度活动，运动神经紧张，出现诸如心悸、口干、出汗、呼吸加快、吞咽困难、呕吐或腹泻，坐立不安、疲倦、颤栗或肌肉紧张等临床症状。也会出现认知性心理焦虑问题，如强迫思维、过度思虑和不安，表现为对医学诊断的不确定，对疾病的性质、预后及转归的不确定，怀疑医护人员的诊治水平和护理能力，对医疗机构的环境和治疗设施不放心，害怕疾病对其社会角色和生活的影响，以及对死亡的恐惧等。在治疗过程中，患者所服的一些药物的副作用也可以引起焦虑。

2. 抑郁 抑郁是一种持久的内在情绪状态，以情绪低落、兴趣缺乏等为主要特征。一般人群中躯体疾病与抑郁症共同存在的现象非常普遍，多数躯体疾病患者抑郁的发生率增加，其程度从一般不满到较为严重的悲观绝望。在抑郁的状态下，患者会有悲伤、失望、无助、冷漠、绝望等情绪反应，并有自我评价下降、自卑自责、无用感、对周围事物反应迟钝等自我意识下降的情况，甚至有轻生意向及自杀行为。行为上表现为社会活动水平减少、少言寡语、兴趣减退、回避他人等特点。生理功能上会出现睡眠障碍、食欲和性欲减退、内脏功能下降以及自主神经功能紊乱等症状。

患者抑郁症状的出现是一个从最初的悲伤体验到抑郁障碍的连续过程，疾病的严重程度和不良事件都是引起患者悲伤的重要因素。不良事件包括体像和功能的改变，疼痛和躯体不适，工作能力和参与社会活动受到限制，对预期生命认知的改变，害怕残疾和依赖他人，顾虑亲密关系、家庭生活、社会关系和活动的改变，以及神经生物学和激素水平的异常等。悲伤体验是患病后一种正常的、可预见的反应过程，但如果患者持续陷入悲伤甚至是哀伤状态而无法摆脱时，发生抑郁的可能性会增加。这与患者的应对方式、疾病性质和治疗对躯体的影响、社会支持缺乏、患病羞耻感、对人生意义的感悟以及个体对应激性事件的出现而产生抑郁性反应倾向等都有关系。除此之外，有抑郁障碍既往史或家族史，尤其是缺少社会支持的个体在躯体疾病发生时更容易发展为抑郁障碍。

3. 愤怒　愤怒是个体在追求目标的过程中遇到障碍，受到挫折时所产生的一种负性情绪。患病时愤怒是一种很常见的情绪反应，可能也是医务人员最难面对的情绪反应。有些患者认为得病是自己倒霉，加上病痛的折磨，假如遇到治疗效果不佳、医务人员态度不好、家庭成员关心不够、医疗费用问题或患者对治疗的期望值过高等能使患者感到受挫的诱因，往往会产生愤怒的情绪。通常有人格障碍的患者，如偏执型、自恋型、反社会型等更易于在生病时表达愤怒。这种愤怒的情绪，不但会破坏医患关系，干扰医疗过程，严重的情况下，会伴随攻击行为，攻击对象可能是医务人员，也可能是患者自身，表现为对自己进行惩罚或自我伤害。

4. 恐惧　恐惧是个体在面临特定的威胁或危险情境而又缺乏应对能力时产生的紧张情绪。在患病和治疗过程中，患者常体验到一定程度的恐惧情绪。引起患者产生恐惧情绪的因素较多，如罹患目前医疗技术难以克服的疾病、因疾病和治疗带来的疼痛、需要面对死亡、害怕被遗弃、手术摘除脏器、需要依赖他人照顾以及担心残疾等。一些特殊的或带有一定创伤性的检查，如胃镜检查、肝脏穿刺、脊髓穿刺等也是诱发患者产生恐惧情绪的原因。其中等待手术的患者恐惧情绪更为常见，儿童患者则容易对疼痛、陌生的医疗环境以及亲人不能时时陪护等产生恐惧情绪。

焦虑和恐惧是不同的情绪反应，但在临床处理上大致相同，即需要医务人员有针对性地引出让患者害怕的事件，加以应对指导。此时空泛的安慰往往没有效果，甚至可能加重恐惧，这是医务人员需要注意的。

5. 其他的情绪反应　患者除了会有上述的情绪反应外，悲伤、内疚、羞愧等也是较为常见的情绪体验。悲伤情绪的发生多见于因疾病带来的丧失，如患者丧失生理功能或社会地位、丧失工作能力、丧失身体的一部分、丧失人生的目标和追求等。悲伤可能是患者适应性障碍的基本特征，也很常见。帮助患者走出悲伤的状态需要一定的时间，尤其需要医务人员给予患者恰当的希望。内疚是一些患者认为患病是对自己不健康行为的一种惩罚，如吸烟、酗酒、不依从治疗、不洁的性行为等。而羞愧也是患者将患病看作是自己以往行为带来的结果，一般自恋型人格的患者，更容易体验到羞愧的情绪。医务人员在治疗活动中，保持一种宽厚的态度，指出问题但避免责备，对于减少患者的内疚和羞愧情绪十分重要。

（三）患者的个性改变

个性是人的稳定的心理特征，一般不会随着环境和时间的变化而发生改变。但这种稳定又是相对的，在一些特殊因素的影响下，个性可能会发生变化，疾病就是其中的影响因素之一。疾病导致患者个性的改变，有的是在疾病过程中表现出来的，如患者的独立性降低、依赖性增加、敏感多疑、被动顺从、情绪不稳定、缺乏自尊等，这往往是患者的一种角色行为，随着疾病的治愈会逐渐消失，因此并不是真正的个性改变。如果患者长期处于疾病状态，或因疾病导致了体像变化后，他们的个性可能会发生根本改变，这种改变的原因与疾病对患者影响的时间和程度有关。如不得不适应新的行为模式，改变了原有的自我认知，体验更多的消极情绪等。

四、患者的行为反应

患者在诊疗过程中所出现的行为变化，是一个从适应不良到适应的连续过程。适应性行为反应有助于疾病的治疗和康复，而适应不良行为反应，则会干扰治疗和康复进程。医务人员需要在理解患者的主观体验、人格模式、防御机制和应对策略的基础上，制定帮助患者改变其不良适应行为反应的干预方案，使得医疗活动能够正常进行。

（一）适应性反应

1. 积极寻求社会支持　社会支持系统可以直接对抗或缓冲应激反应，帮助患者度过难关。社会支持的内容和方式有多种，可以是经济上的援助，也可以是家庭、工作上的帮助，或者是提供精神上的支持等。社会支持缺乏的个体，导致悲观情绪、抑郁症状及自杀倾向较高，而且孤独、无助的情绪体验也会加重疾病或影响治疗的依从性。即使是适应良好的个体，面对一些不易治疗、病程较长或花费较大的疾病，也会有沉重的压力。此时良好的社会支持系统可以体现出它的作用和价值，如可以从家庭、亲朋好友或单位中获得心理或物质支持，可以从医务人员的专业救治中获得支持，可以从网络资源中寻求有用的资讯获得支持，也可以从患有相同或相似疾病的病友群体中获得支持。

2. 对生命意义的重新认识　尽管患病对个体而言不是一件令人愉快的事情，但从另一个角度来讲，有时只有经历过疾病对生命带来威胁的人，才能真正体会到健康的重要性，重新感悟生命的意义。患病后一些患者会有意识地改变生活方式，评估原有的社会角色，正确对待日常困扰，积极配合治疗，积极思考康复后如何生活和工作等。如一位被诊断为心肌梗死的患者，经救治康复后，开始改变自己的工作方式、性格特点和饮食习惯并制定锻炼方案，以减少自己的心理应激；调整行为习惯，从而改善自己的生活方式，保持健康。

3. 了解自身所患疾病　患病后患者之所以会出现负性情绪反应，一个重要原因是对自己所患疾病的不了解。如一些疾病看似症状很严重，但经过积极治疗是可以痊愈的；有些慢性疾病，尽管不能完全治愈，但只要配合医师的治疗，完全能够防止疾病的迁延，如果患者能够有意识地学习和了解有关疾病的知识，就会发现有时所患疾病并没有其想象中的那么严重。或者有些疾病已出现了相关症状，由于对此类疾病严重性的不了解，而耽误了最佳的治疗时机。因此有意识地了解一些疾病知识，可以增加个体的控制感。一般来说，患者获得疾病知识的来源有医护人员、患过类似疾病的他人或者从书本、网络中获取相关疾病的信息。但也有些患者宁愿把自己的信任完全交给医务人员，也不愿意自己去了解自身疾病的情况。患者是否会有了解自身所患疾病的行为，与患者的人格类型、特征性的应对模式以及防御机制有关。

（二）适应不良的行为反应

1. 治疗不依从行为　患者对治疗方案的不依从是临床上常见的问题，不依从的原因有很多，既有心理上的动因，也有其他方面的因素。不依从的心理学动机包括：

①患者对医师的信任度不高，导致对诊断和治疗方案持否认态度。②患者对治疗失去了信心，在无助、绝望的心理状态下，不愿意继续接受治疗。③一些患者将对治疗的不依从作为对抗失去控制感的一种手段。④不愿意接受患者角色，希望和其他健康人一样工作生活而表现为对治疗的不依从。⑤有些治疗不依从的行为则可能是患者面临的现实原因，如治疗费用、治疗方案的复杂性、治疗所带来的副作用、考虑要照顾家庭、求医不便利或治疗流程过长等。

2. 依赖行为　患者在患病情况下会出现依赖行为。一是受疾病影响，患者自我照顾的能力下降，会依赖家人或护士的关心和照顾；二是对患病中应承担的自理行为不了解，产生过度依赖医护人员的行为。在疾病的初期依赖行为是正常的，但过度的依赖行为会使患者变得缺乏主动性，遇事优柔寡断，甚至延缓康复后重新恢复正常的社会角色的过程。

3. 退化行为　是指患者表现出的行为举止幼稚，以自我为中心，与年龄、社会角色不相符。如感到身体不适，会大声呻吟、哭泣甚至喊叫，期望引起他人的注意，感到家人照顾不周会发脾气。有的学者认为患者的行为退化是重新分配能量以促进机体康复的过程；但病情好转或稳定后，仍出现退化的行为则属于适应不良行为。

五、患者的心理需要

需要是人产生动机和行为的原动力，情绪的性质和强度也与需要能否得到满足密切相关。在患病的状态下，个体从正常社会角色转变为患者角色，其心理需要也会随之发生变化。

临床上患者产生的各种心理问题常与其心理需要得不到满足有关，这就要求医务人员及时了解并满足患者的合理心理需要，以便帮助患者更好地康复。尽管患者的心理需要各有不同，但也有共性可循，根据马斯洛的需求理论，结合患者的心身特点以及所处的环境，患者的心理需要包括以下几个方面：

（一）恢复身心健康的需要

恢复身心健康是患者最基本的心理需要。患者希望通过医务人员的医疗技术帮助其摆脱疾病的困扰，这就需要医务人员具备精湛的医疗技术和高超的护理能力。在治疗过程中对于因病而出现的心理问题，医护人员应该及时进行心理干预。

（二）治疗期间安全的需要

安全感对患者来说是基本的心理需要之一。引起患者缺乏安全感的原因很多，既有疾病因素，也有患者认知因素；既有医师医疗水平的因素，也有医疗条件和医疗环境的因素等。如疾病本身对人的安全就是威胁，病情越严重，对患者生命安全的威胁就越大。有些患者因为对自己的病情不了解，过度担心疾病带来的后果；有些患者怀疑医师的责任心和治疗水平，担心会被误诊、误治，耽搁了最佳的治疗时机；有的则担心医师的治疗手段对自己身体造成伤害，如创伤性的检查，药物的副作用等。这些担心和顾虑与患者的认知偏差有一定关系。不可否认医务人员医疗水平的高低是影响患者安全感的重要原因，较高的医疗水平，和蔼的医疗服务态度，可以赢得患者的信任，进而减少对治疗安全性的担忧。同样良好的医疗条件和医疗环境也是满足患者安全需求的重要环节。

在社区医疗服务机构就诊的患者最担心的是社区医疗服务水平和医疗条件不如大型医院，但社区医师也有大型医院不具备的优势，就是对患者较为熟悉。一方面可以通过医联体建设利用大型医院的医疗资源解决医疗技术不足的问题，另一方面，分级诊疗的医改举措使许多患者的后续治疗可以在社区医护人员的帮助下完成。因此社区医护人员对患者的治疗方案和诊疗手段耐心细致的解释和指导，既可以打消患者对安全感的顾虑，又可以在社区对患者开展心理辅导工作比在大型医院更方便，更具时效性。

（三）治疗过程中被尊重的需要

相互尊重是人际交往的基本前提。在医疗人际关系中医患间的相互尊重是保证医疗活动正常进行，维护医患关系的重要影响因素。在临床实践中由于患者一方处于被帮助、被支配的地位，他们特别渴望得到医务人员的尊重。但在临床上不尊重患者的现象并不少见。如不尊重患者的姓名权，以病床号码呼叫患者；不注意保护患者的隐私；剥夺患者的知情权；对不同身份、地位的患者区别对待等。尤其是患病之后到了陌生的治疗环境，患者原有的社会角色会发生变化，他们对医务人员的言行较为敏感，担心得不到重视，此时他们的自尊心较平时会更增强。不少医患之间的矛盾和冲突往往就是患者感到不被医务人员尊重引起的，患者会有不满和愤怒的情绪表达，甚至和医护人员发生肢体冲突。因此在治疗活动中医护人员除了要保持对患者一视同仁的职业操守，更需要在言行上体现出对患者的尊重，赢得患者的信任，进而构建良好的医患关系。

（四）获得医疗信息的需要

知情同意是患者在医疗活动中应有的一项基本权利，也是患者的需要。由于医学知识的缺乏，长期以来医学在患者的心目中带有一种神秘性，医师也认为对疾病的诊治是医师的事，这种由医师占据主导地位的被动式医患关系，使得患者对自己的各种诊疗信息常常处于不知情、不理解的状态。随着患者权利的确立及医学模式的转变，尊重患者知情同意权，满足患者获得医疗信息的需要，已成为保障医疗活动正常进行的一项内容。医护职业是助人的职业，也是为患者提供医疗服务的职业，这种职业的属性，使得医患双方必然要以患者为主体。由此医护人员在诊治过程中，有责任也有义务及时告知患者有关疾病的信息、治疗方案以及可能由治疗带来的结果。同样医院的规章制度、治疗费用的使用等情况也需要让患者知晓，以获得患者的同意。尤其是一些创伤性的诊断、放化疗治疗、临床实验性药物等对患者身体会造成伤害的诊治措施，更要提前告知患者并在获得患者同意的情况下方能实施。

（五）被他人关心和接纳的需要

被他人接纳和关怀是人的一种情感需求，情感需求的缺失会使人感到孤独和失落。患病之后患者处于身心痛苦之中，更加渴求他人的关心、支持与接纳；不仅需要亲朋好友的关心与体贴，还需要医护人员的支持与接纳。亲人朋友的探视，医护人员的悉心照料能减轻患者的孤独和失落感。相较于大型医院的医护人员，社区医师在满足患者被关心和接纳的需要方面更具优势，社区医师有时间和患者沟通与交流，可以通过家访动员和鼓励家庭成员对患者予以支持，也可以通过团体辅导的形式让患者从病友当中获得支持。

第二节　社区患者的心理问题及干预

社区患者是指在社区内利用社区卫生服务资源进行诊治、护理、康复以及接受健康检查和健康教育的个体或群体，以妇女、儿童、老年人、慢性病患者、伤残人员等为重点人群。疾病不仅使患者的生理功能发生变化，也会导致其认知、情绪、意志行为等心理活动过程发生变化，甚至人格特征也会受到影响。社区患者表现出的心理问题既有患者共有的一般心理特征，也有因性别、年龄、疾病的性质和严重程度的不同而呈现不同的特点。对社区患者心理问题的预防和干预是社区卫生服务机构的主要任务之一。

一、社区患者常见的心理问题

（一）社区老年患者的心理特点

老年期也称成年晚期。国内外学者对老年人的界定有不同的观点，我国一般把60岁及60岁以上的成年人称为老年人。

步入老年期，人的生理功能逐渐衰退，各系统的疾病逐渐增多，如冠心病、高血压、糖尿病、脑卒中等都是社区老年人的常见病和多发病。疾病不仅影响老年人的正常生活，也会使他们的心理特征发生变化，如感知觉功能下降、记忆力减退、情绪不稳定，人格表现为以自我为中心、猜疑、敏感、保守和固执等特点。一些日常生活尚能自理的老年人，可以通过锻炼、体力劳动、参加社区活动、与亲友联络等方式调节自己的心理，一般不会产生太多的心理问题。但对长期疾病缠身的老年患者，因为角色的变化，会出现一系列的心理问题，如患有帕金森病、阿尔茨海默病、冠心病、脑卒中的老年人，常常伴随不同程度的焦虑、抑郁、认知改变等心理障碍，甚至有些老年患者因为没有及时得到心理疏导而诱发精神障碍。心理问题不仅影响了他们的老年生活，而且也给家庭其他成员的正常工作、生活以及经济状况带来影响。

1. 老年患者的常见心理问题

（1）焦虑、恐惧、易激惹：老年人的正常生活会因疾病的折磨和困扰而受到影响。尤其是一些需要长期治疗的老年患者，不仅需要家人的照顾，还需要承担医疗费用带来的经济压力，他们容易产生焦虑的情绪。老年患者的恐惧感主要来源于疾病和死亡的威胁，这种恐惧并不完全是因为害怕死亡，主要是对疾病迁延和预后的担忧，担心给子女带来负担、被人讨厌和冷落，得不到应有的照顾。也有一些老年患者对死亡本身抱有恐惧，或认为家里尚有问题没有解决或处理完，担心自己哪一天会突然去世，无法在临终前交代好后事等。

（2）孤独、敏感、抑郁：老年人由于退休、丧偶、独居、行动不便等，社会交往会减少，有些老年人因缺少子女的陪伴，孤独感明显增加。对疾病担心而又无奈，一些老年患者的情绪状态从焦虑、易怒转为抑郁，对外部环境的刺激更加敏感。抑郁心理也是老年患者常见的心理反应。

（3）依赖性增加：老年人因为生理机能的衰退，正常情况下需要依赖家庭和子女的照顾，患病后老年患者在心理及行为上会增加对家庭、子女和医务人员的依赖，部分老年患者由于长期处于患者角色中，逐渐形成以自我为中心的人格特质。

（4）性格改变：性格是一种比较稳定的心理特征，一般不易受到时间和环境的影响。在疾病的情况下，一些老年患者的生活会受到较大的影响，这就需要他们改变原有的一些思维和行为模式，去适应新的生活方式，部分老年患者因为适应困难而发生性格上的变化。如有的老年患者性格开朗，乐于社会交往，但受疾病所限，更多的时间只能待在家中而变得内向孤僻、寡言少语；有的老年患者喜欢独立照顾自己，但由于疾病的原因不得不依赖子女或他人，认为自己成了家庭的累赘，失去存在的价值，进而变得悲观和无助。有的老年患者本身就有一定程度的人格障碍，在疾病等应激条件下，个体对环境的特征性理解得到了强化，当面对需要住院治疗时，轻微的强迫患者可能会表现出明显的强硬和控制，而重度依赖型的患者可能会表现出"黏人"或不断提出更多的需求。还有一些老年患者是因为疾病导致脑功能的衰退而出现性格的变化，如脑卒中后患者可能变得孤僻和退缩。

（5）疑病心理：疑病是老年人常见的心理障碍。所谓疑病是怀疑或断定自己患了某种严重的躯体疾病，从而表现出忧心忡忡、苦恼焦虑等情绪。患病后的老年人，社会交往活动减少，其注意力从对外界的关心转向自己的身体，往往一些轻微或并不严重的身体不适都会认为自己患了严重的疾病。一些性格偏执的老年患者更容易出现疑病心理。主观体验上表现为身体不适感增加、失眠、饮食异常等，行为上就医次数增多，或过分关注报纸杂志上的一些医学常识并对照自己的不适感，经常为此心神不定。

（6）回避：有些老年患者为了减轻因疾病带来的心理压力，在日常生活中会有意识地回避与疾病有关的话题，在他人及家庭成员面前表现为若无其事。有些老年患者已明白自己所患疾病较重，目前医疗技术无法治愈，为摆脱精神上的压力，有的会转向宗教从中寻求慰藉，有的会相信民间秘方，有的只愿意和不熟悉的人进行沟通。

2. 社区特殊老年患者的心理问题　社区特殊老年患者主要是指患有认知障碍或因病长期卧床的老年人。任何引起大脑皮质和结构异常的因素都可以导致认知障碍，如痴呆、谵妄、遗忘症等老年疾病均属于常见的认知障碍性疾病。

（1）认知障碍老年患者的心理问题：有记忆力减退、感知觉障碍、言语障碍等脑功能异常表现；有急躁、偏执、敏感多疑、敌意、淡漠，以及恐惧、焦虑、躁狂等情绪异常表现；有个性改变、兴趣减少、不检点行为等精神行为异常表现。

（2）长期卧床老年患者的心理问题：部分老年患者因病需要长期卧床，如在瘫痪初期，由于身体改变、行动不便，有些老年人出现焦虑、抑郁反应，这是对身体改变的正常反应。在焦虑和抑郁的反应中，抑郁比焦虑更多见。焦虑的产生与生活的压力有关，而抑郁与生活改变、社会交往缺失及导致瘫痪的并发症等相关。有些老年患者因瘫痪导致抑郁和孤独，长期的卧床使得心理压力增大，可导致性格发生改变。如变得言行古怪、敏感和孤独。大多数老年患者因为需要长期照顾，对家人的依赖感增强，逐步形成了以自我为中心的特点。长期卧床的老年患者由于生活不能自理，感觉自己是家人和儿女的累赘，加上负性情绪的作用，容易产生厌世的想法。

（二）社区慢性病患者的心理问题

慢性病又称慢性非传染性疾病，是一类病因复杂，起病隐匿，病程较长且病情迁延不愈的疾病总称。常见的慢性病主要有心脑血管疾病、糖尿病、癌症、慢性阻塞性肺疾病、精神障碍等。慢性病的发病率和死亡率在我国呈逐年上升的趋势，成为威胁人们健康的第一主因，慢性病不仅严重影响人们的正常生活和工作，还给个人、家庭及社会带来沉重的经济压力。慢性病的疾病特点使患者长期处于生理功能、社会功能受损的状态，其心理行为也因此产生变化，进而出现诸多的心理问题。慢性病性质的不同、治疗阶段和治疗方法的不同及患者对疾病症状的体验和预后的差异，导致患者表现出的心理行为问题会有不同。通常慢性病患者的心理问题主要有以下几个方面。

1. 主观感觉异常　慢性病患者往往将注意力转向自身，过度关注自己的疾病，对躯体变化和疾病信息异常敏感，对疾病的症状反应尤其明显，很少关心周围其他事物。患者经常主诉各种不适，即使经过医护人员反复解释依然十分疑虑。

2. 情绪反应

（1）否认：慢性病患者在确诊前常有否认的情绪反应，认为自己不可能会罹患某种疾病，怀疑医师的诊断，这也是一种心理防御机制。否认的情绪状态，在疾病的早期对患者是有益的，可以避免因疾病带来的应激反应，减少过度的心身反应，有利于进一步诊疗。但在确诊后持续保持否认的态度，会使患者不能正视自己的疾病问题，进而耽误疾病的及时治疗。

（2）焦虑：焦虑是慢性病患者常见的心理反应，在疾病的各个时期患者都会有焦虑的情绪体验，患者产生焦虑的主要原因：①诊断的不确定性；②预后的不确定性；③害怕慢性病迁延不愈对身体的长期伤害；④担心慢性病会对社会功能以及生活质量带来较大的影响等。

（3）抑郁：慢性病与抑郁障碍的发生有十分紧密的联系，抑郁障碍的发病率因慢性病的性质和严重程度不同而差异很大，一些慢性病如冠心病、脑卒中、帕金森病、多发性硬化、糖尿病、癌症等可能与抑郁障碍的发生有直接关系。除此之外，慢性疾病的迁延不愈，给患者的正常生活和工作带来极大的不良影响，不仅事业、家庭和社会活动遭到阻滞，还要承担经济上的负担。由于治疗结果不佳，患者会有悲观失望、沮丧、自责等情绪，对生活失去信心，甚至产生轻生的念头。同时抑郁情绪也会加重慢性病进而影响疾病的预后，如增加冠心病的死亡率，减少治疗的依从性。

（4）恐惧：慢性病患者恐惧的情绪反应通常与心梗、癌症等性质严重的疾病有关。如在确诊后或经历过抢救的患者，清楚疾病的结局或有濒死的体验，这种担心和害怕死亡往往是产生恐惧的原因，临床上的一些治疗手段如手术、放化疗、药物的副作用等以及担心缺少护理也会给患者带来恐惧的情绪反应。

（5）患者角色强化：慢性病患者长期的治疗、休养，需要家庭成员的照料，时间一长会在心理行为上会形成对他人的依赖。长期处于患者角色使其心理变得脆弱和导致社会退缩行为，这类患者往往回避现实生活。这些都可使患者角色行为强化。

（三）社区康复患者的心理问题

社区康复患者是指在社区通过各种康复治疗措施，消除或减轻因病残对躯体和心理社会功能带来影响的一类患者。包括内外科在内的许多疾病在治疗后都面临需要康复的问题，如脑卒中、心脏疾病、癌症、创伤性脑外伤、脊髓损伤、人工关节置换、多发性硬化、听力和视力损伤等。康复治疗可以在门诊、住院部、社区、各类康复机构及一些特殊康复项目中进行。康复人群既可以是中老年人，也可以是青少年，患者多有早期在医院重症监护室（ICU）、冠心病监护病房（CCU）、神经内科、神经外科或骨科、肿瘤科等临床科室治疗的经历。病残给患者带来的影响不仅表现在生理层面，更多的是在心理社会层面，如病残使身体结构和生理功能受损，患者在求学、就业、婚姻、经济等诸多方面遭遇困难，使得社会活动参与度减少等，进而带来一系列的心理行为问题。

临床康复的目标除了通过功能训练努力保存患者的运动、感知、语言和日常的生活功能，更重要的是通过心理干预恢复患者的社会功能，使患者能够接受自己、正视现实，保持最大的独立性，尽快重新适应生活，重返社会，因此在康复中对病残患者进行心理社会干预具有重要意义。社区康复患者常见的心理问题有以下几个方面：

1. 错误认知 ①否认：病残患者在治疗早期往往不愿面对残酷的现实，常用否认的心理防御机制来减轻心理上的痛苦，表现为无康复的愿望甚至放弃治疗，长时间持否认的态度可能会使患者失去治疗和康复的最佳机会。②认同延迟：残疾突然发生后，往往会使患者陷入应激状态，这种重大的打击让患者处于极度的悲伤之中，可能会把残疾和随后的康复治疗都视为不良刺激，从而回避参加康复和治疗活动，患者因为认同延迟往往会耽搁康复治疗。③失能评估：病残患者病情稳定后，要依据病情做失能评估，主要评估患者的生理功能和社会功能，如果失能评估的结果对患者的影响较大，其往往会表现出震惊和恐惧，进而极度失望，行为上表现为拒绝治疗、具有攻击性甚至自杀行为。事实上多数患者的失能评估往往对自己目前的真实病情过度夸大和歪曲。④过度期望：有些病残者可能无法完全恢复，但一些患者仍抱有极大期望努力进行康复，由于治疗者没有在开始阶段就向患者说明真实情况，使得患者在缓慢的康复过程中感到挫折和无望或者被可能残存的症状压倒。

2. 情绪反应 病残患者由于躯体的损伤，社会活动受限，因而会有不同程度的情绪反应，焦虑和抑郁是病残患者普遍存在的负性情绪。抑郁的程度往往取决于病残患者的个性和病残对个体的特殊意义，而不完全是病残的性质和程度，如手指的伤残对于钢琴家而言可能是一场灾难，但对其他人来说可能并不如此。愤怒和攻击性往往来自对病残状况的不良认知，如有的患者出现情绪反应调节和冲动控制困难。这种愤怒和攻击性有时是非反应性的，没有任何预谋和计划，对个体而言只是疾病的伴随行为。当患者将愤怒指向自己时，会出现自卑、悲观和抑郁；当愤怒情绪以敌意和攻击形式出现时，患者表现为易激惹。这些情绪变化会使康复治疗难以有效实施。另外，孤独感也是病残患者常见的情绪体验。

3. 人格变化 病残患者比较普遍的性格特点是孤僻和自卑，对残疾的反应强度和自我评价的高低与不同的人格特点有一定的关系。具有疑病倾向的患者敏感、多疑，对不适的耐受性低下，往往夸大病残的严重程度，对治疗和康复缺乏信心；偏执型人格患者固执、多疑和心胸狭窄，在病残时容易责怪他人，怀疑医师的治疗，甚至会把别人的好意视为动机不良等，严重阻碍康复的进程；强迫型人格的患者小心谨慎，力求完美，常对自己的病情过分担忧，对医护人员的要求也过分严格，常抱怨医师对其关心不够，医疗水平太差等；依赖型的人格要求医务人员和家属给予自己更多的关心，害怕自己被忽视或被抛弃，在康复过程中缺乏康复的动机，不能发挥治疗的主动性和积极性，导致康复进程缓慢。医护人员应当充分来了解患者的人格特征，通过细致耐心的解释工作，指导其正确对待自己的疾病。

二、社区患者心理问题的干预方法

心理干预是指社区医护人员针对患者的认知活动特点、情绪问题及行为和个性的改变，采取综合性的干预措施。在干预过程中，要注意不同疾病、不同年龄和性别的患者其心理生理反应特点不同，需要针对性地选择适当的心理咨询与治疗方法（参见第八章内容）。社区经常使用的心理干预方法有针对个人的心理支持疗法与针对群体的团体心理治疗。

（一）心理支持疗法

心理支持疗法是医护人员运用各种支持方法帮助患者去适应目前所面临的困境，重建心理平衡。其最大特点是简便易行、省时，一般医护人员都可以掌握和应用。接受、支持和保证是该疗法的3个基本原则。

在医患双方相互信任的前提下，医护人员有计划、有目的地鼓励患者倾诉，启发患者谈出问题、苦恼、个人经历及与社会环境的关系，对患者反映出的问题，医护人员要表示理解和同情。在耐心听取患者倾诉的过程中，医护人员要有意识地寻找患者的主要心理矛盾和冲突，观察患者的行为，进而运用自己的知识和权威有针对性地对患者进行心理疏导。通过科学解释、说服劝慰、启发建议、适度保证等支持手段，帮助患者正确对待生活中的遭遇和心理上的应激，发挥患者内在的潜能，树立战胜疾病的信心。在治疗中，医护人员要指导患者利用周围的社会资源，如家庭成员、亲朋好友等社会支持系统，使自己度过难关。在使用支持性心理治疗时，治疗者要注意对患者的关心、同情和保护不能过度，否则会使者形成对治疗者的过度依赖，不利于患者自我适应和康复。

（二）团体心理治疗

团体心理治疗是指为了解决某些共性的心理问题，将多名患者集中在一起进行治疗的一种心理干预方法。团体治疗起于美国医师普拉特在1905年对结核患者实施的团体教育，他采用介绍医疗常识、激发患者信心、开展团体讨论等方法，帮助患者克服不良的情绪，树立康复信心。1921年精神障碍理学家莫雷诺创立了心理剧法，以特殊戏剧形式，通过角色扮演来增强当事人适应环境和克服危机的能力，并于1930年提出了团体治疗这一术语。相对于个体治疗，团体治疗具有省时省力的特点，通过团体成员之间的人际互动达到干预的效果。

1. 团体治疗的原理　有效的团体治疗强调此时此地的人际互动的重要性，首先为患者提供一个安全的治疗场所，使他们置身其中，通过团体动力使个体之间自由地互动，然后帮助他们识别并理解自己在互动中出现的问题，最终使他们改变那些适应不良的情绪和行为，其中人际互动是团体治疗的核心。

（1）在团体中获得情感支持：团体治疗的基本功能是让患者通过与团体中的其他成员互动和交流获得情感支持，包括体验被接纳的感觉；有向其他成员倾诉和发泄内心的痛苦机会；发现成员间共性之处，以解脱自卑感和负疚感；成员间的相互支持增加战胜疾病的信心。

（2）在团体中相互学习：在团体治疗中，团体成员除了可以交换各自的经验，还可以观察和学习其他成员的行为，这种学习的价值在于在团体的情境中患者不易产生阻抗的心理，愿意分享自己的经验并接受和学习他人的经验，这对于没有太多生活经验的人极为重要。

（3）在团体中感受正性体验：对于缺乏温暖、亲密关系、经常用负性态度看待人际关系的成员，让他们在团体中体会到其他成员的关心与和支持，这种正性体验使他们认识到人与人之间相互帮助、和谐相处的价值和意义。

（4）学习团体的性质与系统：通过团体治疗，团体成员能够领会到团体的"系统"性质。团体是由各个团体成员组成的整体，一个良性的整体需要成员间的相互协作和相互影响才能获得平衡。

（5）重复与矫正与"原本家庭经验"：团体心理治疗还有一些特殊的治疗机制，如重复与矫正与"原本家庭经验"。所谓"原本家庭经验"指个人小时候的家庭关系的体验。因为家庭是个人最早体验的群体，因此称为"原本"的群体经验。

（6）支持体验"情感矫正经验"：团体的另一个特殊机制就是让所有成员有"情感矫正经验"的体会。情感矫正经验认为单靠认知上的领悟不能改善问题，还必须加以情感上的矫正。最好让患者重复面对遭遇的心理创伤或面对处理的问题，在治疗者和团体的保护下重复处理，以便抛弃和纠正遗留下来的不良情感。

2. 团体治疗方法　团体心理治疗的方法可以分为两大类，一类是着重于个体作用的团体心理治疗，另一类是着重于团体作用的团体心理治疗。

（1）小组技术：治疗小组最主要的作用是帮助患者明白他们自己做决定的过程。乔纳森（M Jones）描述这样一个练习：让患者置身于一条远离陆地的游艇上，游艇正在下沉。给每位小组成员一张表，表上有15个条目，要求患者达成共识，把表中对于他们能够幸存具有重要意义的条目列出来。然后要求小组对他们的体验、领导方式的探索、冲突的解决和做决定的过程等内容进行讨论。

（2）相遇技术：相遇技术用来增加患者的自我意识，例如"信任行走"被用来扩展知觉意识的范围和对人际关系的信任程度。参加练习的包括一个参与者和他的同伴，这个同伴眼睛被蒙住，要求参与者用手和胳膊搀扶他的同伴，引导他以一种知觉探索的方式行走。引导的目的主要是保护同伴，让他们避开台阶、树等障碍物，并促使他以非言词的方式去探索各种各样的气味和物品的质地。双方互换角色，然后探讨他们的感受。

（3）心理剧技术：心理剧利用各种角色扮演技术，让参与者在某种心理冲突情境下自发表演，将心理冲突的问题逐渐呈现在舞台上，以此增加他们对自身冲突的理解，宣泄情绪、消除内心的压力，提高当事人适应环境和克服危机的能力。角色扮演可以帮助当事人更好地审视自己和他人。

（三）社区其他心理治疗方法

除了以上常用的经典心理治疗方法外，在社区可以开展的其他心理疗法包括深度共情技术、叙事梳理疗法、音乐疗法、饮食疗法、运动疗法及阅读疗法等。

三、社区患者的心理护理

（一）心理护理的概念

心理护理是指在护理实践中，护理人员以良好的医患关系为基础，运用心理学的知识和技术，按照一定的程序，有针对性地解决或改善患者的不良心理状态和行为，帮助患者积极应对自己的心身问题，进而促进疾病的转归和康复。心理护理是整体护理的组成部分，也是现代护理模式不可或缺的环节。应当注意的是心理护理侧重于健康人群的心理维护，主要是对患有心身疾病、躯体疾病而无明显精神障碍的患者及健康人群提供心理健康的指导和干预。心理护理是维护社区患者身心健康的有效手段和方法。

（二）心理护理的基本程序

心理护理是在护理程序框架下开展的一项连贯的、有目的、有计划、有评估的系统性临床活动。其基本程序分为3个步骤：心理护理评估与诊断，心理护理计划的制定与实施，心理护理效果评价。

1. 心理护理评估与诊断

（1）心理护理评估：心理护理评估是护理人员有目的、有计划地收集患者资料，并对资料进行整理和分析，发现患者现存和潜在心理问题，为确立心理护理诊断提供依据的过程。这是心理护理程序的第一步，可以通过观察、访谈、调查和心理测验等方法来完成。主要评估内容包括：

①一般资料：包括患者的性别、年龄、职业、文化程度、婚姻状况等个人基本情况，有无吸烟、酗酒、吸毒、药物滥用等不良行为和习惯，过往疾病史。

②身体状况：包括患者的各项生理功能，日常生活习惯，睡眠、休息的质量等。

③认知功能：主要评估患者是否存在认知功能损伤，包括感觉、知觉、思维、注意、记忆、智力水平、定向力等内容。

④情绪状态：主要评估患者是否存在心境障碍和情感异常，如表现出焦虑、抑郁、恐惧、欣快，易激惹、情感淡漠、情感爆发、病理性激情等。

⑤意志和行为表现：主要评估患者的意志过程在主动性、目的性、协调性方面是否有异常，行为和言语活动方面是否有异常。

⑥社会功能：主要评估患者的生活自理能力、角色功能、人际交往能力、现实检验能力等。

⑦人格特点：评估患者的性格、气质、价值观、信仰等，判断是否多疑、敏感，是否易激惹、易冲动；是否过于依赖等。

⑧社会支持：了解患者家庭情况，与家庭成员、朋友同事之间的关系是否融洽，待人处事的方式和态度等。

⑨生活事件：患者近期是否遭遇重大生活变故，如亲人丧失、工作调整、罹患严重疾病等。

⑩应对特点：了解患者在面对困境和压力情况时，所采取的各种适应性策略和技巧。

（2）心理护理诊断：心理护理诊断是对所收集到的患者的心理护理评估资料进行整理和分析，确定患者的心理健康问题和引起心理健康问题的原因，形成心理护理诊断。目前我国采用的心理护理诊断内容，是在借鉴北美护理诊断协会的诊断内容基础上，根据临床实际需要制定而成的。具体包括焦虑、恐惧、无效否认、调节障碍、语言沟通障碍、自我形象紊乱、照顾者角色障碍、预感性悲哀、精神困扰等九项内容。

2. 心理护理计划的制定与实施　心理护理计划是在心理护理评估和诊断的基础上，进一步确定护理目标，选择适合患者的心理技术，制定个性化的心理护理计划，达到解决和改善患者心理问题的预期目标。

（1）制定心理护理计划：心理护理计划的具体内容包括排列心理护理诊断的顺序，确定预期目标，制定心理护理措施，书写心理护理计划。

①排列心理护理诊断顺序：在确定患者心理护理的诊断后，医护人员需要根据患者心理问题的轻重缓急，对诊断的结果进行排序，优先解决重要而又紧急的问题。通常可以将问题可以分为首优、中优和次优。首优问题是指对患者生命威胁最大，需要立即采取行动予以干预和解决的问题。如患者的情绪极其低落、有自杀的倾向等。中优问题是指那些虽然不直接威胁患者的生命，但对患者的身心带来较大的痛苦，严重影响健康的问题。如存在持续的焦虑、抑郁和恐惧，患者社会功能遭

到破坏。次优问题是指患者在应对发展和生活变化时所遇到的问题，这些问题不是十分急迫需要解决。如角色困难、心理困扰、适应障碍等。

②确定预期目标：心理护理预期目标是指患者在接受心理护理之后，期望能够达到的心理状态或行为改变，也是心理护理效果评价的标准。按照目标实现的时间又可分为短期目标和长期目标。短期目标是指在较短时间内（几小时、几天）患者就有相应的心理行为变化；长期目标是指需要医护人员持续性的实施心理护理措施才能达到改变患者心理问题的目标（数周、数月）。

③制定心理护理措施：心理护理措施的制定要依据患者的实际情况，本着切实可行的原则有针对性地开展。一般可以分为独立性护理措施、合作性护理措施和依赖性护理措施。在制定心理护理措施时，鼓励患者及其家属积极参与，调动他们的主动性，以保证心理护理措施能够得到顺利实施，达到更好的护理效果。

④书写心理护理计划：不同的医疗机构书写心理护理计划的格式并不完全统一，通常包括护理诊断、预期目标、护理措施和护理效果评价等4个方面的内容。

（2）心理护理计划的实施：心理护理计划的实施是指依据事先制定好的心理护理计划，采用合适的心理咨询和治疗技术实现心理护理目标，解决患者心理行为问题的过程。在实施心理护理计划时要明确要做什么、由谁来做、怎么做、何时做等问题。同时要注意保护患者的隐私，充分尊重患者，争取患者亲人和家属的支持。

3. 心理护理效果评价　心理护理效果评价是心理护理程序的最后一步，指医护人员在实施心理护理计划后，对患者的心理状态和行为改变与预先制定的护理目标进行比较，来评估心理护理的实际效果。在评价过程中以预期目标实现的程度作为评估标准，评估事先制定的护理计划是否合理；评估采用的心理咨询和治疗技术是否合适；评估有哪些护理目标没有实现并分析原因；评估是否要重新修订护理计划等。心理护理效果的评价要贯穿整个心理护理的过程中，医护人员要围绕心理护理目标的实现为导向，及时发现护理计划中存在的问题，及时修订和调整。

（三）老年患者的心理护理

1. 心理评估　医护人员通过观察、晤谈和心理测验等方法对老年患者心理健康状况进行评估，主要的评估内容包括：

（1）躯体健康方面：评估工具一般包括疾病诊断、治疗和用药情况筛查表，要重点关注老年患者所患疾病的性质、严重程度。

（2）心理状态方面：重点评估患者的认知功能和情绪反应，认知功能包括近期记忆、程序记忆、定向能力、判断能力等，情绪反应的评估包括抑郁症状、焦虑症状及是否有自杀意念等。甄别老年患者抑郁症初步症状的检测工具是老年抑郁量表。

（3）日常生活能力方面：评估的重点是是否具备独立的生活自理能力，是否具备使用生活工具的能力。

（4）社会功能方面：一是要确定老年患者是否能参与社会活动或者能参与什么样的社会活动。二是要评估老年患者可以利用的社会资源，可以通过社会支持评定量表进行评估。

2. 常用的评估方法

（1）观察法：具体观察的内容包括直接观察与心理活动有关的体态内容，如面部表情、情绪情感、姿态步态、精神睡眠、动作行为等；通过与心理活动有关的能力进行观察，如观察力、思维力、语言力、想象力、判断力、记忆力、计算力等。

（2）晤谈法：会谈的方式包括结构式会谈、自由式会谈、半标准化会谈。会谈的具体内容包括感知觉障碍、思维障碍、智力、定向、注意和记忆、情绪表现、行为方式和仪表、自知力等。

（3）心理测验：借助一些常用的测评工具，如症状自评量表、抑郁量表、焦虑量表等评估老年患者的情绪状态。

3. 心理健康教育 开展心理健康教育是维护社区老年患者心理健康的有效方法之一。心理健康教育的重点是帮助老年患者正确认识和对待疾病，改变错误的认知、负性情绪，使老年患者以理性、乐观的心态对待疾病，能够积极配合医护人员进行治疗和康复。常用的心理健康教育方式有定期举办健康教育讲座、发放心理教育宣传手册、制作健康教育宣传栏等。

4. 老年患者心理护理的方法

（1）个案应对的方法：是社区医护人员以个别化的方法帮助老年患者解决心理问题和减轻心理压力，通过调动家庭和社会资源，促进社会关系融洽、恢复社会功能，推动老年人患者参与社会活动，提高其生活质量。操作过程可以分为接案、计划、介入、评估、结案等步骤，与传统的个案工作类似。

社区医护人员可以充分利用熟悉社区老年患者情况的优势，通过家庭或诊室访谈形式对老年患者实施个别化的心理护理，以解决和缓解老年患者的焦虑、抑郁、恐惧、孤独、依赖、疑病、回避等心理问题。在进行个案应对过程中，要注意针对老年患者的心身特点，一是要体现出对老年患者的充分尊重，耐心倾听他们的需要和诉求，不要过于追求咨询过程和结果，相信他们有解决问题的潜能；二是要客观看待老年患者所处的家庭环境和社会环境，帮助他们正确对待自身所面临的问题；三是在实施心理护理的过程中，可以采用合适的心理咨询技术及怀旧和生命回顾的咨询技巧，让老年患者回顾以往生活中一些重要和难忘事情，使他们重新体验尊严、快乐和成就，这种治疗方法可以帮助老年患者重建完整的自我和体验积极的情绪。

（2）小组活动的方法：主要用于因种种原因不便进行个案心理咨询和治疗的老年患者，也是一种帮助老年人调适心理的有效方法。社区医护人员可以组织不同形式的小组活动来帮助老年患者参与社会活动、获得归宿感和社会支持，进而实现心理护理的目标。常见的小组活动模式有教育型、支持型、治疗型；小组活动形式有讨论性活动、缅怀性活动、教育性活动，还可以是锻炼性活动、表演性活动、季节性活动及游戏活动等。

开展小组活动时应注意以下问题：一是要顾及老年患者的生理特征，关注老年人的身体上的不便，设置一定的辅助工具，以及身体虚弱患者的特殊需求。二是在小组活动中，医护人员要始终保持积极的态度，以适应老年人的被动情况。在小组成员沟通过程中，要注意控制一些主观的、故意的或攻击性的语言和信息。沟通的重点尽可能多的关注老年患者的正面经历和积极乐观的情绪，发挥他们的潜能。三是要循序渐进和及时激励，老年患者反应较慢，不要为迟迟看不到进步而感到气馁，要关注他们的点滴进步。

（3）社区参与的方法：社区是老年患者熟悉的、主要的活动场所，社区医护人员可以充分利用社区的资源，以社区为载体，鼓励老年患者积极参与社区活动，融入社区生活；帮助老年患者树立自助和互助的意识，达到改善和调节他们的心理和行为问题。

在运用社区参与方法对老年患者进行心理护理时，有以下技巧可以借鉴：①让老年患者正确看待自身的疾病和情绪、行为问题，理解生存的意义。及时治疗，定期检查，保持积极乐观的心态；明白生老病死是生命的基本规律，摆脱对疾病和死亡的恐惧，认真过好每一天，做到老有所乐、老有所为。②保持与外界环境的接触。通过与社会和自然的接触，培养一些兴趣爱好，转移对自身和疾病的过度关注，以减少各种负性情绪。③鼓励家人陪伴是维护老年患者身心健康的基础。社区医护人员应当积极取得患者家人的支持，鼓励他们多陪伴、多理解、多关心，多与老年人沟通是减少老年患者孤独感的最好方法。④风险防范的护理。有些老年患者因疾病或其他原因，情绪和思维容易偏激，有可能做出一些极端事情，如自杀、伤人或自伤等，在护理过程中，要善于发现老年患者的一些异常行为，及时进行开导和劝解，化解老年人的危险意念，防患于未然。

（四）社区慢性疾病患者的心理护理

1. 心理评估

（1）心理应激评估：慢性疾病的发生、发展和转归不仅与患者经历的重大生活事件和面临的日常困扰有关，还与患者对事件威胁程度的认知、是否有社会网络支持及心理防御机制和应对方式有关。因此在进行心理护理时，可以采用生活事件量表、应对方式量表、社会支持评定量表和职业倦怠量表等作为心理应激的测评工具。

（2）心理状态评估：对慢性疾病患者的心理状态评估，不仅可以了解患者目前的心理健康水平，而且在一定程度上可以预测疾病的发展。主要评估内容包括患者目前的情绪状况、躯体化指征、生活满意度、总体幸福感及身心交互症状等。常用的心理状态评估工具有抑郁自评量表、焦虑自评量表、症状自评量表、状态－特质焦虑问卷、生活满意度评定量表和总体幸福量表等。

（3）心理特质评估：慢性疾病的发生与患者的个性特征有关，如 A 型行为是影响冠心病发生的重要因素。常用的心理特质评估工具包括卡特尔 16 项人格因素问卷、A 性行为类型问卷和艾森克人格问卷等。

（4）认知水平评估：认知水平不仅影响疾病发生，而且长期处于疾病状态也可以影响患者的认知能力。认知水平评估方法包括常用的评估问卷和计算机辅助测评，如 Halstead–Reitan 神经心理成套测验、Wisconsin 卡片分类测验、认知能力筛查量表等。

2. 患者教育 通过患者教育可以增加患者对疾病的认识，正视自己目前存在的心理行为问题，积极寻求应对措施以解决因疾病带来的心理压力，提高患者对疾病的适应能力和自我护理能力。包括应对技巧训练在内的患者教育计划可以改善慢性疾病患者的功能，如树立与疾病斗争的信心、减轻负性情绪、增加生活中的目标感和价值观，控制和减轻疼痛、增加治疗的依从性，有意识的纠正不良的生活习惯和行为方式等。社区医护人员要充分利用便于开展患者教育活动的优势，为社区慢性疾病患者建立健康档案，设置有针对性的患者教育内容，采取灵活的教育形式，对每次的患者教育活动要建立科学的效果评价机制，以便对患者教育计划进行及时调整和完善，提高患者教育的质量。

3. 心理护理措施 慢性疾病患者的心理护理是一个长期的过程，需要社区医护人员制定科学合理的心理护理计划并积极组织实施。目前有许多针对慢性疾病患者的心理护理措施。

（1）**药物干预**：药物干预主要针对有重度抑郁的慢性疾病患者。最常用的药物是抗抑郁药，医护人员要根据患者的抑郁程度做出评估后决定是否处方使用。

（2）**个体心理治疗**：慢性疾病患者由于遭受疾病的长期折磨，会经常出现情绪和行为问题，社区医护人员应当给予患者积极有效的心理支持，个体心理治疗是一种常用的干预措施，其方法包括支持性心理治疗、情绪管理及认知行为治疗等。支持性心理治疗主要通过给予患者充分的理解和尊重，以安慰、说服、鼓励和保证等形式帮助患者树立战胜疾病的信心，提高患者治疗的主动性和积极性。对于经常有情绪波动的患者，可以通过情绪管理帮助患者学习识别和觉察自己的情绪变化，让患者以积极乐观的情绪状态面对自己的疾病。认知行为治疗则是帮助患者以合理的思维模式评价目前因疾病给自己生活和工作带来的影响，学习有效的应对策略和适应性的行为，提高患者对疾病综合干预的依从性。

（3）团体心理治疗：团体心理治疗是社区医护人员将罹患相同慢性疾病的患者集中起来进行集体治疗的一种心理干预的形式，通常每周1～2次，向患者讲解有关疾病的防治知识，纠正其错误的认知、不良行为模式和应对方式，通过团体成员的人际互动建立同伴间的相互支持，如交流治疗经验、学习处理不良情绪和行为的方法等，在成员间互相支持中得到成长。

（4）放松、应激管理和锻炼：放松训练是一种广泛应用于慢性疾病患者的干预措施，可以有效减轻因治疗带来的各种不良反应，应激管理和适度的锻炼有助于提高患者生活质量。

（5）社会支持：慢性疾病患者承受较多的心身压力，有良好社会支持系统的患者能更好地适应疾病，有益于疾病的转归，促进疾病的康复和社会功能的恢复，其中家庭支持尤为重要。家庭气氛的和谐、家庭成员的理解对于患者积极配合治疗十分有益，社区医护人员在开展心理护理活动中，及时获得患者家庭成员的支持和参与，是完成心理护理计划的重要保证。

（五）社区康复患者的心理护理

1. 心理评估　社区医护人员可以通过观察、访谈以及选择适合的评定量表评估在社区进行康复患者的心理状态，评估的内容要针对康复期患者目前存在的心理问题，常用的评定量表有贝克抑郁量表、汉密尔顿焦虑量表等。在评估康复期患者的心理障碍时，要注意有些是其本身疾病造成的，如脑卒中患者会有认知能力下降、觉醒水平降低及意识受损等问题，在评估时要加以区分。同时还要对患者的社会资源及其照顾者进行评估，全面考察患者康复期的心理状态。

2. 心理健康教育　对康复患者进行心理健康教育的目的，一是促使患者身心得到整体康复，尤其是心理和社会功能状态的恢复，要使患者及其家属充分意识到心理康复在整体康复中的重要性；二是帮助患者树立治疗和康复的信心，以积极、健康的心态投入到康复过程中；三是通过健康教育恢复患者的独立性为其重返社会做准备。

3. 心理护理措施

（1）培养积极情绪状态：社区医护人员通过心理支持和一定的指导措施，如放松训练、社交技能训练及计划愉快的活动等，培养病残患者积极乐观、自信顽强的心理状态，帮助患者正视现实，鼓励患者坚强地生活下去。

（2）纠正错误认知：通过各种认知治疗技术包括团体治疗，帮助患者识别非理性信念，纠正错误认知，在有支持环境的基础上进行认知重构。

（3）鼓励运动锻炼：运动锻炼是常用的一种积极康复手段，运动锻炼具有一定的心理效应，合理地使用运动锻炼程序，对病残患者有良好的心身康复作用。研究表明，参加运动锻炼能减轻紧张焦虑状态，运动对抗焦虑的原因可能有：①运动锻炼过程能分散患者对焦虑的注意；②运动能对抗焦虑症状的知觉过程；③促进患者对引起焦虑症状的原因进行再评价。

（4）有效利用社会支持：病残患者的社会支持资源有利于患者的康复，尤其是家庭成员对患者的态度往往起决定性作用。尽管康复工作大部分由医护人员完成，但漫长的康复期离不开家庭成员的理解、关心和支持。因此在康复阶段要让患者的家庭成员参与到康复治疗中，在确保患者安全的前提下，充分发挥患者及其家庭成员的主动性和积极性，这个阶段也是康复心理护理介入的好时机。

（徐　昱）

第七章　临床心理评估

扫描二维码获取
本章 PPT、习题
及相关文献

第一节　心理评估概述

一、心理评估的概念

心理评估（psychological assessment）是指依据心理学的理论与方法对人的某一心理现象进行全面、系统和深入地客观描述、评价、鉴定的过程。将这些方法、技术运用于临床医学，以了解患者或来访者心理状态的性质和程度，为临床诊断提供依据时，称为临床心理评估。与心理评估相近的概念是"心理诊断"（psychological diagnosis），它们的区别是心理评估的范畴比心理诊断更广泛，而心理诊断更具医学意味。

心理评估的方法有观察法、会谈法、个案法等，但其主要的方法是心理测验，以致有些人将心理测验作为心理评估的代名词。

二、心理测验的概念

心理测验（psychological test）是心理评估的主要方法之一，目前尚无精确的定义。阿娜斯卡娅（anastasiya）认为："心理测验实质上是行为样本客观的、标准化的测量。"坎贝克（cronbaek）认为："一个测验是观察一个人行为的一种系统性的方法，并用一个数量化或范畴系统作为辅助手段来描述这种行为。"可以这样说，心理测验是一种依据心理学原理和技术，以客观的、标准化的程序对人的心理现象或行为进行数量化的测量和确定，以判定个体差异的工具。

心理测验是实施心理测量（psychological measure）的手段。所谓测量也就是比较，任何事物都是通过比较才被认识的。比如，一个人的身高、体重、体温、血压都可以用一定的仪器加以测量，使其数量化，并用相应的单位加以标志，以便个体之间或同一个体在不同时期之间的比较。所得的数据可以作为临床诊断（发热、高血压等）或选拔人才（如运动员、飞行员）的依据。具体事物的测量是毫无疑义的，那么一个人的感知能力、思维能力、记忆能力、兴趣与爱好、聪明与愚笨、合群与孤僻等这些主观的心理现象能不能测量呢？心理测验就是试图解决这些一般或更为复杂的心理测量问题。美国著名心理学家桑代克曾说过："所有存在的东西，都是在量中存在。量的存在是可以测定的。"不过也要看到，这种心理"活动与客观存在的、看得见摸得着的物质的东西有本质的区别，其测量的形式也是不同的"。

心理测量具有可量化性、间接性、概括性、相对性4个特性。

1. 可量化性　个体心理特征之间存在着差异，这是客观事实；有差异就可以比较，要比较就得测量，心理测验的任务就是力求正确地反映这些差异的数量。通过将心理现象的数量化、标准化来确定差异，进而通过比较确定差异的性质和程度。

2. 间接性　心理现象这样一个主观事实，不可能直接测量，如同临床上测体温，只能使用温度计，通过汞柱高度的标定而间接地确定体温度数一样，心理测量的形式也只能是间接的，通过预先合理设计的量表、模具、操作方式来进行并推导出结论。结论的可靠性完全取决于测量内容的合理性。

3. 概括性　心理现象内涵丰富，千变万化，不可能也无必要将其全部纳入测量的范围，只需概括地抽取代表某种心理现象本质的要素即可。如韦氏智力测验有11个项目，通过这些内容的测量，将结果综合分析、归纳，就可得出某人智力水平的评估，也就是说这些内容的测量概括出了某人的智商。

4. 相对性　心理测验的相对性是指个别的测量结果不具备评估的可能，个别的测量结果只有与某同类群体相同测量的均数即"常模"相比较，才具备评估的意义。如一位农村知识青年韦氏智力测验智商测出为100，可能在同地区、同类群体中是较高的；但如与大学生、硕士及博士生等群体的智商均数相比可能会较低。

三、心理测验的历史

心理测验在我国有着悠久的历史。我国古代许多思想家在各自的实践中发现，人不仅在身体上和外貌上表现出差异，在心理活动上也存在着明显的差异。他们在理论和实践方面都看到了心理上的个别差异。早在两千多年前的春秋时期，孔子在《论语》中就提出"性相近，习相远"的观点，这是对人类个别差异的认识。战国时期的思想家孟子就说过："权，然后知轻重。度，然后知短长。物皆然，心为甚。"三国时期的诸葛亮在《心书》中也提出用行为观察法来识别个体人格特点："问之以是非，以观其志；穷之以词介，以观其变；咨之以计谋，以观其识；告之以祸难，以观其勇；醉之以酒，而观其性；临之以利，而观其廉；期之以事，而观其信"。在《黄帝内经》中更是用分类的方法，详尽地阐述了"阴阳五态之人""阴阳二十五人"的人格差异及鉴别的标准。我国古代的七巧板、华容道、九连环、益智图等娱乐用具，也有智力测验的用途。

现代心理测验是一门年轻的学科。它是随着实验心理学而发展起来的，只有100多年的历史。英国人类学家高尔顿（F Gallton）是对人类个体心理差异进行研究的先驱，他最早将统计学方法应用于心理测量。德国心理学家冯特于1879年在莱比锡大学建立第一个心理实验室，首先开始对感知觉、反应时的个体差异进行测量研究。美国心理学家卡特尔（J M Cattell，1860—1944）最早提出"心理测验"这个概念，认为"心理学只有建立在实验和测量的基础之上才可能达到自然科学的准确和精密"。卡特尔是促进开展心理测验运动的第一个美国人，他终生从事心理测量研究，对心理测验的理论和实践都做出了很大的贡献。

21世纪以来，较早发展的是智力测验。1905年，受法国教育当局的委托，心理学家比奈（A Binet）和西蒙（J Simon）医师编制了第一个"儿童智力量表"，又称"比奈－西蒙量表"，对智力落后儿童进行鉴别，取得了一定的实用效果。这一成果引起当时各国心理学界的普遍兴趣和关注。1916年，美国斯坦福大学心理学家特曼（L Terman）对该量表进行了全面修订，创立了"斯坦福－比奈智力量表（S-B量表）"，该量表引入了"智商"（IQ）的概念，使之更加完善。此后，西方掀起了心理测验研究与实践的热潮，使该项工作更加普遍地开展起来。除智力测验之外，人格测验及其他针对各种心理现象的不同形式的测验研究都有了深入发展并具备了一定的实用性。心理测验问世后，在一定程度上解决了人们生活中的迫切问题，促进了生产力的发展，显示了它的生命力。在美国，心理测验已经进入人们的生活，几乎大多数美国公民一生中要进行多次测验，以确定是否具备上学条件，鉴定潜在智能等。

我国老一辈心理学家，早在21世纪初就开始介绍国外的心理测验成就及修订、编制适合我国国情的心理测验量表，并进行了一些专门的心理测验课题研究。1979年以来，越来越多的人承认心理测验作为心理学研究方法之一在因材施教、人才选拔、心智缺陷的诊疗评估、教育、管理科学等方面，用途广泛。此后通过引进、修订国外一些心理测验量表，使心理测验逐渐普及。在此基础上，国内许多学者也自行编制了许多心理测验量表，其效度和信度都达到了较高的水平。如许淑莲的"临床记忆量表"，薛崇诚与杨秋莉的"五态人格量表"等，促进了本土化心理测验的推广，使得心理测验应用日益广泛。

四、心理测验的种类

目前，世界各国学者研究及应用的心理测验量表和模具不下数千种。1985年出版的《心理测验年鉴》第九版中收录了1400余种测验，美国最常用的各类心理测验也有300余种。如此浩繁的测验，种类尽管五花八门，但大致可以归纳为以下几种。

（一）按测验的目的分类

1. 智力测验　以评估智力水平为目的，常用的有斯坦福–比奈量表、韦克斯勒的幼儿、学龄儿童少年及成人三套智力量表、瑞文标准智力测验等。临床应用于对智力发育情况的鉴定及脑器质性病变、退行性病变的诊断参考，还可用于某些精神障碍的诊断参考。

2. 人格测验　以检测人格为目的，常用的有明尼苏达多项人格调查表、艾森克人格问卷、卡特尔16种人格因素测验、罗夏墨迹测验、主题统觉测验等。这些测验在临床上应用非常广泛。

3. 诊断测验　指专门用于临床的心理测验，如H–R神经心理成套测验、医院焦虑、抑郁情绪测定表、康奈尔心身症状调查表等。

4. 特种能力测验　指检查人的特种能力，如推理、绘图、音乐、操作等能力的测验。

（二）按测验的材料内容分类

1. 文字测验　测验项目均用书面语言或口头言语回答。如韦氏智力量表中的常识、类同、算术、词汇、理解、背数等。

2. 非文字测验　指那种除文字测验之外，需要动手操作的项目。如韦氏度力量表中的填图、积木、图画排列、图形拼凑、译码、迷津等。

（三）按测验的方法分类

1. 问卷法　此类测验一般采用文字材料，以回答问题的形式让被试者做出答案的倾向性选择。问卷法的测验经统计处理，结论易于做出数量化的确定。明尼苏达多相人格问卷、艾森克人格问卷等都属此类。

2. 作业法　一般用非文字材料，让受试者在规定时间内进行实际操作。多用于测量感知、运动、特殊操作等能力。

3. 投射法　将一些无结构、无主题的墨迹图或人物图像呈现给被试者，让受试者根据自己的理解和体验做出回答，借以分析、归纳出受试者的主观体验、情绪倾向、内心冲动等。罗夏墨迹测验、主题统觉测验都属此类。

（四）按测验的方式分类

1. 个别测验　即一次只测试一个被试者。临床方面的测量大都采用个别测验。

2. 集体测验　同时测验多个被试者。如使用画人测验进行集体儿童智能的筛查等。第一次世界大战期间，许多国家为了大批筛选入伍的应征者，编制出各种团体测验量表。除以上分类之外，还有教育测验、职业测验、多种功能成套测验、兴趣爱好测验，等等。

第二节　心理测验的编制及使用

一、编制心理测验的必要条件

要编制任何一种有实用意义的心理测验，都必须经历大量复杂而严肃的工作。每一种测量工具都是测验编制者对心理学理论独特见解的产物。心理测量工具的编制可以特点鲜明，但它们从理论上说，必须具备以下共同的技术要求与条件，否则便不可能在共同的结论形式上进行比较。

（一）常模

为了对个别测量结果进行正确的评定，必须与客观的标准比较后才做出判断，这种标准称为常模（Norm）。常模是取样测验的正常的平均值水平。个别的测量结果通过与常模进行比较，便得出客观差异、正常或异常的结论。建立常模是一个繁琐而复杂的过程。首先，要产生一个相对数值，从一个测量中直接获得的结果称为原始分数（Raw Score），这一绝对数值无法评估其意义；其次，是选择有代表性的样本，也称标准化样本。取样一般是按测验对象的人口实际分布情况分层取样，并保证一定的数量。最后是对选定的人群样本进行测量。进一步对测量的结果进行统计学处理，得出平均数和标准差。这样，该测验的常模就产生了。

由于人的心理现象变化万千，所以每一种心理测验都要建立相应的常模。同一量表在不同的国家、民族、地区应用及随着时代的发展，都需要重新修订并建立新的常模。

（二）样本

样本（Sample）指从总体人群中随机抽取的，能够代表总体属性的个体之和。心理测验是衡量某一心理品质的标尺，这个标尺就是常模。理想状况下常模应该是对某个总体进行测量其所得到的结果。比如，我们要测量某个班级的平均身高，这个时候，整个班级就是我们测量的总体，对班级内每个成员进行身高测量，计算平均值，可以得出该班级的身高常模。但是，现实生活中绝大多数的总体是不可能测量的，比如我们想得到中国男性大学生的身高常模，就不可能测量每一个男性大学生。这个时候，就需要随机从"中国男大学生"这个总体中随机抽出一部分人组成样本，用他们的测量值来估计总体值。因为人们的心理活动千差万别，所以在取样时，必须照顾到取样的代表性。根据样本结果来使测验标准化，这个样本便是测验的标准化样本。在选择一种测验时，除了了解所取样本的代表性外，还要注意这一样本与受试的情况是否相应。一般来说，要考虑样本的年龄范围、性别、地区、民族、教育程度、职业等基本特征。如果是临床量表，还应有疾病诊断、病程与治疗等背景。受试者的情况在这些方面与样本相应，所测结果与样本才有可比性。

（三）效度

效度（Validity）指一个测验能够测出所其要测量事物的真实程度。它反映测量工具的有效性、正确性。效度是编制心理测验时最重要的条件。一个无效度的测验，无论其他条件如何完善，都是无意义的，效度是从测验工具实际测得的结果与所公认的标准之间的相关系数来衡量的。如智力测验，所测的结果只能反映智力水平而不掺杂其他评价，同时与教师的评定相关系数高，则可以说该测验具备较高的正确性。若在智力测验中反映出较多的知识而非智力水平或与教师的评定不一致，只能是一个失败的测验。

（四）信度

信度（Reliability）指一个测验在对同一对象进行几次测量中所得结果的一致程度，即测验工具的可靠性和稳定性。在编制心理测验时要进行信度的测量，根据不同时间的数次测验结果求出它们的相关系数。相关系数高，则测验信度高，结论自然较可靠。反之短期内数次测验的结果出入较大，则说明信度低，可靠性差，不具备实用性。

（五）标准化

标准化（Standardization）是指任何一种心理测验在施测时都要有统一的，标准的实施方法，即对任何被试者实施测验和记分等的每一个过程都必须一致，不得例外，否则将影响对测量结果的正确评定。这就包括在测验中必须有规定的施测方法、标准的指导语、相同的测验内容、统一的答案和记分方法。

二、心理测验的使用

（一）测验必须由专业人员进行

心理测验工作的原则之一，就是测验工具必须严格掌握在心理测验专业人员手中，以便合理地控制使用。要成为一个心理测验工作者或一个具体测验的主持者，必须经过正规的心理学理论学习和心理测验的专业训练，以及通过一定时期的测验实践才能具备这种资格。

一个测验包括三个过程：测验工具的选择；施测和记分；测验结果的解释。这三个环节都必须由合格的测试者进行，才有可能取得正确的结果。合格的主试者能够从繁多的测验中选择适合被试者情况的量表以解决被试者的具体问题；合格的主试者应该掌握某种测验标准化的施测方法和步骤，严格遵守施测的指导语，按照测验手册中规定的程序进行测验，同时在施测中正确地记分；合格的主试者能对测验结果做审慎的、客观的、科学的解释，还要能恰当地掌握这些结果和相应的解释及结论所能公布的范围，并根据被试者的施测状态及干扰因素判断测验结果的可靠性。有经验的主试者还能够根据被试者测验结果的异常，正确地指导被试者进行进一步的检查和治疗。

总之，心理测验是关系到人们心理和行为评价的严肃课题。非专业人员轻率的、不当的施测与评价，将导致对被试者的伤害，这是需要严格注意避免的。

（二）测验的保密原则

心理测验应遵守的保密原则主要有三个方面：

1. 对测验材料的保密　测验材料必须由专业人员保管和使用，严禁随意扩散。测验的具体内容一旦外传，将导致专家们千辛万苦地创立的测验失效，这是应该避免的。

2. 对个人隐私的保密　心理测验的内容常涉及个体心理和行为的倾向，其中多数属个人的隐私。如在个性测量中大都包含生活态度、内心冲突、兴趣爱好、人际交往等题目，这些隐私是平素绝不对他人提起的。在临床评估中，被试者为了寻求帮助而与主持者进行良好的配合，把自己的某些隐私和盘托出。这时主持者或临床评估专家应严格为被试者或患者保密，不将被试的隐私外传，不随意透露被试测验中的情况，这是心理测验工作者起码的道德准则。

3. 对测验结果的保密　一个测验的结果，必然要与对被试者心理或行为某方面的评价相关联。一个好的结果可能使人振奋，而一个不那么尽如人意的结果，则令被试者沮丧和出现不良的情绪反应，以致影响今后的行为。了解测验结果，也可能使人们以截然不同的态度对待各个被试者。如教师宠爱智商高的孩子而鄙视智商低的孩子，这当然易使后者遭受心灵创伤，而对前者也没有好处。因此，测验的结果不仅需要权威的专业人员来解释，同时也必须注意要保密测验结果和解释。测验结果和解释只能透露给必须告之的极少数人，可能是被试本人、家长、单位领导、临床医师等，而且不一定告知具体得分，测验结果也不得随便查阅。任何有意无意地扩散此类信息，都将可能对被试者产生不良的后果。

（三）如何看待测验结果

测验结果是由测验工作者根据某项测验的实施要求和程序客观地得出的。一些公认的心理测验量表所得出的结果，自然具有一定的权威性。但是必须指出，心理测验的理论和技术都处在发展之中，对它的评价不可过于绝对化。对测验结果过分怀疑，拒绝承认；或过分依赖、绝对信任，都是有失偏颇的态度。以一次测量就给被试者下结论，是尤其不可取的。因为一些与测验目的无关的因素如测量中被试的动机，有无焦虑情绪，有无身体状况方面的问题，如疲劳、疾病等问题，都可以引起测量结果的误差。在心理评估中，一次测量的异常不应急于下结论，而应进行进一步的追踪测验，或进行其他同类的测验以便对结果进行比较，以排除其他因素干扰的可能性。心理评估的结果只是一个参考，它提示进一步检查的方向和今后治疗的依据。一些应用广泛的智力测验、人格测验，在引进和修订国外的心理测验工具时，对其理论依据的科学性及是否能够符合我国的国情，学者们也有不同看法。因此，决不应把心理测验看作是一种法宝，而应清醒地认识到，它只是具有参考作用的众多心理评估方法中的一种。

第三节　智力测验

一、智力测验的概述

智力测验是指"通过对个人单个或一系列问题解答情况的考查或是一系列工作的完成情况，从而由此推断此人的智力水平"（Warren 氏心理学词典）。关于智力的定义尚无一致的见解。目前对智力的理解，可概括为两大类：一是认为智力属于认识活动的范畴，包括观察力、记忆力、想象力和思维力，特别提出创造性思维是智力的核心。另一种认为智力包括认识活动和意向活动两个方面。意向活动即是有目的地去解决问题，改造世界。美国著名心理学家韦克斯勒（D Wechsler）认为智力是"一种全面的或整合的实体，它是一个人理解和处理周围世界的全面能力。"后来，他做了进一步的解释："智力是个体整个的潜能，它使个体有目的地活动，理性地思维，并有效地处理周围的事件。"也可以说，智力是个体适应和改变环境的综合性的潜能。所谓潜能就是指不一定已经在活动中表现出来的能力。智力高的含义指做什么都有可能成功，而不单纯指已经做出了成就。因为行为的成功与否并不完全受智力制约，还受许多非智力因素的影响。在众多的智力测验中，每种测验的诞生，都与编制者对智力概念的理解有关。

关于智力的内涵及影响因素众说纷纭。高尔顿则提出"智力的差异是由遗传产生的"。他指出智力水平可以用测验来测量并着手进行研究，但未获得成功。1894年法国心理学家比奈开始着手寻求一种方法来测量儿童的记忆力、想象力、注意力、言语理解能力、道德判断能力及其他各种复杂的智力功能。1903年报道了他对自己两个女儿智力发展过程进行深入研究的结果，所以，1904年，巴黎公共教育部长邀请他参加研究公立学校中智力缺陷儿童问题的小组。他在西蒙的帮助下，对许多智力缺陷的儿童进行了大量不同的测验，并筛选出那些可以鉴别儿童聪敏或迟钝的测验。1905年，他们将成熟的测验题目由简单到复杂排列起来，编制了历史上第一个智力测验：比奈－西蒙智力量表。该量表起初共有30个项目，按难易度由浅到深排列，以通过项目的多少作为鉴别智力高低的标准。1908年比奈－西蒙量表首次修订，题目由30项增加到59项。年龄从3岁至15岁均适用。修订后首先采用了智力年龄（又称心理年龄）的概念表示结果。

智力年龄是一种普通的计算智力的单位，其意义容易理解。例如，一个人的智龄为10岁，这就是说，此人的智力与10岁儿童的平均智力相等。智力年龄的求法是很简单的。如以比奈－西蒙（陆志韦第二次修订本）为例，在3～11岁，每岁有试题6项，每项代表智龄2个月，儿童每答对两题就可得智龄2个月。但以智龄为单位也有许多缺点，如无法精确地判断智力差异＼无法将不同年龄的被试者进行比较＼随着年龄的增长而不适用等。

1916年，美国斯坦福大学的特曼教授修订了比奈量表，称斯坦福－比奈量表，此量表最大的改变，是采用了智力商数（Intelligence Quotient，IQ，简称智商），以表示智力的相对水平。智商是一个人的智龄（MA）与实龄（CA）的比值，称比率智商。比率智商的计算公式为：

$$智商（IQ）= \frac{智龄（MA）}{实龄（CA）} \times 100$$

智商从理论上说是固定不变的，如被测儿童过了两三年，他们的智龄都要增加，实龄也在增加，因此似乎智商是不会变的，根据各个儿童的智商，可以预测并且可作比较，这是比率智商的优点和功用。但各种智能发展是否平均和等速？什么年龄达到峰值？何时智商停止发展？实践证明，智能发展的起点、速度、到达峰值与停止发展的时间，因不同智能和不同个体而不同。因此比率智商也存在若干缺陷。

此后，美国心理学家韦克斯勒在他创立的智力测验量表中提出离差智商的概念。即以标准差为单位的每一年龄组的个人分数与同年龄团体平均分数的比较。以每一年龄组的原始平均分数为100IQ，标准差为15IQ这两个常数进行换算。它的计算公式如下：

$$智商（IQ）= \frac{15 \times （X-M）}{S} + 100$$

公式中的 X 为某一年龄组受试者实得的测验原始分数，M 是该年龄组团体平均分数，S 是每一年龄组分数的标准差，这个公式得出的智商就是离差智商。离差智商弥补了比率智商的局限性。可以适用于任何年龄阶段。

二、智力的分类和分级

智力可以按一定标准来分出种类和等级，如从智力的本源来分，有流体智力和晶体智力；从智力的本体论来分，可分出各种智力因素或智力类型；应用统计学方法（智力结构）所分出的各种因素，如言语智力（以言语为中介的智力活动）和操作智力（在表演或操作活动上所表现的智力）等。

智力水平如用智力量表测出的智商值来分级，与样本均数相比，智商在平均数（100）左右一个标准差（15）范围内（85～115分）的为"平常"智力。高于平均数1～2个标准差（115～130分）的为"高常"智力；高2个标准差以上（130分以上）上的为"超常"。在平均数以下1～2个标准差（70分–85分）的称"临界状态"，在2个标准差以下（70分以下）的称为"智力低下"。智力低下这一范围又分轻度（55～70分）、中度（40～55分）、重度（25～40分）和极重度（25分以下）四级。（表7-1）

表 7-1 韦氏智商的分等和百分数表

智商	分等	理论百分数	实际百分数
130 以上	非常优秀	2.2	2.3
120～129	优秀	6.7	7.4
110～119	中上（聪明）	16.1	16.5
90～109	中等	50.0	49.4
80～89	中下（迟钝）	16.1	16.2
70～79	临界状态	6.7	6.6
69 以下	智力缺陷	2.2	2.1

从大量的测验统计分析来看，人们的智商是按照常态曲线分布的。大多数人的智商是在 90～110 之间。

三、智力测验量表的简介

智力测验的种类繁多，不同国家和地区都有自己惯用的量表。

1. 美国丹佛发展筛选测验

自 1967 年发表以来，美国丹佛发展筛选测验（DDST）受到世界各国重视，是目前应用得最广泛的智力筛选量表。DDST 是美国的弗兰肯堡（W. Frankenburg）与道兹（J Dadds）制定的。它的目的是筛选而非诊断。具体划定出一个智力状况的大致范围，然后把筛查出来的可疑落后者，进行诊断性的检查，提高效率。如做一次该测验只需 20 分钟，所以将要检查的儿童筛查一遍，对可疑者再做诊断性测验的人就少多了，可节省时间。DDST 适用的年龄范围是初生至六岁。共有 105 个项目，分别在大运动、语言、精细动作、适应性和个人 – 社会行为等各个领域内检测。

2. 韦氏智力测验

韦氏智力测验为一种个别测验量表，系美国纽约贝勒维（Bellevue）精神病院心理学家韦克斯勒所创。韦氏智力量表是在 1939 年发表的韦克斯勒 – 贝勒维智力量表的基础上多次修订而成。目前已发展成相互衔接的可适用于任何年龄、对象的系列量表。这些量表共有三种，即韦氏成人智力量表（WAIS，1955 年修订，1981年再次修订为 WAIS-R），用于 16 岁以上者；韦氏儿童智力量表（WISC，1949 年修订，1974 年再次修订），用于 6 ～ 16 岁者。韦氏学龄前及学龄初期儿童智力量表（WPPSI，1976 年制订），用于 4 ～ 6 岁幼儿。我国已引进并修订了这几个量表，由龚耀先、林传鼎、张厚粲及戴晓阳分别主持修订。

四、智力测验的临床意义

智力测验主要应用于教育、职业指导、管理等方面，在临床上的应用也较普遍。一些智力测验及其分项目的得分高低，常对临床医师诊断脑部病变、神经系统的功能失常做出重要的提示。1973 年 Jarrik 指出，韦氏成人智力量表的三个分项目：词汇、相似性、译码的得分突然降低时，则老年人有可能在 5 年内死亡。这种衰退模式可能是由于大脑功能中某些与衰老有关的变化造成的。这种细微复杂的变化用西医学的检验手段还不能揭示。因此有学者认为，某些心理测验在诊断大脑功能障碍方面的作用十分重要。

以下就韦氏成人智力量表在临床中的诊断意义做一简介。韦氏成人智力量表共有 11 个分项目。其中 1 ～ 6 属于言语项目；7 ～ 11 属于操作项目。

（一）知识

与远期记忆有关，亦与记忆的提取能力有关。如果一个人既往知识水平较好，而测验时此项得分却明显降低，则提示有大脑严重衰退的可能。精神障碍患者与退行性病变的脑受损者均可出现低分。脑一侧半球损害、老年性痴呆亦可为低分。有些脑损害的患者此项得分并不降低，说明其已有代偿能力。此外，精神分裂症患者得分降低还与推理能力差有关，并非单纯记忆问题。

（二）领悟

与记忆经验有关，也涉及逻辑判断能力。社会适应不良者，心理障碍、脑损伤、阿尔茨海默病、酒精中毒等患者得分均降低。

（三）算术

与理解力和注意力有关。情感反映强烈的患者得分可降低，近期记忆不良者得分亦受影响。各种脑器质性疾病均影响该项得分。得分突然下降，临床上提示脑左顶叶损害的可能。

（四）相似性

与记忆、注意力的集中有关，抽象思维能力差者得分较低。有时情感障碍可影响此项得分。左大脑半球顶叶、后顶叶损伤者亦可致低分。该项测验对衰退性脑损伤敏感，它提示学习能力与抽象思维能力的降低。

（五）数字广度

主要检测瞬时听觉记忆能力，与注意集中的能力有关。该项测验对焦虑与脑衰退者特别敏感，可致分数明显降低。顺背困难者提示大脑左半球损害，倒背困难者提示右半球损害。颞叶受损时倒背数字有明显障碍。

（六）词汇

检查两种能力：发音认读为学习能力；意义解释为表达能力。该项低分常见于智力不良、教育背景欠佳者。脑半球损伤（特别为左侧）近期可能不影响得分，但远期可能因学习能力受限而分数降低。得分低的儿童脑损伤患者可提示预后不良。老年人的得分水平可衡量既往教育背景及衰退程度。

（七）译码

检测识别数字与符号联系的能力及思维功能。严重焦虑、集中注意能力差、记忆不良者得分降低。脑损伤时分数可明显降低。

（八）图画填充

检测视觉接受能力和掌握要点的能力。粗心的人易发生失误。智力低下者由于抓不住要领而得分较低，偏执性精神障碍患者可无失误，精神分裂症患者常有荒谬答案而致得分较低。如对一缺少尾巴的动物，精神分裂症患者往往答乳房等性器官。神经官能症患者可能有失误但无荒谬答案。得分低者还可能与右颞叶病变有关。

（九）木块图案

为非言语智力的核心测验，与空间定位能力有关。弥散性脑损伤与局部脑损伤者全部得分均降低。精神分裂症患者得分不平衡，或许容易的题目不能得分，困难的题目反倒能得分。

（十）图片排列

检测视知觉、逻辑关系及社会认知能力，与文化背景有一定关系。脑损伤患者在此测验中可有失分，右额叶损伤时得分降低。

（十一）图形拼凑

该测验与木块图案意义类似，与视觉分析及运动有关。但精神发育迟滞者此测验得分可高于木块图案。神经官能症患者可致该项低分。

韦克斯勒将智力看成一种"整体或综合的能力""是由许多要素或能力所构成，这些要素或能力虽非完全独立，但彼此之间有质的区别"。所以，分项设计的测验，是以分测验来测量智力的各种组分，故有总智商（FIQ）及言语智商（VIQ）、操作智商（PIQ）之分。上述 1～6 言语项目的测量结果就为言语智商；而 7～11 操作项目测得的结果则为操作智商；两者相加平均则为总智商。并提出 VIQ 与 PIQ 相差程度可协助判断大脑两半球哪一侧有损伤；一般认为 VIQ 明显低于 PIQ 是指优势半球受损。而 PIQ 明显低于 VIQ 则提示非优势半球受损。这里明显低是指相差10～13 IQ。

第四节　人格测验

人格测验是评定个体人格特征的一类方法。由于各种学派人格理论的不同，人格测验的方法与形式也是多种多样的。常用的问卷法有艾森克人格问卷、卡特尔人格测验、明尼苏达多相人格问卷等。投射法有罗夏墨迹测验、主题统觉（TAT）测验等。其中问卷法应用较为广泛。

一、问卷类测验

这类测验一般是由一些问题或命题组成，要求被试者根据自己的实际情况在标准答题纸上做出符合或不符合的倾向性选择，然后将结果以计算机或套板计分。这类测验都属个别测验，但也常用集体方式进行。

（一）艾森克人格问卷

艾森克人格问卷（Eysenck Personality Questionnaire，EPQ）是由英国伦敦大学艾森克教授（H Ensenck）夫妇（1952）编制的，目前国际上广泛采用，分儿童和成人两种。儿童问卷适用于 7 ～ 15 岁的儿童少年；成人问卷适用于 16 岁以上年龄。我国有龚耀先和陈仲庚修订的两种版本（成人问卷，分别为 88 及 85 个项目），每个项目后以圈定"是""否"两个答案中的一个来回答。测试时让被试者根据自己的情况回答，然后分别纳入四个量表（即 P、E、N、L）来统计得分。P、E、N 分别代表艾森克人格理论中关于人格结构的三个维度，L 是一个附加量表，分述如下。

1. P 精神质（Psychoticism） 精神障碍倾向量表，它在所有人身上都存在，只是程度不同。分数高者孤独、不关心他人、社会适应差、行为古怪，常常寻衅搅扰。分数低者有循规蹈矩、从众、人际关系较好等倾向。

2. E 外向 – 内向（Extraversion–Introversion） 分数越高表示人格越外向，好交际、喜欢热闹的场合、渴望刺激和冒险、情绪易冲动。分数越低越内向、沉静、不合群、富于内省、生活和工作严谨而有规律。

3. N 神经质（Neuroticism） 情绪稳定性量表。分数高表示焦虑、紧张、易怒、可伴有抑郁、情绪易激惹而不稳定，甚至出现不理智的行为。分数低表示情绪反应缓慢而平稳，不易激惹。

4. L 掩饰（Lie） 测定自我保护程度及纯朴性、社会成熟水平。同时，它本身也代表一种稳定的人格倾向。如果 L 分过高，提示答题者有所掩饰，测量的可靠性降低。

（二）明尼苏达多相人格调查表

明尼苏达多相人格调查表（Minnesota Multiphasic Personality Inventory，MMPI）最初发表于 1943 年，由美国哈特卫（S Halthway）和墨金莱（J Mckinley）编制。目前此量表已在世界各国广泛应用，成为临床精神科、内科、整容科及心理卫生界有效的诊断工具。临床实践证明，MMPI 除用于诊断外，还可用于药物和心理治疗的疗效评价。此外，该量表在教育、社会学、人格等研究中的应用也很普遍。我国于 1980 年由中国科学院心理研究所宋维真主持，组成全国协作组对 MMPI 进行修订，并取得中国常模（表 7–2）。

MMPI 由 566 个项目组成（包括 16 个重复出现的题目），其内容可分为 26 类，涉及广泛领域；其中与临床有关的都安排在前面 399 个项目中。各项目均为陈述题，由被试者在答卷上以"是""否""不能回答"三种情况选答。

在评定时，按不同量表计分。①效度量表 4 个：疑问量表（Q）；掩饰量表（L）；诈病医量表（F）；修正量表（K）。②临床量表 10 个：疑病症（Hs）量表；

抑郁（D）量表；癔病（Hy）量表；心理病态偏离（Pd）量表；性度（M-f）量表；妄想（Pa）量表；精神衰弱（Pt）量表；精神分裂（Sc）量表；轻躁狂（Ma）量表；社会内向（Si）量表。MMPI 的测验结果采用 T 分制，即将答案纸上的原始分按以下公式换算成 T 分（标准分）。

$$T = 50 + \frac{10（X-M）}{SD}$$

公式中 X 为原始分，M 为被试所在样本组的原始分均值。SD 为该样本组的原始分标准差；50 相当 M 的 T 分；10 相当于 SD 的 T 分。将 T 分标在剖析图上可以看出各量表值的分布。

表 7-2　MMPI 项目内容分类（括号内为项目数）

1	一般健康	（9）	14	"性"的态度	（16）
2	一般神经症状	（19）	15	对宗教的态度	（9）
3	脑神经	（11）	16	政治、法律秩序	（46）
4	运动与协调动作	（6）	17	社会态度	（72）
5	敏感性	（5）	18	抑郁情感	（32）
6	血管运动、营养、言语、内分泌	（10）	19	躁狂情感	（24）
7	呼吸循环系统	（5）	20	强迫状态	（15）
8	消化系统	（11）	21	妄想、幻想、错觉、疑虑	（31）
9	泌尿生殖系统	（5）	22	恐怖症	（29）
10	习惯	（19）	23	施虐狂、受虐狂	（7）
11	家庭、婚姻	（26）	24	志气	（33）
12	职业关系	（18）	25	男、女性倾向	（55）
13	教育关系	（12）	26	想把自己表现得好一点的态度	（15）

从 1982 年起，美国 MMPI 修订委员会在布彻（J Butche）教授领导下，开始对 MMPI 重新进行修订，1989 年修订完毕。新版 MMPI，即 MMPI-I 包括 567 个项目。

（三）卡特尔 16 种人格因素问卷

卡特尔 16 种人格因素问卷（Cattell 16 Personality Factors Inventory，16PF）是美国依利诺斯州立大学的人格心理学专家卡特尔（C Cattell）教授经数十年系统观察、科学实验，并用因素分析法确定后编制的人格测验。目前在心理学领域有广泛的应用。卡特尔的人格理论是特质论，他将特质看作是建造人格的砖块，并认为根源特质乃是人格的元素，经多年研究确定了 16 种根源特质（15 种人格因素和 1 种一般智力因素）。由于这 16 种因素的不同组合决定了每个人的人格特征，因此通过 16 种因素就可以了解个体的人格。他将 16 种因素在某些情况下可能产生的表现编成 16 个组，每组问卷包括十几个问题，每个问题有 3 种回答供选择，测验后根据统计处理，因素分析，得出被试者的人格特征。经历 40 余年，16PF 已几经修订，发展为多种版本。A、B 为齐全本，各有 187 个项目，需测 45～60 分钟；C、D 为缩减本，各有 106 个项目，测试时间 25～35 分钟。我国采用的是刘永和等根据 A、B 齐全本修订的合成本，并经辽宁省教育科学研究所心理研究室实测修订（1981），也为 187 个项目，需测 45～60 分钟（表 7-3）

表 7-3　16 种人格因素的名称与特征

因素	名称	低分者特征	高分者特征
A	乐群性	缄默、孤独、冷淡	乐群、外向、热情
B	聪慧性	迟钝、常识浅薄、抽象思考能力弱	聪慧、富有才识、善于抽象思考
C	稳定性	情绪激动、易烦恼	情绪稳定、成熟、能面对现实
E	恃强性	谦虚、顺从、通融、恭顺	好强、固执、独立
F	兴奋性	严肃审慎、冷静寡言	轻松兴奋、随遇而安
G	有恒性	权益敷衍、缺乏奉公守法精神	有恒负责、做事尽职
H	敢为性	畏缩退怯、缺乏自信	冒险敢为、少有顾虑
I	敏感性	理智、注重实际、自恃其力	敏感、感情用事
L	怀疑性	信赖随和、易与人相处	怀疑、刚愎、固执己见
M	幻想性	现实、合乎常规、力求妥善合理	幻想、狂放不羁
N	世故性	坦白、直率、天真	精明能干、世故
O	忧虑性	安详沉着、有自信心	忧虑抑郁、烦恼多端
Q₁	实验性	保守、服膺传统	自由、批评、激进、不拘泥于成规
Q₂	独立性	依赖、随群附众	自主、自强、当机立断
Q₃	自律性	矛盾冲突、不明大体	知己知彼、自律严谨
Q₄	紧张性	心平气和、闲散宁静	紧张困扰、激动挣扎

（四）五态性格测验

五态性格测验是根据中医气质学说阴阳分型之"五态人"的理论而拟订的本土化心理测验量表，属于人格测验。此量表由我国中医研究院薛崇诚教授与杨秋莉研究员所主持，全国协作制定了我国正常人常模。目前该量表已在国内应用。

中医对人格类型的分类较为系统而完备，最早记载见于《内经》，后世医籍所

医学心理与精神卫生

160

论者，均未出其轨范。《灵枢·通天》基于阴阳属性在分之多少把人的人格分为五型，即太阴之人、少阴之人、太阳之人、少阳之人与阴阳和平之人。因为"凡五人者，其态不同"，故称"五态人"。依照《内经》有关五态人性格举止的描述与后世各家的注解，归纳五态人性格特征：

1. 太阳性格 傲慢，自许，主观，冲动，有野心，有魄力，任性而不顾是非，暴躁易怒，不怕打击，刚毅勇敢，激昂，有进取心，敢坚持自己观点，敢顶撞。

2. 太阴性格 外貌谦虚，内怀疑虑，多思，悲观失望，胆小，优柔寡断，与人保持一定距离，内省孤独，不愿接触人，不喜欢兴奋的事，不合时尚，保守，自私，循他人之成败而定自己的动向，不肯带头行事。

3. 少阳性格 好社交，善交际，开朗，敏捷乐观，轻浮易变，机智，好动，随和，漫不经心，喜欢谈笑，不愿静而愿动，朋友多，喜文娱活动，做事不易坚持到底。

4. 少阴性格 冷淡沉静，心有深思而不外露，善辨是非，能自制，警惕性高，有嫉妒心，柔弱，做事有计划，不乱说，不轻举妄动，谨慎，细心，稳健，有持久能力，耐受性好。

5. 阴阳和平性格 态度从容，尊严而又谦谨，处变而不惊，喜怒不形于色，居处安静，不受物感，无私无畏，不患得患失，不沾沾自喜、忘乎所以，能顺应事物发展规律，是一种有高度平衡能力的性格。

五态性格测验共6个分量表：太阴22题、太阳20题、少阴21题、少阳22题，阴阳和平为10题，另设了掩饰（测谎）量表8题。若此量表得分过高，对测试结果的可靠性值得考虑。全量表103题，测试完后计各分量表的总分，此分为粗分（或原始分），再换算成T分，制成剖析图。某一分量表得分高低，表示受试者该维度性格的特点，也反映受试者反应的灵活性、平衡性、持久性与趋近性。

二、投射测验

（一）罗夏墨迹测验

罗夏墨迹测验（Rorschach Inkblot Test）为瑞士心理学家罗夏（H Rorschach）所创立。发表于1921年，40年代起风行于欧美各国。测验材料为10张对称的墨迹图片。其中Ⅰ、Ⅳ、Ⅴ、Ⅵ、Ⅶ号图片为黑色的，Ⅱ、Ⅰ号图片为黑色加红色斑点的，Ⅷ、Ⅶ、Ⅹ号图片为彩色的。

进行测验前先向受试者交代测验方法，再出示这10张卡片，请看它像什么，对被试者的回答，要做详细记录，并记录下对每一图片回答时间及完成此测验所用的全部时间，受试者不愿作答时，主试者应尽量鼓励他回答，如实在不能回答再换第二张图片。全部图片都看完了以后，要受试者从第一图的第一个回答起，解释回答的内容，是指图的哪一部分，为什么说它像这个，主试者将其回答标在另一张记录纸上。记明这一回答所指的部位。

评分方法：根据被试者反应结果、指出的位置、决定反应的因素和内容进行评定。

（二）主题统觉测验

主题统觉测验（Thematic Apperception Test，TAT）也是一种投射型测验。它没有统一的记分方法，对回答的分析重质不重量，主要看其心理倾向。测验材料为30张含义不清的人物图片（其中有一片为白卡），有些是共用的，有些分别适用于不同的性别和年龄。每个测验用20张图片，分两次测量，每次做10张。测验时一次取一张呈现给被试者，要求他根据图片的内容讲一个故事。故事必须包括以下内容：①图中主角以前发生了什么事？②现在发生了什么？③他感到如何？④结局会怎样？第二次测验时要求被试者将故事讲得更生动形象并带有戏剧性。然后出示一张空白卡片，让被试者想象上面有图画并根据"图画"的内容来讲故事。很多测验者认为，患者讲述的故事反映自己隐秘的需要，并从这一张图画到下一张表现出一致的主题。

三、人格测验的临床意义

人格测验在许多领域，如教育、人类学、社会学、司法等方面应用很广泛。在医学临床上的应用也很普遍。在精神障碍、神经症的诊断中，都有很高的实用价值。近来，人格测验在对综合医院心身疾病的诊断、疗效评定、康复指导中的应用，越来越受广大临床医师的关注和推崇。

在精神障碍的诊断中，明尼苏达多相人格调查表（MMPI）应用最常见。MMPI各项目得分或相关的程度，可以辅助诊断精神障碍及其具体的病种。例如，山东省精神病院戴郑生等人通过实验研究认为，精神分裂症患者某些MMPI分量表得分与正常人有显著差异，并提出将"F-D-Sc-Pt分量表高分组合"作为诊断精神分裂症的心理诊断模式。

在神经官能症诊断中，MMPI也发挥很大作用。上海市精神卫生研究所赵介城等人指出神经官能症患者MMPI的测量中，D、Pt、Hy得分很高，不仅与正常人，而且与精神分裂症等患者的差异也异常明显。按此模式得出的临床测量结果，发现对神经官能症的诊断符合率，男性患者为90%，女性患者为67.9%，具有较高的实用意义。

在临床各科心身疾病的辅助诊断中，EPQ应用较普遍，MMPI也有应用。许多心身疾病，如胃十二指肠溃疡、哮喘、高血压、过敏性结肠炎等都有大量报道其EPQ量表的得分与正常人有明显差异。在EPQ的四个结果向量中，心身疾病患者的N分、L分与正常人差异较显著。正常人EPQ四个向量的得分相关一般为E＞N＞L＞P。而心身疾病者多为N＞L＞E＞P或L＞N＞E＞P。N分高提示情绪不稳定，焦虑、易激惹；L分高提示自我保护和掩饰的倾向，能量消耗较多。这些都可以看作是某些心身疾病的诱因。EPQ测量表明有某种问题者，再做MMPI检查，能更精确地确定其性质，这是较慎重的处理。心身疾病中的人格测量，不仅可以辅助诊断，而且在对其进行心理治疗中，也可提供科学的依据。因此被广大临床医师所重视。

第五节 常用临床评定量表

从严格意义上说、评定量表不是经典的"心理测验"。但在医学等领域有较多应用。这类量表也具有心理测验的基本要求及标准化这一特征，且内容具有一定实用性，可以作为经典心理测验的某种补充。其突出特点就是简便易操作，许多评定量表非专业工作者稍加训练就可掌握。常用作对患者的初步筛查工具（而不作诊断用），评价也多采用原始分直接或换算后评定。具有上述特征的临床评定量表既有他评的，也有用作自评的（如SCL-90）。在医学心理学中常用的评定量表有许多种类，包括适应行为量表、精神症状评定量表、与心理应激有关的生活事件量表、应对方式量表和社会支持等量表等。下面分别加以介绍。

一、适应行为量表

适应行为是指个体维持生存的能力以及对周围环境和社会所提出要求的满足程度。适应行为与智力具有较大的相关，前者可以说是后者在实际活动中的具体体现。对于一些婴幼儿、老年人、智残者和重症患者，进行适应行为的评定有时具有特别重要的意义。

（一）四个指标

关于适应行为的评定，有学者提出了四个指标。

（1）自理能力：如饮食、穿戴及大小便等生活自理能力。

（2）沟通能力：指自我表达和了解他人的能力。

（3）社会化：与人交往的社会技能。

（4）职业：手工、体力以及其他工作技能。

（二）分级标准

沃尔曼（J Wolman）也提出了适应行为障碍的分级标准。

（1）边界：一般表现比正常人差，但有一定潜在的社会和职业的适应能力。

（2）轻度：可以从事非技术性或半技术性工作。

（3）中度：仅可从事极简单体力劳动，部分生活需人督促或照顾。

（4）重度：不能独立生活，经训练仅可达部分生活自理，如自己进食、大小便等。

（5）极重：全部生活需人护理。

我国心理学家龚耀先等编制的"成人智残评定量表"就是采用上述标准对智力缺陷者的生活能力、学习或工作、社会交往及时间、空间、人事的定向力进行评定和程度划分的。

此外，也有用于儿童的品行评定及对住院患者的状况进行评定（护士用）等不同方面的适应行为量表。

二、精神症状评定量表

精神症状评定量表多应用于精神科。这是因为采用量表化的评定具有客观性、数量化和针对性等优点。目前这类量表也越来越多地应用于门诊心理咨询和治疗、心身疾病的调查及科研等领域。前面已述，这类量表分为自评和他评两类。常用的量表有以下几种。

1. 90 项症状自评量表（symptom check list 90，SCL-90）

90 项症状自评量表由 Parloff 等编制。标准版本因有 90 题而命名。测查内容包括躯体化、强迫症状、人际关系敏感、抑郁、焦虑、敌意、恐怖、偏执、精神质及其他（附加因子）10 个范畴。用于反映有无各种心理症状及其严重程度。每个项目后按"没有、很轻、中等、偏重、严重"等级以 1～5（或 0～4）5 级选择评分，由被试者根据自己最近的情况和体会对各项目选择恰当的评分。最后评定以总平均水平、各范畴的水平以及表现突出的范畴为据，借以了解患者问题的范围、表现以及严重程度等。SCL-90 可前后几次测查以观察病情发展或评估治疗效果。

SCL-90 的具体评分标准如下：

总分：将所有项目评分相加，即得到的总分。

阳性项目数：大于或等于 2（或 1）的项目数。

因子数：将各因子的项目评分相加得因子粗分，再将因子粗分除以因子项目数，即得到因子分。

根据总分、阳性项目数、因子分等评分结果情况，判定是否有阳性症状、心理障碍，或是否需进一步检查。因子分越高，反映症状越多，障碍越明显。

10 个因子的定义、项目数及其含义如下。

躯体化：1、4、12、27、40、42、48、49、52、53、56、58，共 12 项，主要反映主观的身体不舒适感。

强迫：3、9、10、28、38、45、46、51、55、65，共 10 项，主要反映强迫症状。

人际敏感：6、21、34、36、37、41、61、69、73，共 9 项，主要反映个人的不自在感和自卑感。

抑郁：5、14、15、20、22、26、29、30、31、32、54、71、79，共 13 项，主要反映抑郁症状。

焦虑：2、17、23、33、39、57、72、78、80、86，共 10 项，主要反映焦虑症状。

敌意：11、24、63、67、74、81，共 6 项，主要反映敌对表现。

恐怖：13、25、47、50、70、82，共 6 项，主要反映恐怖症状。

妄想：8、18、43、68、76、83，共 6 项，主要反映猜疑和关系妄想等精神症状。

精神障碍性：7、16、35、62、77、84、85、87、88、90，共 10 项，主要反映幻听、被控制感等精神分裂症症状。

附加项：包括 19、44、59、60、64、66、89，共 7 项，主要反映睡眠和饮食情况。

表 7-4 90 项症状自评量表（SCL-90）

说明：以下列出了有些人可能会有的问题，请仔细地阅读每一条，然后根据最近一周内自己的实际感觉或情况在各项目后的 5 个答案中选择打勾或画圈。

1. 头痛	11. 容易烦恼和激动
2. 神经过敏，心中不踏实	12. 胸痛
3. 头脑中有不必要的想法或字句盘旋	13. 害怕空旷的场所或街道
4. 头昏或昏倒	14. 感到自己的精力下降，活动减慢
5. 对异性的兴趣减退	15. 想结束自己的生命
6. 对旁人责备求全	16. 听到旁人听不到的声音
7. 感到别人能控制自己的思想	17. 发抖
8. 责怪自己制造麻烦	18. 感到大多数人都不可信任
9. 忘性大	19. 胃口不好
10. 担心自己的衣饰整齐及仪态的端正	20. 容易哭泣

21. 同异性相处时感到害羞不自在

22. 感到受骗、中了圈套或有人想抓住自己

23. 无缘无故地突然感到害怕

24. 自己不能控制地大发脾气

25. 怕单独出门

26. 经常责怪自己

27. 腰痛

28. 感到难以完成任务

29. 感到孤独

30. 感到苦闷

31. 过分担忧

32. 对事物不感兴趣

33. 感到害怕

34. 感到自己的感情容易受到伤害

35. 感到旁人能知道自己的私下想法

36. 感到别人不理解自己，不同情自己

37. 感到人们对自己不友好，不喜欢自己

38. 做事必须做得很慢以保证做得正确

39. 心跳得很厉害

40. 恶心或胃部不舒服

41. 感到比不上他人

42. 肌肉酸痛

43. 感到有人在监视自己或谈论自己

44. 难以入睡

45. 做事必须反复检查

46. 难以做出决定

47. 怕乘电车、公共汽车、地铁或火车

48. 呼吸有困难

49. 一阵阵发冷或发热

50. 因为感到害怕而避开某些东西、场合或活动

51. 脑子变空了

52. 身体发麻或刺痛

53. 喉咙有梗塞感

54. 感到前途没有希望

55. 不能集中注意

56. 感到身体的某一部分软弱无力

57. 感到紧张或容易紧张

58. 感到手或脚发重

59. 想到死亡的事

60. 吃得太多

61. 当别人看着自己或谈论自己时感到不自在

62. 有一些不属于自己自己的想法

63. 有想打人或伤害他人的冲动

64. 醒得太早

65. 必须反复洗手、点数目或触摸某些东西

66. 睡得不稳不深

67. 有想摔坏或破坏东西的冲动

68. 有一些别人没有的想法或念头

69. 感到对别人神经过敏

70. 在商店或电影院等人多的地方感到不自在

71. 感到任何事情都很困难

72. 一阵阵恐惧或惊恐

73. 感到在公众场合吃东西很不舒服

74. 经常与人争论

75. 单独一人时神经很紧张

76. 别人对自己的成绩没有作出恰当的评价

77. 即便和别人在一起也感到孤单

78. 感到坐立不安心神不定

79. 感到自己没有什么价值

80. 感到熟悉的东西变成陌生或不像是真的

81. 大叫或摔东西

82. 害怕会在公共场合昏倒

83. 感到别人想占自己的便宜

84. 为一些有关"性"的想法而很苦恼

85. 认为应该因为自己的过错而受到惩罚

86. 感到要赶快把事情做完

87. 感到自己的身体有严重问题

88. 从未感到和其他人很亲近

89. 感到自己有罪

90. 感到自己的脑子有毛病

（二）抑郁自评量表（self-rating depression scale，SDS）

SDS 由 Zung 于 1965 年编制。量表各包含 20 个项目，分四级评分，特点是使用简便且能相当直观地反映患者抑郁或焦虑的主观感受及严重程度。使用者也不需经特殊训练；自评过程及结果评定方便快捷。目前多用于门诊患者的粗筛、情绪状态评定及调查、科研等。

评分：每项问题后 1—2—3—4 四级评分选择。①很少有该项症状；②有时有该项症状；③大部分时间有该项症状；④绝大部分时间有该项症状。但项目 2、5、6、11、12、14、16、17、18、20 为反向评分，即按 4—3—2—1 计分。由被试者按照量表说明进行自我评定，依次回答每个条目。

总分：将所有项目得分相加，即得到总分。部分超过 41 分可考虑筛查阳性，即可能有抑郁症状存在，需进一步检查。抑郁严重指数：抑郁严重指数 = 总分 /80。指数范围为 0.25 ~ 1.0，指数越高，反映抑郁程度越重。

表 7-5　Zung 抑郁自评量表（SDS）

指导语：下面有 20 条文字，请仔细阅读每一条，把意思弄明白。然后根据自己最近一星期的实际情况在每一条文字后的四个答案中的一个打勾或画圈。

1. 我觉得闷闷不乐，情绪低沉
2. 我觉得一天之中早晨最好
3. 我一阵阵哭出来或觉得想哭
4. 我晚上睡眠不好
5. 我吃得跟平常一样多
6. 我与异性密切接触时和以往一样感到愉快
7. 我发觉我的体重在下降
8. 我有便秘的苦恼
9. 我心跳比平时快
10. 我无缘无故地感到疲乏

11. 我的头脑跟平常一样清楚
12. 我觉得经常做的事情并没有困难
13. 我觉得不安而平静不下来
14. 我对将来抱有希望
15. 我比平常容易生气激动
16. 我觉得作出决定是容易的
17. 我觉得自己是个有用的人，有人需要我
18. 我的生活过得很有意思
19. 我认为我死了别人会生活得好些
20. 平常感兴趣的事我仍然照样感兴趣

（三）焦虑自评量表（self-rating anxiety scale，SAS）

SAS 由 Zung 于 1971 年编制，由 20 个与焦虑症状有关的条目组成。用于反映有无焦虑症状及其严重程度。适用于焦虑症状的成人，也可用于流行病学调查。

评分：每项问题后按 1—2—3—4 四级评分选择。①很少有该项症状；②有时有该项症状；③大部分时间有该项症状；④绝大部分时间有该项症状。项目 5、9、13、17、19 为反向评分，即按 4—3—2—1 计分。由被试者按量表明说进行自我评定，依次回答每个条目。

表 7-6 Zung 焦虑自评量表（SAS）

指导语：下面有 20 条文字，请仔细阅读每一条，把意思弄明白。然后根据自己最近一星期的实际情况在每一条文字后的四个答案中的一个打勾或画圈。

1. 我感到比往常更加过敏和焦虑	11. 我因阵阵的眩晕而不舒服
2. 我无缘无故感到担心	12. 我有阵阵要昏倒的感觉
3. 我容易心烦意乱或感到恐慌	13. 我呼吸时进气和出气都不费力
4. 我感到我的身体好像被分成几块，支离破碎	14. 我的手指和脚趾感到麻木和刺痛
5. 我感到事事顺利，不会有倒霉的事情发生	15. 我因胃痛和消化不良而苦恼
6. 我的四肢抖动和震颤	16. 我必须时常排尿
7. 我因头痛、颈痛和背痛而烦恼	17. 我的手总是温暖而干燥
8. 我感到无力且容易疲劳	18. 我觉得脸发热发红
9. 我感到很平衡，能安静坐下来	19. 我容易入睡，晚上休息很好
10. 我感到我的心跳较快	20. 我做噩梦

此外，还有简明精神障碍量表（BPRS）、Hamilton 抑郁量表（HAMD）和 Hamiton 焦虑量表（HAMA）等也在临床中广为应用。但这些量表属他评量表，对使用者的专业知识及量表使用经验等要求较高。

三、应激和应对有关评定量表

（一）生活事件量表

国内外有多种生活事件量表。这里介绍由杨德森、张亚林编制的生活事件量表（life event scale，LES）。由 48 条我国较常见的生活事件组成，主要包括三个方面的问题：家庭生活方面（28 条）、工作学习方面（13 条）、社交及其他方面（7 条），另外有 2 条空白项目，供填写被试者已经经历而表中并未列出的某些事件。

LES 是自评量表，由被试者自己填写。填写者仔细阅读和领导指导语，然后逐条一一过目。根据调查者的要求，将某一时间范围内（通常为一年内）的事件记录。对于表上已列出但并未经历的事件应一一注明"未经历"，不留空白，以防遗漏。然后，上填写者根据自身的实际感受而不是按常理或伦理观念去判断那些经历过的事件对本人来说是好事或是坏事？影响程度如何？影响持续的时间有多久？影响程度分为 5 级，从毫无影响到影响极重分别记 0、1、2、3、4 分。影响持续时间分三月内、半年内、一年内、一年以上共 4 个等级，分别记 1、2、3、4 分。

统计指标为生活事件刺激量，计算方法如下：

单项事件刺激量 ＝ 该事件影响程度分 × 该事件持续时间分 × 该事件发生次数

$$正性事件刺激量 = 全部好事刺激量之和$$

$$负性事件刺激量 = 全部坏事刺激量之和$$

$$生活事件总刺激量 = 正性事件刺激量 + 负性事件刺激量$$

生活事件刺激量越高反映个体承受的精神压力越大。负性事件刺激量的分值越高对心身健康的影响越大；正性事件的意义尚需进一步的研究。

表7-7　生活事件量表（LES）

指导语：下面是每个人都有可能遇到的一些日常事件，究竟是好事还是坏事，可根据个人情况自行判断。这些事件可能对个人有精神上的影响（体验为紧张、压力、兴奋或苦恼等），影响的轻重程度各不相同，影响持续的时间也不一样。请您根据自己的实际情况，实事求是地回答下列问题，填表不记姓名，完全保密，请在最合适的答案上打勾。

生活事件名称	事件发生时间				性质		精神影响程度					影响持续时间				备注
	未发生	一年前	一年内	长期性	好事	坏事	无影响	轻度	中度	重度	极重	三月内	半月内	一年内	一年以上	
举例：房屋拆迁			√		√			√						√		
家庭有关问题																
1. 恋爱或订婚																
2. 恋爱失败、破裂																
3. 结婚																
4. 自己（爱人）怀孕																
5. 自己（爱人）流产																
6. 家庭增添新成员																
7. 与爱人、父母不和																
8. 夫妻感情不好																
9. 夫妻分居（因不和）																
10. 夫妻两地分居（工作需要）																
11. 性生活不满或独身																
12. 配偶一方有外遇																
13. 夫妻重归于好																
14. 超指标生育																
15. 本人（爱人）做绝育手术																

生活事件名称	事件发生时间				性质		精神影响程度				影响持续时间				备注
	未发生前	一年前	一年内	长期性	好事	坏事	无影响	轻度	中度	重度	极重	三月内	半月内	一年内	一年以上
16. 配偶死亡															
17. 离婚															
18. 子女升学（就业）失败															
19. 子女管教困难															
20. 子女长期离家															
21. 父母不和															
22. 家庭经济困难															
23. 欠债 500 元以上															
24. 经济情况显著改善															
25. 家庭成员重病、重伤															
26. 家庭成员死亡															
27. 本人重病或重伤															
28. 住房紧张															
工作学习中的问题															
29. 待业、无业															
30. 开始就业															
31. 高考失败															
32. 扣发奖金或罚款															
33. 突出的个人成就															
34. 晋升、提级															
35. 对现在工作不满意															
36. 工作学习压力大（如成绩不好）															
37. 与上级关系紧张															
38. 与同事、邻居不和															
39. 第一次远走异国他乡															

生活事件名称	事件发生时间				性质		精神影响程度					影响持续时间				备注
	未发生	一年前	一年内	长期性	好事	坏事	无影响	轻度	中度	重度	极重	三月内	半月内	一年内	一年以上	
40.生活规律有重大变动（饮食睡眠规律改变）																
41.本人退离休或未安排具体工作																
社交与其他问题																
42.好友重病或重伤																
43.被人误会、错怪、诬告、议论																
44.介入民事法律纠纷																
45.被拘留、受审																
46.失窃、财产损失																
47.意外惊吓、事故、自然灾害																
如果您还经历过其他的生活事件请依次填写																
48.																
49.																

（二）领悟社会支持量表

社会支持被看作是决定心理应激与健康关系的重要中介因素之一。领悟社会支持量表（perceived social support scale，PSSS）在众多社会支持量表中，具有简明、易用的特点。

PSSS 是自评量表，由 12 条反映个体对社会支持感受的条目组成。测定个体领悟到的来自各种社会支持，如家庭、朋友和其他人的支持程度。

被试者根据自己的感受填写。每个项目采用七级计分法。具体为：1= 极不同意，2= 很不同意，3= 稍不同意，4= 中立，5= 稍同意，6= 很同意，7= 极同意。

社会支持总分：将所有条目评分相加得到的总分。分数越高，反映被试者拥有或感受到的社会支持就越多。

表 7-8　领悟社会支持量表（PSSS）

指导语：以下有 12 个句子，每一个句子后面有 7 个答案。请您根据自己的实际情况在每句后面选择一个答案。例如，选择 1 表示你极不同意，即说明你的实际情况与这一个句子极不相符；选择 7 表示你极同意，即说明你的实际情况与这一个句子极相符；选择 4 表示中间状态。余类推。

---

1. 在我遇到问题时会有人出现在我的身旁

2. 有人与我共享快乐与忧愁

3. 我的家人能够确实具体地给我帮助

4. 在需要时我能从家庭获得感情上的帮助和支持

5. 当我有困难时，有人能安慰我

6. 我的朋友能真正地帮助我

7. 当我出问题时，有朋友可依靠

8. 我能与自己的亲人讨论我的难题

9. 我的朋友能与我分享快乐与忧愁

10. 在我的生活中有人关心我的感情

11. 我的亲人乐意帮助我做出决定

12. 我能与朋友讨论自己的难题

四、行为类型评定量表

美国华盛顿大学弗里德曼和罗森曼（M Friydman & R Rosenman，1974）研究了某一类群体的性格特征与冠心病之间的关系，并据此确定了 A 型、B 型两种行为模式；确认 A 型行为（type A behaviour）为冠心病易患性格。这里介绍张伯源主持修订的 A 型行为类型评定量表。

（一）A 型性格的表现

争强好胜、富有攻击性、缺乏耐心、有时间紧迫感和怀有敌意，通常对生活中的某些核心方面感到不满，极富竞争性且野心勃勃，多为孤独者。研究表明，A 型性格比 B 型性格者更容易罹患冠心病。其中，A 型性格和冠心病发生相关的主要因素有惯常的时间紧迫感、长期处于紧张和多重负荷状态及承受人际交往中的敌意。

A 型行为类型评定量表的组成：问卷由 60 个条目组成，包括三部分："TH"（time hurry）25 题，反映时间匆忙感、时间紧迫感和做事快等特征；"CH" 25 题（competitive hostility），反映争强好胜、怀有敌意和缺乏耐性等特征；"L"（lie）10 题，为回答真实性检测题。由被试者根据自己的实际情况填写问卷。在每个问题后，符合时回答"是"，不符合时回答"否"。

TH 的 25 题中，第 2、3、6、7、10、11、19、21、22、26、29、34、38、40、42、44、46、50、53、55、58 题答"是"和第 14、16、30、54 题答"否"的每题记 1 分。

CH 的 25 个问题中，第 1、5、9、12、15、17、23、25、27、28、31、35、39、41、47、57、59、60 题答"是"和第 4、18、36、45、49、51 题答"否"的每题记 1 分。

L 的 10 题中，第 8、20、24、43、56 题答"是"和第 13、33、37、38、52 题答"否"的每题记 1 分。

评分指标及其意义：①L 分：将该 10 题评分累加即得 L 分。若 ≥ 7，反映回答不真实，答卷无效。②TH 分：将该 25 题评分累加即得 TH 分。③CH 分：将该 25 题评分累加即得 CH 分。

行为总分：将 TH 分与 CH 分相加，即得行为总分。①行为总分高于 36 分时视为具有 A 型行为特征；②行为总分在 28～35 分时，视为中间偏 A 型行为特征；③行为总分低于 18 分时视为具有 B 型行为特征；④行为总分在 19～27 分时视为极端中间型。

表 7-9 A 型行为类型评定量表

指导语：请回答下列问题。凡是符合你的情况的就在"是"字上打勾；凡是不符合你的情况的就在"否"字上打勾。每个问题必须回答。答案无所谓对与不对，好与不好。请尽快回答，不要在每道题目上思考太多。回答时不要考虑"应该怎样"，只回答你平时"是怎样的"就行了。

1. 我常常力图说服别人同意我的观点
2. 即使没有什么要紧事，我走路也很快
3. 我经常感到应该做的事情很多，有压力
4. 即使决定了的事别人也很容易使我改变主意
5. 我常常因为一些事大发脾气或和人争吵
6. 遇到买东西排长队时，我宁愿不买
7. 有些工作我根本安排不下，只是临时挤时间去做
8. 我上班或赴约会时，从来不迟到
9. 当我正在做事时，谁要是打扰我，不管有意无意，我都非常恼火
10. 我总看不惯那些慢条斯理、不紧不慢的人
11. 有时我简直忙得透不过气来，因为该做的事情太多了
12. 即使跟别人合作，我也总想单独完成一些更重要的部分
13. 有时我真想骂人
14. 我做事喜欢慢慢来，而且总是思前想后
15. 排队买东西，要是有人加塞，我就忍不住指责他或出来干涉
16. 我觉得自己是一个无忧无虑、逍遥自在的人
17. 有时连我自己都觉得，我所操心的事远远超过我应该操心的范围
18. 无论做什么事，即使比别人差，我也无所谓

19. 我总不能像有些人那样，做事不紧不慢
20. 我从来没想过要按照自己的想法办事
21. 每天的事都使我的神经高度紧张
22. 在公园里赏花、观鱼等，我总是先看完，等着同来的人
23. 对别人的缺点和毛病，我常常不能宽恕
24. 在我所认识的人里，个个我都喜欢
25. 听到别人发表不正确见解，我总想立即纠正他
26. 无论做什么事，我都比别人快一些
27. 当别人对我无礼时，我会立即以牙还牙
28. 我觉得我有能力把一切事情办好
29. 聊天时，我也总是急于说出自己的想法，甚至打断别人的话
30. 人们认为我是一个相当安静、沉着的人
31. 我觉得世界上值得我信任的人实在不多
32. 对未来我有许多想法，并总想一下子都能实现
33. 有时我也会说人家的闲话
34. 尽管时间很宽裕，我吃饭很快
35. 听人讲话或报告时我常常替讲话人着急，我想还不如我来讲
36. 即使有人冤枉了我，我也能够忍受
37. 我有时会把今天该做的事拖到明天去做

38. 人们认为我是一个干脆、利落、高效率的人

39. 有人对我或我的工作吹毛求疵时，很容易挫伤我的积极性

40. 我常常感到时间晚了，可一看表还早呢

41. 我觉得我是一个非常敏感的人

42. 我做事总是匆匆忙忙的，力图用最少的时间办尽量多的事情

43. 如果犯有错误，我每次全都愿意承认

44. 坐公共汽车时，我总觉得司机开车太慢

45. 无论做什么事，即使看着别人做不好我也不想拿来替他做

46. 我常常为工作没做完，一天又一天过去而忧虑

47. 很多事如果由我负责，情况要比现在好得多

48. 有时我会想到一些坏得说不出来的事

49. 即使受工作能力和水平差的人所领导，我也无所谓

50. 必须等什么的时候，我总是心急如焚，"像热锅上的蚂蚁"

51. 当事情不顺利时我就想放弃，因为我觉得自己能力不够

52. 假如我可以不买票白看电影，而且不会被发现，我可能会这样做

53. 别人托我办的事，只要答应了，我从不拖延

54. 人们认为我做事很有耐性，干什么事都不会着急

55. 约会或乘车、船，我从不迟到，如果对方耽误了，我就恼火

56. 我每天看电影，不然心里就不舒服

57. 许多事本来可以大家分担，可我喜欢一人去干

58. 我觉得别人对我的话理解太慢，甚至理解不了我的意思似的

59. 人家说我是个厉害的暴性子的人

60. 我常常比较容易看到别人的缺点而不容易看到别人的优点

在临床应用的评定量表尚有用于抑郁和焦虑的评量表，如 Hamilton 抑郁量表（HAMD）和 Hamilton 焦虑量表（HAMA）。此外，还有总体精神症状评定量表（CPRS）、Bech-Rafaelson 躁狂量表（BRMS）、Maudsley 强迫症状问卷、Conners 儿童行为问卷、Achenbach 儿童行为量表、长谷川痴呆量表（HDS）、护士用住院患者观察量表（NOSIE）等数十种。

（二）B 型性格

B 型性格与 A 型性格的行为表现相反，B 型性格者总是以放松的姿态去面对他们所处的环境，较少竞争性，易于相处，心态平和，对工作和生活比较满足，喜欢慢步调的生活节奏。

（王 蓓）

第八章　心理咨询

扫描二维码获取
本章 PPT、习题
及相关文献

第一节　心理咨询概述

一、心理咨询的概念

所谓咨询（counselling）一词，从字面理解，就是一种提供信息、释疑解惑、忠告建议的活动。现代社会存在多个咨询领域，如法律咨询、行政咨询、管理咨询、投资咨询等等，在各个方面给人们提供帮助。而心理咨询（psychological counseling）则是在心理方面给予咨询对象以帮助、劝告、指导等。心理咨询是通过语言、文字等媒介，运用心理学的知识和原理，帮助来访者（即咨询对象）发现自己的问题及根源，从而挖掘来访者本身潜在的能力，来改变原有的认知结构和行为模式，以提高对生活的适应性和调节周围环境的能力。通过心理咨询，可以使来访者的认知、情感和态度发生变化，解决在学习、生活、工作、疾病和康复等方面出现的心理问题，从而更好地适应环境，保持身心的健康状态。

咨询即商量、征求意见的磋商行为。心理咨询是咨询师给求助者以心理上的指导和帮助的过程。通过心理咨询，能够帮助求助者解决心理上的疑难问题，解脱心理上的苦恼，改善人际关系，提高应对各种事物的能力，从而促进其主动调节与适应周围环境的能力，促进身心健康的发展。

心理咨询的重要特征是：①主要针对正常人；②对人的一生发展提供有效的帮助；③强调个人的力量和价值；④强调认知因素，尤其是理性在选择和决定中的作用；⑤研究个人在制定总目标、计划以及扮演社会角色方面的个性差异；⑥充分考虑情景和环境等因素，强调人对于环境资源的利用以及必要时改变环境。

心理咨询内容一般包括两大方面，即发展心理咨询与医学心理咨询（又称障碍心理咨询）。发展咨询解决来访者个体发展中的问题：如何正确认识自己，如何总结生活经验，如何认识并适应环境，如何明确生活目的，如何了解自己的发展等。

还有通过晤谈及测量，结合求助者的生活、学习、工作、人际关系、人格特征以及个人的经历，帮助求助者发现自身的问题及根源，并帮助他们调动自我能动性来正确应对。咨询者可以统称为求助者，而主持咨询者因要对求助者所提出的问题进行帮助和解答，故可简称为心理咨询师或指导者。求助者大多数是正常人。他们存在着一些可能影响身心健康而又为当事人难以解决的心理问题，迫切需要通过咨询加以解决。医学心理咨询是指有医学心理学背景的咨询师在临床诊疗中，与患者交流并解决患者的各种心理问题，如心理疾病（illness）、身心疾病中的心理问题、情绪障碍、轻度的心理障碍等。帮助患者恢复正常心理、祛除疾病。

二、心理咨询的产生与发展

美国是现代心理咨询的发源地，而且也是心理咨询业最发达的国家。20世纪初，美国职业指导运动、心理测量技术和心理卫生运动的兴起被认为是现代心理咨询产生的3个直接根源。

现代的专业咨询服务最早是由"职业指导之父"帕森斯（F Parsons）于1908年率先开展的。他在美国波士顿组织成立了"就业辅导局"，并于次年出版了《职业选择》一书，对人们在择业方面常遇到的问题，提供了若干有价值的建议。此书为心理咨询的诞生奠定了基石，其对心理咨询的影响主要在于提出了帮助个人择业的方法学。帕森斯认为，一个人的职业必须与其本人的兴趣、能力和个性相结合。为了得到理想的职业，不仅要对环境（如成功的条件、工作的性质等）进行正确的评估，也要对自我进行正确的认识。

从1930年开始，咨询事业逐步发展，包括职业、学校生活、家庭、情感、人格、身体健康等方面的问题都被纳入心理咨询服务，在很多学校也成立了专门的心理咨询机构。当时最有影响力的事件是由威廉森（E Williamson）所创立的第一个心理咨询理论的诞生，即"以咨询师为中心"的咨询模式，这种模式在随后一段时间里的心理咨询实践中一直占据统治地位。

20世纪30年代末至40年代初，个性与学习理论以及心理治疗理论促进了心理咨询的发展。以心理测量为基础的指导性谈话的临床咨询模式开始被心理治疗模式所取代。第二次世界大战爆发以及30年代经济萧条局面缓和所产生的社会历史条件变化，是造成这种改变的主要原因。社会变化对人们的影响远远超出了教育或职业的问题，人们开始在个人适应的各种问题上，尤其是情绪或人际关系问题方面寻求帮助，于是出现了所谓的"心理治疗年代"。美国心理学家罗杰斯（C Rogers）的《咨询和心理治疗》是这个年代的代表性著作。在此书中，罗杰斯对威廉森的"以咨询师为中心"咨询模式及弗洛伊德的精神分析疗法中的主要观点提出质疑，反对传统的以咨询师为中心、以直接提问为基础的指导性咨询，提出了"以来访者为中心"的咨询模式和非指导性的咨询原则。他强调相对独立于社会的个人情绪问题，要求咨询师与来访者之间建立起良好的关系，为来访者主动、自由地倾吐内心秘密创造适宜的气氛。他认为，个人具有成长、健康与适应的内在动机，应充分发挥来访者的主观能动性，并避免指导式咨询的影响。罗杰斯创立的以来访者为中心的治疗理论和方法第一次使非医学和非心理分析的心理治疗成为现实。在此之前，由于弗洛伊德及其学术的影响力，心理治疗是只有医师才可以从事的职业。精神分析在这一领域中独占鳌头。罗杰斯的工作不仅打破了心理治疗领域中一枝独秀的局面，同时第一次将心理治疗与心理咨询联系在一起。

20 世纪 40 年代以后，心理咨询这门学科迅猛发展。它不仅从心理学的许多分支研究（如学习、动机、情绪、测量、人格和社会心理学等）中汲取营养，也从教育学、社会学、心理卫生学、语言学等领域汲取了营养。

20 世纪 50 年代是心理咨询发展历史上最为辉煌的时期。1952 年，美国心理学会（APA）第 17 个分会咨询心理学分会（DCP）和美国人事与指导协会（APGA）分别成立，这对心理咨询作为一种职业的成长与发展发挥了重要的作用。与此同时，大量新咨询理论和方法纷纷涌现且逐步成熟，如行为主义咨询理论（J.Wolpe 的系统脱敏法）、认知理论（A.Ellis 的合理情绪疗法）、E.Berne 的交互作用分析法以及人本主义咨询理论、小组咨询方法等。这使心理咨询者的眼界大开，服务能力也得到了空前提高。此后，随着对心理咨询者专业角色的明确定义，建立了一系列州级和国家级的职业道德规范、培训标准、权力范围、资格证书、职业证书制度，心理咨询逐渐成为美国的一种专门职业。

而我国的心理咨询工作则起步较晚。钟友彬 1991 年根据对国内公开发表研究论文的统计分析，把我国心理咨询与心理治疗的发展分为 3 个阶段：空白阶段（1949 年以前和 1949—1978 年之间）、准备阶段（1979—1985 年）和初步发展阶段（1986—1990 年）。钱铭怡将中华人民共和国成立后心理咨询和治疗的发展划分为 4 个不同阶段：启动阶段（1949—1965 年）、空白阶段（1966—1977 年）、准备阶段（1978–1986 年）、初步发展阶段（1987 年以后）。现根据钱铭怡的观点，对中华人民共和国成立后心理咨询和心理治疗的发展历史作简要介绍。

（一）启动阶段（1949—1965 年）

在这一阶段中只有少部分专业人员进行了零散的心理治疗工作。在此阶段影响最大的工作为 20 世纪 50 年代末至 60 年代初对神经衰弱的快速综合治疗。1958—1959 年，中国科学院心理研究所医学心理组、北京医学院精神障碍学教研组和北京大学卫生院及心理学系合作，首先在北京大学对患神经衰弱的学生进行了快速综合治疗，而后治疗对象扩展到工人、军队干部和门诊患者。这种疗法综合了医学治疗、体育锻炼（如学习太极拳、气功、跑步等）、专题讲座和小组讨论等形式，以巴甫洛夫学说来解释神经衰弱的病因，以解释、鼓励、要求和支持等方式对患者进行治疗。从所发表的文章和研究报告看，治疗取得了较好的疗效。后来又将这一疗法应用于精神分裂症、高血压及慢性病中，同样取得了较好的疗效。20 世纪 80 年代末和 90 年代初，李心天将此法做了总结和提炼，称之为"悟践疗法"。

（二）空白阶段（1966—1977 年）

由于"文革"的影响，心理学被斥为伪科学，心理咨询和心理治疗更是处于被批判的地位，当时思想政治工作代替了一切，因此在 1966-1977 年这一阶段几乎没有一篇心理学文章或一本心理学著述发表，故称为空白阶段。此阶段，值得一提的是，钟友彬等人从 20 世纪 70 年代中期开始，利用业余时间尝试采用心理分析疗法对某些神经症患者进行治疗。为此后钟友彬创立认识领悟心理疗法奠定了一定的基础。

（三）准备阶段（1978—1986 年）

这一时期有关心理咨询和心理治疗的文章开始在专业杂志上发表，虽然发表的数量不多，但毕竟有了一个好的开端。同时还出版了一批西方著名心理治疗家的著作，如弗洛伊德、荣格、弗洛姆、霍妮等人的著述。1979 年成立了中国心理学会医学心理学专业委员会，委员会成立后积极组织医学心理学学术会议，每次会议上都有心理咨询和心理治疗方面的临床报告、经验交流和研究探讨，这对心理咨询和心理治疗在全国范围内的推广起了积极的作用。

在这一阶段，各种不同形式的心理咨询和心理治疗讲习班、培训班开始在全国一些城市和地区陆续出现，这些讲习班、培训班大多属于启蒙性质，传授内容多为某些治疗（如行为治疗）的基础理论及基本技巧，且时间较短，但它为我国心理咨询和心理治疗事业培养了初级人才，为他们日后进一步学习与实践打下了基础。

从 20 世纪 80 年代初开始，一些精神病院和综合性医院精神科开始设立心理咨询门诊，开展临床心理咨询与治疗工作；上海、北京一些高校相继开展了大学生心理咨询工作。从整体看，心理咨询和心理治疗工作的开展还不够普及，所采用的咨询和治疗方法较少（多为支持性疗法和行为疗法），且咨询和治疗的水平也有限，但仍在心理学界、精神障碍学界产生了一定的影响，为进一步发展打下了良好的基础。个别有识之士如李心天、鲁龙光、钟友彬等已开始进行心理治疗中国化的努力，他们探索与中国国情相结合的悟践疗法、疏导疗法、认知领悟疗法的实践。

（四）初步发展阶段（1987 年至今）

1987 年以后，我国心理咨询和心理治疗事业进入初步发展阶段。其主要标志是公开发表的有关心理咨询和治疗的论著在数量和质量上较以前有了较大幅度的提高。此外，专业培训和管理也在逐步规范。

从 1987 年至今，心理咨询与心理治疗事业在我国已有了长足的进展，但仍存在着不少问题。目前在我国流行的心理咨询和心理治疗理论及其方法主要来源于西方。由于文化直接影响着人的心理与行为、人所遭遇的挫折与困难、人的应付与适应心理问题的方式，也直接影响着心理治疗的理论、模式和具体方法，所以我国的心理咨询和心理治疗工作者在应用西方心理咨询和心理治疗理论与方法的同时，还面临着如何使之适用于中国国情的任务。多年来，我国的许多心理咨询和心理治疗工作者一直在坚持不懈地进行着这方面的努力。主要表现在如下两个方面：一方面，努力使心理咨询与治疗工作与我国的国情，特别是与我国的文化相适应，在此基础上积极发展我国自己的独特治疗方法。比较具有代表性的是鲁龙光创立的疏导疗法；钟友彬创立的认识领悟疗法及张亚林、杨德森创立的道家认知疗法。另一方面，整理和挖掘中国传统思想及中医学中与心理咨询与治疗相关的论述和方法并指导实践，这方面目前有了较大的发展。

第二节　临床心理咨询的原则、对象与适用范围

一、临床心理咨询的原则

临床心理咨询是一种独特的技术，为了实现咨询的预计效果和达到咨询的目的，有其必须遵循的操作原则。

（一）良好咨询关系的原则

心理咨询是针对人的工作，建立良好的咨询关系是进行这项工作的最基本条件。在心理咨询中，必须使求助者感到心理咨询师是可以信赖的、是诚恳的和有能力的，只有这样才能使他们主动进入心理咨询的角色中。

建立良好的咨询关系，有赖于心理咨询师和求助者双方共同的努力。心理咨询师的努力，在于他们的职业责任感、工作能力、知识的广度和深度，以及自身的心理素质；求助者的努力，在于他们对心理咨询师的崇拜和解决自身问题的迫切愿望。在这两方面的因素中，心理咨询师的经验、态度和素质起着主导作用。要充分认识到，并不是所有的求助者都那么容易接近。在开始接触阶段，他们很可能对心

理学，或者对某个心理咨询师半信半疑，因此心理咨询师平等待人的态度和自身的感染力就非常重要。心理咨询师对求助者要有高度的同情心，但这种同情心的表达却要恰如其分，不能把求助者置于被怜悯的地位。

如果没有良好的咨询关系，会从根本上影响心理咨询工作的进行，但如果这种关系过分亲密，其破坏作用会更大。一方面，咨询双方关系过分亲密，所涉及的问题太多太细，就会使求助者产生依赖心理，妨碍了对自身能力的挖掘。更严重的后果可表现为心理咨询师的任何意见都成了求助者的行动旨意，使他们的自身能力完全受到压抑。另一方面，如果咨询关系的双方是一对异性，过分亲密的关系容易使求助者产生移情，可能导致丧失职业道德或诱发心理疾病。因此，良好的咨询关系必须把握好角色的规范性。这种规范的标志，就是既能顺利地进行工作，又不使求助者形成对自己的依赖。

（二）个体化原则

由于个体存在差异性，在心理困扰方面的表现也不尽相同，咨询过程中要坚持针对性及个别与一般相结合的原则，不是一成不变地按照已取得的经验程序来进行。这是因为即使在同一类型的问题上，由于个人的经历、个体心理特征和所处的环境不一样，其表现形式也不一样，所以在心理咨询中也不能采取完全一致的方法。例如，心理咨询的一般程序是先与求助者谈话，然后进行能力测验、个性测验和情绪评定，根据上述资料提出自己的看法，供求助者参考。从现象上看，这似乎是一套已形成的模式，许多初次从业的心理咨询师也这样照本宣科地进行。但对一个有经验的心理咨询师来说，绝不是仅仅停留在这种形式上，而是要深入找出其中有特殊性的问题。就"能力"这个因素而言，心理咨询师不仅要知道求助者有哪些能力，而且还要去发现他们在自己经验的基础上还有哪些特殊能力。比如，一个人会做游戏、走路、唱歌、上街买东西等，这些都是不需要特殊训练就可以具备的生活能力。然而真正的能力往往是经过某种特殊的或职业的训练以后所能从事的活动。如果求助者是要求进行职业指导，那么这些经过训练以后而具有的特殊能力水平的高低，就更有参考价值。如果心理咨询师不知道求助者在过去的学习或训练中所形成的特殊能力的高低，而只根据一般能力测验的结果来进行职业指导，显然是不全面的。同样，对于一个存在着心理障碍的求助者来说，如果没有掌握他在过去生活中所获得的特殊经验，而仅仅从一般的个性测验或情绪评定来拟订咨询方案，那是很不够的，也不能达到心理咨询的预期效果。

因此，在心理咨询中，心理咨询师不仅要了解求助者存在的主要问题，更要了解在这些问题中的特殊表现；不仅要了解他的一般心理特征，更要了解这些心理特征的特殊情况。这样，才能防止咨询工作的一般化，对不同的求助者选择和制订不同的咨询方案，从而进一步提高咨询效果。

（三）中立性原则

在心理咨询中，心理咨询师在情感上应该处于中立状态，任何过分或偏颇都是不可取的。心理咨询师和蔼可亲的态度是很重要的，这种态度可以使求助者感到温暖，并增强他们的信赖感。但要注意，心理咨询师的情感一定不要随求助者的情感而转移。例如，因为受到求助者情绪的感染使得思路偏离了心理咨询的内容，甚至做出了超越职业要求的行为。针对求助者的倾述，可能存在着两个方面的问题：其一，由于求助者本身存在着不同程度的心理困扰，情感反应往往非常强烈，很有可能掩盖事实的真相；其二，心理咨询师的情感反应过于偏移会影响自己的判断能力，在分析求助者的情况时可能带上一些主观色彩。这样便不能得到关于求助者本人存在某些心理问题的真正信息。心理咨询要取得较好的效果，最基本的条件就是对事物的客观判断和客观分析。因此，心理咨询师在咨询过程中情感上处于中立状态，使自己置身于求助者的心境之外，就显得非常重要。

（四）严谨性原则

在心理咨询的过程中，心理咨询师有时几句简短的话，便可以改变求助者多年的认识，并且影响着他今后的发展。这是因为求助者对心理咨询师产生了高度的信任，倾诉了自己内心从不为人所知的秘密，产生了一种依赖性的精神寄托。因此，心理咨询师在谈话时态度要严肃认真，言语要审慎，逻辑要严谨。不要轻易下结论，切忌发表模棱两可的意见。如果心理咨询师所发表的意见自相矛盾，或者在咨询过程中多次推翻自己的意见，不但不能给予求助者应有的帮助，反而会使他产生犹豫、怀疑等种种心理压力，甚至会严重损害求助者对心理咨询的信任程度。

一些求助者由于对心理学抱着神秘的态度，在心理咨询中对心理咨询师的言行观察得特别仔细，或者对某些反馈信息异常敏感。这时，心理咨询师的态度要严肃审慎。特别是心理咨询的新手，一定要倍加注意，宁可少说而不要多说，不清楚的地方不要牵强附会，以免给本人或心理咨询专业带来不良影响。

（五）社会性原则

求助者的心理困扰与社会环境的关系相当密切。比如，某个人的心理问题是由在人际交往中造成的，那么对他的社交因素就应加以控制。然而，很可能这些不良交往并不是求助者的主观原因所致，而是一些客观条件促成的，如居住条件、学习或工作环境等。类似这种客观条件的影响，并不以他本人的主观意志为转移，心理咨询师也无能为力。在心理咨询过程中讨论这些问题时，需要鼓励求助者采取积极和建设性的态度，面对社会现实，积极从自身的个性因素及如何主动适应社会环境方面来寻求答案，这样才能把问题集中在未来如何发挥潜在能力这一方面。这是注重社会性原则的一方面。

另一方面，在心理咨询过程中，求助者所提出的一些问题可能会违背社会价值观和认识观。如果心理咨询师从安慰求助者的角度出发，一味迁就这些意见，势必强化其逆反社会的观念。因此，心理咨询师也要随时注意把握好社会性的原则，使自己的谈话与社会规范相一致，建设性的意见与求助者的社会文化背景相一致。

（六）发展性原则

个体从出生后始终处于发展的过程，这是发展心理学的基本观点。一个人正是在发展过程中，才由生物人转化为社会人，才形成了相应的情感、意志、性格、能力、技能等各种心理特征。同样，一个人存在的心理困扰和心理障碍，也是通过发展的途径而逐步形成的。因此，心理咨询程序要在咨询过程中根据实际情况随时调整。如某个求助者是因学习困难而要求咨询的，在设计了提高学习能力的咨询方案后，他的情况逐渐有所改善。但在咨询过程中，又发现了人际关系不和谐的问题，这样也必须调整咨询方案。总之，从发展的原则出发，在咨询过程中要充分考虑到形成心理问题的种种阶段性影响，才能及时调整方案，提高咨询效果。

（七）整体性原则

迄今为止，心理咨询的理论和方法种类繁多，心理治疗技术更有几百种。一些咨询心理学家比较局限于某种理论和方法，而不愿采用其他方法。比如，行为主义心理学派的学者，在心理咨询过程中往往采用行为理论和行为矫正技术，不愿采用认知疗法、领悟疗法、咨询者中心疗法等。一个称职的咨询心理学家，应该是将心理咨询的各种理论方法加以整合运用，根据求助者的具体情况进行选择和组合在。临床心理咨询中，一些求助者还存在着不同程度的病态心理和病态行为，有的单用心理咨询和心理治疗还不能产生较好的效果。这时，心理咨询师应综合应用理化及药物治疗，不要一味认为心理咨询是万能的。在心理咨询中掌握整体性原则，可以更好地提高咨询效果。

（八）保密性原则

尊重求助者的权利和隐私，是咨询心理学家最基本的职业道德之一。由于求助者对心理学家的高度信任，常常把自己从不被人知道的隐私全部暴露出来。如果心理学家对求助者的隐私有意或无意地泄露，不但损害了自身的形象，还可能导致一些急性应激事件，使心理咨询陷入极为被动的局面。从另外一方面来看，由于在社会环境中对心理咨询的内容和技术还存在一些歪曲的认识，强调保密性原则也是对心理咨询师进行自身保护的一种必要措施。心理咨询的保密性原则包括下列内容：①不能在任何场合谈论求助者的隐私，包括与专业或非专业人员谈话；②不能向求助者的亲属、朋友、同事、领导等谈及求助者的隐私，除非征得求助者本人的同意；③在报刊上不能全文报告求助者在心理咨询中的隐私，需要报告典型案例者应注意隐私部分的文字技巧；④除本部门确定的专业人员外，不允许任何人查阅心理咨询档案，包括心理咨询师自身的行政部门和求助者的行政部门；⑤除求助者触犯刑律，经公检法机关认定并出据证明外，任何机构和个人不得借阅心理咨询的档案。

二、临床心理咨询的对象

临床心理咨询最主要的对象是健康人群或存在心理问题的人群，这和心理治疗的主要对象有所不同。

当健康人群面对升学、就业、婚姻家庭、社会适应等方面的问题时，都想做出比较理想的选择，以便顺利渡过人生的各个阶段，获得自身能力的发挥及良好的生活质量。此时，需要心理咨询师从心理学的角度，为他们提供中肯的发展咨询，给其相应的帮助。但是上述问题也往往会使一部分人的生活、工作受到影响，他们会为此产生心理困惑或冲突而无法自行排解，这时就需要心理咨询师通过较为合理的咨询，较为系统地为其进行分析和疏导，去缓解求助者的情绪困扰和内心冲突。但是，一般的心理问题、心理紊乱、心理疾病之间是一个由量变到质变的发展过程。所以，心理咨询师想具体地限制求助人群是不容易的。一些经验丰富的心理咨询师，尤其是具有精神障碍学基础的心理咨询师，有时也会同时涉足心理紊乱及神经症问题的治疗。一般来说，心理咨询的对象应该具备以下 6 个方面的条件。

（一）具有一定的智力水平

求助者的智力一般需要在正常范围内，以便他们能够自己叙述求助的问题及其相关的情况，能够理解咨询师的意思，具有一定的理解领悟能力等。否则，咨询将无法正常进行。

（二）咨询的内容合适

并非所有与心理有关的问题都能通过心理咨询得到解决的，一些心因性问题，尤其是与心理－社会因素有关的适应不良、情绪调节问题、心理教育与发展问题等更适合进行心理咨询。而严重的神经症患者，发作期、症状期的精神障碍求助者，由于难以建立咨询关系，因此不适宜进行心理咨询。

（三）人格基本健全

求助者应该没有严重的人格障碍，因为人格障碍可以阻碍咨询关系的建立，还会影响咨询的正常进行。如果人格问题旷日持久，应该对其进行进一步的心理治疗方可见效。

（四）动机合理

求助者应具有咨询动机，否则会影响咨询活动的正常进行，同时还会影响咨询的效果。缺乏咨询动机的求助者，由于没有改变自己状态的动机，所以会出现令咨询师白费口舌的场面，如果发现求助者动机不正确，首先应调整其动机，否则宜终止咨询。一般来说，咨询动机越强烈，求助者与咨询师的密切关系越容易达到，咨询效果就越好。

（五）具有交流能力

求助者应该能够清楚、明白地表达自己求助的问题，能顺利理解咨询师的意思，并能配合咨询师采取行动，这样才适合进行心理咨询。

（六）对咨询要有一定信任度

求助者对咨询、咨询师及咨询师采用的理论方法要信任，相信咨询的有效性、咨询师的权威、采用的理论方法的先进性、实用性，这样才能取得良好的咨询效果。否则，咨询效果就不会明显。

三、临床心理咨询的适用范围

临床心理咨询的适用范围主要分为医学心理咨询与发展心理咨询。前者是临床心理咨询的主要任务，后者则是心理咨询师的基本技能。

（一）医学心理咨询

1. 精神轻度失调及精神疾病　焦虑、抑郁、恐怖、偏执等精神失调以及精神分裂症、情感性精神障碍、反应性精神障碍等的早期和康复期的心理治疗。

2. 神经症　神经衰弱、焦虑症、恐怖症、强迫症、疑病症、抑郁症的心理咨询与治疗。

3. 心身疾病　原发性高血压、冠心病、哮喘、消化性溃疡、糖尿病、偏头痛、癌症等心身疾病的心理调适。

4. 人格障碍的心理咨询　偏执型、缺陷型、分裂型、表演型、强迫型、循环型、癔病型、反社会型、逃避型、依赖型、被动攻击型、边缘型人格障碍的矫治。

5. 各类慢性疾病　各种慢性疾病的心理调节、患者及家庭的心理调适、角色适应。

6. 伤残心理咨询　智力障碍、部分性体残、感官残疾、瘫痪、精神障碍的心理行为训练和纠正。

7. 性功能障碍　早泄、勃起功能障碍、射精困难、快感缺乏、性交不能、性高潮功能障碍、性变态等。

（二）发展心理咨询

1.优生与优育　生殖与避孕及产后的心理与情绪调适，孕妇心理状态、行为活动以及生活环境等对胎儿的影响，有关胎教的内容、婴幼儿的早期教育等。

2.儿童心理咨询　儿童的早期智力开发、儿童发展中的心理和行为问题、儿童的情绪障碍和品行障碍。

3.青春期心理咨询　青春期的身心发育、社会适应不良、性心理困惑、男女交往、早恋及情绪障碍等。

4.青年心理咨询　有关青年的成才教育、择业、择偶及人际关系调适，成就动机、自我实现和现实条件的冲突，独立性和依赖性的矛盾、恋爱心理等。

5.中年心理咨询　工作及家庭负荷的适应、人际关系、情绪失调、子女教育、家庭结构调整、婚外恋、性生活不和谐及更年期综合征等。

6.老年心理咨询　社会角色的再适应，"空巢"家庭、家庭关系、衰老、丧偶等的心理调节，疾病、死亡的威胁等。

应该指出的是，随着社会的发展和人类的进步，会有更多的内容充实到心理咨询的范围中。

第三节　临床心理咨询的实施

一、心理咨询的程序与形式

（一）建立咨询关系

咨询关系是指心理咨询师与求助者之间的相互关系。建立良好的咨询关系是心理咨询的核心内容。

对于求助者而言，影响咨询关系的因素有咨询动机、合作态度、期望程度、自我觉察水平、行为方式以及对咨询师的印象；对于咨询师而言，除了专业能力、咨询方法和技巧外，最重要的就是正确的咨询态度。咨询态度不是单纯的工具或手段，而是咨询师职业理念和人性的表现，比如尊重、热情、真诚、共情和积极关注等，都是有利于建立良好咨询关系的咨询态度。

（二）制定个体心理咨询方案

1.确定咨询目标　在建立良好咨询关系的基础之上，咨询师要全面掌握求助者的有关资料，列出求助者的全部问题，判断求助者心理问题的类型和严重程度，在共同协商的基础上，确定需要优先解决的主要问题，制定有效的咨询目标。

一个有效的咨询目的，内容是具体而可行的，方式是双方可接受的，效果是可以被评估的。咨询目标往往是多层次的，既有短期目标，也有长远目标，既有特殊目标，也有一般目标；既有局部目标，也有整体目标，需多层次的协调统一。

2. 制定咨询方案 制定咨询方案一方面是为了满足求助者的知情权；另一方面也是为了让咨询双方有明确的目标和行动方向，对咨询过程进行指导、监督与总结。咨询方案的制定是在相互尊重、平等的气氛中由双方共同商定的，通常包括7个方面。

（1）咨询目标：通常需要制定近期目标与远期目标。近期目标可依据求助者当前的问题而制定，但远期目标，通常都是促进求助者的心理健康和发展，充分实现人的潜能，达到人格完善。正如荣格所述"心理治疗的主要目的，并不是使患者进入一种不可能的幸福状态，而是帮助他们树立一种面对苦难的、哲学式的耐心和坚定"。这就意味着，心理治疗（心理咨询）的最终目的应该是发展求助者的创造性潜力及完整的人格，而不仅是治疗症状。

（2）求助者的责任、权利和义务。①责任：向咨询师提供与心理问题有关的真实资料；积极主动地与咨询师一起探索解决问题的方法；完成双方商定的作业。②权利：有权利了解咨询师的受训背景和执业资格；有权利了解咨询的具体方法、过程和原理；有权利选择或更换合适的咨询师；有权利提出转介或中止咨询；对咨询方案的内容有知情权、协商权和选择权。③义务：遵守咨询机构的相关规定；遵守和执行商定好的咨询方案的各方面内容；尊重咨询师，遵守预约时间，如有特殊情况提前告知咨询师。

（3）咨询师的责任、权利和义务。①责任：遵守职业道德，遵守国家有关的法律法规；帮助求助者解决心理问题；严格遵守保密原则，并说明保密例外。②权利：有权利了解与求助者心理问题有关的个人资料；有权利选择合适的求助者；本着对求助者负责的态度，有权利提出转介或中止咨询。③义务：向求助者介绍自己的受训背景，出示营业执照和执业资格等相关证件；遵守咨询机构的有关规定；遵守和执行商定好的咨询方案各方面的内容；尊重求助者，遵守预约时间，如有特殊情况提前告知求助者。

（4）咨询的次数与时间安排：通常每周1～2次，每次40～60分钟。具体的次数与时间的安排通常根据求助者的情况而定。

（5）根据求助者的具体问题，选择咨询方法：咨询者一般采用自己熟悉的心理咨询方法，对求助者进行咨询。由于咨询者掌握的心理咨询方法是有限的，因此如果在几次咨询后效果不佳，应及时将求助者转介。

（6）咨询的效果及评价手段：在咨询的过程中以及结束时，需要对咨询的效果进行评定。综合各方面因素，效果评价的内容以咨询目标为主。其维度包括求助者对咨询效果的自我评估、求助者社会生活适应改变的客观现实、求助者周围人对求助者改善状况的评定、求助者咨询前后心理测量结果的比较以及咨询师的评定。

（7）咨询的费用：按照国家规定的收费标准执行。

（8）其他特殊情况及说明：其他特殊情况及说明亦应在方案中列出。

3. 临床心理咨询的效果评价与转介　各种心理咨询流派的理论与方法，在实践中运用得当都可能是有效的。一般认为，心理咨询的有效因素有 5 个方面：咨询师和求助者之间建立的和谐、信任关系；求助者强烈的求治动机与积极态度；某种双方都相信的理论和方法；咨询师本身的特征，如准确的共情、热情以及诚恳等；促进求助者的认知改变、情绪调节和行为改善。

在进行临床心理咨询的过程中，咨询师可以判断求助者是否适合自己咨询，如果咨询关系不匹配、咨询师自觉难以胜任，则需要将来访者向专科医院或综合医院的心理科进行转介。

二、心理咨询的技巧

在心理咨询的过程中，由于理论流派的不同，咨询的方法与技能各有侧重。在本节中，我们主要介绍的是一些常用的心理咨询技能，更多地强调的是咨询师在心理咨询过程中应该持有的态度。

（一）倾听

倾听是心理咨询的第一步，是建立良好咨询关系的基本要求。倾听既可以表达对求助者的尊重，同时也能使对方在比较宽松和信任的氛围下诉说自己的烦恼。

倾听时咨询师不仅要用耳，更要用心。要认真、有兴趣、设身处地的去听，并表示适当的理解，不带偏见，不作价值评价。这就要求咨询师以机警和共情的态度深入到求助者的感受中，细心地注意求助者的言行，注意对方如何看待问题、如何谈论自己及他人的关系，以及如何对所遇问题做出反应。同时也要注意求助者在叙述时的犹豫、停顿、语调变化以及伴随语言出现的各种表情、姿势、动作等，从而对语言做出更完整的判断。

（二）尊重与真诚

尊重求助者，不仅是对咨询师职业道德的基本要求，也是对求助人的基本要求。尊重体现在将求助者作为有思想、有感情、有追求的独立个体来对待，表现为对求助者的现状、价值观、人格和权益的接纳、关注和认同。其意义在于可以给求助者创造一个安全、温暖的氛围，从而可以最大程度的表达自己；使求助者感到自己受尊重、被接纳，获得自尊。从某种意义上看，尊重本身就有明显的助人效果。咨询师需要恰当地表达尊重，做到对求助者的完整接纳、一视同仁、以礼相待、彼此信任、保护隐私等。

真诚，在咨询的过程中是指咨询师以"真正的我"出现，不伪装、不扮演、不例行公事；而是表里一致、真实可信的置身于与求助者的关系中。真诚的意义在于可以为求助者提供一个安全自由的氛围，使其切实地感受到被接纳、被信任、被爱护，从而可以无所顾忌地袒露内心真实的世界。同时咨询师的真诚也给求助者提供了一个良好的示范，从而以真实的自我与咨询师进行交流，减少沟通中的误解与模糊。

真诚的表露并非是完全暴露、实话实说与自我发泄，真诚应以实事求是为基础，适度地表现，它是内心的自然流露，是建立在对他人的乐观、信任、关爱基础之上，也是建立在自我接纳、自信谦和的基础之上，需要不断修炼与实践才能获得。

（三）共情

1. 什么是共情 共情（empathy）是体验别人内心世界的能力。共情是指咨询师借助于求助者的言行，深入对方内心去体验其情感、思维；借助于知识和经验，把握求助者的体验与人格，理解问题的实质；运用咨询技巧，把自己的共情传达给对方，以影响求助者并取得反馈。通过共情，咨询师能设身处地地理解求助者从而更准确地把握材料；求助者由于感到被理解、被接纳，从而对咨询关系产生积极的影响；同时也促进了求助者的自我表达与自我探索，使得咨询双方的沟通更加深入。

共情的表达，需要咨询师走出自己的参照框架而进入求助者的参照框架，在考虑到求助者的特点和文化背景的前提下，因人而异地表现，除了口头语言表达之外，还要善于使用躯体语言来传递信息。但是不能忘记自己咨询师的身份，要能自如地把握角色。

2. 共情水平或层次 伊根（G.Egan）把共情分为两种类型。第一种是"初级共情"（primary empathy），其含义接近于罗杰斯提出的共情定义，它往往与咨询技巧中参与技巧有关。第二种是所谓"高级的准确的共情"（advanced and accurate empathy），这对咨询者有更高的要求，需要运用咨询技巧中的影响技巧来直接影响来访者。卡可夫（R.Carkhuff）将共情划分为5种不同的水平：从对咨询关系起破坏作用的水平到咨询者与来访者具有准确的理解的共情水平。艾维（A.Ivey）等人则进一步将共情细分为7种不同水平：从对会谈起着明显的破坏作用到共情的最高水平——咨询者在任何方面都能与来访者进行直接的、成熟的交流。

卡可夫和皮尔斯（E Pierce）还建构了一个区分调查表，用来确定咨询者共情反应的 5 个等级。其中水平 3 是可接受的最低水平反应，相当于伊根的初级共情的概念；水平 4 相当于附加共情或高级共情；水平 5 代表着促进性的行动。具体如下。

水平 1：没有理解，没有指导。咨询者的反应仅是一个问题或否认、安慰及建议。

水平 2：没有理解，有些指导。咨询者的反应是只注重信息内容，而忽略了情感。

水平 3：理解存在，没有指导。咨询者对内容，同时也对意义或情感都做出了反应。

水平 4：既有理解，又有指导。咨询者对求助者做出了情感反应，并指出对方的不足。水平 5：理解、指导和行动都有。咨询者对水平 4 的内容均做出了反应，并提供了行动措施。

下面的几个例子显示了使用卡可夫和皮尔斯的区分调查表，是如何区分语言共情反应水平的。

例 1

来访者：我已尝试同我父亲和谐相处，但的确行不通。他对我太严厉了。

水平 1 的咨询者：我相信将来总会行得通的。［安慰和否认］

或者：你应该努力去理解他的观点。［建议］

或者：为什么你们两个不能相处？［问题］

（水平 1 的反应包括问题、安慰、否认或建议。）

水平 2 的咨询者：你与父亲的关系正处于困难时期。

（水平 2 的反应只针对来访者信息中的内容或认知成分，而忽视了其中的情感成分。）

水平 3 的咨询者：你尝试与父亲相处，但又不成功，因而感到沮丧。

（水平 3 的反应中包含有理解，但没有指导。它是针对来访者明确信息中的情感和意义做出的反应。）

水平 4 的咨询者：你似乎无法接近父亲，所以感到沮丧。你想让他对你宽容些。

（水平 4 的反应既有理解，也有指导。不仅辨明了求助者的情感，也指出了信息中所隐含的来访者的不足之处。"你无法接近"隐含着来访者应负的没有接近父亲的责任。）

水平 5 的咨询者：你似乎不能接近父亲，所以感到沮丧。你需要他对你宽容些。你可以采取这样一个步骤，即向父亲表达出你的这种情感。

（水平 5 的反应包含了水平 4 的所有反应，另外至少还包括了来访者能够采取的措施，以克服自己的不足，并达到所希望的目的。如"向父亲表达出你的这种情感"。)

例2

来访者：我一直想做一名医师，但我已经对此失去信心了。

咨询者：噢，我相信如果你真想做，就能做到。

（这个反应相当于水平1，因为反应中没有理解，没有指导。）

例3

来访者：我已度过如此倒霉的一个学期。我不知道自己做了些什么，也不知道该怎么办。

咨询者：你对于这个学期的状态感到很烦恼，同时因此而困惑。

（这个反应相当于水平3，因为反应中有理解，但没有指导。）

例4

来访者：我的老师总是找我做事。

咨询者：你为什么猜测她总是找你？

（这个反应相当于水平1，因为反应中没有理解，没有指导。）

例5

来访者：我厌倦了工作，它总是重复老一套。但别的又有什么可做的呢？

咨询者：因为日常工作，你感觉不满意。你不能从中发现使你感到高兴的事情，你想找些更有吸引力的工作。一个办法就是列出你自己的哪些需要可以通过工作得到满足。

（这个反应相当于水平5，因为反应中包括理解、指导和行动措施。）

例6

来访者：我不明白这个意外为什么会发生在我身上。我生活得不错，可现在却变成这样。

咨询者：因为你无法解释为什么这会突然发生在你身上，所以感到愤恨。你想至少找到一些看起来更为公平的理由。

（这个反应相当于水平4，因为反应中有理解、指导。）

例7

来访者：我父母正在闹离婚，我不希望这样。

咨询者：你因为父母闹离婚而感到难过。

（这个反应相当于水平3，因为反应中有理解，但没有指导。）

例8

来访者：我退休后，一直感到很难适应。日子仿佛很空虚。

咨询者：因为空闲的时间太多，所以感到自己没用了。你想找些有意义的事情做，一个措施就是继续利用工作兴趣，做一些力所能及的工作。

（这个反应相当于水平5，因为反应中理解、指导和行动措施都有。）

3. 提高共情水平的方法　马建青提出了正确使用共情能力的几个要点：①咨询者应走出自己的参照框架而进入来访者的参照框架，把自己放在来访者的位置和处境上来尝试感受对方的喜怒哀乐。这种感受越准确、越深入，共情的层次就越高。②如果咨询者不太肯定自己的理解是否正确、是否达到了共情时，可使用尝试性、探索性的口气来表达，请来访者检验并做出修正。③共情的表达要适当，要因人、因事（来访者的问题）、因时、因地而宜，尤其是不能忽略来访者的社会文化背景，否则就会适得其反。一般来说，问题比较严重（尤其是情绪反应强烈）、表达比较混乱、寻求理解愿望强烈的来访者对共情的要求较多。④共情的表达除了语言之外，还有非言语行为，如目光、表情、身体姿势、动作变化等。有时，运用非语言行为表达共情更为简便、有效，咨询中应重视二者的有机结合。⑤角色把握在共情时显得特别有意义，咨询者要做到出入自如，恰到好处，才能达到最佳境界。所谓"进得去"，是指咨询者确实能够设身处地地体验来访者的内心世界；所谓"出得来"是指咨询者在共情的同时没有忘记自己的身份，丧失客观、中立的立场；所谓"出入自如"是指咨询者做到了客观性与主观性的和谐统一。有些咨询初学者确实做到了设身处地，不仅如此，还与来访者同喜同悲，完全受来访者情绪的左右，忘记了自己的真正角色，这样就可能失去咨询的客观性。

穆哥特伊德（S.Murgatroyd）曾列举了如下几条提高共情水平的具体方法，操作性很强，值得认真学习。比如：①与其他人，如工作或生活的朋友、亲戚、家人一起练习对对方谈话内容的反应，试着把他们所说的话的意思讲明白，检查一下你是否理解了其中含义。②试着去想象在各种各样的情景下，你所要帮助的那些人们对你讲述他们的事情，要想象得就像你做了电视录像一样。试着把他们的经历用准确的图像在你的脑海中显示出来。③如果你不能运用视觉的思维，那么就在想象中运用你正在读的一本小说中的某些关键词来代替——用你所能想得到的所有词汇来描述这个人和他对你讲述的各种情景。④努力使你自己有关情绪方面的词汇变得更为丰富，应用字典、小说、电影或其他材料，以便你能说出任意一种感情像什么一样。

美国学者科米尔（S. Cormier & B. Cormier）提出了运用言语传递共情的几种具体手段：①表示内心的理解。不仅要表示咨询者能够准确地理解来访者的问题，而且还要表示你愿意站在来访者的角度去理解他的问题。理解的愿望不仅包括对来访者个体的理解，还应包括对他的世界观、环境、社会政治情况和文化背景的理解。如咨询者尽力去理解来访者的生活背景，去澄清、探询来访者的经历和各种情感。

②讨论来访者认为重要的事情。通过询问和陈述，向来访者表达你很清楚对来访者而言最重要的事情是什么。你的反应要与来访者的最基本问题建立起联系。这一反应要简洁，直指来访者的思想和情感，并关联到来访者的问题与烦恼。③运用语言反映出来访者的情感。这个方法有时被称作可交换或基本共情。④使用言语连接或补充来访者表达不明确的信息。共情也包括理解来访者内心深处的想法和观点，特别是当这些想法没有被说出来或表达得不明确的时候。按照罗杰斯（C.R.Rogers）的观点，"治疗者是如此地深入到别人最隐秘的世界，以至于他不仅能够认清来访者意识到的信息，甚至还能认出那些在意识层面之下的信息"。为了扩展来访者的参照系以及引申问题的含义，咨询者要通过表明理解了来访者所做的暗示或推断来连接或补充来访者的信息。这种方法有时被称作附加共情或高级共情。其中要运用外推式逻辑推理，以帮助咨询者辨认出线索，形成想法，并综合相关的信息。

（四）积极关注

积极关注是指对求助者的言语和行为的积极面予以关注，从而使求助者拥有正向价值观。作为助人工作，心理咨询的前提是认为受助者是可以改变的，因为他们身上存在着积极向上的动力，具有不断发展的潜力。因此，通过积极关注，可以激发求助者的内在潜力，从而产生积极而正向的改变。不容置疑，积极关注不仅可以形成良好的咨询关系，促进沟通，而且本身也具有一定的咨询效果。

（五）语言交流与非语言交流的技巧

大多数的心理咨询主要是以会谈的方式来进行的。这种交流方式要求咨询师掌握一定的语言交流与非言语交流的技巧。

1. 语言引导　语言引导要遵循循序渐进的原则。一开始，要和求助者像朋友聊天一样，谈论不涉及主题的中性问题，如天气好坏、电视节目等。建立起初步的感情后，接着就要应用言语诱导的技巧转入实质性会谈。用开放性问题进行提问是最常用的诱导方法。如"为什么你要这样想？""以后又发生了什么事？"等含有"什么""怎么""为什么"的句子，寻找问题的实质、时间发生的经过和原因等，可以帮助获得求助者更多的背景材料，弄清事情的来龙去脉。

2. 重复的技巧　在谈话中适当重复求助者重要的语句，插入"嗯……""嗯""是这样""还有吗"的词语，表明咨询师的关怀倾听之意，可以鼓励求助者继续讲下去。会谈中还要及时对对方的感情进行反馈，可以用"我明白你的意思""可以想象出……"等。这些方法看起来都很简单，实质上所起的作用是不容忽视的。

3. 施加影响的方法　建立良好咨询关系主要是从对方的思维模式上考虑给予同情和理解。但是要获得咨询效果，就必须改变求助者现存思维模式。咨询师可应用心理咨询的理论、方法或者根据自身对生活的体验，从自己的思维模式出发通过辩论和对峙对求助者施加影响。解释说明则提供了看待问题的另一种角度，比如说有一患者因为面容丑陋而丧失了生活信心，通过咨询者解释以后使他认识到外表美只是美感来源的一部分，阻断求助者非理性观念，揭示出思维上以偏概全、完美论的倾向可收到良好的效果。向求助者进行解释说明，依据咨询人员的理论结构，可以有精神分析式的解释、认识理论的解释、行为主义的解释，只要能达到咨询目标都是可行的。合理的解释后，就要根据具体情况进行指导和建议，制定求助者所必须完成的任务和改变现存思维方式的方法。指导时要注意多采用"我希望你……"的温和语言代替以及"你必须……"的强硬态度，同时要注意求助者改变现存思维模式的勇气和承受能力。一次会谈最多只能提出两三个建议。

（六）非语言交流

非语言信息主要是通过表情、身体语言以及语音、语调等方面表达的信息。在咨询过程中始终离不开非言语交流。它传递着言语所无法表达的感情因素，比如同一句话用不同的语调，配合表情信息可以表达不同的意义。

1. 观察求助者的非语言信息　非语言信息是感情的真实流露，无法以人的意志为转移，是观察求助者内心的窗口。非语言信息的作用有以下几种：①肯定加强语言信息，如你的言语击中要害时，求助者常低着头、声音缓慢、音调低沉等；②否定语言信息，虽然赞同咨询者的见解，却显出不屑一顾的表情，说明咨询的失败；③调整和控制咨询过程，如当求助者的话题偏离主题时，可以不看对方或紧皱双眉，求助者就能马上接收到信息而停止谈话。

2. 合理应用非语言交流　面部表情传递着最大量的非语言信息，其中特别是目光的交流，在求助者说话时，直接注视着对方的眼睛，不仅可以观察求助者的表情，而且求助者也能从中体会到关切之意。在咨询师自身说话时，视线不一定要经常集中在求助者的身上，以免对方感到压抑。手势、坐姿等身体语言也起着不可多得的功用。作为咨询者，应该将身体语言融进咨询中，尽量注意表现的舒适自如和身体微向前倾的关注姿势。对平常形成的一些不良习惯，如有的心理咨询师总喜欢跷着二郎腿，有的喜欢不断地摆动双脚等都要努力去克服，以免给人留下居高临下和不安定之感。音质、音量、音调和言语节奏的变化包含着多种感情。咨询过程中心理咨询师要注意话语流畅、发音抑扬顿挫、变速和停顿。这样才使声音富有生气和感召力。摩擦音过多只会使求助者觉察出心理咨询师的紧张和不成熟。

三、常用的心理治疗方法

心理治疗（Psychotherapy）又称精神治疗，是一种以助人为目的、专业性的人际互动过程。在这一过程中，受过训练的治疗者以心理学的有关理论、技术和方法，谋求患者的心理、行为以及躯体功能的积极变化，从而达到缓解和消除症状、促进其人格健康发展的目的。心理治疗与心理咨询的研究与实践领域有一些交叉，其理论基础许多出于同一渊源，实践方法也有相似之处。两者的区别在于，自 2015 年国家颁布的《精神卫生法》开始实施以来，心理治疗必须在医疗机构内，由专业人员实施；而心理咨询的从业要求则要宽泛许多，一般具有规定的资质即可在社会机构中（包括医疗机构）开展服务工作。了解一些典型的心理治疗方法，对于社区心理咨询工作十分有益。

（一）行为疗法

行为疗法（behavioral therapy）又称行为矫正疗法，是一类主要根据行为学习理论原理进行心理治疗的方法。行为学习理论由沃尔普（J Wolpe）所创立。该理论认为：人的各种行为都是从复杂多变的外界环境中学习得来的，而各种心理异常与躯体症状，也不仅是某种疾病的症状，而且是一种异常行为，是人与环境不协调的一种表现。有病理性异常行为的患者，完全有可能通过学习来调整与改变原来的异常行为，代之以新的健康的行为。行为疗法首先对患者的病理心理及有关功能障碍（即问题行为）进行行为方面的确认、检查，对有关环境因素进行分析，然后确定操作化目标和制定干预的措施，目的是改善患者的适应性目标行为的数量、质量和整体水平。其目标确立有各种形式，也就是说，在有关个人体验的各个方面均可作为治疗的目标，如情感、社交关系、认知、想象以及其他有关的心理生理指标等。主要的行为疗法有以下几种。

1. 系统脱敏法 系统脱敏法（systematic desensitization）是应用刺激的交互替代或增强、削弱的作用，使个体产生正常和不正常的反应，治疗时应该削弱不正常反应，而使之转化和增加为正常反应，从而使个体恢复常态。此方法主要适用于焦虑症和恐怖症。系统脱敏包括三个步骤：放松训练、等级脱敏表、脱敏（前二者的配合训练）。

（1）放松训练：放松训练可以产生与焦虑反应相反的生理和心理效果，如心率减慢、外周血流增加、呼吸平缓、神经肌肉松弛以及心境平和。在系统脱敏中最常用的是 Jacobson 最先描述的一种渐进性放松技术，即让患者身体上的肌肉按照一定的顺序先紧张后放松的过程来进行，通常由头顶开始，逐步放松。有些临床医师应用催眠对某些患者进行放松，也可用录音磁带让患者自己练习放松。

（2）等级脱敏表：在这一步骤里，治疗师需要确定引起焦虑的所有诱因，并将这些诱发条件列出来，按照产生焦虑严重程度的顺序由低到高列一份 10 个左右有关场景的等级表。

（3）脱敏：让患者在深度放松状态下，生动逼真地想象自己由低到高身临登记表上的每一场景，从而完成对接触每一组情景所致焦虑的去条件化。去条件化的过程是从轻到重逐步进行的。一般来说，在进入下一场景想象之前，患者对现在给予的场景应该只有轻微的焦虑，而对每一场景的想象可能需要重复数次才能使焦虑降到轻微水平。

2. 满灌疗法　满灌疗法（flooding therapy）是让患者面临能产生强烈焦虑的环境或想象之中，并保持相当时间，不允许患者逃避，从而消除焦虑和预防条件性回避行为的发生。因为焦虑症状不可能持续高水平地发展下去，它是波浪变化的，即有一个开始、高峰和下降的过程。整个治疗一般为5次左右，每次1～2小时，很少有超过20次的。其疗效取决于每次练习时患者能否坚持到心情平静和感到能自制，不能坚持到底实际上就等于逃避治疗。此治疗方法不宜用于患哮喘、溃疡病和严重心肺疾病的患者。

3. 厌恶疗法　厌恶疗法（aversion therapy）主要是应用负性的强烈刺激以惩罚来消除不良的行为。此法常用于戒酒、戒烟、戒毒、戒除某些性心理障碍或性变态的人，也可用于强迫症和恐怖症的治疗。这种方法是把烟、酒、性变态对象看作条件刺激，把饮酒、吸烟、性变态行为看作是习得的条件反应，然后安排一些较强烈的负性刺激，引起患者产生痛苦或厌恶的非条件反应，以抑制已经习得的条件反应。根据负性刺激的物品和方法的不同，可有以下几种。

（1）化学厌恶疗法：应用化学药物，如能引起恶心、呕吐的药物阿卟吗啡、戒酒硫等，或引起强烈恶臭的氨水等，作为非条件性刺激物，引起患者产生痛苦、厌恶性的非条件反射，从而消除不良行为。这一疗法是建立在经典条件反射的基础上。

（2）橡皮圈厌恶疗法：用拉弹预先套在手腕上的橡圈击打皮肤，引起轻微疼痛作为负性刺激，拉弹时同时计数并联想痛苦、羞耻的惩罚感受经历，从而产生厌恶性反应，减轻已习得的不良行为。这是建立在操作条件反射理论基础上的疗法。

（3）电击厌恶疗法：以一定强度的感应电作为疼痛刺激，或以轻度电休克作为负性刺激。此种方法对操作者要求较高，目前已较少应用。

（4）羞耻厌恶疗法：命令患者在大庭广众之中，众目睽睽之下，表现出变态性行为，从而使患者自己感到羞耻，以此作为负性刺激。

厌恶疗法引起的行为改变常是暂时的，并不稳固，如和正强化的方法结合应用则更好。应用时应取得患者的合作，遵守医德伦理要求，如化学性和电击厌恶疗法都较痛苦，使用几次后，应训练患者自己用"想象厌恶法"，即一旦遇到烟、酒、性兴奋对象时，立刻想象到痛苦的惩罚感受，从而产生厌恶反应。

4. 参与示范法　参与示范（participant modeling）是通过电影、幻灯和实地学习，使具有异常行为者模仿、学习正常的良好行为来改变其固有的不正常行为，从而达到治疗目的。这种疗法对治疗儿童孤独、恐怖等异常行为有较好的效果，也可用于易引起紧张的检查与治疗前对患者的心理准备中。

5. 代币奖励法　代币奖励法是根据操作条件反射的强化法而设计的一种行为疗法，它通过对患者发放"货币"，来强化患者正常的行为，使不良行为得到强化和适应而逐渐消退。给患者的"货币"可兑换某种物质奖品，以起到奖励作用。这种治疗方法不但可用于长期住院的精神障碍患者，而且还可用于急性精神障碍患者、精神发育迟滞、儿童孤独症等。

6. 自信心及社交技巧训练　自信心及社交技巧训练是教授患者在社会环境中如何恰当的与人交往，以能够使对方接受的方式来表达出自己的观点，既能达到目的，同时又不伤害和贬低他人。用于自信心训练的行为技术有角色示范、脱敏、阳性强化等。社交技巧训练是应用行为学习原则来进行社会技能方面的系统训练，可以帮助患者恢复自信心，但也应同时注重改善患者现实生活中存在的一些问题，如与人交往、找工作、买东西等。训练的方法：对患者社会行为的直接指导和帮助；治疗者的示范或者对其有效的社会反应给予支持等。患者在应激性境遇下进行练习，告知患者什么样的表现有效，并给予强化，还要布置家庭作业，以巩固新习得的行为。

（二）询者中心疗法

询者中心疗法是20世纪40年代作为与心理分析相对抗而出现的非指导性治疗法，由罗杰斯提出，是人本主义的心理治疗方法之一。这种治疗方法强调患者的经验与主观世界，治疗者的作用只是帮助患者认识到解决问题的能力在于他们自己。因此让患者自己决定治疗的方向，找出治疗的方法，治疗者对患者只是一种促进因素。这种治疗很少使用技巧，但却强调治疗者的态度表现。

1. 理论基础

（1）对人性的假设：罗杰斯认为"性本善""人没有兽性，只有人性"，人的行为是一种理性很强的活动，基本上人是朝向自我实现、成熟和社会化方向前进。并且罗杰斯还认为："人基本上是生活在他个人和主观的世界之中的，即使他在科学领域、数学领域或其他相似的领域中，具有最客观的机能，这也是他的主观目的和主观选择的结果。"他强调人的主观性，相信每个人都有其对现实的独特的主观认识。

（2）人具有自我实现的潜能：罗杰斯认为一个人总是朝着自我选择的方向行进，因为他是能思考、能感觉、能体验的一个人，他总是要实现自己的需要。人类机体有一种天生的自我实现的动机。他对自我实现的论述，可概括为以下3点：

①自我实现是人类的一种自我趋向的动机。②个人可以做适当的自由选择。③人类除了天生的自我实现动机外，还有两种习得的需要——关怀的需要和自尊的需要。

（3）自我概念：自我概念是罗杰斯理论的基础。他认为自我概念是人格形成、发展和改变的基础，是人格能否正常发展的重要标志。罗杰斯把个人对自己的了解和看法称为"自我概念"，其中主要包括"我是什么样的人"和"我能做什么"，是个体整个现象场中与自身相联系的那部分知觉及其相关的意义，它是个体看成"我"的那部分现象场。罗杰斯还提出理想的自我，它是人们向往的自我。他认为理想自我与现实自我越接近，个人就越感到幸福和满足，如果真实自我和理想自我差距越大，就越造成不愉快和不满足。

（4）人格改变的条件：可以有以下3点。①协调与真诚：治疗者应该是公开、真诚地面对患者。治疗者应该是他自己，而不是在学校里学到的治疗师的角色，这就意味着和患者在一起时是诚实的，甚至有时应该是坦诚的，这对患者来说非常必要，他们可以公开说出自己的情感，从而逐渐地理解并解决自己的问题。②无条件的积极关注：患者作为一个有无条件自我价值的人，无论他的处境、他的行为方式或他的情感如何，都应作为有价值的人来热情的接受；不论患者当时的情绪是混乱、怨恨、恼怒和畏惧、骄傲，治疗者都要坦然承受和理解。这种良好的治疗关系能使患者感到温暖和慰藉，产生自信自尊的力量，从而改变来访者不正确的自我概念。③共情：有意识地设身处地地理解患者的各种感情，并把这种情感传递给患者。

2. 询者中心疗法的特点

（1）以患者为中心：不是去探索患者的潜意识冲突，也不是矫正其适应不良的行为，而是动员其内在的"自我实现"的潜能，进行合理地选择并治疗自己。全部治疗过程都以患者为中心，治疗者不予评价和分析，而只是创造良好的气氛。

（2）心理治疗是一个转变的过程：这个过程是为了调整患者自我的结构与功能，是其自我学习的过程，治疗者创造的良好气氛就是为了保证学习过程的实现。心理治疗是"通过人际关系改变人的行为"，罗杰斯认为这种人际关系的主要成分是态度，而不是理论。治疗效果取决于态度，而不是治疗者的知识、理论和技巧。

（3）非指令性的治疗技巧：治疗过程中，治疗者不是以专家、权威自居，而是一位有专业知识的朋友，与患者建立融洽的关系，给其带来温暖与信任感。治疗时不对患者下指令，也不进行调查分析，主要集中于患者的思维与情感，耐心倾听诉说，表示同情与理解，让患者在充分表达与暴露自己时，体验到自身情感与自我概念的不协调，从而改变自己，走向痊愈。

（4）以当前的感受作为重点：治疗重点是会谈时的直接体验，对过去很少考虑，因为过去发生的已经不能改变，也不认为将来和现在同等重要，不主张为将来的问题制定计划。

（5）不给患者贴上种种诊断标签：治疗师不要评价患者的行为或者做出某中诊断，而应该始终暗示患者"你是一个正常人，你可以选择最适合自己的道路，你能做出最正确的选择"。

3. 治疗过程　治疗过程可以分为 7 个连续的阶段。

（1）患者已经形成了对自身和外界的固定看法，而自己完全觉察不到。

（2）患者能够对与自己无关的问题发表意见。

（3）患者感到已被治疗者完全接受，逐渐解除顾虑，更自由地谈到自己，甚至谈论与自己有关的体验。

（4）感受开始被说成是当前的事。

（5）如果患者在医患关系中感到安全，对内心活动的发现不再震惊，则能够自由表达当时的情感。

（6）患者接受过去的体验，而成为当前的体验，并伴有生理变化。

（7）治疗的趋势和最终目标。此时患者对情感可以做直接的、充分的体验，不再感到威胁。

（三）认知疗法

认知疗法（cognitive therapy）是随认知心理学的兴起、发展而形成的一种心理治疗方法。它是根据认知过程影响情感和行为的理论假设，通过认知和行为技术来改变患者不良认知的一类心理治疗方法的总称。

1. 理论基础

（1）艾里斯的理性情绪疗法：艾里斯（A Ellis）的理性情绪疗法创立于 20 世纪 50 年代末。他认为神经症的发病不是由于情绪困扰，而是由于不正确的信念造成的，一些人只是根据想象而不是根据事实来行事。他们这些不正确的信念及一些非理性的东西，可以从别人那里学到，还可以通过自我暗示及自我重复不断地强化，最后就形成了各种机能性障碍。艾里斯将经常造成人们痛苦的非逻辑思维概括为 10 点：①一个人要有价值就必须很有能力，并且在可能的条件下很有成就；②某某人绝对是坏的，所以他必须受到严厉的责备和惩罚；③逃避生活中的困难和推掉自己的责任可能要比正视它们更容易；④任何事情的发生都应当和自己期待的一样，任何问题都应得到合理解决；⑤人的不幸绝对是外界造成的，人无法控制自己的悲伤、忧愁和不安；⑥一个人过去的历史对现在的行为起决定作用，一件事过去曾影响过自己，所以现在也必然影响自己的行为；⑦自己是无能的，必须找一个比自己强的靠山才能生活，自己是不能掌握情感的，必须有别人安慰自己；⑧其他人的不安和动荡也必然引起自己的不安；⑨和自己接触的人必然都喜欢自己和称赞自己；⑩生活中有大量的事对自己不利，必须终日花大量时间考虑对策。艾里斯认为人的情感障碍和不良行为正是这些非逻辑性思维存在的结果。

（2）贝克的认知转变疗法：贝克（A Beck）认知转变疗法创立于 20 世纪 70 年代。他提出的情绪障碍认知理论认为人的情绪障碍"不一定都是有神秘的、不可抗拒的力量所产生，相反，它可以从平凡的事件中产生"。因此每个人的情感和行为在很大程度上是由其自身认知外部世界、处世的方式或方法决定的，也就是说一个人的思想决定了他的内心体验和反应。贝克把认知过程中常见的认知歪曲总结为 5 种形式：①任意的推断（arbitrary inferences），即在证据缺乏或不充分时便草率地做出结论；②选择性概括（selective abstraction），即仅根据个别细节而不考虑其他情况便对整个事件做出结论；③过度引申（overgeneralization），指在一件事的基础上做出关于能力、操作或价值的普遍性结论；④夸大或缩小（magnification or minimization），对客观事件的意义做出歪曲的评价；⑤"全或无"的思维（all–none thinking），即要么全对，要么全错，把生活往往看成非黑即白的单色世界，没有中间色。贝克认为人的情绪障碍及不良行为正是这些不良认知存在的结果。

总之，认知疗法的理论强调人的认知、情绪和行为三者的和谐统一，且认知起着主导作用。要想治疗各种情绪障碍和不良行为就必须重视改变患者的认知方式。

2. 基本技术 1985 年贝克归纳认知治疗的 5 种基本技术。

（1）识别自动思维（identifying automatic thoughts）：自动思维是介于外部事件与个体对事件的不良情绪反应之间的那些思想，大多数患者并不能意识到在不愉快情绪之前会存在着这些思维，并已经构成他们思维方式的一部分。患者在认识过程中首先要学会识别自动思维，尤其是识别那些在愤怒、悲观和焦虑等情绪之前出现的特殊思维。治疗者可以采用提问、指导患者想象或角色扮演。

（2）识别认知性错误（identifying cognitive errors）：焦虑和抑郁患者往往采用消极的方式来看待和处理一切事物，他们的观点往往与现实大相径庭，并带有悲观色彩，患者特别容易犯概念和抽象性错误。基本的认知错误有任意推断、选择性错误、过度引申、夸大或缩小、全或无的思维。多数患者比较容易学会识别自动思维，但要他们学会识别认知错误却相当困难，因为有些认知错误很难评价。因此，为识别认知性错误，治疗者应该听取和记录患者诉说的自动思维以及不同的情景问题，然后要求患者归纳出一般规律，找出共性。

（3）真实性检验（reality testing）：识别认知错误以后，紧接着同患者一起设计严格的真实性检验，即检验并诘难错误信念，这是治疗的核心，否则不足以改变患者的认知。在治疗中鼓励患者将其自动思维作为假设看待，并设计一种方法调查、检验这种假设，结果他可能发现，95% 以上的调查时间里，他的这些消极认知和信念是不符合实际的。

（4）分散注意（distraction）：大多数抑郁和焦虑的患者感到自己是人们注意的中心，一言一行都受到人们的注目和评论，所以认为自己是脆弱无力的。如有的患者认为自己的发型稍有改变，就会引起每个人的注意。治疗者可要求患者不要像以往那样，可稍加改变，然后要求它记录不良反应发生的次数，结果他会发现很少有人注意他。

（5）监察苦闷或焦虑水平（monitoring distress or anxiety level）：许多慢性甚至急性焦虑患者往往认为他们的焦虑会一成不变地存在着，但实际上，焦虑的发生是波动的。如果人们意识到焦虑有一个开始、高峰和消退过程的话，那么人们就能够比较容易地控制焦虑情绪。因此，鼓励患者对自己的焦虑水平进行自我检测，促使患者认识焦虑波动的特点，增强抵抗焦虑的信心，这是十分重要的。

3. 治疗的基本步骤　目前认知疗法的种类很多，且各有不同的重点，但基本过程大致相同，主要有 4 个步骤。

（1）建立求助动机：认识适应不良性认知（情绪、行为）类型；医患双方在目标（靶问题）的解释上意见一致；解释不良表现，估计矫正的预期后果等。

（2）矫正不良认知：如发展新的认知和行为来替代不良认知和行为。

（3）培养新认知：在处理日常生活问题中用新的认知来抗衡原有认知，培养竞争观念。

（4）改变自我意识：重新评定自我效能（self-efficacy）来建立自信和正确的自知，并通过治疗进一步强化。

4. 常用的认知治疗方法　认知治疗发展较快，方法也很多，归纳起来，目前国际上常用的认知疗法有 4 种：贝克的认知转变治疗、艾里斯的理性情绪治疗、赖尔（B Ryle）的认知分析治疗和认知行为治疗。近年来国内外常用的认知治疗方法有 6 种。

（1）理性情绪疗法（rational-emotion therapy）：这种疗法是由艾利里斯在 20 世纪 50 年代末提出，基本观点是一切错误的思维方式或不合理的信念是心理障碍、情绪和行为问题的症结。他将治疗中有关因素归纳为 A-B-C-D-E，A 即诱发事件（activating event）；B 指个体在遇到诱发事件后，对该事件的看法、解释和评价，即信念（belief）；C 指由诱发事件引起的情绪和行为反应或结果（consequence）；D 即诘难（dispute）；E 即效应（effect）。

人对诱发事件（A）的反应（C）可以是正常的也可以是异常的，但 C 并不是 A 的直接结果，A 不是直接地决定 C，在反应过程中，受中介因素 B 的影响，B 的不同影响了 C 的不同，要想改变 B 就必须找到 D，也就是用正确的世界观或人生观以科学的知识和科学的认知方法去阻止非逻辑的思维及非理性的东西。治疗者对不合理信念（B）的诘难（D）一般采用有针对性的、直接的以及由系统的提问方式，逐渐使患者认识信念（B）是引起情绪或行为反应的直接原因，从而引导患者向非理性观念挑战，不断发展理性的人生观，对不合理的信念产生动摇，进而取得疗效（E）。

（2）自我指导训练（self-instructional training）：由梅琴鲍姆（D Meichenbaum）在 20 世纪 70 年代提出，就是指导患者进行自我说服或现场示范的训练，从中意识到不良的认知并增强对情绪障碍及不良行为的适应能力。这种方法主要用于治疗注意缺陷障碍儿童、冲动儿童、精神分裂症患者等。

（3）应对技巧训练（coping skills training）：由戈弗雷德（T Goldfried）在 20 世纪 70 年代提出，方法是让患者通过想象不断递增恐怖事件，学会调节焦虑和处理焦虑，保持身心的放松。其中保持身心放松与系统脱敏类似，但不同之处在于它有想象应对的成分，主要用于治疗焦虑障碍。

（4）隐匿示范（covert modeling）：由考铁拉（J Cautela）在 20 世纪 70 年代提出，该方法的基本原理是想象练习靶行为，让患者预先了解事情的结果和训练其情感反应，以产生对应激情境的反应能力。这种方法主要用于恐怖症患者。

（5）解决问题的技术（problem-solving）：此方法为朱利拉和戈弗雷德等人所倡导，他们认为有情绪障碍者缺乏解决问题的能力，难以对情境产生相应的反应，从而表现出适应不良，不能预测行为后果。治疗时，先要学会确定问题，再分解为若干个能够解决的小问题，思考可行性方案并选择最佳对策等。此方法主要用于治疗情绪障碍的儿童、有破坏行为的儿童以及某些精神障碍患者。

（6）贝克认知转变治疗：由贝克在 20 世纪 70 年代创立，主要用于改变抑郁症患者的态度和信念，从而校正适应不良性认知。

5.适应证　认知疗法可以用于治疗许多心理疾病，包括抑郁症、焦虑症、社交恐怖症、心身疾病、考试前紧张焦虑、情绪易怒，以及成瘾问题、婚姻冲突、家庭矛盾、儿童的品行及情绪障碍等。目前在国外有的精神科门诊中，约 60% 的患者使用认知行为治疗，其中赖尔（G. Ryle）的认知行为治疗，渐有主导趋势。

（高　玥）

第九章　心理健康

第一节　心理健康概述

一、中医学的心理健康思想

中国有着悠久的历史文化，中医药学源远流长，其中有关中医心理健康思想的内容极其丰富且系统。它受到中国古代哲学思想的影响，汲取了中国历代文化的养分，在不断地总结治疗方法、治疗效果和探讨发病机制的长期实践过程中，奠定了中医理论基础，积累了丰富的临床经验，形成了自己独具特色的理论体系及实践模式。

《内经》是我国 2000 年前的一部重要医学著作，它的产生在中国医学史上具有划时代意义，它标志着中医理论体系的初步确立。在这一理论体系中，中医心理健康思想是其中一个重要的组成部分。《内经》所论及的心理学内容极为丰富，从基本理论到临床实践涵盖内容较广。对于现代心理学确立的心理过程及某些心理现象的认识，《内经》几乎均有所论及，如"两精相搏谓之神，随神往来者谓之魂，并精而出入者谓之魄，所以任物者谓之心，心有所忆谓之意，意之所存谓之志，因志而存变谓之思，因思而远慕谓之虑，因虑而处物谓之智"（《灵枢·本神》）。这里所讲的神、魂、魄、意、志、思、虑、智等就是指人的各种不同的意识和精神状态，包括知觉、记忆、思维、想象、意志和智慧等复杂的心理活动及认识过程。

东汉医学家华佗在中医学心理健康和心理治疗方面，有着许多精辟的论述及治疗验案。《华佗神医秘传》中说："忧则宽之，怒则悦之，悲则和之，能通斯方，谓之良医。"即一个高明的医师，必须能针对患者不正常的情志，进行心理治疗。书中指出："夫形者神之舍也，而精者气之宅也，舍坏则神荡，宅动则气散。神荡则昏，气散则疲，昏疲之身心，即疾病之媒介，是以善医者先医其心，而后医其身。"说明华佗十分重视心理因素在疾病治疗中的作用，其所提出的"先医其心"的主张对后世中医心理临床实践有重要的指导意义。张仲景所著的《伤寒杂病论》蕴含着丰富的中医心理健康思想。他强调心身调理的治疗思想，并把精神和情志的异常变化作为诊断和辨证的重要依据。

唐代时期，中国封建社会的经济、文化达到历史上空前的繁荣，中医心理健康思想得到进一步的发展。对《内经》相关内容的整理和注释使中医学的心理健康思想得到进一步的阐释和发挥。在《内经》的基础上，对个体心身发展的认识得到了进一步的深入。在心神疾病、心理病机、心理健康的探讨和阐述及益智方药的收集和整理等方面都取得了很大的发展。其中，王冰的医学心理学思想主要体现在调神养生及对五志的阐述方面。他强调养心对于养生的重要意义，其养生思想可概括为"寡欲、守静、致柔"。对于五志，他也做了清晰的阐释："喜"为"悦乐也，悦以和志"；"怒"为"直声也，怒以威物"；"忧"为"虑也，思也"；"恐"为"恐以远祸"；"思"为知远、"思以成务"；还对五志病机和情志相胜理论作了进一步的论述和发挥。此外，心神疾病的临床研究在这个时期也更为广泛和深入。《诸病源候论》《备急千金要方》《外台秘要》等综合著作都分门别类地记载了许多心神疾病。在心理养生方面，孙思邈以"养性"来概括养生之道，强调调神养心的重要意义。在《备急千金要方》中，"养性序"提出的养生五难，其中有四条谈到精神心理学的调摄；"道林养生"还提出十二少、十二多，较为全面地涉及心理养生的各个方面。

宋、金、元时期，中医学的心理健康思想也随着医学的发展而发展。南宋陈无择的《三因极一病证方论》提出著名的"三因论"，将各种致病因素归结为内因、外因、不内外因，统称为"三因"。其中内因即"七情者，喜、怒、忧、思、悲、恐、惊是也"，明确提出了七情的概念。陈无择还指出了七情所致的各种病证，如《三因极一病证方论·内所因心痛证治》认为，"心痛证"为"喜怒忧郁所致"；《内因腰痛论》一节有"矢志伤肾，郁怒伤肝，忧思伤脾，皆致腰痛"；《五劳证治》一节，陈无择论述肝劳、心劳、脾劳、肺劳、肾劳皆因"用意施为，过伤五脏，使五神不宁而为病"，所创立的"七气汤""大七气汤""小定志丸""菖蒲益智丸"等方剂，已成为中医治疗情志疾病常用而有效的方剂。

心理治疗方面，明代李时珍等医家著述中都有表述。清代温病学派兴起，医家们都重视温病过程中的心理现象，将其作为辨证的重要参考依据。明清时期中医心理思想发展的一个特点，是较大型的医案类编中出现相关的内容。如明代江瓘编纂的《名医类案》，清代魏之琇收集的《续名医类案》，清代俞震汇编的《古今医案按》都记录了卓有成效的心理治疗医案。这些医案大量地、较为系统地收集了治疗心身疾病的历代精粹。如对治疗"七情""相思""诈病""神志""哭笑""惊悸""不寐""鬼疰""谵妄""癫狂""肝郁""脏躁""百合病"等情志疾病的医案，分类收录，记载甚详。《名医类案》收集的心理治疗医案所涉及的心理疗法除情志相胜疗法外，还有两极情绪疗法、激情刺激疗法、暗示疗法等。俞震的《古今医案按》的"七情"类分别按喜、怒、忧、思、悲、恐、惊的顺序排列，每类精选1～3例来阐述其心理治疗思想。此时期长于心理疗法的医家有喻嘉言、徐洄溪、叶天士等。

在几千年中国传统文化的积淀中，逐渐形成了丰富的中医心理思想。大量的蕴藏于中国古代哲学中的中国心理学思想与中医学互相渗透，互相影响，奠定了中医心理学思想的理论基础，促进了中医学的心理健康思想理论体系的形成。

二、现代心理卫生运动的产生与发展

法国大革命（1789）以后，法国比奈尔（P Pinel）医师对全人类的"自由与和平"充满希望。在他工作过的两所医院里，他以大无畏的勇气和改革的气魄，毅然给住院精神患者解除了束缚他们躯体的锁链，并且努力为他们提供清洁的房间、良好的食物和仁慈的护理。这一创举引起了社会上的巨大反响，因为在此之前，精神患者一直遭受着锁链的折磨和非人的对待。法国政府对比奈尔的改革十分重视，并予以支持，遂使一些精神病院的治疗环境逐步得到改善。比奈尔的名声也因此而传遍欧洲，他被公认为是心理卫生的倡导者。据记载，古罗马医师盖伦（C. Galenus，129—199）在其著作中就叙述了关于"感情卫生或精神卫生"的问题。美国精神病学家斯惠特（W. Sweeter，1843）撰写了世界第一部心理卫生专著，明确提出了"心理卫生"这一名词。克劳斯登（K. Conrad，1906）正式出版《心理卫生》一书，此名词遂被正式采用。

另一个对现代心理卫生运动的兴起做出贡献的是美国人比尔斯（C. Beers）。比尔斯生于1876年，18岁就读于耶鲁大学商科。毕业后，他到纽约一家保险公司工作。比尔斯的哥哥患有癫痫病，他目睹其兄病情发作时昏倒在地、四肢抽搐、口吐泡沫的可怕情景，担心这种病会遗传到自己身上，于是终日惶恐不安。24岁时，比尔斯因精神失常从四楼跳下，企图自杀未遂，结果被送入精神病院。在精神病院的3年痛苦经历，使比尔斯亲身体验到精神障碍患者的苦闷和所受到的虐待，亲眼目睹了一系列精神患者惨遭折磨和不被公正对待的事件。病愈出院后，比尔斯立志为改善精神障碍患者的待遇而努力。

1908年初，比尔斯发表了一本自传体著作，取名为《一颗失而复得的心》。在这本书中，他用亲身的经历，记叙了当时精神病院的冷酷和落后，并且向世人发出改善精神障碍者待遇的强烈呼声。此书问世之后，立即在社会上引起极大的反响，得到心理学大师詹姆斯的赞赏和著名精神病学家迈耶的支持。许多大学校长、医学院院长和社会名流都为此书感动，纷纷表示愿意帮助比尔斯推进他所设计、规划的心理卫生运动。比尔斯得到各方面的赞助和鼓励后，于 1908 年 5 月成立世界上第一个心理卫生组织——"康涅狄格州心理卫生协会"，协会明确提出："为维护人类的精神健康而努力。"并列出了以下 5 项协会工作目标：保持心理健康；防止心理疾病；提高精神障碍患者待遇；普及宣传有关心理疾病的科学知识；与心理卫生有关的机构合作。至此，心理卫生工作的对象已不仅是精神患者，而是扩展到了全社会、全体民众。1909 年 2 月，心理卫生工作者在纽约成立了美国全国心理卫生委员会（比尔斯任顾问）。1917 年，美国心理卫生委员会创办了《心理卫生》杂志，采用多种形式宣传普及心理卫生知识，使心理卫生运动逐步在美国形成了一股热潮。

在美国心理卫生活动的推动下，世界许多国家纷纷成立各国的心理卫生组织。1918 年，加拿大全国心理卫生协会宣告成立。1919 年至 1926 年这 7 年之间，法国、比利时、英国、巴西、匈牙利、德国、日本、意大利等国，先后建立起全国性的心理卫生组织。此后，又有一些国家如阿根廷、古巴、印度、新西兰、前苏联、土耳其、挪威等，建立了相应的心理卫生机构。1930 年 5 月 5 日，第一届国际心理卫生大会在华盛顿召开，有 3042 人代表 53 个国家和地区出席了会议，中国也有代表参加。大会产生了一个永久性的国际心理卫生委员会，美国著名精神病学家威廉华任会长，比尔斯任秘书长，委员会的宗旨为"完全从事于慈善的、科学的、文艺的、教育的活动。尤其关于世界各国人民的心理健康的保持和增进，心理疾病、心理缺陷的研究、治疗和预防，以及全体人类幸福的增进。"此标志着心理卫生运动已经发展成为一种世界性的潮流。1948 年在伦敦召开的第三届国际心理卫生大会上发表了纲领性文件《心理健康和世界公民》，并继而成立了新的国际心理卫生组织——世界心理健康联合会（WFMH）。1949 年，世界卫生组织（WHO）总部建立了心理卫生处。这些组织的建立及纲领的颁布，对世界性心理卫生运动的形成与发展起到了积极的推动作用。

我国心理卫生事业起步于 20 世纪 30 年代。1930 年左右，我国著名教育家吴南轩先生率先在中央大学心理系开设《心理卫生》选修课，尔后又在中央大学《旁观》杂志上发刊《心理卫生专号》。1936 年，由 228 位教育家、心理学工作者、医师、社会学者以及其他社会各界有识之士酝酿发起的"中国心理卫生协会"在南京宣告成立。同年，商务印书馆出版了章颐年的《心理卫生概论》著作。浙江大学、四川大学等不少学校专门开设了心理卫生课。此后，由于日本侵华战争与此后的某些原因，中国心理卫生协会的工作受到了影响甚至完全停顿。直至 1985 年 4 月，国家重新恢复了"中国心理卫生协会"，并于同年 9 月在山东泰安召开了首届代表大会。协会宗旨明确为"团结全国有关心理卫生工作者，开展心理卫生的调查和研究，广泛深入地普及心理卫生知识，以促进我国人民的心理健康，培养儿童、青少年健全的人格及优良品质，提高学习成绩和工作效率。预防各种精神方面的问题和疾病，努力贯彻预防为主的卫生方针，为广大人民走向心身健康，为建设社会主义精神文明做出贡献。"此后，大批地方心理卫生协会相继成立，多部学术著作相继问世，心理卫生工作在我国健康发展，并日益普及和提高，这必将对社会的文明进步起到更加积极的促进作用。

20世纪50年代以来，随着心理卫生事业自身的发展，生物－心理－社会医学模式的逐步确立，以及对健康概念认识的深入，心理卫生的工作内容已经突破了原有的局限，涉及更为广阔的领域，心理健康的概念被提出并得到广泛的公认，这是现代社会的发展对健康的内涵和外延提出更高要求的体现。心理健康着眼于个体的心理保健与全社会人口的心理健康，注重从个体生命萌发之始及其后的各个发展阶段来培养个体的健康心理，塑造完善的人格。心理卫生运动的内容和对象也不仅是精神患者，而是扩展到了全社会的人群。从心理卫生到心理健康是时代发展的要求，是一种观念的改变和层次的升级。从这个意义上说，心理健康概念的提出和健康心理学的问世，是心理卫生思想的延伸和发展。

三、心理健康概念的提出

（一）健康新概念

每个人都希望健康，但是在不同历史时期，人们对健康的理解却不尽相同。长期以来，"无病即健康"的传统认识影响久远，人们往往只注重生理健康，而忽视心理健康，只锻炼身体而不加强良好心理素质的培养。实际上，健康和疾病是人体生命过程中两种不同的状态，从健康到疾病是一个过程中两种不同的状态，是一个由量变到质变的过程，而且健康水平也有不同的能级状态。

随着第二次世界大战的结束，人类的疾病与死亡谱发生了重大的变化，许多心身疾病，也称为生活方式疾病，成为人类健康的主要杀手。人们的不良生活方式、行为、心理、社会和环境因素成为影响健康的重要的不可忽视的因素。因此，世界卫生组织（WHO）在1948年成立时，向全世界发出了有关健康的重新定义，即"健康，不仅仅是没有疾病和身体的虚弱现象，而是一种在身体上、心理上和社会上的完满状态。"多年以来，WHO向全世界的医务工作者提出了一个神圣的任务，这就是在医治人躯体上健康问题的同时，还要注意从社会、心理等多方面去干预，人类的健康才能得到真正的维护。

（二）心理健康的概念

心理健康是心理卫生概念的延伸与扩大，是指以积极有益的教育和措施，维护和改进人们的心理状态以适应当前和发展的社会环境。

目前，关于心理健康的含义有三层：一是指专业或实践，即心理健康工作；二是指一门学科，即心理健康学；三是指个体心理健康状态。

（三）心理健康的目标

心理健康的工作目标有狭义与广义之分。狭义的，是指预防和矫治各种心理障碍与心理疾病。广义的，是指维护和促进心理健康，以提高人类对社会生活的适应与改造能力。

随着心理健康运动的广泛深入，人们对心理健康意义的认识得以深化，从而提出了心理健康的"三级预防"：初级预防是向人们提供心理健康知识，以防止和减少心理疾病的发生；二级预防是尽早发现心理疾病并提供心理与医学的干预；三级预防是设法减轻慢性精神患者的残疾程度，提高其社会适应能力。

因此，心理健康也具有三级功能：初级功能——防治心理疾病；中级功能——完善个性塑造及心理调节功能；高级功能——维护个体健康与社会适应，提高生活质量。

四、心理健康与社会适应

随着我国社会的改革开放与迅猛发展，带来了一系列的社会问题，如社会文化的变迁、生态环境的破坏、生存压力增大以及人际沟通缺乏等，这些问题导致了部分人群的社会适应不良，同时也对各类人群的心理健康产生了影响。心理健康是有层次的。心理健康的低级层次是指没有心理疾病，而心理健康的高级层次不仅指没有心理疾病，而且意味着能够充分发挥个人潜能，发展建设性人际关系，从事具有社会价值的创造活动，追求高层次需要的满足。

（一）社会适应的心理因素

从社会适应的过程来看，社会适应的人格素质包括以下几个方面。

1. 拥有理解和控制所处社会环境的心理素质　具体表现为自制力、自信心、自主性等几个方面。有研究表明，具有心理优势感的人更容易体验到成就感、幸福感，更容易与他人建立良好的人际关系，从而容易达到积极的心理状态；而那些缺乏控制性、自信心和自主性的人则更容易情绪低落、成就感低，甚至更容易得焦虑症和抑郁症等心理疾病。

2. 拥有足够的心理素质以应对外在复杂的社会环境　这种心理资源分为两方面：一方面是认知水平，即能够采用有效的应对策略应对压力，解决问题的能力和经验；另一方面是健全人格，即个体能够充分挖掘自己的人格潜能，发挥人格优势，从而解决现实问题。很显然，缺乏完善人格的个体，肯定不能适应社会，从而导致个人失落感和生存危机感；而缺乏人格活力的人也最终陷入人际孤独和社会退缩。

3. 拥有人际适应的能力　社会适应从根本上来说是人际适应。因此，个体应拥有适应人际环境的一些人格特征，比如乐群性、合作性、信任感、利他倾向等。乐群者热情、活泼，乐于与人相处；合作者理智、友好，善于与人相处；信任者坦诚、诚实、真实，愿意与人相处；利他者慷慨、助人、慈善，能够与人相处。这些人格特征保证个体拥有良好的人际关系。

4. 拥有持续应对外在压力的心理素质　即心理弹性。具有这种人格素质的人，面对持续的各种应激情境，会表现出乐观、灵活、坚韧，相反就会表现为冲动、呆板、懦弱、颓废。一般来讲，心理症状发生率与外在压力成正比，而与个体的自我强度成反比。这里的自我强度就是我们所说的心理弹性。

（二）提高社会适应能力，增进心理健康水平

面对现代社会的发展与变化，唯有努力提高人们的社会适应能力，才能维系和增进心理健康水平。提高社会适应能力的途径主要有以下 4 条。

1. 善于寻求社会支持　社会支持是近年来引起心理学界重视的一种社会适应手段，它是指个体在遭受挫折时得到他人的关心、帮助。医学心理学的研究表明，社会支持可以起到抵消应激性生活事件的作用，促进对社会环境的适应。朋友、家庭、群众团体、党团组织、行政机构等均能为个体提供社会支持。社会支持不仅是物质上的、经济上的有形支持，更重要的是心理支持。如有的贫困大学生获取社会帮困经济资助固然能缓解其生活困难，但难以消除其自卑心理，而只有通过社会的心理支持，关心、帮助其树立自立自强、奋发向上的精神，才能使其消除自卑感、挖掘潜力、发展能力、健康成长。

2. 变被动适应为主动适应　被动适应是对环境无可奈何、被迫顺应的心理反应，是一种消极的适应，常伴有压抑、焦虑、痛苦等心理感受。如下岗职工闷在家里忧郁寡欢，贫困大学生自卑、自怜等均属被动适应。主动适应是对环境积极地寻求适应，是充分调动主观能动性，努力克服困难、寻求成功的过程。主动适应常伴有通过努力克服困难，最终获取成功而产生的喜悦和兴奋的心理体验。如下岗职工不甘现状，摆正自己的位置，挖掘潜力，重谋职业，寻求新的发展；贫困大学生自强不息，刻苦学习，变压力为动力，以求德智体全面发展和奖学金的获取等均属主动适应。主动适应有利于人们才能和潜能的充分发展，有利于社会的稳定与进步，是人们心理健康的重要标志。因此，要善于引导人们积极主动地适应社会，以维护和增进心理健康水平。

3. 适当采用回避法　对有些难以适应并有可能回避的环境，可采取回避的方

法，来减少或消除环境对个体的不良刺激。回避法虽然不如主动适应具有积极意义，但其是根据实际情况主动采取的方法，在一定情况下可起到避免心理问题的作用。

4. 加强人际沟通　人际沟通，就是指两个或两个以上的个体之间传递和交流信息的过程。良好的人际沟通，不但可以为人类提供身心发展的必要信息，有利于建立和维持人际关系，还可以满足人们交往的需要，提高心理品质和社会适应能力。

因此，在社会生活中，加强人际沟通，就能通过别人的看法来证实自我评价的可靠性，特别是通过倾听别人的意见来调整自己的行为，以使个人行为符合社会适应要求。此外，良好的人际关系有利于人们建立良好的人际环境；和谐、团结、融洽、友爱的人际关系，能够使人们在工作中互相尊重、互相关照、互相体贴、互相帮助，充满友情和温暖。在这种人际关系环境中工作，会使人们感到心情舒畅愉快，工作压力减轻，效率提高，促进心身健康。反之，在相互矛盾、猜忌、摩擦、冲突的人际关系中，人们之间疏远和敌对，会感到心理不安、情绪紧张，不但影响工作还影响心身健康。

五、心理健康的标准

由于评价心理健康的依据不同、研究者的学科特点和考虑问题的角度不同，对心理健康标准进行研究的出发点也不一样。关于心理健康的标准，许多专家提出了不同的看法，其中影响比较大的有马斯洛与米特尔曼（D Mittleman）提出的 10 条标准。我国的学者，也提出了一些不完全相同的看法，归纳起来有以下几点。

（一）智力发育正常

智力正常是个体正常生活的最基本的心理条件，是人适应周围环境、谋求自我发展的心理保证，因此是心理健康的首要标准。世界卫生组织提出的国际疾病分类标准（ICD-11），美国精神障碍学会制定的《精神障碍诊断和统计手册》（DSM-IV）以及中华医学会精神障碍分类（CCMD-3）等，均把智力发育不全或阻滞视为一种心理障碍和异常行为。心理健康的人，智力发展水平虽然各有不同，但都能使个人的智慧在学习、工作和生活中得到充分表现，并对其中出现的各种问题、困难和矛盾能有效地认识、克服和解决。智力正常者符合心理健康的标准。

（二）意志品质健全

意志是个体的重要精神支柱。心理健康者的意志品质表现在行动目的明确，独立性强；在复杂的情况中能迅速有效地采取决定，当机立断，而不是优柔寡断、草率鲁莽；意志坚定，在任何时候不轻易动摇对既定目标的执著追求，克服困难，坚持到底；具有良好的心理承受力和自我控制能力。

（三）情绪乐观稳定

情绪在人的心理健康中起着核心的作用。心理健康者积极情绪多于消极情绪，乐观情绪占主导地位，能经常保持愉快、开朗、满足的心境，善于从生活中寻求乐趣，对生活充满希望。每个人都难免会在其生活、学习及工作中遇到挫折而心情不快，心理健康也会产生消极情绪，但他们能较快调整，以较快免除消极情的困扰。而心理健康水平不高者则易陷入消极情绪中不能自拔。情绪的乐观稳定还表现在情绪反应与客观刺激相适应，能做到适度表现。

（四）人格健全完整

心理健康的最终目标是保持人格的完整与健全。个体人格形成的标志是自我意识的形成和社会化。人格完整与健全表现在人格的各个结构要素不存在明显的缺陷与偏差；具有清醒的自我意识，了解自己、悦纳自己；客观评价自己，既不妄自尊大，也不妄自菲薄，生活目标与理想切合实际，不产生自我同一性的混乱；以积极进取的人生观、价值观作为人格的核心，有相对完整的心理特征。

（五）人际关系和谐

和谐的人际关系是心理健康必不可少的条件，也是增进心理健康的重要途径。个体的心理健康状况主要是在与他人交往中表现出来的。人际和谐主要表现在乐于与人交往，既有稳定而广泛的人际关系，又有知己的朋友；在交往中保持独立而完整的人格，有自知之明，不卑不亢；能客观评价别人，取人之长、补己之短，宽以待人；在交往中能以尊重、信任、友爱、宽容和理解的态度与人友好相处，能接受和给予爱与友谊；能与他人合作共事，并乐于助人。

（六）适应社会环境

能否适应变化着的社会环境是判断一个人心理健康与否的重要基础。能适应环境主要指有积极的处世态度，与社会广泛接触，对社会现状有较清晰正确的认识，其心理行为能顺应社会改革变化的进步趋势，勇于改造现实环境，以达到自我实现与社会奉献的协调统一。在行为方面，行为方式与年龄特点、社会角色相一致；行为反应强度与刺激强度相一致。

在界定上述心理健康标准时，还应注意以下几个问题。

第一，心理健康是相对的，人与人之间存在差异。如前所述，不同地域、不同民族和国家之间因社会文化背景差异，心理健康标准可能不同。

第二，从心理健康到不健康是一个连续带。每个人的心理健康水平可处在不同的等级，健康心理与不健康心理之间难以分出明确的界限。有些人可能处在所谓的非疾病又非健康的心理"亚健康状态"。

第三，应区分个体心理不健康与一时的不健康行为。判断一个人的心理健康状况，不能简单地根据一时一事下结论。心理健康是较长一段时间内持续的状态，个体偶尔出现一些不健康的心理和行为，并非意味着此人一定心理不健康。

第四，心理健康是一个文化的、发展的概念。在同一时期，心理健康标准会因社会文化标准不同而有所差异。另外，心理健康不是一种固定不变的状态，而是一个变化和发展的过程。

第二节　个体心理健康的发展特点

一、健康心理的要素

塑造健康心理旨在改进及保持心理健康，诸如精神障碍的康复、精神障碍的预防，减轻心理压力，以及使人处于能按其心身潜能进行活动的健康水平等。

（一）健康心理的原则

1. 理论与实践结合　心理健康的维护既取决于理论的掌握，也取决于行为实践。长期以来，心理健康教育没有得到应有的重视而产生的不健康行为危害了人们的健康。加强心理健康研究，普及相关知识，有助于人们科学理解自身的心理和行为，并指导实践，进行自我保健。

2. 生理与心理统一　健康包括生理健康与心理健康的统一，两者相互联系相互影响。健康的身体保障健全的心理，而健全的心理有益于身体的健康。医学研究证明：生理方面的疾病或异常会明显地引起心理行为方面的症状，而长期不良的心理刺激会引起生理器官功能失调等病变，导致躯体疾病。因此，通过体育运动、卫生保健，增强体质有助于增进心理健康；而坚强的意志、乐观的情绪、良好的行为习惯和科学的生活方式可以使人保持健康。

3. 个体与群体协调　每个个体都生活在一定群体之中，个体的心理健康维护依赖于群体的心理健康水平。家庭是最基本的社会群体单位，家庭关系的协调、父母教养子女的态度与方式是个体心理健康发展的关键因素。青少年的心理健康状况与学校的教育、社会风气、大众传播密切有关。因此，创建良好的群体心理健康氛围有助于促进个体心理健康。

4. 防治与发展并重　早期的心理健康工作重视心理障碍与精神障碍的预防，强调防止和减少心理与精神障碍的发生，对相关患者做到尽早发现，及时提供干预，改善社会适应能力。但现代心理健康工作更强调发展与完善的价值，通过培养健康的心理、健全的人格，促进人的全面发展。

（二）塑造健康心理的途径

促进心理健康的活动包括生理、心理和社会3个方面内容。

1. 生理方面　从受孕期到老年的人生各个阶段，对人体脑神经系统的保护和预防损伤的各种卫生保健服务。包括优生优育减少遗传性疾病、定期体检早期发现器质性异常、加强锻炼增强体质、合理休息及时消除疲劳、改善饮食保证营养等。

2. 心理方面　从出生到老年的各个发展阶段，心理需要能获得基本满足，情绪困扰降低到最低程度，社会化进程顺利。例如婴幼儿时期良好亲子关系的建立、智力早期开发、良好情感和性格的培养；青少年时期性心理发展的指导、健康自我形象的确立、挫折承受能力的提高、情绪调控能力的培养、人际交往与社会责任感的培养等。无论对于哪个年龄段的人来说，在面临人生转折时期，尤其是升学、就业、婚恋、生育、搬迁、失业、退休、丧偶等，最容易出现心理困扰和障碍，更应该加强心理健康的指导，疏泄不良情绪，改善环境适应能力。

3. 社会方面　社会环境、社会制度和社会组织各方面功能的强化。包括建设精神文明、净化生活环境、提供娱乐设施、减轻社会压力、改善医疗条件、指导科学的生活方式等。

（三）塑造健康心理的方法

人们的心理健康不仅关系到个人的生活、学习、成长、幸福，也关系到社会的发展、民族的兴衰。家庭、学校、社会等应该通过具体可操作的方法，增进心理健康，减少心理疾病。

1. 心理健康保健网络　心理健康是一项全社会的事业，需要上下配合，左右协调，共同努力。初级保健是指在大众中培养一批心理健康工作的骨干，他们在基层起着宣传心理健康知识、及时发现问题、联系专业人员帮助的作用。中级保健是指基层组织的党政、工会、妇联、共青团中有受过一定专业培训的人员，他们具有区分心理问题与思想问题的能力，具有对一般心理适应问题给予指导和援助的能力。高级保健是指社会与学校的心理健康专业机构所开展的研究、咨询工作。

2. 开展心理健康教育　通过心理健康讲座、展览、报刊、杂志等形式，有针对性地普及宣传心理卫生知识，唤起心理保健意识。比如，国内许多学校都已开设了心理健康选修课，定期举办专题讲座，针对青少年成长中的困惑，给予有效指导。一般而言，心理健康教育内容包括智力发展教育、性格培养、环境知识教育、人际关系和谐教育、人格健康发展教育等。

3. 创造良好的社会环境　包括文化环境与自然环境、心理环境与物质环境。环境对人的心理健康会产生重要的影响。优美整洁的环境、丰富多彩的文体活动、团结向上的心理氛围，可以使人感到心情舒畅，可以消除疲劳、缓解压力，扩展交往空间，获得社会支持，心理更健康，生活更愉快。

4. 增设心理健康专业机构　促进心理健康，预防心理疾病，矫治心理障碍是一项专业化很强的工作，需要受过专业训练的心理咨询人员、社会工作者实施。但目前国内专业机构还很少，远远不能满足大众增进心理健康的要求。目前，各级各类学校设立了心理辅导或咨询中心，一批专业人员正在成长，必将推动心理健康事业的发展。

二、儿童期

（一）儿童期的生理、心理发展特征

儿童期又称童年期或学龄期，是指 6 ～ 7 岁至 11 ～ 12 岁。这个时期正是小学阶段。这一时期儿童除生殖系统外的其他器官已接近成人，脑的发育已趋成熟，7 岁时为 1250 ～ 1350 g，12 岁已增长到 1350 g。大脑皮质兴奋和抑制过程都在发展，行为自控管理能力增强。

这一时期是智力发展最快的阶段，儿童感知敏锐性提高，感知逐渐具有目的性和有意性；有意注意发展，注意稳定性增长；无意记忆向有意记忆发展；口头语言迅速发展，开始掌握书写言语，词汇量不断增加；形象思维逐步向抽象逻辑思维过渡。

儿童对事物富于热情，情绪直接，容易外露，波动大，好奇心强，辨别力差。

儿童的个性得到全面的发展，自我意识进一步发展，社会意识迅速增长，但性格的可塑性大，自我意识进一步发展，个性品质及道德观念逐步形成，喜欢模仿。

（二）儿童期的心理健康

1. 小学生入学的适应　这一时期学习已成为儿童主导活动。大多数儿童怀着喜悦的心情进入小学，在老师教育引导下培养了学习的兴趣。然而，也有少数儿童不能很快适应。因此，老师和家长对新入学儿童应多给予具体的指导帮助，要重视各项常规训练，如课堂学习习惯、品德行为等；要注意教学的直观性、趣味性；注意使用肯定、表扬和鼓励的方法以激发他们的学习兴趣和信心；要引导建立温暖快乐的学校生活。

2. 注意情商的培养　情商是一类良好的心理品质。教育学家做了大量调查表明，智商高不一定能使人成功，倒是情商高的人更易成功。因此，必须注重儿童良好心理品质的培养，尤其在以下几个方面：①良好的道德情操，乐观、豁达的性格；②良好的意志品质，困难面前不低头的勇气，持之以恒的韧性；③同情与关心

他人的品质，善于与人相处，善于调节控制自己的情感，并给人以好的感染。

3. 注意开拓创造性思维　创新精神、创造性思维应该从小培养。儿童的教育不但要强调传授文化知识，还应注意儿童思维的灵活性、多向性和想象力的培养。

4. 培养正确的学习动机和习惯　要对儿童增强正确的学习动机、学习态度和学习习惯、方法的教育和训练，如培养专心听课、积极思考、踊跃提问、计划学习和休息等习惯。

三、青少年期

青少年期包括青春期和青年期，青春期是指 11～12 岁到 14～15 岁，相当于初中学生阶段，是从儿童过渡到青年的阶段。青年期是个体从不成熟走向成熟的后过渡时期。

（一）青春期的生理心理发展特征

青春期的少年生理心理发生巨大变化。在内分泌激素的作用下，第二性征相继出现，男性出现遗精，女性出现月经来潮。这时脑和神经系统发育基本完成，第二信号系统作用显著提高。

青春期的认知活动具有一定精确性和概括性，青少年意义识记增强，抽象逻辑思维开始主导，思维的独立性、批判性有所发展，逐渐学会了独立思考问题。

但青春期也是一个过渡时期，心理发展走向成熟而又尚未成熟，常表现为自我意识的矛盾。一方面青少年逐渐意识到自己已长大成人，要求把他们当"成人"看待，希望独立，不喜欢老师、家长过多的管束，常表现出不听话，不接受成人的意见，好与同龄人集群。另一方面他们阅历还浅，涉世不深，在社会适应方面不成熟，生活上、学习上都还有较大的依赖性。此时，青春期性意识开始觉醒，产生对异性的好奇、关注和接近倾向，由于社会环境的制约，他们在异性面前可能感到羞涩或会以恶作剧的方式来吸引异性的注意。

（二）青春期的心理健康

1. 消除心理代沟　代沟是指父母与子女两辈人之间心理上的差异和距离。由此可以引起的隔阂、猜疑、回避等行为；甚至发展到相互"敌对"与离家出走等。也是中学生中常见的心理问题。代沟具有两重心理意义，一方面它意味着中学生自我意识的发展，心理已趋向成熟，具有积极的独立意识及社会化倾向；另一方面它影响家庭关系和睦，父母与子女相互的反感、抵触，会影响两代人的心身健康。因此，对于严重的代沟问题应予以重视，不可等闲视之，应该设法通过心理咨询等方式促进双方进行心理调适。应指导子女尊重、体谅父母，理解父母的关爱方式；同时指导父母理解、尊重和信任孩子。

2. 引导性意识健康发展 及时地对青少年进行性教育十分必要，包括性的生理健康、性的心理健康、性道德和法制教育。通过教育消除青少年对性器官及第二性征的神秘、好奇、不安或恐惧；学校应注重青少年的性教育，培养他们形成高尚的道德情操；提高青少年的法制观念教育，自觉抵制黄色影视书刊的不良影响；学会注意性器官的卫生，预防性病。

3. 发展良好的自我意识 学校应及时开展青春期的自我意识教育，使青少年能够认识自身的成长规律，学会客观地认识自己；既看到自己的长处也看到不足，能客观地评价他人，学会面对现实，从自己的实际出发，确立当前与长远的奋斗目标。

（三）青年期的生理心理发展特征

1. 生理发育成熟 青年在 22 岁左右形态生长发育基本成熟。此时骨骼已全部骨化，身高达最大值，第二性征在 19 ～ 20 岁基本完成发育，男女体态区分明显。

进入青年期后，人的各项生理功能日渐成熟。脉搏随年龄增长而逐渐减慢；血压随年龄增长而增加且趋于稳定；肺活量也随年龄增长而增加。脑的形态与功能已趋成熟。身体素质包括机体在活动中表现出来的力量、耐力、速度、灵敏性和柔韧性等，它们的发展都在青年期进入高峰。

2. 认知语言能力成熟 稳定性和概括性是观察力向成熟发展的重要标志。青年的抽象逻辑思维能力和注意的稳定性日益发达，他们可借此组织、调节和指导观察活动，因此观察的稳定性和概括性提高。认知旺盛、富于幻想是这个时期的特点。青年人的词汇已很丰富，口语表达趋于完善，书面语言表达基本成熟。

3. 情绪丰富强烈但不稳定 青年的情绪体验进入丰富的时期，许多文学艺术反映出青年人多彩的情绪变化。同时其情感的内容也越发深刻且带有明显的倾向性。青年人伴随着不断接受新鲜事物，情绪出现强烈但不稳定的特征，有时出现明显的两极性。随着年龄的增长，其自我控制能力在提高。

4. 意志发展迅速 青年人的意志力处在发展充分的时期。其表现在自觉性与主动性的增强，遇事常常愿意主动钻研，而不希望依靠外力。随着知识与经验的增加，行为的果断性也有所增强，动机斗争过程逐渐内隐、快捷。由于神经系统功能尤其是内抑制的发达，动机的深刻性和目的水平的提高，自制力与坚持精神都有所增强。

5. 人格逐渐成熟 青年期是人格形成与成熟的重要时期，虽然其人格还会受到内外因素的影响而发生变化，但已相对稳定。其一，表现为自我意识趋于成熟，一方面对自身能进行自我评价、自我批评和自我教育，做到自尊、自爱、自强、自立，另一方面也懂得尊重他人的需要，评价他人的能力也趋于成熟。其二，青年人生观、道德观已初步形成。其表现为对自然、社会、人生和恋爱等都有了比较稳定而系统的看法，对自然现象的科学解释，对社会发展状况的基本了解，对人生的认识与择偶标准的逐步确定表明其社会化的进程已大大加快。其三，能力提高，兴趣、性格趋于稳定。青年人各种能力发展不一，但观察力、记忆力，思维能力、注意力等均先后达到高峰。兴趣基本稳定，持久性在提高。此时性格已初步定型，以后的改变相对较少。

（四）青年期心理健康问题

1. 社会适应问题 青年期的自我意识迅猛增长，独立感、自尊心与自信心越来越强烈，期望个人的见解能得到社会与他人的尊重。与此对照，他们的社会成熟则显得相对迟缓，社会生活中常常会遇到各种挫折与人际关系的矛盾。青年期是自我摸索、自我意识发展的时期。当个人对客观事物的判断与现实相统一时，就能形成自我认同；否则就会产生心理冲突。青年期也正是社会实践深化的阶段，社会交往开始向高层次发展，比如交往有了选择性、自控性等。但是由于种种原因，有些青年会不能很好地进行社会交往，甚至形成社交障碍，为此他们常感到苦闷、自卑，以至影响了心身健康。

对此，可以采取以下几方面的对策：

（1）使青年正确地认识自己，了解自己的长处与不足，这是进行自我评价的前提。学会辩证地思维，用客观的标准去衡量现实经历，这是进行自我肯定的必要步骤。

（2）帮助青年树立适当的奋斗目标，从而避免不必要的心理挫折和失败感的产生，即使发生了挫折，也要学会总结经验教训，以坚韧的意志继续努力。

（3）使青年了解人际交往的重要性，在封闭自我与开放自我中选择后者。要帮助青年掌握人际交往的方法，主动参加人际交往。

2. 情绪情感问题 青年人富有理想，向往真理，积极向上。但往往由于认识上的局限性和不成熟，易产生某些误区。青年人容易在客观现实与想象不符时遭受挫折打击，以致消极颓废甚至萎靡不振，强烈的自尊也会转化为自卑、自弃。青年人虽然懂得一些处世道理，但却不善于处理情感与理智之间的关系，以致不能坚持正确的认识和理智的应对，易为情感纠葛，事后又往往追悔莫及，苦恼不已。因此，情绪与情感的调节在青年期尤为重要。

（1）期望值适当：应将目标确定在能力范围之内；对他人的期望也不宜过高。

（2）增加愉快生活的体验：多回忆积极向上、愉快生活的体验，可缓冲不良情绪。

（3）使情绪获得适当表现的机会：在情绪不安与焦虑时，不妨找朋友诉说，或找心理医师咨询。

（4）行动转移：对某些长期不良的情绪，可用新的工作、新的行动去转移。

3. 性的困惑问题　青年时期是发生性心理健康问题的高峰期。这与青年时期性生理渐趋成熟而性心理成熟相对延缓的矛盾有关，也和性的生物性需求与性的社会要求的冲突有关，同时与社会环境的性心理氛围是否健康有关。青年性心理健康问题较多，主要有以下内容。

（1）性冲动的困扰：性冲动是男女青年生理心理的正常反应。在一部分青年中发生的性幻想、性梦与手淫，均属于青年人正常的性活动，适当的发生对其缓解性的紧张与冲动是有益的，但是许多人对此还难以接受。一方面是性的自然冲动，另一方面是对性冲动持否定批判的态度，于是形成了深刻的矛盾。有的人压抑自己，有的人寻求不正常的发泄途径，甚至会导致性过错。

（2）性好奇与性敏感：青年人对性的好奇与性知识的需求是其人生发展的必然现象，既非可耻，亦非罪恶与下流。但是在现实生活中，一方面青年人对性的自然属性了解不多，常常发生对性的神秘感、可耻感与禁忌感。另一方面，青年人对性的社会属性知之甚少，因而常发生对性行为的随意或不负责任。

（3）异性交往的问题：对异性的好感与爱慕是青年人随性机能成熟而产生的正常性心理现象。男女正常交往是非常必要的，不仅仅对于性心理健康，乃至对人的全面发展都有直接的作用。缺乏或不善于与异性交往是青年烦恼的主要原因之一。

4. 针对青年性心理问题加强性教育

（1）正确理解性意识与性冲动：对性冲动的认识，首先要接受其自然性与合理性。越是不能接受、越压抑、越矛盾，性冲动有时会表现得越强烈，甚至表现为病态。

（2）对性有科学的认识：对性有正确的知识与态度是性心理健康的重要问题。性既不神秘、肮脏，也并非自由、放纵。性行为受社会责任与道德感的制约。

（3）增进男女正常的交往：缺乏异性交往，是性适应不良的原因之一。两性正常、友好交往后，会在交往中加深了解，相互认知，有利于青年男女更稳妥、更认真地择偶，美满婚姻的成功率也会更高。

四、中年期

（一）中年期的生理心理发展特征

中年是处于青年与老年之间的年龄阶段。人到中年，知识经验在日益丰富，然而人体的生理功能却在逐渐下降。

1. 生理功能逐步衰弱　进入中年期以后，人体的各个系统、器官和组织的生理功能从完全成熟走向衰退。

2. 心理能力继续发展 孔子曾描述过人生的历程："三十而立，四十而不惑，五十而知天命，六十而耳顺。"形象地说明了人的心理能力进入中年期后仍在发展。

（1）智力发展到最佳状态：中年期，人对于知识的积累和思维能力都达到了较高的水平，善于联想，善于分析并做出理智的判断，有独立的见解和独立解决问题的能力。中年期是最容易出成果和事业上成功的主要阶段。

（2）个性稳定，特点突出：人到中年，稳定的个性表现出每个人自己的风格，有助于其排除干扰，坚定信念，以自己独特的方式建立稳定的社会关系，并顺利完成所追求的人生目标。

（3）意志坚定：中年人的自我意识明确，了解自己的才能和所处社会地位，善于决定自己的言行，有所为和有所不为。对既定目标勇往直前，遇到挫折不气馁。同时也有理智地调整目标并选择实现目标的途径。

（4）情绪稳定：中年人较青年人更善于控制自己的情绪，较少冲动性，有能力延迟对刺激的反应。

（二）中年期的心理健康问题

1. 心理压力超负荷 中年人肩负着社会与家庭的责任，既是工作与事业中的骨干，又是家庭的"顶梁柱"，具有多重社会角色。中年人对事业成就的期望高，尽职尽责，但由于主客观的种种因素，事业上经常会遇到困难、挫折，在家庭中也有各种负担。中年人长期承受着高强度的精神紧张与心理压力，严重威胁到中年人的心身健康。

对此，可以采取以下几方面的对策：

（1）量力而行：中年人凡事要权衡自己的精力和时间，停止超负荷运转，对不利于健康的过重任务，要学会拒绝。

（2）学会放松：在工作与精神压力过大时，学会用放松技术来调节。交互抑制、生物反馈及打太极拳等均是很好的放松方法。

（3）淡泊名利：中年人的成就欲与时间紧迫感常引导自己不由自主地与别人比较。真正的成功者需有平和的心态，有效的调整，不做力所不及的事而牺牲健康。主动发展业余爱好，不断丰富精神生活。

2. 家庭与婚姻矛盾 中年人要在事业上有所作为，需要一个安定、和睦的家庭做后盾。家庭是一个人心身调养，避开社会风浪的港湾。但是，婚姻问题常会成为影响中年人心理健康的重要因素。虽然离婚不能一概而论对于每一个人都是坏事，但特定历史条件下的高离婚率也确实给当事人带来许多心理健康问题。另外，家庭中父母与子女的关系也是中年人常常遇到的困惑之一。例如，夫妻间因教育子女的态度不一，产生矛盾或口角，不仅伤了夫妻感情，子女的问题反而更向负面方向发展。因此，必须营造一种良好的家庭氛围。

（1）增进夫妻间的沟通交流：即使是多年夫妻，也要相互沟通，消除误会。促进夫妻认同感，双方在情感与行为上就会表现出较高的统一性。

（2）注意良好的子女养育方式：父母是孩子的第一任老师，父母的身教是最好的教育。父母要注意自身的修养，对孩子不过度保护，也不放纵姑息，要采取一致的态度与统一处理问题的口径。同时父母要共同调整好对孩子的期望值。

3. 人际关系错综复杂　中年期是人际关系最为复杂的时期。在工作关系中，中年人要小心处理好与上级、下级的关系。在社会关系中，可能会因自身社会地位的变化而疏远或失去曾经的朋友。此时期既要照顾父母、教育孩子，又要兼顾工作，一定要分配好精力，做出积极的调整。

对此，可以采取以下几方面的对策：

（1）改善性格品质：性格偏差常常是导致人际交往不良的背景因素，甚至是关键因素。因此始终应注意养成热情、开朗、宽容、富有责任心等良好的性格品质。

（2）调整认知结构：对人际关系有一种积极、全面、善意的认识是良好交往的基础。克服视人际关系为尔虞我诈、演戏作假、人情冷漠等心理定势，以诚相交，建立良好的社会支持系统。

（3）提高交往技能：处理人际关系是一种能力，也是一种方法，可以通过训练来培养。比如适度地、真诚地赞赏对方，善于倾听，换位思考，学会找到与他人的相似性。宽以待人，乐于助人，增强交往主动性，求大同存小异等，都是在人际关系中十分有用的方法。

（三）更年期的心理特征与心理健康

更年期是中年进入老年的生命转折时期，亦是生理功能由旺盛进入衰退的过渡阶段。男女均有更年期，女性早一些，一般为45～50岁，男性晚一些，一般为55～60岁。由于此时期生理与心理上的巨大变化，部分人会出现常见的心身疾病——更年期综合征，有人将这一时期称为"多事之秋"。

1. 更年期的生理心理特征与问题　女性更年期生理上的变化首先发生在性腺功能的衰退。卵巢的衰老，下丘脑与垂体内分泌相应发生的变化，最终引起了月经的变化，由规律变成不规律以至最终完全停止。

更年期妇女由于卵巢功能减退，血中孕激素、雌激素水平下降，垂体功能亢进，分泌过多的促性腺激素，影响了自主神经的稳定性，部分妇女产生了不同程度的心血管运动性症状如典型的潮红潮热、出汗和头晕三联症状，以及大脑皮质功能失调症状，如烦躁激动、心悸、失眠多梦等。

随着更年期内分泌的改变，常出现心理与情绪状态的变化。常见的有焦虑、悲观、失落、孤独的心理反应。甚至行为上出现多疑、嫉妒、唠叨、急躁、不近人情，有时无端的烦躁，担心家人会遭到不幸，有时过度兴奋，有时伤感、抑郁，人际关系不良。如出现自责、自罪心理，产生自杀企图等，可罹患更年期综合征。

2. 更年期心理保健 女性、男性都应该注重更年期心理保健。

（1）养成规律的生活习惯：保持日常饮食、睡眠、工作活动等生活作息平静而有规律，避免过度紧张和劳累，注意劳逸结合，补充含有钙质的食物，延缓骨质疏松等老年疾病的发生，加强适度的体育锻炼。

（2）正确认识更年期的心身反应：每一个更年期将至的人应该及时掌握有关更年期的生理、心理知识，认识更年期的到来是生命的规律。要关注自己的健康状况，减轻精神负担，以乐观的态度对待这一生理阶段。

（3）家庭与社会的关心：家庭成员、同事及朋友都应了解更年期基本知识，正确理解与对待更年期个体的症状表现，给予他们心理抚慰与关照顾，帮助他们安然度过这一阶段。

五、老年期

《中国老龄化研究报告2022》指出2020年我国65岁以上老龄人口达到1.91亿，全球每4个老年人中就有一个中国人。预计2057年中国65岁以上人口达4.25亿人的峰值。伴随老龄人口的快速增长，生活方式、居住环境和疾病谱的不断变化给老年群体的日常生活带来了挑战。老年人除了生理上的正常衰老，心理上也发生着巨大的变化。提高老年人的心理健康水平已经成为一个重要课题。

（一）老年期的生理心理发展特征

1. 生理功能衰退 人体衰老涉及全身细胞、组织、骨骼与脏器的退行性改变，既有形态上的改变，又有功能上的下降；既有随年龄逐步出现生理性衰老的特点，又可能有因老年病影响而出现病理性衰老的表现。

除了皮肤松弛、毛发稀疏、体型改变外，老年人身体各系统、各器官会发生程度不一的器质性或功能性改变。其中肾、心、肺等重要器官的功能下降较明显。许多老年人常有视力减退、视野变小、老年性白内障，听力下降，肌力减弱，动作缓慢，手脚颤抖等现象。

2. 心理变化 老年期中枢和周围神经系统发生变化，脑细胞减少，脑组织萎缩，容积缩小，脑血流量比青中年期减少1/5。脑功能下降，可以发生一系列心理上的改变。

（1）记忆能力下降：老年人近期记忆保持较差，特点是近事易遗忘；但远期记忆保持效果较好，对往事的回忆准确而生动。机械记忆能力下降，速记、强记困难，但理解性、逻辑性记忆可不衰退。

（2）智力改变：老年人以自身实践经验为基础的智力保持较好，而在信息加工和问题解决过程中所表现出来的智力常下降明显。

（3）情绪改变：老年人情绪趋向不稳定，常表现为易兴奋、激惹，喜欢唠叨，常与人争论，情绪激动后的恢复需要较长的时间。

（4）性格改变：由于抽象概括能力差，思维散漫，说话抓不住重点。学习新鲜事物的机会减少，故多办事固执、刻板。有些老年人由于以自我为中心，常常影响人际关系，乃至夫妻感情。

（二）老年期常见的心理健康问题

1. 孤独心理　退出工作岗位，生活学习一下子从紧张有序转向自由松散状态，子女离家（或称"空巢现象"），亲友来往减少，门庭冷落，信息不灵等，均易使老年人出现与世隔绝的感觉，感到孤独无助，甚至很伤感。据资料反映，约有1/3的老年人常有孤独感，其中独住者多于与子女合住者，女性多于男性。

老年人克服孤独心理状态的途径有以下几种。

（1）认识孤独：老年人的孤独与封闭应时而生，不利于心身健康，常会加快衰退的过程。老年人认识孤独有助于应对孤独。

（2）加强交往：老年人退休后，应尽可能保持与社会的联系，量力而行，继续发挥余热。只有走出家门，加强人际交往，才能找到生活的乐趣。

2. 权威心理　离/退休的状态实质是一个人社会角色的转变。从一线变为二线，从勤奋刻苦的工作变为逍遥自在的休息，从有职有权到闲居百姓。这种角色转变令许多老人难以适应，或产生"离退休综合征"。由于个人的经历和功绩，易使老年人，尤其是男性产生权威思想，要求小辈听他们的话，尊重他们，否则就生气、发牢骚，常因此造成矛盾和冲突。老年人的行为及动作变得缓慢、不准确、不协调，一些老年人既苦恼又不服气，常好提及"当年勇"，以自我慰藉。

老年人克服权威心理状态的途径有以下几种。

（1）找回自己的兴趣与爱好：要认识到每个老年人都曾有过兴趣爱好，但年轻时"有闲无钱"，中年时"有钱无闲"，只有到了老年才"有钱有闲"。所以退休后，应培养自己的爱好，找回曾有的兴趣，执着的爱好有助于心境愉悦，体验人生的丰富多彩。

（2）善于急流勇退：要认清自己的年龄角色，遇事舍得放手。要看到年轻人的长处，放心让它们去做事。自己则量力而行，适应闲适的生活。

（3）坚持用脑：脑功能的正常与心身健康相关。老年人应遵循"用进废退"的原则，坚持学习、科学用脑，不但有利于减慢心理状态的衰老进程，而且能不断学习新事物，继续为社会作贡献。

3. 恐惧心理　老年期最大的恐惧是面对死亡。老年人大都患有一种或多种慢性疾病，给晚年生活带来痛苦和不便，因为体弱多病，自然常会想到与"死"有关的问题，并不得不作出随时迎接死亡的准备。特别是患有某些难以治愈的疾病，有1/4 以上的老年人常常表现出惊恐、焦虑、不知所措。一些老年人表示并不怕死，但考虑最多的是如何死。一般老年人都希望急病快死，最怕久病缠绵，惹人讨厌，为摆脱这种局面而四处求医，寻找养生保健之术。

老年人调节恐惧心理状态的途径有以下几种。

（1）明确生存的意义：意识到死亡的来临是对老年人的巨大挑战。只有对死亡有思想准备，不回避、不幻想，才能让老年人从容不迫的生活。生死是自然规律，死亡对于老年人的意义在于，使之更珍惜时间，看尽夕阳的美好。

（2）维持适当的性生活：老年人适当的性生活是其生命质量的体现，也是对死亡恐惧的一种缓解剂。根据美国杜克大学对66 ～ 71 岁老年人的调查发现，仍对性有兴趣的男性为90%，女性为50%。性行为对老年人来说同样是爱与生命的源泉，对心身健康有重要影响。老年人的性行为因人而异，应注意依据心身状况及形式、方法而为之。

（3）家庭与婚姻的和睦：老年人生活有子女体贴照料，有病能及时诊治，经济有保障，老伴关系融洽，子女尽孝，会使老人感到温暖和安全。帮助丧偶和孤寡老人重组家庭，对他们的心身健康也很重要。

第三节　社区心理健康工作

社区是社会的基本单元，是构建和谐社会的基础，也是我们生活的共同家园。社区具有管理、服务、教育和监督等多种职责。社区建设遵循"以人为本，服务居民"的第一原则，是我国社会主义建设的重要组成部分，也是经济发展提高到一定阶段的必然要求。社区心理健康工作是一种专业化的助人活动，它以科学有效地帮助有心理健康需要的社区居民为目的，在现代社区服务中扮演着重要角色。社区心理健康工作 20 世纪 60 年代兴起于美国，在应用心理学研究领域中占有重要地位。社区心理健康工作是针对社区背景中的个体，探究人类生存的社会环境、社会系统和社区情境对人的影响，预防心理行为问题和促进社会能力提高，其最终目标是为社区居民的心理健康服务。

一、社区心理健康工作的概念、时代背景与意义

社区心理健康工作是以社区为单位，对社区内的居民提供以保障和促进人群心理健康为主要内容的心理健康服务，借以提高个体的整体素质（包括心理素质和社会适应能力），以减少心理和行为问题的发生。

当前，我国正处于经济社会快速转型期，生活节奏明显加快和竞争压力不断加剧导致现代人心理负荷增加。与此同时，人口结构的变化和迁徙以及多元文化的冲击导致人们的生存质量受到挑战。2016年12月，原国家卫生计划生育委员会等22个部门共同印发的《关于加强心理健康服务的指导意见》指出，要将心理健康服务作为城乡社区服务的重要内容，对社区居民开展心理健康宣传教育和心理疏导，进一步完善社区、社会组织、社会工作者三社联动机制，确保社区心理健康服务工作有场地、有设施、有保障。2017年10月，习近平总书记在中国共产党第十九次全国代表大会报告中指出，我国目前城乡区域发展和收入分配差距依然较大，群众在就业、教育、医疗、居住、养老等方面面临不少难题，发展不平衡不充分的一些突出问题尚未解决。这些未能解决的难题和竞争压力不断加剧及多元文化的冲击将导致人们的心理健康持续受到挑战。社区居民中心理健康问题及心理疾病的发病率在逐年增加，单纯依靠专科医院的资源已经不能满足我国居民对心理健康服务的需求。

社区心理健康教育与服务系统应由专、兼职人员和社区志愿者组成。社区心理健康教育与服务的机构应具有咨询疏导、危机干预、治疗救助和教育培训相结合的综合功能。其心理健康教育与服务的模式应是立体的、互动的和多层次的综合模式，形成"三级防治体系"。其具体内容，首先应尽可能地消除产生心理障碍的环境因素，降低社区居民心理不健康现象或精神疾病的发生率；其次对社区居民定期进行心理健康状况的普查，对有心理健康障碍或精神疾病的患者实施早期介入、早期治疗和援助，使已经具有亚健康及心理症状的人尽快恢复；第三要使社区生活中有心理障碍、精神症状的人得到有效诊疗，并为他们创造康复的条件与生活环境；第四应建构日常心理援助与突发性危机急救相结合的服务机制，使其具备对个体或群体突发性心理危机及时干预的能力。

开展社区心理健康工作，建立以社区心理健康教育与服务组织为平台的心理健康教育与服务体系，不但对满足我国社区居民的心理健康教育与服务的需求，提高我国人民的群体健康水平显得极为重要和必要，也对我国加强社会主义精神文明建

设，构建和谐社会具有十分重要的现实意义。

二、社区心理健康工作的对象及特点

（一）社区心理健康工作的对象

社区心理健康工作的对象是社区内常住居民和社区所辖企事业单位、学校、商业及其他服务行业的职业人群。社区心理健康工作的重点人群是妇女、儿童、青少年、老年人、慢性疾病患者、残疾人等。

（二）社区心理健康工作的特点

（1）涉及人群基数大，受众涵盖范围广。

（2）不同人群心理需求特点不同，需要进行分类指导。

（3）可利用资源丰富，包括行政支持，如人力、物力、财力等，以及社区居民的参与。

（4）目前尚处于起步阶段，有待进一步完善体制和服务网络。

这些特点使社区心理健康工作既有广泛的空间和有利的资源，同时也具有相当的复杂性和难度，需要政府部门和社区心理健康工作者不断努力探索适宜的工作方法，进一步提高工作成效。

三、社区心理健康工作的内容

社区是一个由各种人群组成的社会共同体，儿童、青少年、妇女、老人及各种社会边缘群体或弱势群体都存在于社区之中，许多社会问题也在社区中发生，由此决定了社区需要的多样性和工作内容。

总体来看，社区心理健康工作的方式可以分为针对全体居民的心理健康教育普及服务，以及针对特殊群体的心理干预服务。

（一）根据心理健康工作的目的分类

1. 发展性工作　发展性工作是面向全体居民开展的预防性和发展性的心理健康宣传与教育工作，目的是使社区居民能够正确认识自我，增强其调控自我、承受挫折、适应环境的能力，培养其健全的人格和良好的个性心理品质。

2. 补救性工作　补救性工作是面向社区中少数有心理困扰和心理障碍个体的心理健康工作。目的是帮助被教育对象尽快摆脱障碍，恢复和提高心理健康水平，增强其发展自我的能力；同时，对于极少数有严重心理疾病的个体，工作人员还要及时识别，干预或转介到专业心理治疗机构，帮助其尽快重返社会正常生活。

（二）根据心理健康工作的对象和功能分类

1. 普及性预防工作　普及性预防工作是面向社区所有人群开展的心理健康普及

教育。目的是使社区居民对心理健康教育知识有所了解，使居民正确认识和对待自己的心理健康问题，提高居民的自我心理保健能力，预防心理行为问题和心理疾病的发生，促进社区居民的心理健康和生活质量。

2. 个别心理疏导工作 个别心理疏导工作是针对个人进行的心理健康工作。目的是根据对象的要求和心理特点解答和疏导心理健康问题，介绍心理疾病预防方法，进行心理保健指导。开展社区心理健康咨询等。

3. 心理危机干预和援助工作 心理危机干预和援助工作是指对处于心理危机状态的个人及时给予适当的心理援助，使之尽快摆脱困境。目的是针对社区重点人群提供心理援助与咨询服务；促使个体问题解决，防止产生过激行为，如自杀、自伤或攻击行为等。

四、社区心理健康工作的原则

社区心理健康工作的原则是指在开展具体工作时所要遵循的工作准则，它由社区心理健康工作的客观要求和基本目标所决定。在着手开展实际工作之前，专业工作者需要把握社区居民的心理健康服务需求，针对不同人群，因地制宜地选择具体的社区心理健康的工作方法。

（一）预防为主

目前，我国社区心理健康工作从机制建构到具体工作实施都处于起步阶段，短时期内难以普遍开展一对一的心理疏导工作，因此，现阶段的社区心理健康工作重点在于预防教育。通过开展社区心理健康教育宣传及心理疏导咨询活动，人们可以找到一个倾诉痛苦、相互交流的场所。个体在面对面的交流中，不仅能放心地向别人倾诉自己的痛苦，获得帮助，同时也增进了居民彼此间的情感。社区心理服务的各项工作还可以成为心理疾病预防、发现、干预的有效措施，它可以使居民及时发现自身的心理问题，加以关注与寻求解决。

（二）社区需要

作为着眼于社区全体居民心理健康的工作机制，社区心理健康工作必须以整个社区的居民为服务对象，充分考虑社区的利益主体——社区居民自身的心理健康需求，通过寓教于乐的宣传教育和疏导途径促进和谐社区发展，提高社区居民的心理健康水平。

（三）居民为本

居民是社区心理健康工作的主体，一切心理健康工作最终都要落实到社区居民身上，离开了居民就无所谓工作成效可言。因此，在社区心理健康工作中，工作人员自始至终都要把满足居民的心理需要、提升居民的心理健康放在第一位，以居民为主体，让居民主动参与，坚持"依靠社区居民、为了社区居民"的原则。

（四）助人自助

助人自助是社会工作的基本原则之一，也是社区心理健康工作的基本原则。在具体工作过程中，社区心理健康工作要以居民自助为目的，工作人员不能包办代替居民解决心理行为问题，而是通过宣传教育和心理疏导协助他们充分发挥心理潜能，促进心理状态的自我调节，自我完善，并在可能的情况下帮助他人。

（五）分类指导，融合多种形式

由于我国人口众多，群众文化水平和心理健康知晓度参差不齐，因此，社区居民的心理健康工作需要针对不同人群的心理需求特点开展分类指导，同时需要结合居民的文化水平和地域文化特征因地制宜地开展融合多种形式、生动活泼、居民喜闻乐见的方法促进活动。

五、社区心理健康工作的方法

（一）社区心理健康工作方法的基本原则

心理健康工作的方式方法多种多样，正确选择心理健康工作的实施方法，是圆满完成心理健康工作任务、提高心理健康工作效果的重要保证。

1. 科学性 心理健康工作在推广普及的过程中必须遵循科学性原则。首先，从事社区心理健康工作的人员要掌握心理学的科学理论知识，其次要有能够扎根社区，钻研社区居民心理需求，将科学的心理学理论与社区居民的心理需要相联系，切实服务于社区居民的心理健康具体实践活动。

2. 可行性 可行性是指选择、采用的工作方法既要符合客观实际，保证取得良好的宣传效果，又要经济方便、切实可行、便于推广应用。如果工作方法脱离实际，或者消耗的人、财、物与预期效果差异明显，则不具备可行性。

3. 可接受性 可接受性是指群众对选择、采用的工作或教育方法的接受能力和接受程度。群众对某一种方法的接受能力强，受教育的广度和深度就大，接受程度也就越高，心理健康工作发挥的作用就显著，其效果相应较高。

4. 有效性 有效性是指选择、采用的工作方法能否达到预期的效果。有效性往往受方法的可行性及受众的接受性影响，同时，与方法本身的科学性、针对性有关。虽然心理健康工作效果往往要在事后通过信息反馈取得，但在事前必须有一个科学的评估、分析，以便使采用的方法发挥最大的效能，产生最好的效果。

5. 可推广性 可推广性是指选择、采用的工作方法能否普遍施行。可推广性往往受方法的科学性、可行性、可接受性和有效性的综合影响。如果方法不遵循科学原则，没有理论根基，其可行性和群众接受性差，达不到预期效果，则无法在更多群体中推广应用。

（二）社区心理健康工作的具体方法

在社区心理健康工作过程中，要灵活地坚持普及性预防教育和个别心理疏导咨询相结合的原则，以积极实现服务转型，推动多层次的心理健康工作。

1. 建立健全社区心理健康服务体系和相关机构　在具体工作实践中，政府机关和各级行政管理部门尤其需要根据国家最新颁布的《关于加强心理健康服务的指导意见》，进一步建立健全社区心理健康服务体系和相关机构，自上而下地落实各项政策精神，规范社区心理健康工作的体制机制、落实社区心理健康工作的人员配备和资金来源，建立社区心理健康工作的跟踪管理和效果评估等一系列工作程序，将社区心理健康工作落到实处，让社区居民真正从社区心理健康工作的推广实践中受益。

2. 开展心理健康知识预防普及和宣传教育工作　目前，社区居民对心理健康的认识存在不足，部分居民对心理健康服务存在误解和排斥心理，面向社区居民开展心理健康知识预防普及和宣传教育工作尤为重要。对社区心理健康服务的宣传教育可以采取居民喜闻乐见的方式，如设计心理健康宣传专栏，通过图文并茂的方式向居民讲解心理健康的标准，常见的心理问题有哪些，心理问题的产生原因及干预方法，心理咨询与治疗的特点和方法等，增强居民对社区心理健康服务的了解。另外，可以举办亲子沟通、青春期困扰、职场心理、婚恋问题、老年心理等专题讲座。社区还可发放心理健康宣传资料、开展心理健康现状调查，协助居民发现早期心理健康问题，改变不良行为。

3. 面向社区居民开展心理普查建档和心理咨询工作

（1）面向社区居民开展心理健康普查工作，建立心理档案：在社区心理咨询和辅导中心逐步设立之后，可以依托社区心理健康工作机构，对社区居民心理健康状况进行普查、建档。通过建立居民的心理档案，专业工作人员能够了解社区中绝大多数成员的心理健康状况，采取有针对性的服务工作；此外，还可以监测居民的动态心理变化，对有心理危机的居民早发现、早干预、早治疗，以防止极端情况的发生。

（2）针对社区居民的不同心理需求开展心理咨询服务：社区专业心理咨询服务主要由专职或兼职的心理咨询人员承担，可以是医院的心理医师、康复中心的心理指导医师，也可以是其他受过专业训练有资质的心理咨询人员。主要采用的服务形式包括来访咨询、现场咨询、电话咨询、网络咨询等方式。效果较好的是咨询主持人与来访居民面对面的咨询。

4. 完善以社区为基点的基层心理健康服务平台　目前，我国社区和基层心理健康服务体系尚不健全。在今后的工作中，国家应组织或委托心理健康相关学术组织，高校、临床机构的专家和社会心理健康工作者共同完善社区心理健康服务工作的评价与督导指标体系。应整合政府、高校、医院、企业、社区等社会各方服务资源，保障社会公共资源切实投入，提高心理健康服务的受益率。与时俱进，不断完善以社区为基点的基层心理健康服务平台。

（赵法政）

下篇

精神卫生

第十章　精神卫生概述

扫描二维码获取
本章 PPT、习题
及相关文献

第一节　精神卫生和精神障碍

一、精神卫生

精神卫生又称心理卫生。狭义的精神卫生是指研究精神障碍的预防、医疗和康复，即预防精神障碍的发生；精神障碍发生后的早期发现、早期治疗；促使治疗后精神障碍患者康复，帮助他们重返正常的社会生活。广义的精神卫生是指保障和提高人们的精神健康水平；在努力提高全民族健康水平的同时，也要提高社会的精神卫生水平。

世界卫生组织指出：健康是一种躯体、心理和社会功能上的完满的状态，而不仅仅是没有疾病或营养不良。健康是一个多元的结构概念，包括身体、心理以及社会适应等方面。单就心理健康而言，从不同侧面都可以提出一些要素，比如心境愉快、良好的人际关系、适应社会生活等。有学者从以下几个方面进行过总结。①体验方面：有良好的心情和恰当的自我评价（即有自知之明）。②操作的标准：从事心理活动有效率（自我感觉有效率，他人评价有效率），以及能建立和维持良好的人际关系。③发展的标准：在可见的未来有能力不断开拓自己，能发挥出个人更多的潜能。这条无法实测，只能通过他人的评估来判断。

精神问题一般包括精神障碍和心理障碍两大领域。人们对精神障碍，尤其是精神分裂症等重症精神障碍的认识较多，就诊率也较高。然而，短时的、程度较轻的焦虑、恐惧、抑郁等情绪问题作为心理障碍的表现还没有引起人们足够的重视。其实，就像大家都可能感冒发热一样，大多数人都会有情绪不好、状态不佳的时候。据保守估计，我国至少有 1.9 亿人在其一生中需要接受专业心理咨询或心理治疗。在我国 3.4 亿青少年中，有各类学习、情绪和行为障碍等心理健康问题的人数高达 3000 万人。遗憾的是，人们很难像去看感冒一样坦然地去对待自己的心理问题。个体遇到心理问题时，不会求助，最多跟至亲或密友谈谈，即使越来越严重，也只有少部分人会求助于心理咨询师等专业人士。出现这样的情况，与社会文化因素密不可分。在传统文化的影响下，中国人所特有的含蓄性和保守性使他们不愿意向陌生人暴露隐私，而是选择回避、自我调节或者通过购买心理自助书籍来解决心理问题。另外，社会对心理健康的知识宣传不够，大众不清楚心理障碍与精神障碍的区别，担心遭到周围人的歧视和疏远，也不知道心理援助到底能帮助自己解决哪些问题，在什么样的情况下需要去寻求心理方面的帮助等。正是这种对心理援助的无知和误解使很多人拒绝走进心理服务机构。目前存在的问题主要表现在以下几个方面。

（一）精神卫生存在的问题及其程度

据世界卫生组织估计，全世界至少有数千万人患有严重的精神疾病和颅脑疾病，如精神分裂症、痴呆，大脑疾病和脑损伤患者至少有2.5亿人；患轻度精神障碍，如神经症、轻中度智力低下，再加上心理障碍者，总患者数高达10亿之多。随着工业化国家人群进入老龄化，老年性痴呆患者估计占老年人的10% ～ 20%。我国人口基数大，从绝对数据上看，精神障碍患者众多，精神卫生是一项艰巨而又迫切的工作。

（二）烟草和酒精依赖的精神问题

烟草依赖已被列入精神卫生调查范围，而且已达到相当惊人的地步。如香港调查公布的成瘾行为数据中，烟草依赖居首位，占28%。酒精的消费量，自第二次世界大战以来一直在增长。据资料分析，酒精依赖者的人均寿命比正常人要缩短10年。

（三）儿童行为问题

儿童行为问题历来都是社会关注的问题。在我国独生子女的培养受到了社会各界的重视。据调查分析，在一部分独生子女中，也出现了一些行为问题，如乱花钱、不合群、自我中心等，甚至成了"小皇帝""小公主"。农村人口流动引起的"留守儿童"人数增长已成为社会问题。

（四）老龄化的问题

老年人在总人口中的比例，西方国家已达15%左右；我国人口老龄化进程较快，《中国老龄化研究报告2022》指出2020年我国65岁以上老龄人口达到1.91亿，占总人口比重为13.5%，全球每4个老年人中就有1个中国人。预计2057年，中国65岁以上人口达4.57亿人的峰值，占总人口比重32.9% ～ 37.6%。部分大中城市老龄化人口甚至达25% ～ 30%。老年化的发展，带来了一系列经济、社会和精神卫生方面的问题。这不仅是老年人自身的心理和身体健康问题，而且是整个社会必须面临的问题。

（五）残疾人的精神卫生问题

据世界卫生组织调查，世界将面临残疾人口的增长，其主要原因是人类文明已经进步到了足以使绝大多数残疾人免于自然淘汰，但又不足以治愈的水平。也就是说，残疾人的平均寿命在增长，而有效的治疗技术又无突破性进展。精神卫生工作如何帮助智残人与解决一般残疾人的心理问题任重而道远。

对精神卫生的理解，不可限于狭窄的范围，应从更广泛的角度来探讨。可以说，从围产期保健到安度晚年，从学校、工作单位到社会环境都应有精神卫生的需求。从宏观的层面来说，应有行政、卫生、教育、民政、传媒等各有关政府部门的协调合作，各类相关学术组织的积极配合，才能增进我国人民的精神健康水平。

二、精神障碍

精神障碍是一类具有诊断意义的精神方面的问题，特征为认知、情绪、行为等方面的改变，可伴有痛苦体验和/或功能损害。例如，阿尔茨海默病有典型的认知（特别是记忆）方面的损害，抑郁症有明显病态的抑郁体验，儿童注意缺陷障碍的主要特征是注意力不集中、多动。这些认知、情绪、行为改变使患者感到痛苦、功能受损，或增加患者死亡、残疾等的危险性。传统上精神障碍依据有无器质性因素分为器质性精神障碍和功能性精神障碍，后者又分为重型精神障碍（又称为精神病性障碍，如精神分裂症）和轻型精神障碍（如焦虑症、应激所致的精神障碍）。还有一类可起于早年，可能持续终身的精神障碍（如儿童发育障碍、精神发育迟滞、人格障碍等）。

中医对精神障碍的认识与实践有 2000 多年的历史，其内容博大精深。对精神障碍的理论认识与临床分类、诊断、治疗已自成体系。

中医精神疾病的分类和症状学是紧紧联系在一起发展的。它经历了一个由简到繁、由粗到精的发展过程，也是逐步分类、逐步补充的过程。精神病学的理论奠基于 2000 多年前的《内经》，其辨证论治、阴阳脏腑、六淫七情等学说一直为精神障碍病因、病机学说的基础。《灵枢·癫狂》中对癫狂的论述提出脏腑功能与精神活动相关的理论学说，并指出证治针药等理论根据和治疗原则，是我国最早关于精神障碍的专篇论著。《内经》提出狂病的血热亢盛学说，至今仍为中医认识狂症的主要理论。关于发热性精神障碍，最早见于《内经》。汉代杰出医学家张仲景在《内经》"癫狂"的基础上补充了精神障碍的内容，其中对热病发狂记述颇多，对热病或传染病所致的精神紊乱描述甚为细致，对治疗和预后也有较深入的创见。他在"癫狂"的基础上提出脏躁证："喜悲伤欲哭，如神灵所作"；奔豚气证："从小腹起，上冲咽喉，发作欲死，复还止，皆从惊恐得之"；百合病证："意欲食，复不能食，常默然，欲卧不能卧，欲行不能行，饮食或有美时，或有不欲闻食臭时，如寒无寒，如热无热，口苦小便赤，诸药不能治，得药则剧吐利，如有神灵者，身形如和……"这些临床描述颇具西医学神经症及癔症的表现。

中医对精神障碍的辨证治疗，与对精神障碍病因病机的分析有密切关系。如对狂病用泻火法；对癫病用祛痰、活血等治疗，皆随其病因病机理论的发展而出现。同时中医也逐渐发展了一套用针灸治疗精神障碍的方法。

数千年来，中医在治疗精神障碍方面积累了丰富的经验，治疗方法多样，临床效果也较好，至今仍在对精神障碍的治疗中广泛应用。

第二节　精神障碍的病因

精神障碍是生物、心理功能、社会（文化）功能相对持久而严重的紊乱。从成因上分析，可以是由某种生物学改变决定的，（如痴呆是脑组织老化、萎缩这一生物学过程决定的），也可以是由某种尚未探明的生物学过程决定的（如精神分裂症），还可以是在生物学基础上，由心理–社会因素参与形成的（如焦虑性神经症）。无论哪一类精神障碍，都可以用生物–心理–社会模式加以理解。例如，脑外伤后出现的情绪暴躁，显然是由外伤这一事实决定的，但如何理解患者产生的心理功能障碍，怎样去照料和从心理上抚慰患者，都是需要从整体来考虑的。需要说明的是，在疾病的形成和变化过程中，心理–社会因素占的影响分量越重，其表现越难以符合固定的病程特点，也就是不太符合严格的疾病定义。

中医学认为人的精神（神）和形体（形）是统一的整体，这种统一的整体如果能和外界环境协调统一，则身体健康，精神饱满，健康长寿。任何躯体的过劳、精神的忧郁或社会负担过重，皆可损害身体及精神健康，造成疾病。

精神障碍疾病的病因极少数为单一的，而常是多种因素的综合与共同作用。

一、生物学因素

（一）遗传因素

遗传在精神障碍的发生中占有重要地位。Rosanoff、Pollock 及 Malzberg 等曾对精神障碍的阳性家族史患者作了报道。Kallmann 注意到精神分裂症和情感性疾病的患者中，遗传因素有明显作用。精神发育迟滞的某些病种，如苯丙酮尿症和先天愚型（Down 综合征，即唐氏综合征）等，已被证明为遗传性疾病。

1. 家系调查 家系调查证实了遗传因素的作用，即患者亲属之中发生同类精神障碍的，比正常人口中普查所得的发病率有明显增高，而且血缘关系越近，发病率越高，即发病率在一、二级与三级亲属间有显著差别。

2. 双生子研究 如以精神分裂症为例，据 1928—1961 年欧洲、日本和美国的报道，单卵双生子的同病率为 6% ～ 73%，双卵双生子的同病率为 2.1% ～ 12.3%，提示前者的同病率远较后者为高。

3. 寄养子研究 该方法为区别遗传因素影响和环境因素影响提供了科学方法。结果也显示，精神障碍患者的子女，即使在生后不久即与患病父母分离而寄养于外人，其患病机会仍较正常对照组为高。可见，遗传因素在某些精神障碍发病中占有重要地位。

4. 细胞遗传学研究 这些研究发现了染色体畸变，如某个染色体的缺失、重复、倒置、易位，可以引起精神发育障碍。如第 21 对染色体为三体时，患儿出现先天愚型，即 Down 综合征；如只有一个性染色体，而另一个缺失，则可出现 Turner 综合征（特纳综合征）。

5. 分子遗传学研究 主要是利用限制性内切核酸酶技术、DNA 插入技术、基因探针技术等来完成分子遗传学研究。例如，阿尔茨海默病的病理特征之一是脑血管周围淀粉样的物质沉着，经研究这种蛋白质的部分氨基酸顺序属于基因变异。

（二）器质性因素

器质性因素包括大脑病变、躯体疾病、感染和中毒等，属于这方面的病因多种多样，其临床表现也不相同。

1. 感染 细菌或病毒的感染可以引起很多变化。我们临床上遇到的感染性精神障碍，多由于急性细菌或病毒感染所引起，如肺炎、脑膜炎和脑炎等，在 CCMD-3（中国精神障碍分类及诊断标准）中，已将感染引起的中枢病变性精神障碍与外周感染所致的精神障碍分别讨论。严重的病例，在感染恢复后，可残留智能缺损或人格改变。儿童患者年龄越小，损害越严重。

2. 中毒 导致中毒性精神障碍的物质较多，常见的为药物和工业中毒。如铅、汞、锰、二硫化碳、一氧化碳、苯等工业毒物，以及有机磷、有机汞农药；医用药物如激素、抗结核药、阿托品等均可引起中毒而导致精神障碍。除此之外，一些精神活性物质如酒精、苯丙胺、吗啡、哌替啶，以及毒品如大麻、海洛因、冰毒都具有很明显的成瘾性，也可以导致明显的精神异常，特别是戒断时更为明显。

3. 颅脑外伤 颅脑外伤是指头部受到直接外力或间接外力引起脑组织水肿、肿胀及血肿等病理变化。这些病理变化又可以进一步导致颅内压升高，动、静脉循环障碍和由此造成脑缺血和缺氧。在此基础上可伴发精神障碍。多数患者精神症状的发生与外伤的严重程度及意识丧失时间长短有密切关系。

4. 内分泌、代谢及营养障碍 患有内分泌、代谢及营养方面疾病的人，有些可伴发精神症状。在内分泌疾病中，甲状腺功能亢进或低下是临床上较为常见的，如呆小病，不仅可引起躯体发育矮小，也常伴有精神发育迟滞。希恩综合征患者、库欣综合征患者精神障碍的发生率都较高。此外，自发性低血糖也可伴发精神障碍。

5. 脑肿瘤 脑肿瘤的增长，可破坏并压迫附近脑组织，导致水肿和脑内压力增高，因而常常伴有精神症状。在各种脑瘤中，以神经胶质瘤、脑膜瘤多见。最常出现精神症状的部位为额叶、颞叶和垂体等处。

6. 退行性疾病 这是指中枢神经系统有组织上的变性而病因未明的某些疾病，如阿尔茨海默病、皮克病、克雅病、帕金森病等。这些疾病有的以精神障碍为首发症状，然后才出现精神系统阳性体征。

二、心身因素

（一）躯体素质

躯体素质或称为体质，包括体型大小、体型类型、体力强弱、营养状况、健康水平、疾病抵抗能力、损伤的恢复或代偿能力、对体力和精力消耗的耐受性等。它与机体的代谢类型、内分泌系统功能、免疫系统功能及遗传素质等相关，也与后天生活经历相关。其与精神障碍的关系克瑞奇米尔有较详尽的描述。他从形态－生理－心理学的观点出发，提出了体型相关的假说。他把人的体型描述为4种，即矮胖型、瘦长型、力士型和发育异常型，并认为躁狂症多见于矮胖型，精神分裂多见于瘦长型，而癫痫多见于力士型。

（二）心理素质

巴甫洛夫及其学派经过长期的实验观察，提出了气质类型学说。巴氏根据神经活动过程的强弱、均衡性和灵活性等动力特征，将其分为4种气质类型，即强而不均衡灵活型——胆汁质、强而均衡灵活型——多血质、强而均衡不灵活型——黏液质及弱而不均衡不灵活型——抑郁质。进一步的研究还发现，胆汁质及抑郁质在适应不良的情况下，容易出现精神障碍或神经症，如精神分裂症的患者多偏于抑郁质，情感性疾病多偏于胆汁质，神经衰弱多见于抑郁质或黏液质的个体。

性格是个体在生活经历中形成的稳定的态度体系与行为方式。其本身不是致病的直接因素。性格与疾病的关系近年来研究较多，且有定论。不良的性格，如敏感、脆弱与退缩等在适应不良或极大压力等社会因素冲击下，易于出现精神障碍；

而情绪稳定、坚韧、开朗、豁达的性格，在同样的外界压力下，能表现出较高的耐受能力，而不出现精神障碍。

三、社会因素

（一）自然和社会灾难

来势急剧而强烈、无法防备的灾难性事件，如地震、火灾、洪水等天灾，与战争、动乱、暴力等人祸的强烈应激可导致精神失常而致病。创伤后应激障碍（PTSD）较为常见，主要表现为焦虑、恐惧、事后反复回忆和梦中重新体验到精神创伤的情景，其病程往往迁延数年。

（二）生活事件

一般认为，不论是重性神经疾病，还是神经症，甚至是某些器质性精神障碍都有不同性质和程度的生活事件诱发因素。大到配偶、亲人的突然死亡，小到与同事或上级、邻里关系不和，工作受挫都可促发精神障碍的发生。

（三）家庭结构的关系

非完整结构家庭，如离婚、单亲的家庭，不仅对当事者有重要影响，对儿童的身心发展也有负性作用。由于缺乏正常家庭的温暖和教育，单亲家庭的儿童或由此离家出走或无家可归的儿童，犯罪率较高，冲动性行为与反社会人格者较多，这应引起社会的关注。随着社会的发展和科学的进步，老龄化家庭也增多，老年人一旦退休或丧偶之后，特别是无人照顾和支持时往往感到孤独和无聊，无所寄托，会增加老年期精神障碍的发生。

（四）社会环境因素

都市化的发展使人们远离了自然，也增加了居民的身心应激。如拥挤的交通、烦人的噪声、狭小的住房、物化而复杂的人际关系、环境污染和犯罪率的增加，均对精神卫生产生不良的影响。这些可能导致适应不良，情绪苦闷，甚至精神异常。社会观念和发展也会增加某些疾病的发生，其中吸毒和酗酒等成瘾行为近年来迅速增加，由此产生的精神障碍相应增长。

（五）文化和种族因素

跨文化精神障碍学研究发现，不少类型的精神障碍因文化或地域差异而有不同，如转换性癔症在文化水平较高的国家和地区较少见，却多见于文化落后或相对闭塞的地方。北欧的斯堪的纳维亚半岛的人群中情感性疾病较多；酒精中毒性精神障碍障碍在爱尔兰很常见，但在犹太人中则很少发生。在不同的种族之间，精神疾病的发病率有所差异。西欧的犹太人与当地居民相比，以躁狂抑郁症和精神分裂症多见；缩阳症见于马来西亚及我国的南部和香港地区。在我国抑郁症、麻痹性痴呆及酒精中毒均较欧美发达国家少。种族差异的原因是多方面的，主要与传统习俗及生活方式有关。

四、中医对精神障碍病因的认识

中医学认为，人是一个有机整体，一个人是否患病是由机体与环境中各种有害因素进行斗争的结果，精神障碍的病因也是如此。如外界的"邪气"压倒了机体内的"正气"就会出现阴阳、气血、脏腑及经络等失调，表现为各种不同的病症。主要的有害因素为七情内伤、六淫侵袭、不内外因等。

（一）七情内伤

喜、怒、忧、思、悲、恐、惊称为七情，属内因。精神障碍与七情内伤关系密切，各种情感之间具有生克关系，并符合阴阳五行学说，为以情胜情治疗精神障碍的活套疗法提供了中医理论依据。《证治要诀》有"癫狂由七情所致"，《石室秘录》有"呆病乃郁抑不舒，愤怒而成者有之"等论述。

（二）六淫侵袭

所谓六淫，即风、寒、暑、湿、燥、火，系自然因素，属外因。六淫侵袭机体产生各种疾病，如《诸病源候论》提出"癫疾"是由于"风邪所伤"，"邪入于阴"，而"狂病者，由风邪入并于阳"等观点。

（三）不内外因

饥饱、劳倦、压力及虫兽咬伤等均可引起精神障碍，这些因素谓之不内外因。

第三节　精神障碍的症状学

精神症状是异常精神活动的表现，是通过人的外显行为，如言谈举止、神态表情、行为动作及书写内容等表现出来。由于许多精神障碍病因不明，缺乏有效的生物学诊断指标，因此精神障碍的诊断主要通过病史采集和精神检查，发现有关症状，然后进行综合分析和判断而得出。因此，精神障碍的症状学是学习精神障碍学的基础，熟练掌握精神障碍症状学是精神科医师的基本功。

在精神科临床工作中，首先要区分一个人的精神活动是否正常，是否存在精神症状，一般可以从以下 3 个方面分析。①纵向比较：与过去一贯表现比较，精神活动是否具有明显改变；②横向比较：与大多数正常人的精神活动比较，是否具有明显差别；③是否与现实环境相符：应注意结合当事人的心理背景和当时的环境对其精神活动进行具体分析和判断。

不同精神障碍引起的精神症状均有各自不同的表现，但往往具有以下共同特点：①症状的出现不受患者意志的控制；②症状一旦出现，难以通过注意力转移等方法令其消失；③症状的内容与周围客观环境不相符；④症状往往给患者带来不同程度的痛苦和社会功能损害。

精神障碍患者的症状一般不会随时随地表现出来，需要医师仔细观察和反复检查才能发现。因此，要注意做到：①仔细检查，确定精神症状是否存在；②确定精神症状出现的频度、持续时间和严重程度；③分析各症状之间的关系，确定原发症状和继发症状；④注意类似症状之间的鉴别；⑤探讨可能影响症状发生的生物学和社会－心理因素。

一、感知觉障碍

（一）感觉障碍

1. 感觉过敏　这是对外界一般强度的刺激，如声光的刺激以及躯体上的某些轻微的不适感的感受性增高。例如，感到阳光特别耀眼，听到风吹的声音感到震耳，开关门的响声就好像射击声那样强烈，嗅到普通的气味感到浓郁而刺鼻，皮肤的触觉和痛觉也都非常敏感，甚至衣服或被单接触身体时也难以忍受。这类症状多见于神经衰弱、癔症、感染后的虚弱状态等。

2. 感觉减退　与上一症状相反，患者对外界刺激的感受性降低。如强烈的疼痛或者难以忍受的气味，患者都只有轻微的感觉。严重时，对外界刺激不产生任何感觉（感觉消失）。感觉减退较多见于入睡前状态、抑郁状态、木僵状态，或在某些意识障碍时及癔症和催眠状态。感觉消失较多见于癔症。

3. 感觉倒错　对外界刺激可产生与正常人不同性质或相反的异常感觉。例如，对凉的刺激反而产生了热感。用棉球轻触皮肤时，患者产生麻木感或疼痛感。感觉倒错也多见于癔症。

4. 内感性不适（体感异常）　躯体内部产生各种不舒适或难以忍受的感觉，都是异样的感觉，且往往难以表达。例如身体某部位有被牵拉、挤压、撕扯、转动、游走、溢出、流动、虫爬等特殊感觉。内感性不适的特点是不能明确指出体内不适的部位。因而，与内脏性幻觉不同。这些不适感常引起患者不安，可构成疑病观念的基础。其较多见于精神分裂症、抑郁状态及颅脑创伤所致精神障碍。

（二）知觉障碍

知觉障碍是精神科临床上最常见的，而且是许多精神障碍的主要症状。常见的知觉障碍有错觉、幻觉和感知综合障碍。

1. 错觉　错觉是歪曲的知觉，也就是把实际存在的事物歪曲地感知为与实际完全不相符合的事物。例如把挂在门后面衣架上的大衣看成躲在门后的人，一个装置在天花板上的圆形灯罩被看作悬挂着的人头等。精神障碍患者的错觉按各种不同的感官，可分为错听、错视、错嗅、错味、错触及内感受性错觉，临床上以错听和错视多见。

2. 感知综合障碍　它是另一类较常见的感知觉障碍。患者在感知某一现实事物时，作为一个客观存在的整体来说，是正确的，但是对这一事物（包括患者躯体本身）的某些个别属性，例如形象、大小、颜色、位置、距离等，却产生与该事物的实际情况不相符合的感知。

（1）视物变形症：此时患者感到某个外界事物的形象、大小、颜色及体积等出现改变。例如一位患者看到他父亲的脸变得很长，眼睛很小，像两粒瓜子那样，鼻子很大，脸色是灰白色的，像死人的颜色那样难看，整个形象变得非常可怕。患者看到外界事物外形变大（视物显大症）或变小（视物显小症）。如患者看到家里养的小猫像动物园里的老虎一样大，而他的父亲在他看来却比他七八岁的弟弟身材还要矮小。

（2）空间的知觉障碍：患者感到周围事物的距离发生改变，如事物变得接近了或离远了。有的患者不能准确地确定周围事物与自己之间的距离，感到有的东西似乎不在它原来的位置上。

（3）周围环境改变的感知综合障碍：患者感到周围的一切似乎都是不活动的，甚至是僵死的；或者相反，感到周围一切都在急速而猛烈地变化着。另外，患者还可觉得周围事物变得似乎是不鲜明的，模糊不清，缺乏真实感，这种现象称为非真实感。患者诉说："我感到周围的东西似乎都变了，好像隔了一层东西似的！"或者说："好像都是假的。"可见于精神分裂症、中毒性或颅脑创伤所致的精神障碍等。

（4）对自身躯体结构方面的感知综合障碍：体形障碍是指患者感到自己整个躯体或个别部分，如四肢的长短、轻重、粗细、形态、颜色等发生了变化。这些症状可见于精神分裂症、脑肿瘤、癫痫、脑炎所致的精神障碍等。

3. 幻觉　幻觉作为一种精神障碍性症状，在精神分裂症中十分常见。幻觉是一种主观体验，这种体验过程是将表象确信或误以为知觉，是一种异常现象。此时，主体对表象和知觉无法区别，也无法用体验标准和社会标准来检验这种体验，表象已被真正地感受为知觉——幻觉便发生了。

（1）听幻觉：也称为幻听或言语性幻觉。这是精神分裂症中颇为常见的症状。常见的听幻觉有争论性幻听、评论性幻听及命令性幻听。有时还可以见到患者用棉花团塞住两耳，以阻止声音的骚扰。幻听的内容多种多样，可以是陌生人的声音，也可以是熟悉人的声音，有时患者还可以清晰地辨别男女声音。评论性幻听时，患者可以听到一些人或某个人在讨论或评论自己的缺点或问题，谈话内容大多为斥责、讽刺、嘲笑，甚至谴责、辱骂等，因此患者对此十分反感。有时患者独自发笑，是因为听到夸奖自己的内容。有时患者对说话内容不满或不服气，便会与其争论、辩解，这就是争论性幻听。有时听到一个命令，让患者做某件事情，如听到拒绝服药、拒绝吃饭、殴打他人、让他自杀等，这就是命令性幻听。

（2）视幻觉：也称为幻视，与幻听相比，无论频率、特异性都逊色得多。幻视内容丰富多样，形象可清晰、鲜明和具体，但有时也比较模糊。幻视中所出现的形象可以是个别的人或完整的景物，也可以是某个人身体的某一部分。幻视常与其他感官的幻觉一起出现，但幻视出现时间比较短，对患者行为影响较幻听小。对于精神分裂症来说，大量的幻视并不多见，如果有则需要认真检查，是否有酒精中毒或其他精神障碍。

（3）嗅幻觉：也称为幻嗅。精神分裂症患者常常嗅到尸臭，腐烂食品、烧焦物品、粪便等异味或其他化学药品的气味，故也经常可以见到患者用棉花团塞住鼻孔，以拒绝异味。有时患者在饭菜里嗅出特殊的气味（见味幻觉），患者会认为饭菜里有毒而拒绝吃饭，并且形成被害妄想症。如患者坚信他所闻到的气味是坏人故意施放的，便会加强患者的被害妄想症。

（4）味幻觉：也称为幻味。精神分裂症患者尝到食物中有某种特殊的或奇怪的味道，因而拒绝进食，这常与其他的幻觉和妄想合并出现。

（5）触幻觉：在临床中常见到的有麻木感、刀刺感、通电感、虫爬感等。

（6）内脏性幻觉：可产生于某一固定的器官或躯体内部。患者能清楚地描述自己的某一内脏在扭转、断裂、穿孔，或有昆虫在胃内游走，可与疑病妄想症、虚无妄想症一起出现。

（7）运动性幻觉：精神分裂症中常见的运动性幻觉有两种。第一种是关于本体感受器如肌肉、肌腱、关节等运动和位置的幻觉，如患者虽确知自己睡在床上，但有一种像坐在轿子里被抬着走的颠簸感觉。第二种是谵语运动性幻觉，有的患者虽然沉默不语，但患者本人确实感到自己的唇、舌在运动，在讲话。

（8）性幻觉：精神分裂症患者感到自己的生殖器正被人抚摸，正在性交等。

二、思维障碍

思维障碍的临床表现多种多样，大致分为思维形式障碍和思维内容障碍。

（一）思维形式障碍

1. 思维不连贯 也称为言语不连贯或词语杂拌，这种言语常使人根本无法理解。言语不连贯是指每句句子里的词或短语之间没有联系，故称词语杂拌。它是在严重的意识障碍下产生的。患者的言谈很杂乱，语句零乱，毫无主题。

2. 思维破裂 患者在意识清楚的情况下，思维联想过程破裂，缺乏内在意义上的连贯和应有的逻辑。患者的言谈或书信中，虽然单独语句在结构和文法上正确，但主题与主题之间，甚至语句之间，缺乏内在意义上的联系。

3. 思维散漫 在精神分裂症的早期，患者的思维活动可表现为联想松弛，内容散漫，对问题的叙述不够中肯，也不很切题，缺乏一定的逻辑关系，使人感到交谈困难，对其言语的主题及用意也不易理解。

4. 思维中断 患者毫无意识障碍，又无明显外界干扰等原因，思维过程在短暂时间内突然中断，或言语突然停顿。这种思维中断并不受患者意愿支配，可伴有明显的不自主感。

5. 言语云集 与日常习惯相比，自发性的语量明显较多，患者讲得很快并难以打断。有时为了急于表达一个新概念，有些句子往往未能讲完。有些只需几个词或几句话就能回答的简单问题，患者却要讲很长时间，几分钟而不是几秒钟，如果不打断他的话就根本不会停止。即使打断他，患者也常会继续讲下去。语音较高而且有力。有时严重者会在毫无外界刺激或者无人听的情况下讲个没完。

6. 赘述 患者表达主题时极其迂回曲折，迟迟才涉及主题。在解释某事的过程中，患者有时会讲出冗长乏味的细节，有时会做出附加说明。如果不打断他或督促他突出要点，这种赘述性回答或叙述会长达几十分钟。检查者往往不得不打断他的讲话以便在指定的时间内完成病史的询问。

7. 思维奔逸 这是一种兴奋性的思维联想障碍。主要指思维活动量的增多和转变的快速。患者联想过程异常迅速，新的概念不断涌现，内容十分丰富。思维有一定的目的性，但常常为环境中的变化吸引而转移话题，不能贯彻始终（随境转移），或按某些词汇的表面连接（同音押韵）或某些句子在意义上的相近（意联）而转换主题。患者表现健谈，说话滔滔不绝，口若悬河。患者自觉脑子特别灵活，反应特别快，好像机器加了"润滑油"那样，不假思索即可出口成章。此类症状多见于躁狂症。

8. 思维迟缓 这是一种抑制性的思维联想障碍。与上述思维奔逸相反，以思维活动显著缓慢，联想困难，思考问题吃力，反应迟钝为主要特点。因此患者言语简短，语量减少，速度缓慢，语音低沉。从谈话过程中可以看出，患者回答问题非常困难，虽然做了很大努力，但是一个话题半天也讲不出来。即使写一个简单的字条，几小时也写不出什么来。患者有强烈的"脑子变得迟钝了"的感觉，并为此而苦恼、着急。此类症状常是抑郁症的典型表现之一。

9. 思维贫乏　思维贫乏的外在表现为言语贫乏。患者自发言语的语量有限，因而在回答问题时往往很简单，很浮浅，没有发挥。很少有自发的补充说明。回答的话单调，有时干脆不回答。患者对问题回答的语量长度虽够，但不能提供充分信息，其内容含糊，过于抽象或过于具体、重复或刻板。此时，检查者往往须时时督促和启发患者，鼓励他回答得详细一些。为了了解此项表现，检查者应让患者有足够时间回答和发挥。

10. 象征性思维　指患者以一些很普通的概念、词句或动作表示某些特殊的、除患者自己外他人无法理解的意义，是形式概念与抽象思维之间的联想障碍。如患者特别喜欢在红色的砖头上走来走去，问之方知这是代表"又红又专"。

11. 持续言语　这是与病理性赘述症状比较相近的一种思维联想障碍，但持续言语时思维的特点不仅是黏滞，而且是在某一概念上停滞不前。患者单调地重复某一概念，或对于某些不同的问题，总是用第一次回答的话来回答。如医师问："你今天来做什么？"患者答："看病。"以后医师又接着提出其他许多不同的问题，但患者仍依然持续地回答"看病"。此类症状见于癫痫性精神障碍或器质性精神障碍。

12. 重复言语　这是指患者常重复他所说的一句话的最末几个字或词。此时患者意识到这样是不必要的，但自己却不能克服，也不因当时环境影响而产生变化。例如，患者说："这是一个什么问题，问题，问题，问题。"此类症状多见于脑器质性精神障碍。

13. 刻板言语　刻板言语是指患者机械而刻板地重复某一无意义的词或句子。如患者老重复："给我做手术吧！给我做手术吧……"

14. 模仿言语　是指患者模仿周围人的话，周围人说什么，患者就重复说什么。如医师问："你叫什么名字？"患者同样说："你叫什么名字？"医师又问："你今年多大了？"患者模仿说："你今年多大了？"上述症状常与刻板动作、模仿动作同时存在。常见于精神分裂症紧张型。

（二）思维内容障碍

思维内容障碍的表现形式常见的就是妄想。妄想是一种在病理基础上产生的歪曲的信念、病态的推理和判断。它既不符合客观实际，也不符合所受的教育水平，但患者对此坚信不疑，无法被说服，也不能以亲身经历和体验加以纠正。所以有上述情况之一者，应该考虑到妄想的可能。

1. 被害妄想　最常见的妄想症状之一。患者无中生有地坚信周围某些人或团体，对他进行不利的活动，如打击、报复、陷害、谋害、破坏、跟踪、监视等。

2. 关系妄想　是指觉得别人的言行在指向自己，尽管证据或根据不足且本人也有认识，仍然不能免于这种感受或观念。

3. 嫉妒妄想　嫉妒妄想被看作"对婚姻不信任的空想"，几乎只见于已经结婚的人。男性患者多见。他们坚信妻子不忠实，即使没有证据也毫无迹象，患者仍不顾事实，而荒诞无稽地描述妻子生活如何放纵。患者想法的荒谬和不可纠正的特点对于诊断的意义比较大，远远超过我们去追究那些过去有可能发生过的夫妻矛盾。但是这种嫉妒妄想并不是依赖是否有事实来决定，这一点相当重要。

4. 影响妄想　也称物理影响妄想。精神分裂症患者坚信某种物理外力，如电波、雷达、原子、卫星、超导等在控制自己的言行和思维活动，使自己强制性地服从。只要患者能说出这种体验，如不自主或痛、热等感受，这种妄想就基本上是客观存在的了。这时就没有必要说服患者，也更不要让患者说出他为什么出现这种感受，实际上的确也不可能有外力的干预存在。如果患者诉说有逃避或对付的方法，这种妄想存在的可能性就更大。如某个患者坚信超导在控制他，使他不能入睡，故每晚就寝时，总用塑料袋将头包裹起来，这样可以避免超导的干扰，就可以入睡了。

5. 钟情妄想　精神分裂症患者对陌生的异性一见钟情，并千方百计追求，对方沉默不予理睬，却认为对方是默认了。另一种情形是坚信自己被某个伟人、明星、歌星所爱，整天陶醉于幸福之中，遭到对方的严词拒绝甚至殴打后，依然认为"打是亲、骂是爱"。无论是"爱上别人"还是"别人爱自己"的妄想，都是钟情妄想。

6. 特殊意义妄想　有时也称为释义性妄想。精神分裂症患者对环境中发生的平常变化均给予特殊的解释。如某个患者看见院子里有一条狗，就认为天要下雨了。

7. 夸大妄想　少数精神分裂症患者对自身的价值病理性夸大，认为自己聪明过人、无所不能；或者是自己有一种超人的创造发明等。但是精神分裂症的夸大妄想不具备躁狂症那样的"现实性"，荒谬性比较明显。如自己发明了一种仪器，可以检查出各种异常现象等。

8. 非血统妄想　精神分裂症患者坚信自己不是父母亲生的，这种患者并没有什么证据，却为此痛苦或者要求父母说出"真相"。有的患者坚信自己是某位名人的后代，这时候也称为"名门妄想"。该种妄想一旦出现基本上就可判定为精神分裂症。

9. 内心被揭露感　也称为被洞悉感，患者认为他所想的事情已经被他人知道。虽然患者说不出是怎么被人探知的，但确信自己的事情已经搞得满城风雨，所有的人都在议论自己的事情。在这种情况下，没有必要向患者追根求源这种事情为什么会发生、如何发生，实际上患者自己也没有办法说清楚。这往往是一种原发性的病理体验，只要患者对自己的感受有描述或为此感到愤怒或焦虑，就可以诊断。

10. 其他妄想　除上述妄想的类型外，还有一些妄想类型虽然为数不多，但在临床上也可见到。如患者认为自己已经怀孕，并感到胎动，称为妊娠妄想；有时患者认为自己得了某种疾病，并且反复求医、检查，甚至主动要求手术，称为疑病妄想；有的患者认为自己变成某种兽类甚至出现相应的行为，称为变兽妄想等。

三、注意障碍

（一）注意增强

它是指对一定的对象过分注意，或特别容易被某种事物吸引，或特别注意某些事物，连该事物的细枝末节都不轻易放过。多见于更年期忧郁症、更年期偏执症、某些神经及精神分裂症。

（二）注意减弱

它是指主动注意和被动注意兴奋性均减弱，注意力不易集中。

（三）随境转移

它是指被动注意增强，患者注意力极难固定在一个对象上，常因周围环境的变化而随之不断改变。这种症状多见于情感性精神障碍躁狂症。

（四）注意范围缩小

又称为注意狭窄。表现为主动注意明显减弱，被动注意更弱。当注意指向或集中于某一事物对象时，就不能再注意其他的事。

四、记忆障碍

记忆障碍通常分为遗忘和记忆错误两大类。遗忘是由于识记过程障碍或由脑器质性病变影响保存过程所致；记忆错误则是由于再现的失真而引起。

（一）病理性记忆增强

对于很久前发生的事情和体验，甚至连不引人注意的小事情都记忆犹新，连细节都不遗漏。

（二）记忆衰退

对于以往重大事件，尤其是于自己切身利益相关的事情，难以回忆，即使提醒，瞬间又忘却。

（三）界限性遗忘

把生活中某一特定阶段的经历完全遗忘，称为界限性遗忘。因常与强烈刺激、情感的波动有关，又称为心因性遗忘。界限性遗忘大多见于癔症与反应性精神疾病。

（四）顺行性遗忘与逆行性遗忘

遗忘仅限于疾病发生以后一阶段的经历，称为顺行性遗忘；而不能回忆紧接着疾病发生前一段时间的经历，称为逆行性遗忘。常见于脑外伤、急性器质性精神疾病。

（五）近事遗忘与远事遗忘

对新近发生的事情不能记忆，称近事遗忘；对久远事情不能记忆，称远事遗忘。常见于脑器质性精神障碍、脑萎缩及躯体伴发精神疾病、中毒性精神障碍。

（六）错构与虚构

错构是指将过去经历过的事情，在时间、人物或地点上张冠李戴，强加在另一事件或人物上，并自以为是、信以为真。常见于脑外伤、中毒性精神障碍等疾病。虚构是指以想象的未曾亲身经历过的事情来填补记忆缺损。它是器质性精神障碍特征性症状之一，也可见于中毒性精神疾病及麻痹性痴呆患者。

五、情感障碍

（一）焦虑

作为一种精神症状，焦虑是痛苦的，也显著妨碍社会功能。焦虑有主观和客观两方面的表现。主观表现是心情焦虑，患者表现为整天惶恐不安，提心吊胆，总感到似乎大难就要临头或危险迫在眉睫，但患者也知道实际上并不存在什么危险或威胁，却不知道为什么如此不安。客观表现有两方面，即运动性不安和自主神经功能紊乱。运动性不安时，患者闭眼向前平伸双臂，可见手指对称性轻微震颤；肌肉紧张使患者感到头紧头胀，后颈部僵硬或疼痛，四肢和腰背酸痛；严重者坐立不安，不时做些小动作，如搓手搔首，或来回走动，难以平静下来。自主神经功能紊乱时，常表现为交感神经功能亢进的各种症状，如口干、出汗、心悸、窒息感、呼吸急迫、胸部发闷、颜面一阵阵发红发白、食欲缺乏、便秘或腹泻、尿急或尿频、昏倒等。

焦虑症必须具备以上两方面的标准，单有心情焦虑不是焦虑症；同样，仅有自主神经功能紊乱的表现也不是焦虑症。前者可能是人格特征的表现或情境性焦虑；后者的表现是非特异性的。焦虑症的判定必须有上述两类表现。

典型的焦虑见于焦虑症，但多数神经症与精神分裂症患者都有焦虑症状或体验，严重可达到惊恐发作的程度。如抑郁症患者也同样有焦虑症状，有时可以达到共病的程度。

精神分裂症患者的焦虑，可能在疾病开始时就存在，其焦虑体验与精神障碍性症状相关；在疾病的早期，幻觉产生和妄想形成时，尤其在自知力没有完全丧失的情况下，患者的焦虑是明显的。

（二）抑郁

抑郁症状是神经症、精神障碍及心理障碍的一种常见的症状，它不仅可以附属于其他疾病，也可以由核心症状明显形成抑郁症。患者的抑郁症状可以表现为情绪低沉，整日忧心忡忡，愁眉不展，唉声叹气，重者忧郁沮丧，悲观绝望，感到自己一无是处，以致兴趣索然，大有"度日如年""生不如死"的感觉，外界一切都不能引起他的兴趣等。

（三）易激惹与情感高涨

易激惹，也叫激惹性增高。这是精神科一种常见的症状，在精神分裂症中也是常见的症状。精神分裂症患者的易激惹有两种不同的性质。一种与某些精神障碍性症状，如幻觉、妄想等有关，实际上是一种继发性的症状，与幻觉或妄想一致，因此也是可以理解的。例如患者有被害妄想症，这种妄想虽然不可理解，但患者由此表现的易激惹或者与周围发生的冲突是可以理解的。然而，另一种易激惹则是确实不可理解的。它完全违反人之常情，无缘无故，来得突然，消失得也快，患者毫无自知力，甚至发脾气以后否认有这么回事，事后的表现确实也跟什么事情没有发生过一样。这种易激惹对于精神分裂症的诊断具有特征性意义。

情感高涨是一种具有感染力的症状。此时患者的情感活动明显增强，总是表现得欢欣喜悦、轻松愉快、兴高采烈、洋洋自得。讲话时眉飞色舞，喜笑颜开，表情生动、丰富；对一切都感到非常乐观，好像从来没有什么忧愁和烦恼，对任何事情都感兴趣，自负自信。但是这种情感的高涨并不是稳定的，患者很容易出现上面描述的易激惹症状：稍微不遂则勃然大怒，遇难过的事则伤心流泪，但马上就会消失，迅速恢复原状。患者常有良好的自我感觉，感到无比舒畅和幸福，有的患者说，做梦都在笑。值得注意的是，上述表现有很大的感染力，而且与环境保持良好的联系，并且能被一般人理解，甚至周围的人都被他逗乐，不认为他是患者。这是躁狂症的典型表现。

（四）情感暴发

这是一种在精神因素作用下突然发作的、暴发性的情感障碍。患者表现哭笑无常、叫喊吵骂、打人毁物等。有时捶胸顿足，号啕大哭；有时则又兴高采烈，手舞足蹈，狂笑不已；有时则又满地打滚，表现极为粗暴。整个临床表现杂乱无章，变化很大。但有几点是比较突出的，即这类发作持续时间较短，情感色彩异常浓厚，并且伴有撒娇、做作、幼稚，以及表演式的表情和动作。患者对周围情况的感知并无障碍，意识也颇清晰，但严重时也可出现轻度障碍。一般来说，患者的暗示性较高，癔症性格特征也颇为明显，故常为癔症的主要症状之一。

（五）病理性激情

这是一类突然发作、非常强烈但又较短暂的情感障碍。一般来说，患者既不能意识到由此产生的冲动行为的后果，也不能对其发作加以控制。这种行为往往表现为残忍的行为，以致严重地伤害他人或动物。在发作时常伴有一定程度的意识障碍，因此事后可能会遗忘。这类症状多见于癫痫、较严重的颅脑外伤或中毒性精神障碍，也可见于精神分裂症。

（六）强制性苦笑

这是一类在脑器质性精神疾病的病例中较常见的症状。患者在没有任何外界因素的影响下，突然出现不能控制或带有强制性的苦笑。患者呈现一种奇特的、愚蠢的、与其情感内容完全不相符合的面部表情。患者既缺乏任何的内心体验，也说不出为什么会有如此表情。

（七）病理性心境恶劣

这是无任何外界原因而突然出现的低沉、紧张、不满情绪的发作。一般持续1～2天。此时患者易激动，无故恐惧，提出各种要求，诉说各种不满，处处不顺他的心。常见于癫痫。

（八）矛盾情感

精神分裂症患者对一个人或一件事情同时存在两种对立的情感，如某患者坚信其妻与单位领导一起要谋害自己，所以十分恨她；但同时又盼望她来医院探望、陪伴自己。患者对同一个或同一件事情既爱又恨，既悲又喜，这是情感活动本身的分裂现象。

（九）情感倒错

精神分裂症患者的情感反应与外来的刺激不一致。如当患者听到亲人死亡的噩耗时，无动于衷，甚至流露出喜悦的表情。

（十）表情倒错

精神分裂症患者的表情与其内心体验不一致。如某患者号啕大哭时内心并不悲伤，嬉笑时内心却极其痛苦。

（十一）被强加的情感

精神分裂症患者体验到自己的表情是由外界某种力量控制着而不属于自己，这是 Schneider（施尼德尔）一级症状的表现。

（十二）情感不适切

精神分裂症患者当时所出现的思维、言语与相伴的情感活动不协调时，称为情感不适切。

六、意志障碍

（一）意志缺乏

患者对任何活动都缺乏明显的动机，没有什么确切的企图和要求，不关心事业，对学习和工作缺乏应有的主动性和积极性；行为被动，个人生活方面变得很懒散，不注意卫生，不洗澡，不理发，甚至连最基本的清洁梳洗也置之不顾；经常独处，行为孤僻，退缩，与周围环境不相协调；严重时对生活本能也缺乏一定的要求。但患者对此既缺乏自觉，也完全不能意识到它是不正常的。因此，患者对此毫不在意。这类症状常与思维贫乏、情绪淡漠同时出现，构成精神分裂症常见的基本症状之一。一般多见于精神分裂症单纯型或晚期阶段的精神衰退，也可见于器质性精神障碍的痴呆状态。

（二）意志减退

它是指意志活动缺乏进取心和主动性，缺乏克服困难的决心和力量。常见于抑郁症等。

（三）意志增强

它是指在病态自信基础上伴有的固执行为，多见于偏执性精神障碍、精神分裂症偏执型。

七、行为障碍

（一）兴奋状态

兴奋状态是精神障碍临床上很重要的一类症状，一般所谓的兴奋是指整个精神活动的增强而言。因此，就其内容来说，它涉及精神活动的每一个方面。由于疾病性质不同，它们可以有很多不同的表现。有的以情感失调为中心，伴有言语和活动的增多。有的则以动作行为的异常更为突出，而言语的增多却并不显著。

（二）木僵状态

根据发病机理的不同，木僵状态可以分以下几类。

1. 紧张性木僵 这是在紧张性综合征中最常见的一类运动抑制的表现。木僵程度不一，轻时患者的言语、动作和行为显著减少、缓慢，举动笨拙；严重时运动完全被抑制，缄默不语，不吃不喝，往往保持一个固定不变的姿态，僵住不动。任何刺激如针刺皮肤等都不能引起相应的反应或躲避（防御反射）。由于会涉及吞咽活动，患者不吞咽唾液，而任其沿着口角外流，以致口腔黏膜往往发生糜烂。大小便潴留，也不主动排出。白天一般多卧床不起，但往往在夜深人静时稍有活动或自进饮食。严重时患者的肢体可任人随意摆布，如将四肢抬高并弯曲成不同的角度，即使摆在一个极不舒服的姿势，也可保持很久而不变动，这种现象称为"蜡样屈曲"。有时将患者头部抬高离开床面，持续在一个好似枕着枕头的姿势躺着，即使很长时间，他也不自动纠正，即所谓"空气枕头"。

2. 心因性木僵　这是一种在急剧而强烈的精神创伤作用下所产生的反应状态。例如，亲人突然死亡。临床上可以表现为一种普遍的抑制状态。患者活动大大减少，呆滞、缄默、拒绝饮食，甚至呈现僵着状态。躯体方面常伴有自主神经系统功能失调的症状，如心跳加快、面色潮红或苍白、出汗、瞳孔散大等。有时可有轻度的意识障碍。一般来说，当外因改变或环境消除后，木僵的症状就可消失，患者常对此不可回忆。

3. 抑郁性木僵　由急性抑郁引起。患者可缺乏任何自主行动和要求，反应极其迟钝，以致经常呆坐不动或卧床不起，且缄默不语。在反复劝导或追问下，有时对外界刺激尚能做出相应的反应，如点头或摇头，或微动嘴唇，低声回答。要点是患者的情感活动无论是在表情、姿势还是内心体验上都是相吻合的，这与精神分裂症的紧张性木僵是不同的。

4. 器质性木僵　常见于脑炎后、脑瘤侵入第三脑室、癫痫、脑外伤或急性中毒等。

（三）违拗症

患者对于别人向他提出的要求不仅没有相应的行为反应，甚至加以抗拒，这主要有两种表现：①主动性违拗，患者做出与对方要求全然相反的动作。如医师要求患者张口检查时，患者却反而紧紧地闭嘴；当要他闭嘴时，他却张开嘴。②被动性违拗：此时患者对别人的要求一概加以拒绝，不肯履行要求他做的任何事。

（四）被动服从

这恰恰和违拗症相反，患者被动地服从医师或任何人的要求和命令，甚至一些不愉快的、无意义的、使他难受的动作也绝对服从。

（五）刻板动作

刻板动作和刻板言语相似，患者持续地、单调而重复地做一个动作，尽管这个动作并没有什么指向性和意义。常和刻板言语同时出现。

（六）模仿动作

这是和模仿言语有同样性质并经常同时出现的一种症状，患者毫无目的、毫无意义地模仿周围人的动作。

（七）作态

又称装相。此时患者做出一些愚蠢而幼稚的动作和姿态，使人感到好像是故意装出来的。例如，患者尖声怪气地与人交谈，或用脚尖走路等。该动作行为障碍常见于精神分裂症青春型。

（八）离奇行动、古怪动作

此时患者的行为离奇古怪，不可理解，常无故做出挤眉弄眼、装怪样、做鬼脸等奇怪的表情和动作。例如，患者突然钻到床下，满地乱爬，装狗叫，一会儿又拿起痰盂扣在头上，脸上不断地装扮着许多古怪的模样等。该动作行为障碍常见于精神分裂症青春型。

（九）持续动作

和持续言语一样，当他人向患者提出新的要求后，患者仍然重复地做刚才所做的动作，经常和持续言语同时出现。

（十）强制性动作

在精神分裂症尤其是具有精神自动症的患者中，可以见到不符合其本人意愿且又不受自己支配而带有强制性质的动作。患者往往没有强烈摆脱的愿望，因此缺乏痛苦的体验。

（十一）强迫性动作

这是一种违反本人意愿，反复出现的动作，患者清楚地知道，做这些动作完全没有必要，也努力设法摆脱，但徒劳无功。例如，患者在很长一段时间内反复洗手，甚至把手洗破了也无法控制。又如患者把门关上，老觉得没有关好，几次三番回去检查，明知无此必要，但无法摆脱。患者往往为此感到非常痛苦，对治疗的要求也迫切。这类症状常见于强迫性神经症，也可见于精神分裂症早期。

八、自知力

简单地说，自知力就是对自身精神状态的认识。精神障碍的一个重要特点就是患者对自身的精神状态缺乏认识，和其他非精神科疾病不同，对自身疾病状态缺乏认识是某些精神障碍过程中的基本属性。这种情况在精神分裂症过程中表现得尤为突出，几乎所有精神分裂症患者在其病程中都出现过自知力严重受损，大多数曾出现过自知力完全丧失。精神分裂症的绝大多数"对诊断有特殊意义的并常常同时出现的症状群"（ICD-10）或症状本身就蕴含着自知力的缺乏。这些症状和症状群包括思维鸣响、思维插入、思维被撤走、思维广播、被控制或被动妄想、妄想性知觉、评论性幻听、持续性妄想、思维断裂、紧张性行为等。自知力状态不仅是评价精神分裂症病情转变的一个重要指征，而且可能直接影响对疾病的治疗。

自知力是精神障碍理现象中一个十分重要的问题，然而，有关自知力的定义却充满了争议。有人简单地把自知力定义为患者对自己精神状态的知觉。其实，自知力不仅包括患者对自身疾病的认识，还包括患者对疾病改变和患者与外周关系的认识，自知力涉及认知、情感和对内在的和外部世界改变的感受。

患者对疾病的自知力并不是一个独立的症状或综合征，对患者自知力受损程度的判断应建立在对患者详细精神状态检查的基础之上。从形式上来说，对患者自知力的判断很容易受检查者主观因素的影响。这类主观因素不仅包括检查者个人的经验，还包括对自知力维度的不同认识。Gregory 认为自知力包括 5 个维度：①对症状的认识；②对疾病存在的认识；③对精神障碍病因的推测；④对导致疾病复发的弱点的认识；⑤对治疗价值的意见。

九、中医证候

中医精神障碍证候分为实证、虚证、虚实夹杂证。

（一）实证表现

兴奋，易怒，烦躁不安，语无伦次，妄言妄见，骂詈不避亲疏，弃衣而走，伤人毁物，哭笑无常，面红耳赤，头痛失眠，胸胁胀痛，不欲食，便秘。舌红，苔多黄腻，脉弦滑数；或舌红紫或见瘀斑，脉沉实有力。

（二）虚证表现

素体虚弱或病程长，精神抑郁或淡漠，呆滞，少语，善悲，欲哭甚至轻生，思维贫乏，意志减退，言语杂乱，易惊健忘，梦多。舌淡，舌体胖，有齿痕，舌苔薄白，脉细弱无力。

（三）虚实夹杂证表现

素体阴虚或久狂，精神疲惫，坐卧不安，紧张，恐惧，烦躁不得眠，手足心热，少苔或无苔，舌质红，脉沉细弦。或虚证出现痰结之象，脉滑，舌苔白腻。或有瘀血之象，舌质暗紫，有瘀斑，苔薄黄，脉细弦或沉迟。

第四节　精神障碍的分类与诊断思路

一、精神障碍的分类

精神障碍的分类是根据世界卫生组织编写的《疾病及有关保健问题的国际分类》，即 ICD 系统而来的。目前使用的是 ICD-11，其主要分类如下：神经发育障碍（7A00—7A43）、精神分裂症及其他原发性精神障碍性障碍（7A50—7A53）、心境障碍（7A60—7A73）、焦虑与恐惧相关障碍（7B00—7B05）、强迫及相关障碍（7B10—7B15）、应激相关障碍（7B20—7B25）、分离障碍（7B30—7B36）、躯体忧虑障碍（7B40—7B42）、喂食及进食障碍（7B50—7B55）、排泄障碍（7B60—7B61）、物质相关及成瘾障碍（7B70—7D61）、冲动控制障碍（7D70—7D73）、破坏性行为及品行障碍（7D80—7D81）、人格障碍（7D90—7D92）、性欲倒错障碍（7E00—7E06）、做作性障碍（7E10—7E11）、神经认知障碍（7E20—7E21）、与其他疾病相关的精神和行为障碍（7E30）。

二、精神障碍的诊断

诊断就是把患者的病情纳入疾病分类的某一项目中。因此，在诊断前应该掌握最近的精神障碍分类标准。诊断的目的是指导医师选择合适的治疗方法并预测疾病预后。在精神科，除了器质性精神障碍可通过实验室或影像学检查而诊断外，大多数所谓功能性精神障碍还是靠临床描述性症状由医师来诊断。因此，认真详尽地采集病史、对患者的观察、与患者晤谈尤为重要。

（一）诊断步骤

（1）分析患者的精神活动是正常范围的变异还是精神症状，是否属于病态。

（2）分析其症状特点和躯体检查，是器质性还是非器质性症状。

（3）排除器质性之后，再分析其主导症状属于人格障碍还是神经症，或是精神障碍性症状。

（4）找出最可能出现这一主导症状的疾病，并逐一鉴别，得出诊断。

（二）注意事项

（1）重视调查研究，对病史内容要向患者核实，有疑问时必须进行调查了解。

（2）诊断的线索除需要医师的检查外，也可以通过护士、家属、同事等多方了解。

（3）注意症状产生的背景及其与环境的联系。

（4）注意精神症状的组合特点和整体性，不要过分强调单一症状，避免诊断片面性。

（5）对所获得资料要综合分析，并结合临床经验。

（6）对疑难病例要全面收集病史，集体讨论，追踪观察。

（7）可以进行量表评定或心理测验辅助诊断。

（三）中医对精神障碍的分类与诊断思路

1. 癫狂类 包括癫病（辨证分为痰气郁结、血迷心包、心脾两虚、心血不足、兼夹痰火）；狂病（辨证分为火热过亢、兼夹痰、火盛伤阴）；其他（呆病、花癫、心风、风邪、邪祟、中恶、鬼邪）。

2.感染、中毒、外伤类 发热谵妄（辨证分为发热性谵妄、谵语、发狂、郑声、阴躁、蓄血发狂、热入血室）；其他（百合病、产后癫狂、花草药石发狂、恶酒、脚气、外伤）。

3.情志症 郁症（辨证分为怒郁、思郁、忧郁）；脏躁类（辨证分为脏躁、奔豚、梅核气等）；其他（失志等）。

4.头痛、眩晕、不寐类 头痛（辨证分为痰饮、诸风、伤湿、气虚、瘀血、偏头痛等）；眩晕（辨证分为肝风、痰湿、血气虚、肾虚）；不寐（辨证分为胃不和、心胆气虚、心肾不交、心脾血虚）；嗜卧（辨证分为脾胃虚、胆热、湿盛、肾气不足）；惊悸怔忡（辨证分为心气不足、心血虚、水亏火旺、痰涎水停）；健忘（辨证分为心肾不交、心脾血虚、痰涎中阻）；自汗（辨证分为肺虚、脾虚、肝虚、心虚、肾虚）；盗汗；勃起功能障碍；遗精等。

第五节　精神障碍的处理原则

一、紧急处理原则

所谓紧急处理原则，就是针对患者的严重的精神或躯体状况必须尽快进行处理，如对于严重行为紊乱、消极行为或出现的意识障碍等可能造成患者自身或他人伤害的紧急情况进行针对性强、行之有效的处理。

二、药物治疗与心理治疗相结合原则

药物可以对一些精神症状，甚至是精神障碍性症状产生治疗作用，但是心理治疗也不可忽视，它不仅可以强化药物治疗，有时对患者的康复也很有帮助。

三、治疗与预防相延续原则

急性期的治疗往往是短暂的，大多数精神障碍是需要预防复发的，因此药物治疗的长期性不可避免，也不能忽视，主要目的是降低复发的可能性。

四、中西医结合原则

一部分患者需要中西医结合治疗。大多数研究表明，中西医结合治疗比单一的西医或中医治疗效果好，痊愈率高，而且副作用少，因此值得作为原则之一来强调。

五、个体化原则

这主要是针对患者的年龄、诊断、身体状况、用药史、亲属治疗药物情况等诸多因素进行药物和剂量的选择。这也是重要的原则之一。

六、性价比原则

少花钱、多办事既符合卫生经济学原则，也可为患者节约开支，是必须考虑的问题。

第六节　精神障碍的治疗

精神障碍的治疗主要包括药物治疗、物理治疗和心理治疗。本节主要介绍药物治疗和物理治疗，心理治疗将在相关章节介绍。精神障碍的药物治疗是指通过应用精神药物来改变病态行为、思维或心境的一种治疗手段。由于我们对大脑及其障碍的了解有限，精神障碍的药物治疗仍然以对症性、经验性为主要特点。目前精神障碍的药物治疗学是临床医学领域内发展最为迅速的学科之一，品种繁多、结构各异及靶点新异的各类新型精神药物正在不断开发上市。精神药物在传统上按其临床作用分为：①抗精神障碍药物；②抗抑郁药；③心境稳定剂或抗躁狂药物；④抗焦虑药。此外，还有用于儿童注意缺陷和多动障碍的精神振奋药，以及改善脑循环和神经细胞代谢的脑代谢药。

物理治疗包括电休克治疗（ECT）、经颅磁刺激（TMS）、迷走神经刺激（VNS）、深部脑刺激（DBS）等。国际上应用各种形式的脑刺激技术治疗精神障碍已有悠久的历史。电休克治疗应用于临床已有 70 余年，改良电休克治疗目前仍广泛应用于精神障碍的治疗；经颅磁刺激正在越来越多地被使用；深部脑刺激可用于难治性抑郁的治疗，亦有磁痉挛治疗和经颅直流电刺激的临床应用研究；迷走神经刺激主要作为辅助治疗。

一、抗精神障碍药

（一）抗精神障碍药物的发展和分类

抗精神障碍药物的发展开始于 20 世纪 50 年代，1952 年以前没有一种对精神分裂症的某些特征性症状（如联想障碍、思维内向性、幻觉、妄想）有效的药物，也没有一种药物能预防精神分裂症的复发。1952 年出现了各种化学结构完全不同的抗精神障碍药物，如氯丙嗪、利血平，对精神分裂症的治疗具有划时代的意义。之后又不断引入了其他以多巴胺受体拮抗作用为主的经典抗精神障碍药。随着对精神障碍的病因学及生物学研究的深入探讨，抗精神障碍药物治疗迅速发展，研发出来更多不同作用机制的精神药物。20 世纪 90 年代后，逐渐推出了其他一些新型非典型抗精神障碍药物。至今已有上百种抗精神障碍药物曾先后应用于临床，目前较为常用的有二三十种。

抗精神障碍药物是用于精神分裂症或精神病性障碍的一类药物。目前的分类方法比较多，有按照化学结构分类的，有根据效价进行分类的。考虑抗精神障碍药物出现的时间顺序和药理学作用特点，目前主要分为第一代抗精神障碍药物和第二代抗精神障碍药物，见表 10-1。

表 10-1　抗精神障碍药物的分类

主类别	次类别	药名	英文名	剂型
第一代抗精神障碍药物	吩噻嗪类	氯丙嗪	chlorpromazine	片剂 / 注射剂
		奋乃静	perphenazine	片剂
		氟奋乃静	fluphenazine	片剂 / 长效
		三氟拉嗪	trifluoperazine	片剂
		甲硫哒嗪	thioridazine	片剂
	硫杂蒽类	氯普噻吨	chlorprothixene	片剂
		氟哌噻吨	flupentixol	片剂 / 长效
		氯哌噻吨	clopenthixol	片剂
	丁酰苯类	氟哌啶醇	haloperidol	片剂 / 注射剂
	二苯丁哌啶类	匹莫齐特	pimozide	片剂
		五氟利多	penfluridol	长效 / 片剂
	苯甲酰胺类	舒必利	sulpiride	片剂 / 注射剂
		氨磺必利	amisulpride	片剂
		瑞莫必利	remoxipride	片剂
		硫必利	tiapride	片剂

主类别	次类别	药名	英文名	剂型
第二代抗精神障碍药物	二苯氧氮平类	氯氮平	clozapine	片剂
		洛沙平	loxapine	片剂
	二环类	利培酮（维思通）	risperidone	片剂
		齐拉西酮	ziprasidone	片剂
	三环类	奥氮平（再普乐）	olanzapine	片剂
		喹硫平	quetiapine	片剂

1. 第一代抗精神障碍药物　第一代抗精神障碍药物又称神经阻滞剂、传统抗精神障碍药、典型抗精神障碍药，或称多巴胺受体拮抗剂。其主要药理作用为阻断中枢多巴胺 D_2 受体，治疗中可产生锥体外系副作用和催乳素水平升高。代表药为氯丙嗪、氟哌啶醇等。第一代抗精神障碍药物可进一步分为低、中、高效价 3 类。低效价类以氯丙嗪为代表，镇静作用强，抗胆碱能作用明显，对心血管和肝脏毒性较大，锥体外系副作用较小，治疗剂量较大；中效价类和高效价类分别以奋乃静和氟哌啶醇为代表，抗幻觉妄想作用突出，镇静作用较弱，对心血管和肝脏毒性小，锥体外系副作用较大，治疗剂量较小。

2. 第二代抗精神障碍药物　第二代抗精神障碍药物又称非传统抗精神障碍药、非典型抗精神障碍药、新型抗精神障碍药等。第二代药物按治疗剂量使用时，较少产生锥体外系症状，但少数药物催乳素水平升高仍明显。按药理作用分为 4 类：① 5- 羟色胺和多巴胺受体拮抗剂，如利培酮、奥氮平、喹硫平、齐拉西酮、哌罗匹隆、布南色林、鲁拉西酮等；②多受体作用药，如氯氮平；③选择性多巴胺 D_2/D_3 受体拮抗剂，如氨磺必利；④多巴胺受体部分激动剂，如阿立哌唑。

（二）常用抗精神障碍药物

药物的使用频率在不同时期和不同地区有所区别。目前，新一代抗精神障碍药物的使用在发达国家和我国的发达地区已占据主导地位。

1. 第一代抗精神障碍药

（1）氯丙嗪：多为口服给药，也有注射制剂用于快速有效地控制患者的兴奋和急性精神障碍性症状。较易产生直立性低血压、锥体外系反应、抗胆碱能反应（如口干、便秘、心动过速等）、催乳素水平升高及皮疹。

（2）奋乃静：自主神经不良反应较少。适用于老年或伴有脏器（如心、肝、肾、肺）等躯体疾病患者。主要副作用为锥体外系症状。

（3）氟哌啶醇：注射剂常用于处理精神科的急诊问题。也适用于老年或伴有躯体疾病的兴奋躁动的精神障碍患者。小剂量也可用于治疗儿童抽动秽语综合征。主要不良反应为锥体外系症状。长效制剂锥体外系不良反应较口服用药轻。

（4）五氟利多：为口服长效制剂，每周给药1次。该药碾碎后易溶于水，无色无味，给药方便，在家属协助下常用于治疗不合作患者。主要不良反应为锥体外系症状，少数患者可发生迟发性运动障碍和抑郁。

（5）舒必利：治疗精神分裂症需要较高剂量。静脉滴注可以用于缓解患者的紧张性精神运动迟滞。主要不良反应为引起高催乳素血症等内分泌变化，如体重增加、泌乳、闭经、性功能减退，锥体外系反应少见。

2. 第二代抗精神障碍药

（1）氯氮平：推荐用于治疗难治性、伴自杀或无法耐受锥体外系反应的精神分裂症患者。易出现直立性低血压、过度镇静，故起始剂量宜低。粒细胞缺乏症发生概率大约为1%，国外报道的死亡率为0.13‰。体重增加、心动过速、便秘、流涎等多见。此外还可见体温升高、癫痫发作、心肌炎和恶性综合征。该药几乎不引起锥体外系反应及迟发性运动障碍。临床使用中应进行血常规、体重、血糖和血脂监测。目前，尽管氯氮平在国内使用仍广泛，但国内外专家主张慎用。

（2）利培酮和帕利哌酮：利培酮是氟哌啶醇与5-HT2A受体拮抗剂利坦色林化合而成的新型药物，有口服片剂、水剂及长效注射剂。其活性代谢物9-羟利培酮即帕利哌酮已作为新型抗精神障碍药开发上市，并有长效注射剂。对精神分裂症疗效较好。主要不良反应为激越、失眠及高催乳素血症等，较大剂量可出现锥体外系反应。

（3）奥氮平：化学结构和药理作用与氯氮平类似，但对血常规无明显影响。对精神分裂症疗效较好。主要副作用为体重增加、嗜睡、便秘等，锥体外系反应少见。临床使用中应进行体重、血糖和血脂监测。

（4）喹硫平：与奥氮平类似，也是由氯氮平化学结构改造而来的。对精神分裂症阳性症状的治疗作用相对较弱，对情感症状有一定疗效。几乎不引起锥体外系反应及迟发性运动障碍。主要副作用是嗜睡、直立性低血压等。

（5）齐拉西酮：对精神分裂症疗效肯定，可能对精神分裂症阴性症状和情感症状的疗效略有优势。几乎不引起体重增加，锥体外系反应少见。临床应用中应注意监测心电图QT间期。需与食物同服，提高生物利用度。

（6）阿立哌唑：目前唯一用于临床的多巴胺D_2受体的部分激动剂。治疗精神分裂症的疗效与氟哌啶醇相当，其激活作用有利于改善阴性症状和精神运动性迟滞，但用药初期易导致激越、焦虑等不良反应。几乎不影响体重，较少发生锥体外系症状。

（7）氨磺必利：舒必利的衍生物，不良反应与其类似。改进了血－脑屏障透过率和受体亲和力，对精神分裂症的疗效得以提高，低剂量改善阴性症状，高剂量对幻觉妄想等效果明显，但催乳素水平升高和心电图 QT 间期延长较多见。

（8）哌罗匹隆：对多巴胺和 5- 羟色胺系统引起的行为异常有效，可缓解精神分裂症的阳性和阴性症状，并激动 5- 羟色胺受体使前额叶皮质多巴胺释放增加，进而改善认知功能。不良反应有锥体外系反应和失眠、困倦等神经精神症状。

（9）鲁拉西酮：对多巴胺 D_2、5-HT2A 及 5-HT7 受体均具有高度亲和力。对 α_2 受体、5-HT1A 受体具有中度亲和力，是 5-HT1A 受体的部分激动剂，故对精神分裂症的阳性症状、阴性症状及认知症状有改善，且对情感症状效果较好。心脏 QT 间期延长相对少见。

（10）布南色林：对多巴胺 D_2、D_3 受体和 5-HT2A 受体有较强的亲和力，治疗精神分裂症的阳性及阴性症状的同时也产生显著的锥体外系不良反应。

（11）阿塞那平：为 5-HT 受体、α 肾上腺素受体、多巴胺 D 受体及组胺 H 受体的拮抗剂，对 M 胆碱受体没有亲和力，能改善精神障碍性阳性及阴性症状，躁狂及双相障碍混合发作。有过度镇静和头晕的不良反应。

（12）伊潘立酮：具有多种受体亲和作用，具有新型非典型抗精神障碍药的重要特征高 5-HT2A/D_2 拮抗比率，对多巴胺 D_3 受体也有很高的亲和力，不仅能降低大脑边缘系统的多巴胺能活性而减轻阳性症状，而且能增加额叶皮质的多巴胺能活性，故能改善患者的阴性症状及认知缺陷。

（三）临床应用

1. 急性期治疗　急性期由于症状严重而明显，加之患者没有自知力而不愿或拒绝治疗，所以首先要保证药物进入人体，即注射和口服。用药前必须排除禁忌证，做好常规体格和神经系统检查，以及血常规、血生化（尤其是血钾和肝、肾功能）和心电图检查。

（1）注射给药：注射给药往往针对兴奋躁动治疗不配合或完全拒绝治疗者，如此时不及时控制症状，易造成某些危险。在这种情况下，注射给药显得十分必要。使用最多的是氯丙嗪和氟哌啶醇，前者可肌内注射和静脉给药，后者仅可肌内注射。为避免折针等意外，需要采用深部肌内注射。

实际上，对于极不配合、兴奋躁动的患者，氯丙嗪的效果是明显的，也是必要的。在约束状态下依患者情况可静脉推注 50 ～ 75mg 氯丙嗪，然后再静脉滴注 50 ～ 100mg 氯丙嗪，2 ～ 3 天患者安静后改用口服，但必须严密观察血管反应。如应用氟哌啶醇也可收到同样效果，每次肌内注射 10mg，可重复应用，1 天内不超过

40mg，对兴奋躁动不能配合的患者效果较好。患者应卧床护理，出现肌张力障碍可以注射抗胆碱能药物东莨菪碱0.3mg来对抗。

由于治疗的目的是使患者安静，也可以应用苯二氮䓬类药物如氯硝西泮或地西泮肌内注射或静脉缓慢注射给药，可与抗精神障碍药物注射交替进行，从而可以减少合用的抗精神障碍药物剂量。

（2）口服用药：一般来说，不同类型的药物其治疗量也各不相同，但大都遵守一条原则，采用逐渐加量法，即7～10天甚至半个月内加至有效治疗量。急性症状在有效剂量治疗2～4周开始改善，多数患者4～8周症状可得到充分缓解。如剂量足够，治疗4～6周无效或疗效不明显者，可考虑换药。在症状获得较为彻底缓解的基础上，仍要继续以急性期有效剂量巩固治疗至少6个月，然后可以缓慢减量进入维持治疗。以利培酮为例，多从每次1mg，每天1次开始，逐渐增加剂量，如无严重不良反应，1周内加至治疗剂量2～6mg/d，复发患者多需较大剂量。出现疗效后，如药物不良反应能够耐受则继续原有效剂量巩固治疗。待病情充分缓解至少6个月后，部分患者再以每6个月减1/5的速率缓慢减至维持剂量，最终利培酮维持剂量不低于2mg/d。剂量应结合每个患者的具体情况实行个体化治疗。门诊患者的用药原则为应注意加量缓慢、总日量相对小。老年人、儿童和体弱患者的用量参照药物剂量范围酌情减少。

抗精神障碍药物的半衰期较长，一般不需要每天3次服药。如果药物本身没有镇静副作用，也可以每晚1次服药，也可以白天分次口服，否则，更宜在晚上服用，或者中午用1/3，晚上用2/3。

（3）症状谱系：一般而言，氯丙嗪对兴奋躁动、幻觉、妄想控制较好，三氟拉嗪对淡漠退缩效果明显，而非典型抗精神障碍药物对所有症状都有效果。事实上，抗精神障碍药物个个都是"广谱"，特别是将主要症状划分为阳性症状和阴性症状后，这种作用谱与症状谱间的关系日渐淡化。新型的抗精神障碍药物的作用谱仅高度概括为对阳性症状有效，也可明显地治疗阴性症状。但是，不同症状对药物的反应各不相同。作为一般规律，最先好转的是兴奋躁动，然后是幻觉、妄想、思维障碍，最后是情感障碍。有的患者自知力能够恢复，有的则不能。临床上可以见到此种情况：症状完全消失，自知力恢复不好，而某些患者还有部分症状，但自知力存在，显然，这是一个十分复杂的问题。

2. 维持治疗 精神障碍性症状控制后的维持治疗究竟需要多长时间，是一个变化很大的数字。因为各家的研究结果差异比较大。由于这是预防复发中一个很关键的变量，不少学者强调终身服药是有必要的，也是得到很多实践证实的；可无论是患者还是家属，或者是精神科医师，大都不愿接受这样的事实。美国精神障碍学协会（APA）治疗指南建议，在精神分裂症症状首次发作缓解后维持治疗 1 年或更长时间，意思是不能少于 1 年，这是最低的年限。反对长期维持治疗的一个主要原因是药物副作用。但是，现在的临床医师已经充分认识到，非典型特别是新型抗精神障碍药物已经没有了传统抗精神障碍药物的副作用，这对长期维持治疗者是一件好事。

有过 2 次或更多次发作的患者应该维持更长时间的治疗，还要强调的是，维持时间以不引起复发为适宜。通常来说，至少是 5 年，但这并不意味着精神分裂症的处理和治疗需要 5 年的时间，维持治疗的意思应该理解为在症状完全缓解后，连续 5 年维持治疗，并保持不复发，否则将又是 1 次循环。所以，首次发作的精神分裂症患者，在第一次痊愈后，维持治疗 5 年是主要的，这一点应该向患者说明，并让家人知晓。作为精神科医师，必须要明悉其中的道理。急性发作、缓解迅速彻底的患者，维持治疗时间可以相应缩短。最终，只有不足 1/5 的患者有可能停药。

维持治疗也可以应用长效制剂，每月 1 次或每半月 1 次。长效制剂是针对每天服药麻烦、不愿服药、无法保证有效血药浓度而产生的。这对于患者的治疗或管理都有益处。目前的长效制剂有口服和注射两种，具体见表 10-2。

表 10-2　常用的长效制剂药物

品种	英文名	效用时间	给药方式	剂量
五氟利多	penfluridol	1 周	口服	20 ～ 40mg/w
癸酸氟哌啶醇	haloperidol decanoate	4 周	肌内注射	50 ～ 100mg/m
氟奋乃静癸酸酯	fluphenazine decanoate	3 周	肌内注射	50 ～ 200mg/m
奋乃静癸酸酯	perphenazine decanoate	2 ～ 3 周	肌内注射	50 ～ 100mg/m
哌泊噻嗪棕榈酸酯	pipotiazine palmitate	4 周	肌内注射	50 ～ 200mg/m
氟哌噻吨癸酸酯	flupentixol decanoate	3 周	肌内注射	20 ～ 60mg/m

（四）药物不良反应和处理

1. 锥外系统副作用　肌肉动作是由大脑运动皮质的形如锥状的锥体细胞所发动的，例如，它们能命令肱二头肌收缩，使肘关节弯曲。与此同时需要其他肌肉配合，例如肱三头肌的放松，但这就不是锥体细胞的功能了，而由锥体外系（黑质与纹状体）管理。因此，人在用脚走路的时候，双手才会不自觉地摆动。锥体外系靠多巴胺（DA）和乙酰胆碱（Ach）两种递质传递信息。由于抗精神障碍药阻滞了 DA 受体，锥体外系的传递也受到了影响。本来，DA 与 Ach 的功能是平衡的，如今 DA 系统受抑，Ach 相对亢进，结果表现为"锥体外系症状（EPS）"。主要有以下 4 种。

（1）类帕金森病：或称药源性帕金森病。其表现与帕金森病的患者一模一样，主要为三大症状：①运动不能，患者在服药后感到虽想动作而又感困难，因而动作明显减少，往往坐在一处一整天不移动位置。医护人员往往以为是阴性症状使然，实际上是药物的副作用导致的。②震颤，从神经科角度看，震颤有意向性震颤（在肢体做意向性动作时出现）、姿势性震颤（在肢体维持一定姿势时出现）及静止性震颤（在肢体静止时出现）之分。服抗精神障碍药后出现的主要是静止性震颤，表现为双手有规则地、有节律地来回抖动。其频率较慢，每秒 4～8 次，幅度较大，很有特点。有时也可表现在唇或下颌，有时在下肢。很少表现为头部抖动。③肌强直，当弯动患者的肢体关节时，会感到阻力。（注意：这与下面所说的肌张力异常不一样，后者是主动的表现，而肌强直是检查者的感受。）

除了上述三大症状外，还有面具状脸、流涎、走路时双手不摆动、前冲步态等。处理：服用抗胆碱能药物盐酸苯海索。抗精神障碍药物的使用应缓慢加药或使用最低有效剂量。没有证据表明常规应用抗胆碱能药物会防止锥体外系症状发展，反而易发生抗胆碱能不良反应，包括记忆功能减退。因此，应避免抗胆碱能药物的过度使用。如果给予抗胆碱能药物，应该在 2～3 个月逐渐停用。常用的抗胆碱能药物是盐酸苯海索（安坦），剂量为 2～12mg/d。

（2）急性肌张力异常：往往有些年轻患者在服药早期会突然发生某个部位的肌张力异常，表现为躯体的扭转痉挛（身体向一侧扭转过去）、角弓反张（头部向后仰）以及所谓"动眼危象"（两眼向上翻，似乎要反过来那样），与此同时，患者感到极其难受和紧张，浑身大汗淋漓。处理：肌内注射东莨菪碱 0.3mg 或异丙嗪 25mg，可即时缓解。有时需减少药物剂量，加服抗胆碱能药如盐酸苯海索，或换服锥体外系反应低的药物。

（3）静坐不能：该症状在治疗 1～2 周最为常见，发生率约为20%。患者自己感到心神不定、坐立不安，于是走来走去，一刻不停，或拍动双手，或轮换蹬脚。他们对这种情况大都具有自知，会诉说自己的难受之处，或向医师提出治疗要求。有时患者诉说"心里发痒"，指的就是这种难以描述的体验。静坐不能必须与精神障碍病情的恶化相鉴别。前者都有自知，知道自己的坐立不安是不正常的，但又无法控制；后者往往否认异常。医师对于静坐不能应该十分重视，因为严重者都伴有抑郁消极情绪，如不慎重对待和及时处理，有可能造成严重后果，甚至自杀身亡。处理：苯二氮䓬类药和 β 受体阻滞剂如普萘洛尔等有效，而抗胆碱能药通常无效。有时需减少抗精神障碍药剂量，或选用锥体外系反应低的药物。

（4）迟发性运动异常：或称迟发性运动障碍（TD）。这种锥体外副作用与前几种不一样，往往发生在较长时间治疗之后，尤其在剂量变动之后。有一种说法认为是"长期得不到递质的受体对于难得的递质呈现了过敏，做出过分的反应"，但这种学说尚未获证实。TD 的表现：开始时嘴唇和舌部时有不自主的动作，犹如舔食，也有的像在嚼东西。有的表现在肢体，出现除震颤外的各种不自主动作，例如舞蹈样动作（指肢体大关节处突然、快速、不规则的不自主动作）、指划样动作（手足徐动，指肢体远端小关节处持久、缓慢、不规则、蠕动样不自主动作）、舞蹈样指划动作（介乎上述二者之间，或其混合）、投掷样动作（指上肢做投掷东西样的大动作）。有的患者在脸上出现奇怪的快慢不定的扭动，称为"扮鬼脸"，以前往往被误认为精神症状，实际上也是 TD，是舞蹈样动作与指划样动作在脸部肌肉的混合表现。可以说，除了震颤以外的所有不自主动作都可以是 TD 的表现。这些症状都有不自主动作的特点：自己无法控制；在做其他自主动作时，不自主动作往往自行减轻或消失；在睡眠时完全消失。根据这几点可以与精神患者的怪异动作症状相区别。处理：关键在于预防、使用最低有效剂量或换用锥体外系反应低的药物。异丙嗪和银杏叶提取物可能具有一定改善作用。抗胆碱能药物会促进和加重 TD，应避免使用。早期发现、早期处理有可能逆转 TD。

2. 过度镇静与嗜睡　有些品种有较强的镇静作用，例如氯氮平、氯丙嗪等；有些品种镇静作用较轻，特别是高效价的药物，如氟哌啶醇等。镇静作用在急性期治疗时有很好的辅助作用，但对于康复期患者就是一种麻烦了。有人用哌甲酯等振奋剂来对抗，据称有效，但是否会使精神症状恶化，尚待研究证实。嗜睡副作用往往会在数周内适应，不必过早用药干预，除非十分严重，影响了生活。

3. 恶性综合征　少数应用抗精神障碍药的患者会突然出现以下症状：高热、肌强直、意识障碍和自主神经功能紊乱，称为恶性综合征（NMS）。一般多见于应用高效价（指每天治疗量只要数十毫克的药物）者，尤其是氟哌啶醇，但也有发生于应用其他药物者。不少病例还有白细胞计数及血清肌酸激酶（CPK）明显升高。其原因尚未完全明了。治疗应先停用有关药物，可以先用多巴胺受体激动剂，如金刚烷胺和溴隐亭，以及肌松药硝苯呋海因。后者效果迅速，剂量为静脉注射 1～5mg，每 6 小时 1 次，症状改善后改为口服。

4. 癫痫　有些病例在用药过程中会出现全身抽搐发作，尤其是有癫痫史者，因为抗精神障碍药降低了抽搐阈值。以低效价的品种如氯丙嗪或氯氮平较为多见，阿立哌唑、氨磺必利、利培酮和氟哌啶醇等治疗伴有癫痫的精神障碍患者可能较为安全。处理：可以同时服用抗癫痫药来预防再发。

5. 自主神经的不良反应　抗胆碱能的不良反应表现为口干、视力模糊、排尿困难和便秘等。硫利达嗪、氯丙嗪和氯氮平等多见，氟哌啶醇、奋乃静等少见。严重反应包括尿潴留、麻痹性肠梗阻和口腔感染，尤其是抗精神障碍药物合并抗胆碱能药物及三环类抗抑郁药治疗时更易发生。保持大便通畅，服用一些通便药物很重要。α肾上腺素能阻滞作用表现为直立性低血压、反射性心动过速及射精的延迟或抑制。直立性低血压在治疗的前几天最为常见，氯丙嗪肌内注射时最容易出现。患者由坐位突然站立或起床时可以出现晕厥无力摔倒或跌伤。嘱咐患者起床或起立时动作要缓慢。有心血管疾病的患者，剂量增加应缓慢。处理：让患者头低脚高位卧床；严重病例应输液并给予去甲肾上腺素、间羟胺等升压，禁用肾上腺素。

6. 心脏相关不良反应 某些抗精神障碍药，尤其是硫利达嗪可导致心电图的QT间期延长（奎尼丁样作用）等，罕见的严重者可出现尖端扭转性心律失常，极少数可能发展成为心室颤动或猝死。发病机制可能是改变心肌层中钾通道的结果。在老年人中，药物引起的心律失常更易危及生命。密切关注心电图QT间期的变化，以及及时发现和纠正低钾血症（尤其是兴奋激越和/或进食进水少的新入院患者）有可能降低抗精神障碍药物的猝死风险。近年报道显示，服用抗精神障碍药人群的心源性猝死风险是未用药人群的2倍，年猝死率达2.9‰。精神分裂症患者的死亡构成比中，大约2/3是因心血管疾病死亡，其风险也是普通人群的2倍。精神分裂症患者中，肥胖、代谢综合征、糖尿病和心血管病的患病率是一般人群的2～3倍。患者不良的生活方式以及遗传素质引发的糖脂代谢紊乱是心血管疾病的危险因素，服用抗精神障碍药物引起的体重增加、糖脂代谢异常和QT间期延长加重了以上风险。

7. 代谢和内分泌变化 服用抗精神障碍药后往往出现体重增加或肥胖，尤以氯氮平最为突出，与食欲增加和活动减少有关，发生机制较复杂，只能鼓励患者多活动，尽可能节食。女性患者有时会出现闭经或泌乳，可能与阻滞DA受体，使催乳素水平升高有关。治疗比较困难，必要时可尝试更换品种。

8. 其他不良反应 抗精神障碍药物还有许多不常见的不良反应。抗精神障碍药对肝脏的影响常见的为谷丙转氨酶（ALT）升高，多为一过性，可自行恢复，一般无自觉症状，轻者不必停药，合并护肝治疗；重者或出现黄疸者应立即停药，加强护肝治疗。胆汁阻塞性黄疸罕见，有时可以同时发生胆汁性肝硬化。其他罕见的变态反应包括药疹、伴发热的哮喘、水肿、关节炎和淋巴结病。严重的药疹可发生剥脱性皮炎，应立即停药并积极处理。氯丙嗪等吩噻嗪类药物可以在角膜、晶状体和皮肤上形成紫灰色素沉着，阳光地带和女性中多见。

9. 过量中毒 超量服用抗精神障碍药，往往会造成中毒，出现不同程度的意识障碍，从嗜睡至昏迷。除一般的抢救措施外，可以应用哌甲酯（利他林）10mg肌内注射或静脉滴注。较轻病例往往在肌内注射后不久便恢复意识，神志清醒。较重病例可以继续静脉滴注较大量，直至清醒。然后以肌内注射或口服维持1～2天。

临床应用证明效果良好，也无明显不良反应。

哌甲酯能促使神经元释放 DA、去甲肾上腺素（NE）等递质，是对付超量中毒的较好办法。若遇血压严重降低的情况，可以对症应用去甲肾上腺素静脉滴注升压，但不可用肾上腺素，已如前述。

表 10-3　抗精神障碍药的副作用（典型抗精神障碍药物和氯氮平）

副反应	吩噻嗪类			硫杂蒽类	丁酰苯类	氯氮平类
	二甲氨基	哌嗪	哌啶			
嗜睡	+++	−	++	+++	−	+++
急性运动异常	++	+++	+	+	+++	−
静坐不能	++	+++	+	+	+++	−
低血压	+++	+	+++	+++	+	++
抗胆碱能反应	+++	+	+++	++	+	+++
心电图异常	++	+	+++	+	+	++
肝功能异常	+++	+	+	++	+	+
粒细胞减少	+	−	−	−	−	++
皮疹	++	+	+++	+	+	−

注：+++ 多见，++ 较多见，+ 少见，− 无或罕见。

表 10-4　非典型抗精神障碍药物副作用

	体重增加	糖尿病风险	血脂异常
氯氮平	+++	+	+
奥氮平	+++	+	+
利培酮	++	D	D
喹硫平	++	D	D
阿立哌唑	+/−	−	−
齐拉西酮	+/−	−	−

注：+++ 多见，++ 较多见，+ 少见，— 无或罕见，D 不确定。

（五）抗精神障碍药物的禁忌证

（1）严重心血管疾病如心力衰竭和重症高血压等，严重肝脏疾病、肾脏疾病（如急性肾炎、肾功能不全）。

（2）严重中枢性抑制或昏迷。

（3）严重血液病或造血功能不良。

（4）抗精神障碍药物过敏。

（5）甲状腺功能减退和肾上腺皮质功能减退、重症肌无力、闭角型青光眼。

（6）急性感染、老人、孕妇、儿童慎用。

（7）每一种药物的应用应参照药品说明书中的禁忌证。

二、抗抑郁药

（一）抗抑郁药的发展

真正的抗抑郁药的问世是 20 世纪 50 年代初发现的单胺氧化酶抑制剂，50 年代后期，Kuhn 在瑞士发现了抗抑物亚氨基苯苄胺衍生物丙米嗪。随后的几十年间，抗抑郁药有了迅猛发展，与丙米嗪（米帕明）类似的药物如阿米替林、多塞平、氯米帕明等药物便先后进入临床，在此基础上开发的四环类药物，如马普替林（路滴灵）开发上市。20 世纪 70 年代以来，出现了一种不同于环类抗抑郁药的新型抗抑郁药，例如选择性 5–HT 再摄取抑制剂（SSRI），这些药物的共同特点是疗效与环类药物相当，比较安全，即使超量也不会致命；副作用少，特别是较少或没有抗胆碱能不良反应，对于心脏没有明显毒性。近年来，这类药物发展迅速，有替代三环类之势。

（二）抗抑郁药的分类

我们在此不按化学结构来分类，而是依据实用原则，分为传统抗抑郁药和新型抗抑郁药。

1. 新型抗抑郁药　目前常用的新型抗抑郁药包括：①选择性 5– 羟色胺再摄取抑制剂；② 5– 羟色胺和去甲肾上腺素再摄取抑制剂；③去甲肾上腺素和多巴胺再摄取抑制剂；④选择性去甲肾上腺素再摄取抑制剂；⑤ 5– 羟色胺阻滞和再摄取抑制剂；⑥ α_2 肾上腺素受体阻滞剂或去甲肾上腺素能及特异性 5– 羟色胺能抗抑郁药；⑦褪黑素受体激动剂；⑧治疗抑郁的植物药或中成药。

2. 传统抗抑郁药　传统抗抑郁药包括三环类抗抑郁药（TCAs）和在此基础上开发出来的杂环或四环类抗抑郁药，以及单胺氧化酶抑制剂（MAO）。

（三）抗抑郁药的临床应用

1. 药物应用原则

（1）尽可能使用单一的药物。

（2）从小剂量开始，并根据不良反应和临床疗效，用 1～2 周的时间逐渐增加到最大有效剂量。

（3）抗抑郁疗效要在用药 2～4 周出现，因此不能过早换药。

（4）足量服药 6～8 周无效或疗效不明显者，可考虑换药。

（5）经过急性期的抗抑郁治疗，抑郁障碍症状已缓解，此时应以有效治疗剂量继续巩固治疗 4～6 个月。随后进入维持治疗阶段。维持剂量通常维持有效治疗剂量，可视病情及不良反应情况逐渐减少剂量，一般维持 6 个月或更长时间。反复频繁发作者应长期维持，从而预防复发。

（6）缓慢、逐步减停药物，以防撤药综合征。

（7）三环类抗抑郁药在体内的半衰期长，一般可以每天 1 次睡前服或以睡前剂量为主方式给药。这样可以避免白天患者的过度镇静和抗胆碱能不良反应。

（8）对有严重抑郁或有自杀倾向者，可在早期配合电休克治疗。

2. 新型抗抑郁药的应用

（1）选择性 5- 羟色胺再摄取抑制剂：选择性 5- 羟色胺再摄取抑制剂（SSRI）是 20 世纪 80 年代陆续开发并试用于临床的一类新型抗抑郁药。目前常用于临床的 SSRIs 有 6 种：氟西汀、帕罗西汀、舍曲林、氟伏沙明、西酞普兰和艾司西酞普兰。这类药物选择性抑制胞体膜和突触前膜对 5-HT 的回收，对 NE 影响很小，几乎不影响 DA 的回收。其中的帕罗西汀、氟伏沙明有轻度的抗胆碱能作用。

适应证包括抑郁障碍、强迫症、惊恐症和贪食症等，但不同的 SSRIs 对不同靶症状的剂量、起效时间、耐受性和疗效不同，在强迫症和贪食症的治疗中剂量应相对较大。临床特点：抗抑郁作用与 TCAs 相当，但对严重抑郁的疗效可能不如 TCAs；半衰期长，多数只需每天给药 1 次，疗效在停药较长时间后才逐渐消失；心血管和抗胆碱不良反应轻微，过量时较安全，前列腺肥大和青光眼患者可用。不良反应主要包括恶心、腹泻、失眠、不安和性功能障碍，多数不良反应持续时间短、一过性、可产生耐受；与其他抗抑郁药合并使用常常增强疗效，但应避免与 MAO 等合用，否则易致 5-HT 综合征。

1）氟西汀：适用于各种抑郁障碍、强迫症和贪食症等患者。半衰期最长，其活性代谢产物的半衰期可达 7 ～ 15 天。最理想的剂量是 20mg/d，随着剂量增加不良反应也有所增加。对肝脏 CYP2D6 酶抑制作用较强，与其他有关药物合用时有所禁忌。

2）帕罗西汀：对伴焦虑的抑郁障碍及惊恐症较适合。初始剂量为 20mg，根据情况每次加 10mg，间隔时间应不少于 1 周。停药太快有撤药反应，因此撤药应缓慢进行。和氟西汀一样，帕罗西汀对 CYP2D6 等酶的抑制作用也较强。

3）舍曲林：适用于各种抑郁障碍和强迫症患者，包括儿童青少年患者。用药早期易产生焦虑或激活惊恐。抗抑郁的开始剂量为 50 ～ 100g，可酌情加量。舍曲林 P450 酶抑制作用弱，故很少与其他药物发生配伍禁忌。

4）氟伏沙明：适用于各种抑郁障碍和强迫症患者，包括儿童青少年患者。有一定的睡眠改善作用，性功能障碍发生较少。日剂量＞ 100mg 时可分为 2 次服用。氟伏沙明对肝脏 CYP1A2 等酶的抑制作用强，应注意相应的药物配伍禁忌。

5）西酞普兰和艾司西酞普兰：艾司西酞普兰是外消旋西酞普兰的左旋对映体，

治疗作用相对于西酞普兰明显增强。适用于各种抑郁障碍或伴惊恐的抑郁障碍。常用剂量：西酞普兰 20mg/d、艾司西酞普兰 10mg/d。两药对肝脏细胞色素 P450 酶的影响在 SSRIs 中最小，因此几乎没有药物配伍禁忌，安全性较强。

（2）选择性 5- 羟色胺和去甲肾上腺素再摄取抑制剂：①文拉法辛：该药具有剂量依赖性单胺药理学特征，低剂量仅有 5-HT 再摄取阻滞，中至高剂量有 5-HT 和 NE 再摄取阻滞，非常高的剂量有 5-HT、NE 和 DA 再摄取阻滞。起效较快。中至高剂量用于严重抑郁和难治性抑郁患者，低剂量时与 SSRIs 没有多大差别，可用于非典型抑郁，低剂量时不良反应与 SSRIs 类似，如恶心、激越、性功能障碍和失眠；中至高剂量时不良反应为失眠、激越、恶心、头痛和高血压。撤药反应常见，如胃肠反应、头晕、出汗等。②度洛西汀：和文拉法辛一样，属于 5-HT 和 NE 双重再摄取抑制剂。中枢镇痛作用机制不明。除适用于严重抑郁外，还能改善慢性疼痛如糖尿病性周围神经痛。主要不良反应包括胃部不适、头痛、口干、睡眠障碍、多汗、便秘、尿急和性功能障碍等，可见撤药反应。慢性酒精中毒和肝功能不全者慎用，未经治疗的闭角型青光眼患者避免使用。③米那普仑：可同时抑制神经元对 5-HT 和 NE 的再摄取，从而使突触间隙的递质浓度增高，对 α 肾上腺素受体、毒蕈碱受体和 H_1 组胺受体无亲和力，对单胺氧化酶活性也没有影响。主要用于治疗抑郁障碍，同时也用于纤维肌痛的治疗，常见不良反应为头晕、多汗，面部潮红、排尿困难等。

（3）去甲上腺素能和特异性 5- 羟色胺能抗抑郁药：米安色林和米氮平的药理作用主要是拮抗突触前 $α_2$ 肾上腺素受体，以增加去甲肾上腺素能和 5- 羟色胺能的传递，还对 5-HT 受体具有阻断作用。因此，除抗抑郁作用外，还有较强的镇静和抗焦虑作用。有体重增加、过度镇静不良反应，少有性功能障碍或恶心、腹泻。米安色林有引起粒细胞减少的报道，应监测血常规。米氮平单用或与其他抗抑郁药联用可用于严重抑郁和难治性抑郁患者。

（4）去甲肾上腺素和多巴胺再摄取抑制剂：安非他酮为 NE 和 DA 双重再摄取抑制剂。既有 DA 再摄取抑制作用，又具有激动 DA 的特性，长期大剂量服用可使 β 肾上腺素受体下调。适用于双相抑郁、迟滞性抑郁、睡眠过多、用于认知缓慢或假性痴呆及 5-HT 能药物无效或不能耐受者，还可用于注意缺陷障碍、戒烟、兴奋剂的成瘾和渴求。常见的不良反应有坐立不安、失眠、头痛、恶心和出汗。大剂量有诱发癫痫的报道。

（5）选择性去甲肾上腺素再摄取抑制剂：瑞波西汀为选择性 NE 再摄取抑制剂。尤其 SSRIs 治疗无效者可选用。主要不良反应为口干、便秘、多汗、失眠、勃起困难、排尿困难、不安或直立性低血压等。老年患者对该药个体差异大剂量不易掌握，因此不推荐用于老年患者。与抑制 CYP3A4 酶药物合用需慎重，青光眼、前列腺增生、低血压及新近心血管意外者禁用。

（6）5-羟色胺阻滞和再摄取抑制剂：①曲唑酮：既阻滞 5-HT 受体，又选择性地抑制 5-HT 再摄取，该药通过 CYP2D6 酶介导生成代谢物 m-氧苯乐嗪（mCPP）。适用于伴有焦虑、激越、睡眠及性功能障碍的抑郁患者。5-HT 阻滞所致的不良反应为嗜睡、视像存留（少见）和乏力。CYP2D6 缺乏或抑制时，mCPP 生成增多，导致头晕失眠、激越、恶心等。初始用药出现激越和流感样症状，表明致焦虑的 mCPP 产生较多。镇静作用较强，还可引起阴茎异常勃起。换用或加用 SSRIs 需谨慎，缺乏 CYP2D6 酶者慎用。②伏硫西汀：通过两种不同的作用模式，即抑制 5-HT 转运体的再摄取和调节 5-HT 受体，后者包括拮抗 5-HT3、拮抗 5-HT7、拮抗 5-HT10、部分拮抗 5-HT1A、拮抗 5-HT1B，发挥抗抑郁疗效。可改善抑郁及相关认知症状，有助于减少与 5-HT 能再摄取抑制相关的恶心呕吐、失眠、性功能障碍等副作用。且对老年患者有效。与安非他酮合用时应关注恶心、腹泻及头痛的风险。肾功能损害者无须调整剂量，轻、中度肝功能损害者也无须调整剂量，严重肝功能损害者应用证据不足。

（7）褪黑素受体激动剂：阿戈美拉汀为褪黑素能 M_1 和 M_2 受体的激动剂以及 5-HT2C 受体的阻滞剂，是全新机制的新一代抗抑郁药。适用于成人抑郁障碍或严重抑郁的患者。起效较快，能改善睡眠质量和日间功能。没有撤药反应，不影响性功能、体重、心率或血压。禁用于肝功能损害或与 CYP1A2 酶强抑制剂如氟伏沙明和环丙沙星等联用。常见不良反应为头痛、头晕、嗜睡或失眠、胃肠反应和转氨酶升高。

（8）植物药或中成药：植物贯叶连翘（即圣约翰草）提取物、巴戟天寡糖胶囊及一些中成药如疏肝解郁胶囊等抗抑郁药也用于临床。

3. 传统抗抑郁药的应用

（1）三环类抗抑郁药：三环类抗抑郁药（TCAs）曾是临床上治疗抑郁障碍的首选药之一，因为不良反应问题，目前多作为二线用药。其中，丙米嗪是最早发现的具有抗抑郁作用的化合物，1957 年开始应用于临床。除了阻滞 NE 和 5-HT 再摄取起到治疗作用外，TCAs 作为吩噻嗪类传统抗精神障碍药的衍生物也具有胆碱能 M_1、去甲肾上腺素能 α_1 和组胺能 H_1 受体阻断作用，而且对心脏和肝脏的毒性增大。由于 TCAs 的治疗指数较为狭窄，药物间相互作用较为突出，治疗药物监测必要性较大。

1）适应证和禁忌证：适用于治疗各类以抑郁障碍症状为主的精神障碍，如内因性抑郁、恶劣心境障碍、反应性抑郁及器质性抑郁等。对精神分裂症患者伴有的抑郁障碍症状，治疗宜谨慎，TCAs可能使精神障碍性症状加重或明显化。还可以用于治疗焦虑症、惊恐发作和恐惧症。小剂量丙米嗪可用于治疗儿童遗尿症，氯米帕明则常用于治疗强迫症。

有严重心、肝、肾疾病，以及粒细胞减少、青光眼、前列腺肥大及妊娠前3个月禁用。癫痫和老年人慎用。

2）药物的选择：丙米嗪镇静作用弱，适用于迟滞性抑郁及儿童遗尿症。氯米帕明和选择性5-HT再摄取抑制剂一样，既能改善抑郁，也是治疗强迫症的有效药物。阿米替林镇静和抗焦虑作用较强，适用于激越性抑郁。多塞平抗抑郁作用相对较弱，但镇静和抗焦虑作用较强，常用于治疗恶劣心境障碍和慢性疼痛。马普替林心肝毒性较少，以往常用于老年抑郁患者。

3）用法和剂量：从小剂量开始，并根据不良反应和临床疗效，用1～2周的时间逐渐增加到最大有效剂量。服用抗抑郁药以后，患者的睡眠首先得到改善，抗抑郁疗效要在用药2～4周出现。例如，丙米嗪应以25～50mg/d开始治疗，每天（甚至在更长时间内）增加25mg，直到日剂量达到100mg左右。在决定进一步加大剂量前，患者应维持这一剂量大约1周。如果患者没有或只有轻微疗效，应在下一周把剂量增加到100～200mg/d。如果仍没有进一步改善，应检测血药浓度，如剂量足够，治疗6～8周无效或疗效不明显者，可考虑换药。由于三环类抗抑郁药在体内的半衰期长，一般可以每天1次睡前服或以睡前剂量为主方式给药。这样可以避免白天患者的过度镇静和抗胆碱能不良反应。

经过急性期的抗抑郁治疗，抑郁障碍症状已缓解，此时应以有效治疗剂量继续巩固治疗4～6个月。随后进入维持治疗阶段。维持剂量通常低于有效治疗剂量，可视病情及不良反应情况逐渐减少剂量，一般维持6个月或更长时间。最终，缓慢逐步减、停药物。反复频繁发作者应长期维持，起到预防复发作用。

4）不良反应及其处理：TCAs大多数不良反应较新型药物重，有时足以影响治疗。发生的频度及严重程度与剂量和血药浓度呈正相关，同时与躯体状况亦有关。①抗胆碱能不良反应：TCAs治疗中最常见的不良反应。出现的时间早于药物发挥抗抑郁效果的时间。表现为口干、便秘、视物模糊等。患者一般随着治疗的延续可以耐受，症状将会逐渐减轻。严重者可出现尿潴留、肠麻痹。处理：原则上应减少抗抑郁药的剂量，必要时加拟胆碱能药对抗不良反应。②中枢神经系统不良反应：多数TCA具有镇静作用，与其组胺受体结合力相平行。出现震颤可以减少剂量或换用其他抗抑郁药或采用β受体阻滞剂如普萘洛尔治疗。在癫痫患者或有癫痫病史的患者中，TCAs容易促发癫痫发作，特别是在开始用药或加量过快和用量过大时。TCAs导致的药源性意识模糊或谵妄，老年患者中易出现，并且与血药浓度密切相关。TCAs 诱导的脑电图异常与血药浓度密切相关。TCAs 还能诱发睡前幻觉、精神障碍性症状及躁狂。③心血管不良反应：是主要的不良反应。α肾上腺素能受体的阻断可发生直立性低血压过速、头晕等，老年人和患有充血性心力衰竭的患者更多见。TCAs 所致 QT 间期延长（奎尼丁样用）可诱发心律失常。TCAs 还可引起 P-R 间期和 QRS 时间延长，引起危险的二度和三度传导阻滞因而禁用于具有心脏传导阻滞的患者。临床应用中应监测心电图。④性方面的不良反应：因抑郁障碍本身和抗抑郁药均可引起性功能障碍，故应详细询问病史弄清是疾病的表现还是药物的不良反应，与三环类抗抑郁药有关的性功能障碍包括勃起功能障碍、射精障碍、性兴趣和性快感降低。性功能障碍会随抑郁障碍的好转和药量的减少而改善。⑤体重增加：可能与组胺受体阻断有关。另外，有些患者出现外周性水肿，此时应限制盐的摄入。⑥过敏反应：轻度皮疹，经过对症治疗可以继续用药；对于较严重的皮疹，应当逐渐减、停药物一步的治疗，应避免使用已发生过敏的药物。偶有粒细胞缺乏发生，一旦出现应立即停药，且以后禁用。⑦过量中毒：超量服用或误服可发生严重的毒性反应，危及生命。死亡率高，一次吞服丙咪嗪 1.25g 即可致死。临床表现为昏迷、癫痫发作、心律失常三联征，还可有高热、低血压、肠麻痹、瞳孔扩大、呼吸抑制、心搏骤停。处理：试用毒扁豆碱缓解抗胆碱能作用，每 0.5～1 小时重复给药 1～2mg。及时洗胃、输液，积极处理心律不齐、控制癫痫发作。由于三环类药物的抗胆碱能作用使胃内容物排空延迟，即使过量服入后数小时，仍应采取洗胃措施。

5）药物间的相互作用：某些药物对 TCAs 的血药浓度有影响。西咪替丁、哌甲酯、氯丙嗪、氟哌啶醇、甲状腺素、雌激素、奎宁等可抑制 TCAs 的代谢，使其血浆浓度增高。而卡马西平、酒精、吸烟、口服避孕药、苯妥英、苯巴比妥可诱导药物代谢酶，增加 TCAs 代谢，使其血浆浓度下降。

TCAs 对其他药物的影响表现：拮抗胍乙啶、可乐定的抗高血压作用，加重酒精、安眠药等的中枢抑制，与拟交感药合用导致高血压、癫痫发作，增强抗胆碱能药、抗精神障碍药的抗胆碱不良反应，促进单胺氧化酶抑制剂的中枢神经毒性作用。

（2）单胺氧化酶抑制剂：MAO 主要分为两大类型。一类称为不可逆性 MAO，即以肼类化合物及反苯环丙胺为代表的老一代 MAO，因不良反应大，禁忌较多，国内临床上已基本不用；另一类为可逆性 MAO，是以吗氯贝胺为代表的新一代 MAO。

MAO 作为二线药物主要用于新型抗抑郁药、三环类或其他药物治疗无效的抑郁障碍。此外，对伴睡眠过多、食欲和体重增加的非典型抑郁或轻型抑郁或焦虑抑郁混合状态效果较好。吗氯贝酸的禁忌较老一代 MAO 少。治疗初始时剂量为 300～450mg/d，分 3 次服用。从第 2 周起，逐渐增加剂量，最大可达到 600mg/d。

三、抗焦虑药

（一）抗焦虑药的发展

抗焦虑药是主要用于减轻焦虑、紧张、恐惧，稳定情绪，兼有镇静催眠作用的药物。它是近年来提出的一个新名词，主要是由于苯二氮䓬类药物的广泛应用而出现的。在过去，这类药物称为镇静药，多数镇静药在睡前较大剂量的应用时可以起到催眠作用，因此在早期被称为催眠药。既往常用的巴比妥类镇静药因中枢抑制作用明显、治疗安全性差和成瘾性，目前较多用于抗癫痫治疗及静脉麻醉等。现在所说的抗焦虑药主要是指苯二氮䓬类药物和新的其他抗焦虑药。

（二）抗焦虑药的分类

真正的抗焦虑药主要有两类：一类是苯二氮䓬类药物，一类是 $5-HT_{1A}$ 受体激动剂（丁螺环酮、坦度螺酮）。此外，还有其他的药物，如早期的巴比妥类镇静药物，抗抑郁药有时也被应用。同时一些作用在外周的相应药物，如普萘洛尔等也被应用于抗焦虑的辅助治疗。

苯二氮䓬类药物有地西泮（安定）、氟西泮（氟安定）、硝西泮（硝基安定）、艾司唑仑（舒乐安定）、氯硝西泮（氯硝安定）、阿普唑仑（佳乐定、佳静安定）、劳拉西泮（罗拉）、三唑仑。三唑仑已经作为一类精神药物管理使用。

$5-HT_{1A}$ 受体激动剂包括丁螺环酮、坦度螺酮。

（三）临床应用

1. 临床效应

（1）抗焦虑：这是这类药物的主要适应证。急性应激性焦虑由于病程短，所以较难做对照研究以准确评定这类药物的疗效，临床上主要用于神经症性焦虑，而且效果比较肯定，同时也可以用于惊恐发作、广泛性焦虑症和伴有抑郁的焦虑。

（2）催眠：很多抗焦虑药都有催眠的作用。氟西泮是第一个作为催眠药推出的药物。但是国内三唑仑用得比较多。

（3）抗痉挛：癫痫持续状态时可以静脉用药。

（4）治疗戒断症状：首选苯二氮䓬类药物，症状严重可以选择静脉注射地西泮或氯硝西泮。

（5）抗抑郁作用：阿普唑仑不仅可以抗焦虑，而且还有抗抑郁作用。

（6）药物联合应用：这类药物用于抗精神障碍药物联合应用，可强化治疗效果。

2. 具体应用

（1）苯二氮䓬类药物：多数苯二氮䓬类药物的半衰期较长，所以无须每天 3 次给药，每天 1 次即可。或因病情需要，开始可以每天 2～3 次，病情改善后，可改为每天 1 次。苯二氮䓬类药物治疗开始时可用小剂量，3～4 天加到治疗量。急性期患者开始时剂量可稍大些，或静脉给药，以控制症状。

（2）丁螺环酮及坦度螺酮：前者抗焦虑治疗的剂量范围 15～45mg/d，分 3 次口服；后者抗焦虑治疗的剂量范围 30～60mg/d，分 3 次口服。这两种药物不仅有抗焦虑的作用，而且还有强化抗抑郁药的作用。

（3）其他：还有其他的药物如抗抑郁药、普萘洛尔等也有一定的抗焦虑作用。

3. 不良反应　不良反应较少，一般能很好地耐受，偶有严重并发症。

苯二氮䓬类药物最常见的不良反应为嗜睡、过度镇静、智力活动受影响、记忆力受损、运动协调性减低等。上述不良反应常见于老年或有肝脏疾病者。血液、肝和肾方面的不良反应较少见。偶见兴奋、梦魇、谵妄、意识模糊、抑郁、攻击、敌视行为等。妊娠头 3 个月服用时，有引起新生儿唇裂、腭裂的报道。

苯二氮䓬类药物的毒性作用较小。严重躯体疾病患者、年老体弱患者、同时服用其他精神药物或吗啡类药物或乙醇等患者，更易出现中枢呼吸抑制甚至死亡。作为自杀目的服入过量药物者，如果同时服用其他精神药物或乙醇易导致死亡。单独服药过量者常进入睡眠状态，可被唤醒，血压略下降，在 24～48 小时后转醒。处理主要采用洗胃、输液等综合措施。血液透析往往无效。

苯二氮䓬类药物突然中断，将引起戒断症状。戒断症状多为焦虑、激动、易激惹、失眠、震颤、头痛、眩晕、多汗、烦躁不安、耳鸣、人格解体及胃肠症状（恶心、呕吐、厌食、腹泻、便秘）。严重者可出现惊厥，此现象罕见但可导致死亡。因此，苯二氮䓬类药物在临床应用中要避免长期应用，最好持续使用时间不超过 1 个月，停药宜逐步缓慢进行。

四、心境稳定剂

心境稳定剂又称抗躁狂药，是治疗躁狂以及预防双相障碍的躁狂或抑郁发作，且不会诱发躁狂或抑郁发作的一类药物。主要包括锂盐（碳酸锂）和数种抗癫痫药物，常用的是丙戊酸盐、卡马西平、拉莫三嗪和加巴喷丁等。

（一）碳酸锂

1. 临床应用

（1）适应证和禁忌证：主要适应证是躁狂症和双相障碍，它是目前的首选药物，对躁狂症以及双相障碍的躁狂发作或抑郁发作均有治疗和预防复发作用。分裂情感性精神障碍也可用锂盐治疗。对精神分裂症伴有情绪障碍和兴奋躁动者，碳酸锂可以作为抗精神障碍药物治疗的增效药物。

急慢性肾炎、肾功能不全、严重心血管疾病、重症肌无力、妊娠头3个月及缺钠或低盐饮食患者禁用。帕金森病、癫痫、糖尿病、甲状腺功能减退、神经性皮炎、老年性白内障患者慎用。

（2）用法和剂量：常用碳酸锂每片250 mg，饭后口服给药，一般开始每次给250 mg，每天2～3次，逐渐增加剂量，有效剂量范围为750～1500 mg/d，偶尔可达2 000 mg/d。锂盐充分治疗的情况下，总有效率70%。一般至少1周才能起效，6～8周可以完全缓解，此后应以有效治疗剂量继续巩固治疗2～3个月。可以停药的患者应逐步缓慢停药。

锂盐的治疗窗狭窄，中毒剂量与治疗剂量接近，因此有必要监测血锂浓度，可以据此调整剂量、确定有毒及中毒程度。在治疗急性病例时，血锂浓度宜为0.6～1.2 mmoL/L，超过1.4 mmoL/L易产生中毒反应，尤其是老年人和有器质性疾病患者。为尽快控制急性躁狂症状，可在治疗开始时与抗精神障碍药或苯二氮䓬类药物合用。待兴奋症状控制后，应逐渐将苯二氮䓬类药物和抗精神障碍药物撤去，较长时间合用可掩盖锂中毒的早期症状。

（3）维持治疗：锂盐的维持治疗适用于双相障碍及躁狂症反复发作者，锂盐能减少其复发次数和减轻发作的严重程度。维持治疗应在第二次发作缓解后给予，维持时间可考虑持续到病情稳定，达到既往发作2～3个循环的间歇期或持续2～3年。维持治疗量为治疗量的一半，即每天500～750 mg，保持血锂浓度为0.4～0.8 mmoL/L。躁狂首次发作治愈后，一般可以不用维持治疗。

2. 不良反应 锂在肾脏与钠竞争重吸收，缺钠或肾脏疾病易导致体内锂的蓄积中毒。不良反应与血锂浓度相关，一般发生在服药后1～2周，有的出现较晚。常饮淡盐水可以减少锂盐蓄积和不良反应。根据不良反应出现的时间可分为早期、后期的不良反应以及中毒先兆。

（1）早期的不良反应：无力、疲乏、嗜睡、手指震颤、厌食、上腹不适、恶心、呕吐、稀便、腹泻、多尿、口干等。

（2）后期的不良反应：由于锂盐的持续摄入，患者持续多尿、烦渴、体重增加、甲状腺肿大、黏液性水肿、手指细震颤。粗大震颤提示血药浓度已接近中毒水平。锂盐干扰甲状腺素的合成，女性患者可引起甲状腺功能减退。类似低钾血症的心电图改变亦可发生，但为可逆的，可能与锂盐取代心肌钾有关。

（3）锂中毒先兆：表现为呕吐、腹泻、粗大震颤、抽动、呆滞、困倦、眩晕、构音障碍和意识障碍等应即刻检测血锂浓度，如血锂超过1.4 mmoL/L时应减量。

如临床症状严重应立即停止锂盐治疗。血锂浓度越高，脑电图改变越明显，因而监测脑电图有一定价值。

（4）锂中毒及其处理：引起锂中毒的原因很多，包括肾锂廓清率下降、肾脏疾病的影响、钠摄入减少、患者自服过量、年老体弱以及血锂浓度控制的不当等。中毒症状包括共济失调、肢体运动协调障碍、肌肉抽动、言语不清和意识模糊，重者昏迷、死亡，一旦出现毒性反应需立即停用锂盐，大量给予生理盐水或高渗钠盐加速锂的排泄，或进行人工血液透析。一般无后遗症。

（二）丙戊酸盐

1. 临床应用　丙戊酸盐对躁狂症的疗效与锂盐相当，对混合型躁狂、快速循环型双相障碍以及锂盐治疗无效者可能疗效更好。可与锂盐合用治疗难治性患者。肝脏和胰腺疾病者慎用，孕妇禁用。初始剂量 400～600 mg/d，分 2～3 次服用，每隔 2～3 天增加 200 mg，剂量范围 800～1 800 mg/d。治疗浓度应达 50～120 mg/L。老年患者酌情减量。与氟哌啶醇、吩噻嗪类抗精神障碍药物、三环类抗抑郁药、单胺氧化酶抑制剂合用时，可降低丙戊酸的效应。与卡马西平合用时可导致药物代谢加速，使二者血药浓度和半衰期降低。

2. 不良反应　总体而言不良反应发生率较低，较少引起认知功能损害。常见不良反应为胃肠刺激症状，如恶心、呕吐、腹泻等，以及镇静、共济失调、震颤、脱发等。转氨酶升高较多见，造血系统不良反应少见，偶见过敏性皮类湿疹、异常出血或斑、白细胞计数减少等，极少数患者尤其是儿童曾出现罕见的中毒性肝炎和胰腺炎，是罕见的特异质性反应。药物过量的早期表现为恶心、呕吐、腹泻等消化道症状，之后出现肌无力、四肢震颤、共济失调、嗜睡、意识模糊或昏迷。应立即停药，并对症支持治疗。

（三）卡马西平 / 奥卡西平

卡马西平对治疗急性躁狂和预防躁狂发作均有效，尤其对锂盐治疗无效的、不能耐受锂盐不良反应的、快速循环发作的躁狂患者，效果较好。卡马西平与锂盐合用可预防双相障碍患者复发，其疗效较锂盐与抗精神障碍药物合用要好。青光眼、前列腺增生、糖尿病、酒精依赖者慎用，白细胞计数减少、血小板计数减少、肝功能异常以及孕妇禁用。初始剂量 400 mg/d，分 2 次口服，每 3～5 日增加 200 mg，剂量范围 400～1 600 mg/d，血浆水平应达 4～12 mg/L。剂量增加太快，会导致眩晕或共济失调。卡马西平具有抗胆碱能作用，治疗期间可出现视物模糊、口干、便秘等不良反应。皮疹较多见，严重者可出现剥脱性皮炎。偶可引起白细胞和血小板计数减少及肝损害。应监测血常规的改变。奥卡西平是卡马西平结构变化的产物，比卡马西平不良反应少，耐受性好。

（四）拉莫三嗪

拉莫三嗪不仅是一种心境稳定剂，而且具有较明显的抗抑郁作用，特别是对抑郁发作、快速循环、混合发作等均有良好疗效，而且对抑郁发作有预防复发的效果。拉莫三嗪是唯一对抑郁发作比对躁狂或轻躁狂相更为有效的心境稳定剂，并能增强锂盐的疗效。此外，拉莫三嗪对精神分裂症的难治性阳性症状治疗亦有一定增效作用。推荐的滴定速度为前 2 周 25 mg/d，之后 2 周 50 mg/d，再增加到 75 ~ 100 mg/d，单药治疗的目标剂量为 200 mg/d，与丙戊酸盐合用时的目标剂量为 100mg/d，与酶诱导剂（除丙戊酸盐之外）合用时的目标剂量为 400 mg/d，分 1 ~ 2 次服用。治疗期间可出现眩晕、头痛、复视、恶心和共济失调。药疹在 5% ~ 10% 的使用拉莫三嗪治疗患者中出现，包括剥脱性皮炎（Stevens-Johnson 综合征）和中毒性表皮坏死松解症。合用丙戊酸盐或超出拉莫三嗪的起始推荐剂量或加药速度过快时，药疹的风险增加。

五、物理治疗

（一）电休克治疗

电休克治疗也称电休克治疗，是用一定量的电流通过脑部，引起中枢神经系统癫痫样放电，并产生全身抽搐的治疗方法。目前，有条件的地方已推广采用改良电休克治疗。该方法是通电前给予麻醉剂和肌肉松弛剂，使得通电后患者不发生抽搐，避免骨折、关节脱位等并发症的发生，更为安全，也易被患者和家属接受。

1. 适应证

（1）严重抑郁，有强烈自伤、自杀行为者，明显自责自罪者。

（2）极度兴奋、躁动、冲动伤人者。

（3）拒绝进食、违拗和紧张木僵者。

（4）精神药物治疗无效或多数药物不能耐受者。

从以上的适应证来看，ECT 主要适用于抑郁障碍、躁狂症和精神分裂症。也有些教科书将产后心身症状列入其中，主要是针对产后心身症状的临床相。例如，抑郁障碍患者出现下列情况就应该或可以使用 ECT，而不是所有的抑郁障碍患者都要使用 ECT。

抑郁障碍 ECT 治疗指标：①严重的抑郁障碍，因缺乏营养可能会导致生命危险者。②抑郁性木僵。③严重自杀或自杀倾向的抑郁障碍。④激越或精神错乱的抑郁障碍。⑤产后抑郁障碍。⑥口服抗抑郁药治疗失败。⑦不能适应口服或注射抗抑郁药的副作用。⑧被临床认定为难治性抑郁障碍。⑨以前 ECT 治疗有良好效应。

对于躁狂症的治疗，各国的应用观点有所不同。在国外不少地区，往往建议首先为躁狂患者使用 ECT，再用药物治疗，这是一种有效而经济的做法，特别是在短期内控制症状有效。

精神分裂症如果出现适应证中的 4 种情况应该应用 ECT 治疗。大剂量的抗精神障碍药物可能会产生明显而严重的副作用，因此，也可以考虑使用 ECT 控制精神分裂症的急性症状。特别是一定剂量的抗精神障碍药物联合 ECT 对急性精神分裂症的精神错乱和抑郁障碍症状比单一用药更加迅速有效。说明 ECT 治疗精神分裂症虽然不是普遍的，但的确有效。对有被害妄想、被动体验或妄想情绪并同时有抑郁表现的患者，ECT 尤其有效。

产后心身症状可使用 ECT 治疗。产妇需要照顾婴儿，因此及时控制症状是必须的。同时还有一个重要因素，某些药物会通过乳汁进入婴儿的身体。所以，对于出现产后心身症状患者，应该尽量少用药物。

2. 禁忌证

（1）近期有心肌梗死病史。

（2）充血性心力衰竭。

（3）缺血性心脏病。

（4）没有控制到正常水平的高血压。

（5）安装了心脏起搏器。

（6）主动脉瘤。

（7）有脑肿瘤或脑出血史。

（8）颅内占位性病变所致的颅内高压。

（9）尚有发作的癫痫。

（10）近期有脑外伤。

（11）颅内感染。

（12）肺部感染或哮喘等影响呼吸功能的疫病。

（13）颈椎疾病或颈面部畸形。

（14）视网膜脱落。

（15）嗜铬细胞瘤。

（16）导致麻醉危险的疾病。

3. 电休克的操作

（1）治疗前的准备：①应详细查体和做必要的理化检查，包括血常规、血生化、心电图、脑电图、胸部 X 线与脊柱 X 线。②签署知情同意书，并向患者解释，解除其紧张恐惧，争取合作。③治疗前 8 小时停服抗癫痫药和抗焦虑药或治疗期间避免应用这些药物，禁食、禁水 4 小时以上。④每次治疗前应测体温、脉搏、呼吸与血压。如体温在 37.5℃以上，脉搏 120 次 / 分以上或低于 50 次 / 分，血压超过 150/100 mmHg 或低于 90/50 mmHg，应禁用。⑤治疗前 6 小时内禁饮食。治疗前排空大、小便，取下活动义齿、发卡，解开衣带、领扣。⑥治疗室应安静、宽敞、明亮，并备好各种急救药品与器械。室温保持 18 ～ 26℃。

（2）治疗技术：电休克一般在上午进行。治疗时患者仰卧在治疗台上，四肢自然伸直，两肩胛间垫一小枕，使头部过伸脊柱前突。

1）静脉注射阿托品 1 mg，以减少呼吸道分泌物与防止通电时引起的迷走神经反应造成心搏骤停。

2）静脉注射 2.5% 硫喷妥钠 9 ～ 14 mL（约 5mg/kg），静脉注射速度前 6 mL 约为 3 mL/min（较快），以后为 2 mL/min（较慢），到睫毛反射迟钝或消失，患者呼之不应、推之不动为止。

3）硫喷妥钠静脉注射 7.5 ～ 10.0 mL（约为全量 2/3）时给氧气吸入。

4）0.9% 氯化钠 2 mL 静脉注射，防止硫喷妥钠与氯化琥珀酰胆碱混合发生沉淀。然后将氯化琥珀酰胆碱 1 mL（50 mg）以注射用水稀释到 3 mL 快速静脉注射（10 秒钟注完）。注射后 1 分钟即可见自睑面口角到胸腹四肢的肌束抽动（终板去极化），然后全身肌肉松弛，腱反射消失，自主呼吸停止。此时为通电最佳时间。

5）在麻醉后期，将涂有导电胶的电极紧贴于患者头部两侧颞部（双侧电极放置）或右侧顶颞部（单侧电极放置），局部接触要稳妥，以减少电阻。

6）停止供氧。用压舌板放置在患者一侧上下臼齿间，用手紧托下颌（无抽搐电休克治疗也可不用压舌板，但必须紧托下颌）。电量调节原则上以引起痉挛发作阈值以上的中等电量为准。根据不同的治疗机适当确定通电参数，如交流电疗机一般为 90—110—130 mA，通电时间为 3 ～ 4 秒。如通电后 20 ～ 40 秒内无抽搐发作，或产生非全身性抽搐时间短暂，可重复治疗一次，此时可增加电流 10 mA 或延长时间 1 秒，但二者不宜同时增加，每次治疗通电次数不应超过 3 次。

7）当睑面部和四肢肢端抽搐将结束时，用活瓣气囊供氧并做加压人工呼吸，约 5 分钟自主呼吸可完全恢复。

8）治疗结束后如患者意识模糊，兴奋不安，应注意护理以防意外。

9）治疗一般隔日 1 次，每周 3 次。急性患者可每天 1 次后改隔日 1 次。疗程视病情而定，一般为 6 ～ 12 次。

10）ECT 可与精神药物合并应用，剂量以中小量为宜，但不可与利血平、锂盐并用。

11）已接受过治疗的患者应详细检查上次治疗记录，根据痉挛发作时间长短和呼吸恢复情况增减电量和时间。电量过小，不足以引起充分的痉挛发作，影响疗效。电量过大，抽搐时间过长（个别也可能过短）可加重认知障碍和其他副作用。

抽搐阈的大小因患者性别、年龄、体型和应用影响抽搐阈的药物而不同，如年轻男性、未用过镇静抗痉药、术中麻醉药用量较小者，抽搐阈较低，反之则高。

（二）经颅磁刺激治疗

经颅磁刺激是一种非侵入性的脑刺激，由磁场产生诱发电流，引起脑皮质靶点神经元去极化。美国、加拿大等国家已批准经颅磁刺激用于治疗抑郁障碍，也有在精神分裂症和焦虑障碍中开展研究的。重复经颅磁刺激的频率从 1 ~ 20Hz 不等，低频刺激（≤ 1Hz）可降低神经元的兴奋性，高频刺激（10 ~ 20Hz）可提高神经元的兴奋性。与 ECT 不同，重复经颅磁刺激不需麻醉，一般不诱发疾病，不引起定向障碍和认知损害。重复经颅磁刺激治疗过程中，除患者保持清醒头痛和头皮痛外，没有其他的不良反应，因此门诊患者可以在治疗结束后立即投入工作学习。但过高的刺激强度会带来痉挛发作的风险。刺激强度用占运动阈值的百分比来衡量，在 10 次磁刺激中能够至少引起 5 次手部肌肉抽搐的最小刺激强度即为运动阈值，通常采用80% ~ 120% 的运动阈值作为经颅磁刺激的治疗参数。合理选择参数及加强临床观察对确保患者安全是非常重要的。每次治疗通常持续 30 分钟，每周治疗 5 天，每个疗程 2 ~ 4 周。

（三）深部脑刺激治疗

深部脑刺激治疗是利用立体定向的技术准确定位，在大脑特定区域植入电极，连续不断地传送刺激脉冲到深部脑组织的特定区域以达到治疗的目的。对严重、慢性难治性抑郁患者进行深部脑刺激治疗，可持续且显著改善患者症状。DBS 手术中，靶点的定位和触点的选择是决定临床治疗效果的重要因素。目前主要以胼胝体下扣带回作为抑郁障碍治疗靶点。但由于该区域解剖位置边界不清晰且具有个体差异性，利用该方法确定靶点并不准确，临床治疗效果可重复性差，仍需改进。DBS 治疗精神障碍的范围也在扩大，有应用于强迫症、精神分裂症、神经性厌食症和药物成瘾等领域的研究。

（四）其他

国际上亦有应用迷走神经刺激、磁痉挛治疗和经颅直流电刺激的临床应用研究。迷走神经刺激是一种用于治疗难治性抑郁障碍的手段，具有一定的潜在价值，需要在胸腔植入一个类似起搏器的脉冲发生器，并连接到一个位于颈部迷走神经处的刺激电极，操作过程中的侵入性和由此带来的不良反应都需进一步研究。磁痉挛治疗具有与 ECT 相当的疗效，不良反应显著小于 ECT，临床应用价值高，但目前仍处于实验阶段，线圈类型、刺激剂量、最佳刺激位置、作用机制和患者的选择仍需研究。经颅直流电刺激（tDCS）是一种非侵入性脑刺激技术，在国外已经研究多年。主要用于焦虑、抑郁和精神分裂症谱系的研究，在某些方面取得一定进展，但是仍然存在很多不确定性。

六、中医治疗

在现代西方精神医学未引入我国以前，中医的中药、针灸、心理等治疗方法，曾经在我国精神障碍治疗方面起过重要作用，积累了不少宝贵经验，极大地促进了人们的心身健康。

中医对精神障碍的治疗，是在对精神障碍进行分类和症状描述的基础上，根据其病因病机进行辨证施治的，是整体观念的体现。如癫病用祛痰、活血等疗法；狂病用泻火等。单方、验方、针灸治疗、心理治疗、导引以及诸法并用治疗精神障碍，至今仍有实用价值。现代中医精神障碍学在临床上取得了一些进步，尤其在减少现代精神药物治疗副作用、药物成瘾的治疗上取得较多的进展，值得重视和进一步发掘。

第十一章　常见精神障碍及处理

扫描二维码获取
本章 PPT、习题
及相关文献

第一节　精神分裂症与偏执性精神障碍

一、精神分裂症

（一）概述

精神分裂症是一组病因未明的精神障碍，多起始于青壮年，常有感知、思维、情感、行为等多方面的障碍和精神活动的不协调，一般无意识障碍和智能障碍，病程多迁延。精神分裂症这一疾病名称是由瑞士精神病学家布鲁勒（E. Bleuler，1911）提出的，他把精神分裂症的特征性症状归纳为 4A 症状（Association；Affect；Ambivalence；Autism），即联想障碍、情感障碍、矛盾意向和内向性。来自中国 31 个省 157 个以人群为基础的国家疾病监测点数据显示，受试者在访谈前 12 个月内患有各种精神障碍（不包括痴呆症）的比重占 9.3%，访谈前的终生患病率为 16.6%。其中情绪障碍、焦虑、物质滥用和冲动控制障碍的终生患病率为 18.3%，时点患病率为 11.2%；进食障碍、精神分裂症或其他精神障碍的终生患病率为 0.8%，时点患病率为 0.6%。焦虑症的时点患病率和终生患病率都是最高的（5.0%；7.6%），大于等于 65 岁的人群中患有痴呆症的比重为 5.6%（Lancet Psychiatry，2019 年 2 月）。

中医对"癫狂症"的认识与本病有关。16 世纪，王肯堂曾明确提出"癫者，或狂或愚，或歌或笑，或悲或泣，如醉如痴，言语有头无尾，秽洁不知，积年累月不愈，俗呼心风。此志愿高大而不遂所欲者多有之。狂者，病之发时，猖狂刚暴，如伤寒阳明大实发狂，骂詈不避亲疏，甚则登高而歌，弃衣而走……"癫症所概括的症状比较多，包括思维紊乱、妄想幻觉、情感及行为障碍等。而狂病主要表现为兴奋、动作言语增多。

（二）病因与发病机制

1. 遗传因素　遗传因素在本病的发生中起一定作用。家系调查发现亲属中的患病率比一般居民约高10倍，与患者的血缘关系越近，患病率越高；双生子研究发现单卵双生比双卵双生患病率高4～6倍；寄养子调查也提示明显的遗传倾向；但细胞遗传学与分子遗传学研究至今缺乏一致性结果。

2. 人格因素　有的学者提出特殊的病前个性，如孤僻、内向、怕羞、敏感、思维缺乏、逻辑性差及好幻想等，是导致本病的原因，并将此种个性特征称为分裂型人格。事实上精神分裂症患者这种"分裂型人格"者仅占50%，它只是病因之一。

3. 心理－社会因素　在严重的精神创伤及生活事件刺激后发病者常见，但多数仍以无明显原因发病者为多。经历精神创伤只是起了一个"扳机"作用；对急性起病者尤其如此。

4. 神经生化病理假说

（1）多巴胺（DA）假说：有人报道从未用过抗精神障碍药的精神分裂症患者，死后脑标本的基底神经节和伏膈核 D_2 受体增多。应用正电子发射脑扫描的 D_2 受体定量法发现，精神分裂症患者的苍白球受体数目比正常人高，提示精神分裂症患者的中枢多巴胺能递质系统可能异常。

（2）5-羟色胺（5-HT）假说：研究发现精神分裂症患者有5-HT的异常，具有强烈阻断5-HT作用的氯氮平有很好的抗精神障碍效应，因此，精神分裂症与5-HT受体可能有关。

5. 神经解剖的病因学研究　有30%～40%的精神分裂症患者有脑室扩大或其他脑结构异常。Crow（1990）等对22个精神分裂症脑标本与26个年龄配对的对照脑标本进行解剖，发现患者脑室扩大，越向后越明显，左右两侧不对称主要位于左颞角，并发现胼胝体有明显的发育异常，认为可能是脑发育受阻所致，而脑发育不对称性与遗传有关。

中医学认为癫狂的病因病机十分复杂，至今也无定论，内伤七情、外感六淫皆可导致身体的阴阳、脏腑功能失调，发生气血痰火的病理变化，从而发生癫狂。

（三）临床表现

精神分裂症的精神症状复杂而多样，不同临床类型、病程的不同阶段其症状差别很大，但都有特征性的感知觉和思维障碍或情感行为不协调及脱离现实的特点。

1. 思维障碍　妄想是本病的常见症状，其特征是妄想的结构松散，妄想的对象和内容易于泛化和多变；以被害、关系、钟情、夸大等妄想多见。妄想与幻觉常相互影响，相互加重。内容荒谬的被控制感、被洞悉感等则是常见的精神分裂症的特征性症状。原发性妄想常见于本病早期，也是本病的特征性症状。这种妄想发生突然，完全不能用患者当时的处境和心理背景来解释。联想障碍是精神分裂症最具特征的症状，其主要表现为联想过程缺乏连贯性。其特点是患者在谈话或文章中，虽然每个句子都可被人听懂，但句与句之间缺乏内在意义上的联系，使人感到不易理解（思维松弛）。严重时，患者可出现言语支离破碎（破裂性思维）。有时患者可在无外界原因影响下，思维突然中断（思维中断），或涌现大量思维并伴有明显不自主感（强制性思维）。另一种思维形式障碍表现为患者用一些很普通的词句、名词，甚至以动作来表达某些特殊的、除了患者自己其他人无法理解的意义（象征性思维）。有时患者创造新词，把两个或几个无关的概念或不完整的字或词拼凑起来，赋予特殊的意义（语词新作）。

2. 幻觉 幻觉是精神分裂症最常见的症状之一。一般以听幻觉为主，亦可见触、嗅、味幻觉，视幻觉则较器质性精神障碍少见。本病的幻觉具有以下特征：①多在患者意识清楚情况下出现；②患者常不能觉察幻觉的不现实性；③有时幻觉的感受很模糊，但患者却能据此做出肯定的判断。功能性幻觉、假性幻觉及性幻觉均多见于精神分裂症。

3. 情感障碍 情感障碍表现为情感活动范围的狭窄，严重时可表现为淡漠，对朋友不关心，对亲人不体贴，对周围事物的情感反应变得迟钝，甚至对使常人产生莫大痛苦的事，也表现为惊人的平淡。同时，患者还表现为情感反应不适当，即情感活动与当时的思维内容和处境不协调。

4. 意志活动减退或缺乏 患者表现孤僻离群、懒散被动、活动减少，主动性日趋丧失，即意志活动减退。严重时对生活缺乏基本要求，如不洗澡、不理发、不换衣服，甚至整日呆坐或卧床。有些患者会吃伤害自己身体的东西，表现为行为与环境不协调症状（意向倒错）。

5. 行为与动作障碍 患者作怪相、扮鬼脸，是青春型精神分裂症的常见症状；刻板行为和刻板姿势等则是紧张型精神分裂症的常见症状。

6. 自知力 绝大多数患者缺乏自知力，表现为不认为自己有病，而认为是由于某些人的恶意加害于他或不理解他。由于缺乏自知力，患者往往不愿意接受治疗。

7. 临床分型

（1）单纯型精神分裂症：发病多在少年期，缓慢进行，主要表现为兴趣及活动逐渐减退，生活懒散，学习成绩下降。早期不易发现，来就诊时往往已有数年病史。主要症状为情感淡漠、思维贫乏、行为退缩。幻觉、妄想较少见。

（2）青春型精神分裂症：此型多发病于青春期，起病急，进展快。主要表现联想散漫，内容荒谬，并伴有各种幻觉及行为紊乱。患者情感喜怒无常，可伴有意向倒错。

（3）紧张型精神分裂症：多在青壮年发病，起病较快，以木僵状态多见，也可表现为紧张性兴奋，或两者交替出现。急性者的兴奋常带有冲动性，可以伤人毁物；持续兴奋则表现为各种刻板行为。严重的木僵表现为僵住、蜡样屈曲，较轻的则表现为缄默及动作显著减少，反应迟钝。

（4）偏执型精神分裂症：发病年龄多在青壮年或中年，起病缓慢。主要表现为妄想。起病初期，患者先有一些环境异样的感觉，然后逐渐产生牵连观念、被害妄想等。多数患者均伴有与妄想内容相应的幻觉。少数患者以原发性妄想的形式突然起病。

（5）其他类型的精神分裂症：除上述传统的 4 个类型以外，临床上上述各种类型精神分裂症部分症状同时存在，难以分型者，并不少见，称未定型精神分裂症。另外还有精神分裂症后抑郁、残留型等。

（四）诊断

1. 诊断要点

（1）具有特征性的思维和知觉障碍，情感不适切、平淡以及意志活动缺乏。

（2）病程有缓慢发展迁延的趋势。

（3）无特殊阳性体征，绝大多数患者没有意识障碍及多伴有智能障碍。

2. 诊断标准

（1）症状标准：至少具备下列 2 项，并且非继发于意识障碍、智能障碍、情感高涨或低落。①反复出现的言语性幻听；②明显的思维松弛、思维破裂、言语不连贯、思维贫乏或思维内容贫乏；③思想被插入、被撤走、被播散、思维中断或强制性思维以及被动、被控制，或被洞悉体验；④原发性妄想（包括妄想知觉、妄想心境）或其他荒谬的妄想；⑤思维逻辑倒错，病理性、象征性思维或语词新作；⑥情感倒错，或明显的情感淡漠；⑦紧张综合征、怪异行为或愚蠢行为；明显的意志减退或缺乏。

（2）严重标准：自知力障碍，并有社会功能严重受损或无法进行有效交谈。

（3）病程标准：①符合症状标准和严重标准至少已持续 1 个月（单纯型另有标准）；②若同时符合分裂症和情感性精神障碍的症状标准，当情感症状减轻到不能支持情感性精神障碍症状标准时，分裂症状需继续符合症状标准至少 2 周以上，方可诊断为精神分裂症。

（4）排除标准：排除器质性精神障碍及精神活性物质和非成瘾物质所致精神障碍。尚未缓解的精神分裂症患者，若又罹患本项中前述两类疾病，应并列诊断。

（五）治疗

1. 治疗原则

（1）目前尚无法根治精神分裂症，但治疗能减轻或缓解病症，并减少伴发疾病的患病率及病死率。该病治疗目标是降低复发的频率、严重性及社会性不良后果，并改善（恢复）发作间歇期的正常心理、社会功能。

（2）应识别精神分裂症的促发或延续因素，提倡早期发现、早期治疗。早期发现和早期治疗的目的在于减少应激事件，使患者主动配合治疗。

（3）确定药物及其他辅助治疗相关方案，制订全面的全程综合性治疗计划。

（4）在整个药物治疗过程中，要始终注意贯彻治疗的"个别化"原则。治疗应努力取得患者及其家属的配合，增强对治疗的依从性。

（5）精神科医师除直接治疗患者外，还常作为合作伙伴或指导者，以团队工作方式与其他人员共同根据患者的需要，最大限度地改善他们的社会功能和提高生活质量。

（6）以适合患者及其家属的方式提供健康教育，并应贯穿整个治疗过程。

2. 各期治疗原则

（1）前驱期：一旦明确有精神分裂症的前驱症状，应立即治疗。相应药物可用于前驱期、先兆发作，或急性发病的防治以及改善间歇期症状。

（2）急性期：尽力减轻和缓解急性症状，重建和恢复患者的社会功能；抗精神障碍药应尽早使用，新型非抗精神障碍药，如利培酮、奥氮平、喹硫平、齐拉西酮、阿立哌唑应作为一线药，如存在患者不依从情况可用肌内注射或静脉点滴给药；一种抗精神障碍药在足程足量的情况下，如疗效不佳可换用其他抗精神障碍药，有时也可以联合非抗精神障碍药物药，如卡马西平、丙戊酸盐、苯二氮䓬类，或改用氯氮平等二线药物；对紧张型精神分裂症患者，药物治疗无效或有禁忌证时，可用电休克疗法。

（3）恢复期：减少对患者的应激刺激，可降低复发的可能性和增强患者适应社区生活的能力，如一种抗精神障碍药已使病情缓解，应续用同量至少6个月，再考虑减量维持治疗；心理治疗起支持作用；应注意过度逼迫患者完成高水平职业工作或实施社会功能，可增加复发风险。

（4）康复期：保证患者维持和改善生活质量及社会功能水平，使前驱期症状或逐渐出现的分裂性症状得到有效治疗，继续监测治疗不良反应；一旦出现早期症状，应及时干预；制订用抗精神障碍药进行长期的治疗计划时，应针对药物不良反应与复发风险加以权衡，初发患者经1年维持治疗可试验性停药，多次反复发作者维持治疗至少5年甚至终生。

3. 中医辨证论治

（1）血迷心包：妇女表现为月水崩漏过多，或产后恶露上冲，妇人或男子血瘀气滞，皆可发生精神失常，表现哭笑不休，不避亲属，妄见妄闻，言语错乱，神不守舍，脉多涩，舌可有瘀斑。治则：活血化瘀。可用癫狂梦醒汤。

（2）心脾两虚：神思恍惚，悲伤欲哭，心悸易惊，少言懒动，饮食少进，舌质淡，脉细无力，此多见于癫病日久，心脾两虚，血少气衰，心神失养所致。治则：补养心脾，安神定志。可用养心汤。

（3）心血不足，兼夹痰火：躁动不安，行为紊乱，妄见妄闻，易惊不寐，舌红苔黄，脉滑数。治则：清心养血，化痰安神。可用养血清心汤（适用于心气虚为主者）或温胆汤（适用于痰气较重者）。

（4）痰气郁结：哭笑无常，言语有头无尾，或喃喃自语，或嗔骂无度，秽洁不知。舌苔多白腻，脉多弦细或弦滑。治则：理气解郁，化痰开窍，安神定志。可用宁志化痰汤。

二、偏执性精神障碍

（一）概述

偏执性精神障碍又称妄想型精神障碍，是一组以系统妄想为主要症状而病因不明的精神障碍，可有或无幻觉，若有幻觉则历时短暂且不突出。在不涉及妄想的情况下，偏执性精神障碍患者无明显的其他心理方面异常，人格常保持完整，并有一定的工作及社会适应能力。30岁以后发病者较多。临床表现主要包括偏执狂、偏执状态和更年期偏执状态等类型。偏执性精神障碍属于中医学"癫病"的范畴。

（二）病因与发病机制

偏执性精神障碍可能是在强而不均衡的神经类型基础上发展而来。这类人的神经系统具有抑制过程不足，兴奋过程占优势的特点。在此基础上如受到严重的精神创伤或处于长久的紧张状态，使大脑皮质形成病理性惰性兴奋灶或形成了一种自卑、敏感多疑、自我中心的性格，故常将事实加以曲解；当其计划和抱负受挫时，则认为是别人不信任他，甚至迫害他，故常猜疑别人的言行，错误地解释别人的动机，并极易产生被害妄想、嫉妒妄想，在这些妄想支配下，患者与周围人际关系冲突必然增加，这又促使患者认为他的妄想观念是客观存在的，进一步又加强了其妄想。

《黄帝内经·奇病论》曰："人生而有病癫疾者，病名为胎病，此得之在母腹中时，其母有所大惊，气上而不下，精气并居，故令子发为癫疾也。"此与西医学所描述的病前性格（如固执、主观、敏感、猜疑、好强等特征）有相近之处。《林氏活人录汇编》曰："癫本起于郁结，或忧思过度，或谋虑不遂，使五脏之神情意志不得舒展，日就衰微，故心虚无主而多疑。"

（三）临床表现

偏执狂是一种罕见的精神障碍，病程缓慢发展，以持久、不可动摇和高度系统化的妄想为突出特征。妄想是在对事实的片面评价的基础上发展起来的。思维可始终保持条理性和逻辑性，情绪和行为与妄想一致，一般没有幻觉。本病男性多于女性，以脑力劳动者多见。妄想一旦形成则很难消失，年老后妄想可趋缓和，一般不会出现衰退症状。

偏执状态是偏执性精神障碍的另一种形式。女性多见。以妄想为主，主要是对现实生活中某一事件的曲解而引起。内容多为迫害性，其次为夸大、嫉妒和钟情。患者往往寻求证据，以作为妄想的根据。在妄想支配下患者寻找保护，跟踪别人，或采取攻击行为。除妄想外患者通常无其他思维或感知障碍。如不涉及妄想，患者的情绪反应适当，工作、学习和社会适应能力良好，智能无损害。这类患者的妄想不如偏执狂那样系统、顽固和持久。

（四）诊断

1. 诊断标准　偏执性精神障碍具有独特的临床特征，结合病史，诊断并不困难，具体诊断标准如下。

（1）症状标准：以系统妄想为主要症状，内容较固定，并有一定的现实性，不经了解，难辨真伪。主要表现为被害、嫉妒、夸大、疑病或钟情妄想等内容。

（2）严重标准：社会功能严重受损和自知力障碍。

（3）病程标准：符合症状标准和严重标准至少已持续 3 个月。

（4）排除标准：排除器质性精神障碍、精神活性物质和非成瘾物质所致精神障碍、精神分裂症或情感性精神障碍。

2. 鉴别诊断　本病需要与偏执性精神分裂症、偏执性人格障碍相鉴别。

（五）治疗

1. 药物治方

治疗方面，可用典型或非典型抗精神障碍药，剂量以中等为宜，但效果往往不满意。如症状好转后，可减少药量或停药。

2. 心理治方

心理治疗的效果值得肯定，应持续进行。认知心理疗法、疏导心理疗法等可因人而异。有些患者给以调整工作环境或改换生活环境，也能起到改善症状的作用。

3. 中医辨证论治

（1）肝郁痰火：任性固执，性情急躁，容易激惹，反复纠缠，狂言妄语或妒火中生，或痴迷追逐异性，头痛少寐。舌红，苔黄腻，脉弦滑数。治法：疏肝解郁，清涤痰火。可用栀子清肝汤合涤痰汤化裁。

（2）心肝阴虚：烦躁不眠，心悸健忘，形瘦面红，五心烦热。舌红少苔或无苔，脉细数。治法：滋阴补肝，养心安神。可用补肝汤合天王补心丹化裁。

（3）气血凝滞：情绪躁扰不安，恼怒多言。面色晦暗，妄想多端，妇人经期腹痛，经血紫暗，脉细弦或沉弦。治法：理气通络，活血化瘀。可用血府逐瘀汤加味。

第二节　双相障碍

一、概述

双相障碍又称双相情感障碍，是指临床上既有躁狂或轻躁狂发作，又有抑郁发作的一类心境障碍。双相障碍一般呈发作性病程，躁狂和抑郁常反复交替出现，也可以混合方式存在，每次发作症状往往持续一段时间，并对患者的日常生活和社会功能等产生不良影响。近年来的研究显示，抑郁症与双相障碍在临床表现、治疗、预后等方面存在明显的差异。遗传、影像等多方面的研究也提示这两类疾病具有明确的生物学异质性。因此，在《精神障碍诊断与统计手册定式临床检查》中，将这两类疾病归入独立的疾病单元，分开为抑郁障碍和双相障碍两个独立的章节。西方发达国家20世纪70～80年代的流行病学调查显示，双相障碍终生患病率为3.0%～3.4%，20世纪90年代则上升到5.5%～7.8%。我国对双相障碍的流行病学还缺乏系统的调查，但该类疾病的发病率呈不断上升趋势，早期诊断为单相抑郁的患者，很大一部分最终诊断为双相障碍。

本病病因和发病机制尚不清楚，大量研究提示遗传因素、神经生化因素和心理 - 社会因素等对本病的发生有明显影响。遗传家系研究显示双相障碍患者的生物学亲属患病风险明显增加，患病率为一般人群的10～30倍，血缘关系越近，患病风险也越高，以及有早发遗传现象（即发病年龄逐代提早、疾病严重性逐代增加）。遗传与环境的相互作用研究提示应激、负性生活事件（如丧偶、离婚、婚姻不和谐、失业、严重躯体疾病、家庭成员患重病或突然病故）及社会经济状况差等因素与本病的发病有明显的关系。一些研究初步证实了中枢神经递质（5-羟色胺、去甲肾上腺素、多巴胺）代谢异常及相应受体功能改变，可能与双相障碍的发生有关。

双相障碍的躁狂发作属于中医"狂病"范畴。《灵枢》曰："狂始发，少卧不饥，自高贤也，自辨智也，自尊贵也，善骂，骂日夜不休。"《素问》还记载"狂"表现为"弃衣而走，登高而歌，或至不食数日，逾垣上屋"。狂病的发病机理，古代各家意见比较一致，认为是"火阳亢"所致，以后虞抟又提出"狂为痰火实盛"，至清代陈士铎除了论证"痰火"之说外，还提出"寒症之狂"。总之对狂病多认为是阳证、实证，火热过亢，可夹痰。少数可为瘀血、阴盛、寒症。

二、临床表现与分型

（一）临床表现

双相障碍典型临床表现可有抑郁发作、躁狂发作和混合发作。

1. 抑郁发作 以情绪低落、思维迟缓、意志活动减退"三低"症状为主要表现。发作应至少持续两周，并且会不同程度地损害患者的社会功能，或给本人造成痛苦，引发不良后果。可合并出现焦虑、运动性迟滞或者激越等精神运动性改变，还有睡眠障碍、食欲下降、性欲改变、精力缺失等生物学症状以及幻觉、妄想症等精神障碍性症状。

2. 躁狂发作 典型的躁狂发作以"三高"症状为主，即情感高涨、思维奔逸和活动增多为基本特征。具体表现如下。

（1）一般表现：有些躁狂患者衣着华丽，色彩鲜艳，佩戴较多的装饰品等，这与其情感高涨的心境密切相关。

（2）情感高涨：情感高涨是本病的原发性障碍。患者的心情极佳，表现为轻松愉快，热情乐观，自我感觉良好，觉得周围的一切都非常美好，生活绚丽多彩，无比快乐和幸福；整日兴高采烈，得意洋洋。愉快心境颇为生动鲜明，与内心协调，也具有一定的感染力，往往能引起周围人的共鸣。但患者的情绪不稳定，有易激惹性，常以敌意或暴怒对待别人的干涉或反对；但易激惹情绪通常持续时间短暂，患者又转怒为喜。

（3）思维奔逸：患者的思维联想过程明显加快，自觉变得聪明，大脑反应格外敏捷，思维内容非常丰富，各种想法一个接一个地产生，有时会感到语言跟不上思维的速度。临床表现为引经据典、高谈阔论、滔滔不绝。由于联想过程加快以至来不及深思熟虑，患者谈话的内容流于肤浅和表面化，也给人以信口开河之感。患者的主动和被动注意力均有增强，但不能持久。表现为思维活动常受周围环境变化的影响致使话题突然改变（随意转移）。因新概念不断涌现、想象力极为丰富，有的患者出现音联（音韵联想）和意联（词意联想）。

（4）思维内容障碍：在心境高涨的背景下，患者经常出现夸大观念，自我评价高，自命不凡，盛气凌人。临床所见夸大观念常涉及健康、容貌、能力、地位和财富等。严重时可发展为夸大妄想，内容多与现实接近。有时在夸大观念或妄想基础上出现关系妄想、被害妄想，但一般持续时间不长。

（5）精神运动性兴奋：躁狂发作时患者的精力异常旺盛，活动明显增多且忍耐不住，故而整日忙碌不停，但做任何事往往虎头蛇尾，有始无终。患者常表现为爱管闲事和打抱不平。不少患者为招引旁人注意，当众表演，说俏皮话和开玩笑；有时表现为挥霍无度，每月工资几天之内挥霍而光；注重打扮，行为轻浮和好接近异性。病情较重时患者的自我控制能力下降而举止粗野，甚至有攻击和破坏行为。虽然患者活动增多，但精力格外充沛，毫无疲倦之感。

（6）躯体症状：躁狂患者因自我感觉良好故极少有躯体不适，但经过细致观察仍可发现患者常面色红润，双目有神，且有心率加快、瞳孔轻度扩大和便秘等交感神经功能兴奋症状。食欲、性欲可以增强，睡眠的需求减少。另外，因体力过度消耗，患者多有体重减轻。极少数患者能认识到自己精神状态的异常。

3. 混合发作 躁狂症状和抑郁症状可在一次发作中同时出现，如抑郁心境伴以连续数日至数周的活动过度和言语迫促；躁狂心境伴有激越、精力和本能活动降低等。抑郁症状和躁狂症状也可快速转换，因日而异，甚至因时而异。如果在目前的疾病发作中，两类症状在大部分时间里都很突出，则应归为双相障碍混合发作。

4. 其他症状 患者可伴有精神障碍性症状，常见的有夸大妄想、被害妄想及关系妄想，幻觉相对少且短暂。这样的精神障碍性症状内容常与心境高涨等躁狂症状有联系，极少数患者出现木僵症状，具体表现为不语不动，面部表情却显欣快，症状缓解后，患者常自诉其思维联想增快等典型躁狂思维。

（二）临床分型

1. 双相障碍 既有躁狂或轻躁狂发作，又有抑郁发作的一类心境障碍，称为双相障碍，双相障碍临床特点是反复（至少两次）出现心境和活动水平的明显改变，有时表现为心境高涨、充沛和活动增加，有时表现为心境低落、精力减退和活动减少。发作间期通常完全缓解。最典型的形式是躁狂和抑郁交替发作。临床上，把仅有躁狂发作，或者可能是由于服用抗抑郁剂诱发躁狂发作也归类于双相障碍。ICD-11将双相障碍分为两个亚型。双相Ⅰ型障碍：只有一次或多次躁狂发作或混合发作，又有重性抑郁发作，这是临床上最常见的双相情感障碍。双相Ⅱ型障碍：有明显的抑郁发作，同时有一次或多次轻躁狂发作，但无躁狂发作。

2. 环性心境障碍 环性心境障碍主要特征是持续性心境不稳定。心境高涨与低落反复交替出现，但程度都较轻，心境波动通常与生活事件无明显关系，与患者的人格特征有密切关系。波动幅度较小，每次波动均不符合躁狂或抑郁发作的诊断标准。

三、诊断和鉴别诊断

（一）诊断要点

双相障碍的诊断主要应根据病史、临床症状、病程特征、体格检查和实验室检查结果等综合考虑。典型病例诊断一般不困难。其诊断要点如下。

1.症状特征 躁狂发作以显著而持久的情感高涨为主要表现，伴有思维奔逸、活动增多、夸大观念及夸大妄想、睡眠需求减少、性欲亢进、食欲增加等。抑郁发作以显著而持久的情感低落为主要表现，伴有兴趣缺乏、快感缺失、思维迟缓、意志活动减少、精神运动性迟滞或激越、自责自罪、自杀观念和行为、早醒、食欲减退、体重下降、性欲减退、抑郁心境晨重晚轻的节律改变等。多数患者的思维和行为异常与高涨或低落的心境相协调。

2.病程特征 双相障碍患者多数为发作性病程，发作间歇期精神状态可恢复病前水平。既往有类似的发作，或病程中出现躁狂与抑郁的交替发作，对诊断均有帮助。

3.躯体和神经系统检查以及实验室检查 一般无阳性发现，脑影像学检查结果可供参考。

4.家族史 家族中特别是一级亲属有较高的同类疾病的阳性家族史。

（二）诊断分型

1.双相障碍 双相Ⅰ型障碍是仅有一次或多次躁狂或混合发作，又有重性抑郁发作的发作性情绪障碍。躁狂发作是持续至少1周的极端情绪状态。混合发作的特点是在绝大多数时间中（至少2周），患者出现显著的躁狂和抑郁症状之间的混合或非常快速的交替。双相Ⅱ型障碍是由一种或多种轻躁狂发作和至少一种抑郁发作所定义的发作性情绪障碍。轻度躁狂发作是持久的情绪状态（至少4天），其特征为欣快、情绪高涨、易激惹、活动多、话多等，伴随其他特征症状，如精力增加和活动增多，对睡眠的需求减少，想法的转移快速，注意力分散，注意力不集中或鲁莽的行为。上述症状一般不伴有精神障碍性症状且仅体现于个体行为的改变，并不严重到导致功能明显受损。抑郁发作的特征是持续至少2周的抑郁情绪，兴趣减少，伴有其他症状，如食欲或睡眠改变，精神运动性激越或迟缓，疲劳，无价值或无望或不适当的内疚感，绝望感和自杀倾向。没有狂躁发作或混合发作的既往史。

在ICD-11中，临床上以目前发作类型确定双相障碍的亚型：①目前为轻度躁狂；②目前为不伴精神障碍性症状的躁狂发作；③目前为伴有精神障碍性症状的躁狂发作；④目前为轻度或中度抑郁；⑤目前为不伴精神障碍性症状的重度抑郁发作；⑥目前为伴精神障碍性症状的重度抑郁发作；⑦目前为混合性发作；⑧目前为缓解状态。

2. 环性心境障碍　环性心境障碍是指反复出现轻度心境高涨或低落，但不符合躁狂或抑郁发作症状标准。心境不稳定至少 2 年，其间有轻度躁狂或轻度抑郁的周期，可伴有或不伴有心境正常间歇期，社会功能受损较轻。需排除：①心境变化并非躯体疾病或精神活性物质的直接后果，也非精神分裂症及其他精神障碍性障碍的附加症状；②躁狂或抑郁发作，一旦符合相应标准即诊断为其他类型心境障碍。

（三）鉴别诊断

1. 继发性心境障碍　脑器质性疾病、躯体疾病、某些药物和精神活性物质等均可引起继发性心境障碍。与原发性心境障碍的鉴别要点：①前者有明确的器质性疾病、某些药物或精神活性物质使用史或时间上与精神症状关系密切，体格检查有阳性体征，实验室检查有相应指标改变；②前者可出现意识障碍、遗忘综合征及智能障碍，后者除谵妄性躁狂发作外，无意识障碍、记忆障碍及智能障碍；③前者的症状随原发疾病病情的消长而波动，原发疾病好转，或在有关药物停用后，情感症状有好转或者消失；④前者既往无心境障碍的发作史，而后者可有类似的发作史。

2. 精神分裂症　伴有不协调精神运动性兴奋或精神障碍症状的急性躁狂发作需与青春型精神分裂症鉴别。其鉴别要点：①双相障碍以心境高涨或低落为原发症状，精神障碍性症状是继发的，且在情感障碍较为严重的阶段出现；精神分裂症以思维障碍为原发症状，而情感症状是继发的；②双相障碍患者的思维、情感和意志行为等精神活动多是协调的，而精神分裂症患者精神活动是不协调的；③双相障碍是间歇性病程，间歇期基本正常；精神分裂症多数为发作进展或持续进展病程，缓解期常有残留精神症状或人格改变；④双相障碍的精神障碍性症状多发生在躁狂、抑郁的严重发作期，结合病史有助于鉴别。

3. 其他　重性抑郁障碍、注意缺陷与多动障碍、分裂情感障碍、人格障碍、应激相关障碍也应与本病进行鉴别，鉴别要点仍应紧扣本病临床特征。

四、治疗和预后

（一）治疗

1. 双相障碍的治疗原则　①综合治疗原则：应采取精神药物治疗、物理治疗、心理治疗（包括家庭治疗）和危机干预等措施治疗；其目的在于提高疗效、改善依从性、预防复发和自杀、改善社会功能及更好地提高患者生活质量。②个体化治疗原则：个体对精神药物治疗的反应存在很大差异，制订治疗方案时需要考虑患者性别、年龄、主要症状、躯体情况、是否合并使用药物、首发或复发既往治疗史等多方面因素，选择合适的药物。同时，治疗过程中需要密切观察治疗反应、不良反应以及可能出现的药物相互作用等，并及时调整，提高患者的耐受性和依从性。③长期治疗原则：双相障碍几乎终生以循环方式反复发作，应坚持长期治疗原则。治疗可分为 3 个阶段，即急性治疗期、巩固治疗期和维持治疗期。④心境稳定剂为基础：不论双相障碍为何种临床类型，都必须以心境稳定剂为主要治疗药物。双相障碍抑郁发作时，在使用心境稳定剂的基础上可谨慎使用抗抑郁药，特别是同时作用于 5-HT 和 NE 的药物。⑤联合用药：患者病情需要可及时联合用药。药物联用方式包括两种或多种心境稳定剂联合使用，心境稳定剂与苯二氮䓬类药物、抗精神障碍药物、抗抑郁药联合使用。在联合用药时，应密切观察药物不良反应、药物相互作用，并进行血药浓度监测。⑥定期监测血药浓度：锂盐的治疗剂量和中毒剂量接近，应定期对血锂浓度进行动态监测。卡马西平或丙戊酸盐治疗躁狂的剂量也应达到抗癫痫的血药浓度水平。

2. 双相障碍躁狂发作的治疗　各类躁狂发作均以药物治疗为主，特殊情况下可选用电休克或改良电休克治疗。

（1）碳酸锂：是目前治疗躁狂发作的首选药，总有效率为 80% 以上，急性躁狂发作时碳酸锂的治疗量一般为 600 ～ 2 000 mg/d，3 ～ 5 天后即可加至治疗剂量；待病情控制后酌情减量。年长体弱者治疗剂量应适当减小。值得注意的是，碳酸锂的治疗量与中毒剂量比较接近，除治疗期间密切观察病情变化和治疗反应外，应对血锂浓度进行监测。

（2）抗癫痫药：此类药物以丙戊酸钠、奥卡西平为代表，可与碳酸锂联用，剂量应适当减少。对以上药物无效、不耐受及快速循环型双相障碍躁狂发作患者，均需做常规肝脏和血液功能指标的检测。

（3）抗精神障碍药：注射氯丙嗪和氟哌啶醇能较快地控制躁狂发作，且效果较好。有效治疗剂量应视病情严重程度及药物副作用而定。病情较轻的患者以及急性症状控制后宜口服药物，口服药物可以采用传统的抗精神障碍药，如氯丙嗪或氟哌啶醇；但最好采用第二代抗精神障碍药物，如奥氮平、阿立哌唑等，其副作用相对较少。

（4）苯二氮䓬类药物：躁狂发作治疗早期可联用该类药物，比如阿普唑仑、艾司唑仑、氯硝西泮等药物，以控制兴奋，激越、失眠等症状。在心境稳定剂达到疗效后即可停用。长期应用此类药物可能出现依赖。

3. 双相障碍抑郁发作的治疗

（1）药物治疗：以心境稳定剂为主。目前比较公认的心境稳定剂主要包括锂盐

（碳酸锂）和卡马西平、丙戊酸盐。其他抗癫痫药（如拉莫三嗪、加巴喷丁）、第二代抗精神障碍药物（如喹硫平、奥氮平、利培酮等）也具有一定的心境稳定作用，可作为候选的心境稳定剂使用。临床上通常采用药物联合治疗以增加疗效和提高临床治愈率，即在急性期使用第二代抗精神障碍药联合锂盐或丙戊酸盐治疗较单一使用心境稳定剂治疗的疗效更好。抑郁障碍仍然未获缓解甚至恶化的患者，加用另一种心境稳定剂（锂盐或丙戊酸盐）与加用抗抑郁药治疗同样有效，不过两种心境稳定剂联用时患者耐受性较差。

（2）第二代抗精神障碍药物：奥氮平联合氟西汀的疗效优于单用奥氮平。无论单用或合用奥氮平，其转躁率与安慰剂比较无显著差异。

治疗双相抑郁障碍时是否加用抗抑郁药需要充分权衡利弊后慎重决定，因为这样虽然可以缓解抑郁障碍症状，但也会促使患者的情感状态转向另一个极端。因此，目前有关心境障碍治疗指南均建议轻至中度的双相抑郁应避免使用抗抑郁药，而单用心境稳定剂；对那些重度或持续的双相抑郁患者在使用抗抑郁药后至症状缓解后则应尽快撤用抗抑郁药。

4. 中医辨证论治

（1）火热亢盛：病起急骤，自高自是，好歌好舞，弃衣而走，逾垣上屋，甚则披头大叫，不避水火，伤人毁物，骂詈不避亲疏，喜笑恚怒而狂，舌红苔黄，脉弦数。治则：镇心泻肝，清火涤痰。可用刘完素的一下二吐三和法，或陈士铎的升治法。

（2）火盛伤阴：狂躁日久，火盛伤阴，病势较缓，心血耗损，阴虚火旺，表现为兴奋烦躁，多言善惊，形瘦面红，舌质红，脉细数。治则：滋阴降火，安神定志。可用二阴煎。

（二）预后和预防复发

双相障碍多为急性或亚急性起病，一般呈发作性病程，好发于春末夏初。多数患者具有躁狂和抑郁反复循环或交替出现，只有 10% ～ 20% 的患者仅出现躁狂发作。躁狂发作和混合发作的自然病程是数周到数月，平均 3 个月左右。随着患者的年龄增长和发作次数的增加，正常间歇期有逐渐缩短的趋势。

虽然双相障碍有自限性，但如果不加治疗或治疗不当，复发率通常较高。现代治疗最终能使大约 50% 的患者完全恢复，少数患者仍然会残留轻度情感症状，社会功能也未完全恢复至病前水平。经药物治疗已康复的患者在停药后一年内复发率较高，且双相障碍的复发率明显高于抑郁障碍。服用锂盐预防性治疗可有效防止躁狂或双相抑郁的复发，且预防躁狂发作更有效，有效率达 80% 以上。预防性治疗时锂盐的剂量需因人而异，但一般服药期间血锂浓度应保持在 0.4 ～ 0.8 mmoL/L 即可获得满意的效果。心理治疗和社会支持系统对预防本病复发也有非常重要的作用。

第三节 抑郁障碍

一、概述

抑郁障碍是指由多种原因引起的以显著和持久的抑郁症状群为主要临床特征的一类心境障碍。抑郁障碍的核心症状是与处境不相称的心境低落和兴趣丧失。在上述症状的基础上，患者常常伴有焦虑或激越，甚至出现幻觉、妄想等精神障碍性症状。由于抑郁障碍的定义、诊断标准、流行病学调查方法和工具的不同，导致不同国家和地区所报道的患病率差异较大。随着我国精神医学的发展和国际诊断标准在国内的推广和普及，我国精神科临床医务工作者对于抑郁障碍也有了新的认识。2003 年，北京安定医院有学者调查了抑郁障碍在北京市 15 岁以上的人群中的流行情况，结果显示抑郁障碍患者的终生患病率为 6.87%，其中男性终生患病率为 5.01%，女性终生患病率为 8.46%。

二、病因与发病机制

（一）遗传因素

如果家庭中有抑郁障碍的患者，那么家庭成员患此病的危险性较高，这可能是遗传导致了抑郁障碍易感性升高。然而，并非有抑郁障碍家族史的人都会得抑郁障碍，而且并非得了抑郁障碍的人都有家族史，这表明遗传并非是唯一决定性的患病因素。

（二）生物化学因素

证据表明，脑内生化物质的紊乱是抑郁症发病的重要因素。现在已知，抑郁症患者脑内有多种神经递质出现了紊乱；抑郁症患者的睡眠模式与正常人截然不同。另外，特定的药物能导致或加重抑郁症状，有些激素也具有影响或者改变情绪的作用。

（三）神经影像学

随着 MRI 技术的发展与普及，关于抑郁障碍脑结构和功能影像学的报道也越来越多，目前较为一致的发现主要涉及 2 个神经回路，一是以杏仁核和内侧前额叶皮质为中心的内隐情绪调节回路，包括海马、腹内侧前额叶皮质、前扣带回皮质、背侧前额叶皮质等，该回路主要受 5-HT 调节；二是以腹侧纹状体 / 伏隔核、内侧前额叶皮质为中心的奖赏神经回路，该回路主要受 DA 调节。

（四）环境因素与应激

严重的功能丧失，人际关系紧张，经济困难或生活方式的巨大变化，这些都会促发抑郁障碍。有时抑郁障碍的发生与躯体疾病有关，一些严重的躯体疾病，如脑卒中、心脏病发作、激素紊乱等常常引发抑郁障碍，并使原来的疾病加重。另外，抑郁障碍患者中有 1/3 的人有物质滥用（如安眠药、酒精）的问题。

（五）性格因素

有下列性格特征的人很容易患上抑郁障碍：遇事悲观，自信心不足甚至有些自卑，对生活事件挫折的耐受性差。这些性格特点会使心理应激事件的刺激加重，并干扰个人对事件的处理。这些性格特征多是在儿童少年时期养成的，这个时期的精神创伤对个性特征的影响很大。

三、临床表现

典型的抑郁障碍发作以情绪低落、思维迟缓、兴趣减退、思维内容障碍及意志活动减退为基本特征，多数病例还存在各种躯体症状。

（一）抑郁心境

抑郁心境是抑郁障碍的特征症状（约占 90%）。患者的情感基调是低落、灰暗的，可有轻度心情不佳，心烦意乱，苦恼，感到悲观、绝望，有生不如死、度日如年之感。患者常能体验现在与过去不一样，许多患者常用"活着没意思""高兴不起来"或"心里难受"描述自己的抑郁体验。少数患者由于种种原因不愿谈论自己压抑的心情，或极力否认、掩饰甚至强装笑容，对此应引起重视。在抑郁心境的背景上伴有焦虑、激越症状（约占 60%）。患者往往无故紧张，坐立不安，惶惶不可终日。或不停地来回踱步、揪衣服、拧衣被。多见于年长女患者，有的患者则明显表现出易激惹。在焦虑、抑郁的基础上可产生自杀意念和行为。据追踪调查，抑郁障碍患者自杀身亡为 15% ～ 25%。

（二）思维迟缓

患者的思维联想过程受到抑制，反应迟钝，思路闭塞。自觉"脑子不转了""好像生锈了的机器"。临床表现为主动性言语减少，语速明显减慢，思考问题吃力。患者在回答问题时反应十分缓慢，需等待良久。若让患者写作，即使写张便条也非常困难。

（三）思维内容障碍

在情绪低落的影响下，患者自我评价低，无故贬低自己，常产生无用感和无价值感，觉得活得毫无意义，有时有厌世想法和自杀打算。不少患者出现自责、自罪观念，无任何根据地认为自己成为家庭和社会的累赘，"变成了废物"，或者认为犯了弥天大罪。为此，患者时常责备自己，或觉得应受到严厉的惩罚。有些患者在躯体不适基础上易产生疑病观念，认为自己身患不治之症。抑郁发作时所见疑病观念往往具有荒谬性质，如认为"肺烂掉了""心脏已经衰竭了"等。上述思维障碍可发展为妄想，除常见的罪恶感和疑病内容外，还可能出现贫血妄想。

（四）意志活动减退

抑郁障碍患者意志活动也受到显著抑制。临床表现为主动性活动明显减少，生活被动，不愿参加平时感兴趣的活动，回避社交场合，宁愿独处。患者走路和其他动作也十分缓慢，病情严重者生活也懒于料理，再发展严重则不语不动，可达木僵程度。抑郁发作也可见患者意志增强活动，即反复出现自杀企图和行为。据资料统计，约25%有抑郁障碍发作病史的患者曾企图自杀。少数患者常不暴露自己的痛苦体验，甚至强作笑颜以逃避医护人员或家属的注意，其自杀计划与行为极为隐蔽。此外，在抑郁发作时常见焦虑情绪引起的活动增多症状，以更年期患者多见，如坐卧不安、踱步或搓手顿足；有的患者则表现为纠缠医护人员，反复要求给予解释、检查和治疗。

（五）躯体和生物学症状

抑郁患者常有食欲减退、体重减轻、性功能减退、睡眠障碍、心境低落朝重暮轻、掩盖等生物学症状。

1. 食欲减退、体重减轻 多数患者有食欲缺乏、胃食欲缺乏等症状。患者不思茶饭或食之味同嚼蜡，常伴有体重减轻。

2. 性功能减退 疾病早期即可出现性欲减退，男性可能出现勃起功能障碍，女性有性冷淡。

3. 睡眠障碍 典型的睡眠障碍是早醒，比平时早2～3小时，醒后不能入睡，陷入沉思悲观心境中。

4. 昼夜变化 患者心境有昼夜变化。清晨或上午陷入心境低潮，下午或傍晚相对好转，此时能进行简短交谈和进餐。昼夜变化发生率约为50%，虽非必备的症状，但如发生则有助于抑郁的诊断。

5. 掩盖症状 有些患者以躯体症状为主诉，而掩盖了其实质的抑郁症症状。

四、临床分型

ICD-11 精神与行为障碍与 DSM-5 对抑郁障碍的临床分型略有差异，此处介绍的临床分型以 ICD-11 分类为主。

（一）抑郁障碍

抑郁障碍以显著而持久的心境低落为主要临床特征，临床表现可从闷闷不乐到悲痛欲绝，多数患者有反复发作的倾向，大多数发作可以缓解，部分患者可存在残留症状或转为慢性病程。抑郁发作是最常见的抑郁障碍，表现为单次发作或反复发作，病程迁延，此病具有较高的复发风险，发作间歇期或可能存在不同程度的残留症状。

（二）恶劣心境

恶劣心境以前也称为抑郁性神经症，是一种以持久的心境低落状态为主的轻度抑郁，从不出现躁狂或轻度躁狂发作。这种慢性的心境低落，无论从严重程度还是一次发作的持续时间，均不符合轻度或中度复发性抑郁障碍的标准，但病程中（尤其是开始发病时）也可以曾经符合轻度抑郁发作的标准。病程常持续 2 年以上，期间无长时间的完全缓解，缓解期一般不超过 2 个月。患者具有求治意愿，生活不受严重影响，通常起病于成年早期，与生活事件及个人性格存在密切关系。

（三）混合性抑郁和焦虑障碍

该分型在 ICD-11 抑郁障碍章节首次出现，主要表现是焦虑与抑郁状态，但持续时间不足 2 周，分开考虑任何一组症状群的严重程度和 / 或持续时间时均不足以符合相应的诊断，此时应考虑为混合性抑郁和焦虑障碍。若是严重的焦虑伴以程度较轻的抑郁，则应采用焦虑障碍的诊断，反之，则应诊断为抑郁障碍。若抑郁和焦虑均存在，且各自足以符合相应的诊断标准，应同时给予两个障碍的诊断。该障碍会给患者造成相当程度的主观痛苦和社会功能受损。

五、评估与诊断

（一）评估

为了明确抑郁障碍的诊断，必须对存在抑郁相关症状的患者进行全面的心理、社会和生物学评估，了解患者是否存在其他精神症状和躯体问题，最终明确诊断并制订合理的治疗方案。评估的具体内容包括目前症状、是否有自杀意念、既往是否有过躁狂发作或精神障碍性症状发作、目前的治疗情况及疗效、过去的治疗史、躯体疾病病史、家族史等。

对疑似抑郁障碍的患者，除了进行全面的躯体检查及神经系统检查外，还要注意辅助检查。主要检查项目：①常规检查，如血常规、心电图、尿常规、便常规、肝功能、肾功能、电解质、血脂及血糖；②内分泌检查，如甲状腺功能、激素检查；③感染性疾病筛查，如乙肝、丙肝、梅毒、艾滋病检查；④脑电图、头颅CT/MRI检查、胸片、超声心动图、心肌酶学、腹部B超、相关免疫学检查等则根临床需要进行。

临床心理测验量表通常被用来评估抑郁障碍的治疗效果。①临床治疗有效：指抑郁障碍状减轻，HAMD-17减分率至少达50%，或者蒙哥马利-艾斯伯格抑郁评分量表（Montgomery-Asperger depression rating scale，MADRS）减分率达到50%以上。②临床治愈：指抑郁障碍症状完全消失时间>2周，HAMD-17 ≤ 7分或者MARDS ≤ 10分，并且社会功能恢复良好。如果患者抑郁障碍症状完全缓解时间超过6个月，认为达到临床痊愈。

（二）诊断

1. 症状诊断标准 在ICD-11中，抑郁障碍的诊断标准包括三条核心症状和七条附加症状。①三条核心症状：心境低落；兴趣和愉快感丧失；导致劳累增加和活动减少的精力降低。②七条附加症状：注意力降低；自我评价和自信降低；自罪观念和无价值感；认为前途暗淡悲观；自伤或自杀的观念或行为；睡眠障碍；食欲下降。

2. 严重标准 社会功能受损，给本人造成较大痛苦或社会适应困难。

3. 病程标准 ①符合症状标准和严重标准至少已经持续2周。②可存在某些分裂性症状，但不符合精神分裂症的诊断。若同时符合精神分裂症症状标准，在精神分裂症状缓解后，符合抑郁发作标准至少2周。

4. 排除标准 排除器质性精神障碍，或精神活性物质和非成瘾性物质所致抑郁。

（三）鉴别诊断

1. 精神分裂症 伴有精神障碍性症状的抑郁发作或抑郁性木僵需与精神分裂症相鉴别。鉴别要点：①原发症状，抑郁障碍以心境低落为原发症状，精神障碍性症状是继发的；精神分裂症通常以思维障碍和情感淡漠等精神障碍学症状为原发症状，而抑郁障碍症状是继发的；②协调性：抑郁障碍患者的思维、情感和意志行为等精神活动之间尚存在一定的协调性，精神分裂症患者的精神活动之间的协调性缺乏；③病程：抑郁障碍多为间歇性病程，间歇期患者基本处于正常状态；而精神分裂症的病程多为发作进展或持续进展，缓解期常有残留的精神症状；另外患者的病前性格、家族遗传病史、预后以及对治疗的反应等也可有助于鉴别诊断。

2. 双相情感障碍 双相情感障碍是心境障碍的一个主要疾病亚型，其临床表现是在抑郁发作的基础上，存在一次及以上的符合躁狂或轻度躁狂的发作史。抑郁障碍的疾病特征是个体的情感、认知、意志行为的全面抑制，双相障碍的疾病特征是情感的不稳定性和转换性。部分抑郁发作患者并不能提供明确的躁狂、轻躁狂发作史，但是具有首次发病年龄早（25 岁或更早起病）、双相障碍家族史、伴有精神障碍性症状、抑郁发作突然且发作次数在 5 次以上、心境不稳定、易激惹或激越、睡眠和体重增加等临床特征时，对这类抑郁障碍的患者诊治过程中，要高度关注和定期随访评估躁狂发作的可能性，以及时修正诊断。

3. 焦虑障碍　抑郁障碍和焦虑障碍常共同出现，但却是不同的精神障碍。抑郁障碍以"情感低落"为核心表现，而焦虑障碍的主要特点是"害怕、恐惧、担心"，这两种精神障碍的症状常存在重叠，如抑郁障碍患者和焦虑障碍患者都会有躯体不安、注意力集中困难、睡眠紊乱和疲劳等。焦虑障碍患者的情感表达以焦虑、脆弱为主，存在明显的自主神经功能失调及运动性不安，自知力一般良好，求治心切，病前往往存在引起高级神经系统活动过度紧张的精神因素；抑郁障碍以心境低落为主要临床相，患者自我感觉不佳，觉得痛苦、厌倦、疲劳，躯体化症状较重的患者也可伴有疑病症状；临床工作中需要根据症状的主次及其出现的先后顺序来进行鉴别。

4. 创伤后应激障碍　创伤后应激障碍常伴有抑郁障碍症状，与抑郁障碍的鉴别要点在于，前者在起病前有严重的、灾难性的、对生命有威胁的创伤性事件，如强奸、地震、被虐待等，并以创伤事件的闯入性记忆反复出现在意识或者梦境中为特征性症状，以及焦虑或情感麻木、回避与创伤有关的人与事等为主要临床表现，虽然可有轻重不一的抑郁障碍状态，但不是主要临床相，也无晨重夜轻的节律改变。睡眠障碍多为入睡困难，创伤有关的噩梦多见，与抑郁发作以早醒为特征表现不同。

5. 躯体疾病所致的精神障碍　抑郁与躯体疾病之间的关系：①躯体疾病是抑郁障碍的直接原因，即作为抑郁障碍发生的生物学原因，如内分泌系统疾病所致的抑郁发作；②躯体疾病是抑郁障碍发生的诱因，即躯体疾病作为抑郁障碍的心理学因素存在；③躯体疾病与抑郁障碍共病，没有直接的因果关系，但二者之间具有相互促进的作用；④抑郁障碍是躯体疾病的直接原因，如抑郁伴随的躯体症状。鉴别诊断时通过全面的病史询问，详细的躯体神经系统检查，以及辅助检查获得的重要诊断证据对上述几种情况进行区分。如果躯体疾病的诊断成立，也不能轻率地认定患者的情绪低落完全是由于躯体疾病所致而不给予积极干预。即使躯体疾病是导致抑郁的直接原因，也要进行抗抑郁治疗，抑郁障碍状态改善后也有利于躯体疾病的预后。

六、治疗

（一）治疗要点

1. 及时药物治疗 尽量及时使用药物治疗，一般不主张联合用药。联合用药常用于难治性患者。

2. 排除双相抑郁 在应用抗抑郁药之前，应该排除双相抑郁。

3. 全病程治疗 一半以上的抑郁障碍患者在疾病发生后 2 年内会发生复发。为改善抑郁障碍患者的预后，降低复燃和复发，现提倡全病程治疗。全病程治疗分为急性期治疗、巩固期治疗和维持期治疗。

（1）急性期治疗（8～12 周）：以控制症状为主，尽量达到临床痊愈，同时促进患者社会功能的恢复，提高患者的生活质量。急性期治疗效果在抑郁障碍预后和结局中起关键作用，及时、有效、合理的治疗有助于提高长期预后和促进社会功能康复。

（2）巩固期治疗（4～9 个月）：以防止病情复燃为主，此期间患者病情不稳定，易复燃，应保持与急性期治疗一致的治疗方案，维持原药物种类、剂量和服用方法。

（3）维持期治疗：持续、规范的维持期治疗可以有效地降低抑郁障碍的复燃/复发率。目前对维持治疗的时间尚缺乏有效的研究，一般认为至少 2～3 年，对于多次反复发作或是残留症状明显者建议长期维持治疗。维持治疗后，若患者病情稳定且无其他诱发因素可缓慢减药直至停止，一旦发现有复发的早期征象，应迅速恢复治疗。

4. 住院治疗 有重度抑郁和有消极自杀念头的患者应住院治疗。

5. 定期评估 在整个药物治疗过程中，要定期评估，治疗前需综合评估患者的病情、躯体情况、社会功能及社会家庭支持等，在治疗中应重点观察患者症状的变化情况及对药物的反应等

6. 个体化合理用药 选择抗抑郁药时应遵循个体化原则，需结合患者的年龄、性别、伴随疾病、既往治疗史等因素从安全性、有效性、经济性、适当性等角度为患者选择合适的抗抑郁药及剂量。如患者伴有睡眠问题则优先考虑可同时改善睡眠的抗抑郁药，对于老年患者则应避免选择不良反应多的药物。

7. 治疗应努力取得患者及其家属的配合，形成广泛的治疗联盟，提高患者的治疗依从性。

（二）药物治疗

（1）目前新型抗抑郁药凭借在安全性和耐受性方面的优势已经成为一线推荐

药物。

（2）不同新型抗抑郁药间的整体疗效无显著性差异。

（3）研究结果显示米氮平、艾司西酞普兰、文拉法辛和舍曲林的疗效优于度洛西汀、氟西汀、氟伏沙明和帕罗西汀；而艾司西酞普兰、舍曲林、安非他酮和西酞普兰的可接受性（中断治疗率）优于其他药物。艾司西酞普兰和舍曲林的疗效和耐受性最为平衡。在儿童抗抑郁药的选择上，氟西汀的疗效和耐受性较为平衡。度洛西汀和其他双重作用机制的 SNRIs 治疗共病糖尿病或周围神经痛的抑郁患者比 SSRIs 更有优势，另外度洛西汀也能有效治疗纤维肌痛。米氮平对抑郁障碍患者的食欲下降和睡眠紊乱症状改善明显，且较少引起性功能障碍。曲唑酮具有较好的镇静作用，适用于伴有激越或者睡眠障碍的患者。

（4）有些情况下，还需要联合非典型抗精神障碍药物，如难治性抑郁、伴有精神障碍性症状的抑郁或伴有明显激越或人格障碍的抑郁，可使用喹硫平、奥氮平、利培酮等，具体用法用量及不良反应和处理参阅相关章节

（三）心理治疗

1. 支持性心理治疗　支持性心理治疗通过倾听、安慰、解释、指导和鼓励等方法帮助患者正确认识和对待自身疾病，使患者能够积极主动配合治疗，通常由医师或其他专业人员实施，该疗法几乎可适用于所有抑郁障碍患者，可配合其他治疗方式联合使用。具体治疗措施如下。

（1）积极倾听，给予患者足够的时间述说问题，通过耐心的倾听，让患者感受到医师对自己的关心和理解。

（2）引导患者觉察自己的情绪，并鼓励患者表达其情绪，以减轻苦恼和心理压抑。

（3）疾病健康教育，使患者客观地认识和了解自身的心理或精神问题，从而积极、乐观地面对疾病。

（4）增强患者的信心，鼓励其通过多种方式进行自我调节，帮助患者找到配合常规治疗和保持良好社会功之间的平衡点。

2. 认知行为治疗　认知行为治疗通过帮助患者认识并矫正自身的错误信念，缓解情感症状，改善应对能力，可减少抑郁障碍的复发。常用的干预技术如下。

（1）识别自动性想法，治疗师可用提问、想象和角色扮演等技术让患者学会识别自动想法，尤其识别出那些在抑郁情绪之前出现的特殊想法。

（2）识别认知错误和逻辑错误，注意听取和记录患者的自动性想法和"口头禅"（如我应该、必须等），然后采用苏格拉底式提问，帮助患者归纳和总结出一般规律，建立合理的认知思维方式。

（3）真实性检验，让患者将自己的自动想法当成一种假设在现实生活中去检验，结果患者可能发现，现实生活中他（她）的这些消极认知或想法在绝大多数情况下是与实际不符合的。

3. 精神动力学治疗 精神动力学治疗是在经典的弗洛伊德精神分析治疗方式上逐步改良和发展起来的一类心理治疗方法，根据治疗时程可简单分为长程和短程两大类。目前推荐用于治疗抑郁障碍的精神动力学心理治疗主要为短程疗法。实施要点：在治疗师较少参与的前提下，让患者自由联想和自由畅谈，通过谈话中的某些具体实例去发现线索和问题，从中选择患者认可的某个需重点解决的焦点冲突，通过治疗让患者自我感悟和修通，对该问题和冲突达到新的认识，同时学会新的思考或情感表达方式。

4. 人际心理治疗 人际心理治疗用于识别抑郁的促发因素（包括人际关系丧失、角色破坏和转变、社会性分离或社交技巧缺陷等），处理患者当前面临的人际交往问题，使患者学会把情绪与人际交往联系起来，通过适当的人际关系调整和改善来减轻抑郁，提高患者的社会适应能力。该疗法可能起效较慢，可能需经过数月的治疗甚至治疗结束后数月，患者的社会功能才得以改善。

5. 婚姻家庭治疗 抑郁障碍患者常有婚姻和家庭方面的问题，这些问题可能是疾病引起的后果，也可能是增加疾病易感性的因素，还可能延误患者的康复。婚姻治疗以促进良好的配偶关系为目标，重点为发现和解决夫妻之间的问题，治疗原则是积极主动、兼顾平衡、保持中立、重在调试和非包办。家庭治疗是以家庭为对象实施的团体心理治疗，旨在改善家庭的应对功能，帮助患者及其家属面对抑郁发作带来的压力，并防止复发，其特点为不着重于家庭成员个人的内在心理分析，将焦点放在家庭成员的互动关系上，从家庭系统角度解释个人的行为与问题，个人的改变有赖于家庭的整体改变。

（四）物理治疗

（1）电休克治疗。

（2）重复经颅磁刺激治疗。

（3）迷走神经刺激。

（4）深部脑刺激。

（五）中医治疗

1. 中医学对本病的认识 中医学中并无"抑郁障碍"之名。从临床症状看，当属于"郁病"范畴。中医的"郁"有广义和狭义之分，广义的"郁"，有"郁积、阻滞"之意。广义的"郁"应该是泛指外感六淫、内伤七情所引起的脏腑功能不和，因而导致气、血、痰、火、食、湿等瘀塞、郁滞所致气机不得发越的病证。正如《叶选医衡》所记载："夫郁者，闭结凝滞瘀蓄抑遏之总名。"狭义的"郁"，也就是我们将要讨论的"郁病"。 是指"凡由气机郁滞，脏腑功能失调而致心情抑郁，情绪不宁，胸部满闷，胸胁胀痛，或易怒欲哭，或咽中有异物感等症为主要临床表现的一类病证。"系元代至明清时代的医家根据其情志不舒、气机郁结、不得发越的病理特点，经过对因"郁"而导致的诸多证候进行综合归纳而正式拟用的病变名称。因此，郁病不仅仅是一个症状概念，而是许多证候群类的归纳和总结，与下列病证相关，如"梅核气""脏躁""百合病""失志""卑慄"等。

2. 病因病机　中医学认为诸郁乃脏气病，由于情志因素，更兼脏气弱，致气机郁滞，脏腑功能失调，则诸郁症生，而表现为各种精神症状，也可并发多种躯体症状。

3. 治则治法

（1）疏肝解郁法：适用于肝气郁结患者。症状多见精神抑郁，善太息，胸闷痛，情绪不宁，妇女月经不调，经前乳胀，腹痛，苔薄白，脉弦。代表方剂为柴胡疏肝散。

（2）清肝泻火法：适用于肝经实热，肝火上炎患者。症状多见情绪忧郁，急躁易怒，头痛目赤，面部烘热，口苦口干，大便秘结，舌质红，苔黄，脉弦数。代表方剂为丹栀逍遥散。

（3）理气化痰法：适用于梅核气。症状多见咽中不适，有异物感，咯之不出，咽之不下，胸胁闷胀，苔白腻，脉弦滑。代表方剂为半夏厚朴汤。

（4）养心安神法：适用于脏躁证，多发于中青年女性或围绝经期，起病缓慢。症状多见心神不宁，精神恍惚，悲忧善哭，时时欠伸，心烦不得卧，心悸，坐卧不安，舌淡，苔薄白，脉细弱。代表方剂为甘麦大枣汤。

（5）养阴清热法：适用于百合病。百合病者，百脉一宗，悉致其病也。症状多见精神忧郁，沉默寡语，失眠，懒散；食有美时，或有不用闻食臭时；如寒无寒，如热无热，口苦，小便赤，脉微。代表方为百合地黄汤。

（6）益气养血法：适用于气血不足，心脾失养患者。症状多见心悸胆怯，少寐健忘，食欲缺乏，便溏神疲，面色少华，头晕，舌淡脉细弱。代表方剂为归脾汤。

（7）温补肾阳法：适用于阳气不足、升发无力。症状以情绪低落、思维迟缓、主动性下降等"不动"表现为主，药用黄芪、山茱萸、淫羊藿、巴戟天、石菖蒲、牡蛎、灵磁石、合欢皮、五味子、远志等。

第四节　焦虑与恐惧相关障碍

ICD-11 中的"焦虑与恐惧相关障碍"是从 ICD-10 中"神经症、应激相关及躯体形式障碍"中独立出来，成为新的单独疾病类型，包括广泛性焦虑障碍、惊恐障碍、场所恐惧障碍、特定恐惧障碍、社交焦虑障碍、分离性焦虑障碍和其他特定或未特定的焦虑与恐惧相关障碍，本章节按焦虑障碍和恐惧障碍分述。

一、焦虑障碍

（一）概述

焦虑障碍包括广泛性焦虑障碍和惊恐障碍。

广泛性焦虑障碍是持续的显著紧张不安，伴有自主神经功能兴奋和过分警觉为特征的一种慢性焦虑障碍。这种表现既不是由于现实生活事件或刺激而造成，也不是某一种躯体疾病造成的；这种紧张程度与现实事件完全不相称，或生活事件程度不能解释这种焦虑不安的严重症状。患者往往能够认识到这些担忧是过度和不恰当的，但不能控制，因难以忍受而感到痛苦。患者常常因自主神经症状就诊于综合性医院，经历过不必要的检查和治疗。广泛性焦虑障碍是最常见的焦虑障碍，终生患病率为 4.1% ～ 6.6%，在普通人群中年患病率在 1.9% ～ 5.1%，45 ～ 55 岁年龄组比例最高，女性患者约是男性的 2 倍。广泛性焦虑障碍常为慢性病程，国外资料显示患者在明确诊断前已经有 10 年病程者并不少见。

惊恐障碍又称急性焦虑障碍。其主要特点是突然发作的、不可预测的、反复出现的、强烈的惊恐体验，一般历时 5 ～ 20 分钟，伴濒死感或失控感，患者常体验到濒临灾难性结局的害怕和恐惧，并伴有自主神经功能失调的症状。其终生患病率为 1% ～ 4%，女性是男性的 2 ～ 3 倍。起病年龄呈双峰模式，第一个高峰出现于青少年晚期或成年早期，第二个高峰出现于 45 ～ 54 岁，儿童时期发生的惊恐障碍往往不易被发现或表现出与教育相关的回避行为。

（二）病因与发病机制

本病的病因和发病机制可能与遗传、病前性格特征、心理社会相关因素、神经生化（如乳酸盐、去甲肾上腺素、5-HT）和某些药物等有关。

（三）临床表现

1. 广泛性焦虑障碍 广泛性焦虑障碍起病缓慢，可与一些心理－社会因素有关，尽管部分患者可自行缓解，但多表现为反复发作，症状迁延，病程漫长者社会功能下降。

（1）精神性焦虑：经常或持续的无明确对象或固定内容的紧张不安，或是对未来可能发生的不幸事件的担心，对现实生活中的某些问题过分担心或烦恼。这种紧张不安、担心或烦恼与现实很不相称，使患者感到难以忍受，但又无法摆脱。

（2）躯体性焦虑：运动性不安，表现为来回走动，紧张不安，不能静坐；有的患者表现舌、唇或肢体的震颤。

（3）自主神经功能紊乱：表现为心动过速、胸闷气短、头晕头痛、皮肤潮红、出汗或苍白、口干、吞咽梗阻感、胃部不适、恶心、腹痛、腹胀，便秘或腹泻，尿频等症状。有的患者可出现早泄、勃起功能障碍、月经紊乱、性欲缺乏等症状。

（4）过分警觉：对外界刺激敏感，易惊吓，注意力不易集中，难以入睡和易惊醒，情绪易激惹等。

2. 惊恐障碍 惊恐障碍的特点是莫名突发惊恐，随即缓解，间歇期有预期焦虑，部分患者有回避行为。

（1）惊恐发作：患者在无特殊的恐惧性处境时，突然感到一种突如其来的紧张、害怕、恐惧感，此时患者伴有濒死感、失控感、大难临头感；患者肌肉紧张，坐立不安，全身发抖或全身无力；常有严重的自主神经功能紊乱症状，如出汗、胸闷、呼吸困难或过度换气、心动过速、心律不齐、头痛、头昏、四肢麻木和感觉异常等，部分患者可有人格或现实解体。惊恐发作通常起病急骤，终止迅速，通常持续 20 ～ 30 分钟，很少超过 1 小时，但不久可突然再发。发作期间始终意识清晰。

（2）预期焦虑：患者在发作后的间歇期仍心有余悸，担心再发和／或担心发作的后果，不过此时焦虑的体验不再突出，而代之以虚弱无力，需数小时到数天才能恢复。

（3）回避行为：60% 的患者对再次发作有持续性的焦虑和关注，害怕发作产生不幸后果。出现与发作相关的行为改变，如回避工作或学习场所等。

（四）诊断要点

1. 广泛性焦虑障碍 经常或持续的无明确对象或固定内容的恐惧或担心，伴有心悸、胸闷、出汗等自主神经症状和运动性不安，症状至少持续 6 个月，并排除甲状腺功能亢进、冠心病等躯体疾病继发的焦虑，催眠镇静药物或抗焦虑药的戒断反应，以及排除强迫症、恐惧症、疑病症、躁狂症、抑郁症或精神分裂症等方可诊断广泛性焦虑障碍。

2. 惊恐障碍 存在以下表现：①发作无明显诱因，无相关的特定情境，发作不可预测；②在发作间歇期，除害怕再发作外，无明显症状；③发作时表现强烈的恐惧、焦虑及明显的自主神经症状，并常有人格解体、现实解体、濒死恐惧或失控感等痛苦体验；④发作突然开始，迅速达到高峰，发作时意识清晰，事后能回忆。在1个月内至少有3次发作，或在首次发作后继发害怕再次发作的焦虑症状持续1个月。排除癫痫、心脏病（特别是二尖瓣脱垂）、嗜铬细胞瘤、甲状腺功能亢进症或自发性低血糖等躯体疾病，以及恐惧症、抑郁症或躯体形式障碍等继发的惊恐发作，可诊断惊恐障碍。

（五）药物治疗

1. 苯二氮䓬类 是应用、研究最广泛的一类药物，对躯体症状的缓解是有效的，但对心理症状改善甚微，具有作用强、效果快、时间持久等特点。药物副作用主要的危害是肝损害、认知损害、依赖、老年患者髋骨骨折等。该药目前被限制在焦虑治疗急性期的前2～4周使用，或在抗抑郁药治疗初期，或其他的长期治疗中用来处理急性症状。其中阿普唑仑抗焦虑和惊恐发作效果好，剂量为每次0.4～0.8 mg，每天1～3次。注意应从小剂量开始，逐渐加到最佳治疗量，维持2～4周后逐渐停药，停药过程不能小于2周。

2. 有抗焦虑作用的抗抑郁药 SSRIs和SNRIs对广泛性焦虑和惊恐发作均有效，且药物不良反应少，患者接受性好，如帕罗西汀、文拉法辛、度洛西汀、艾司西酞普兰等，目前已在临床上广泛使用。三环类抗抑郁药如丙米嗪、阿米替林等对广泛性焦虑也有较好疗效，但较强的抗胆碱能不良反应和心脏毒性作用限制了它们的应用。

3. 普萘洛尔 能减少心悸、震颤和胃肠道紊乱，它们是焦虑状态的常见症状；特别对静坐不能效果最好。

4. 5-HT受体激动剂类 包括丁螺环酮和坦度螺酮。选择性作用于5-HT1A受体，主要优点是镇静作用弱、运动障碍轻、对记忆力影响小、无成瘾性，可以同时治疗伴轻度抑郁的焦虑。但起效慢，2～4周才起效。对惊恐障碍效果不明显。服用次数多，影响依从性。曾使用苯二氮䓬类药物者效果不佳。

（六）认知行为治疗

广泛性焦虑障碍患者容易出现两类认知错误：一是过高地估计负性事件出现的可能性，尤其是与自己有关的事件；二是过分戏剧化或灾难化地想象事件的结果。焦虑障碍患者对事物的一些歪曲的认知，是造成疾病迁延不愈的原因之一。对患者进行全面的评估后，治疗者就要帮助患者改变不良认知并进行认知重建。松弛训练、呼吸控制训练能部分缓解焦虑。认知行为治疗经研究证实为有效的治疗惊恐障碍方法。

认知行为治疗惊恐障碍通常分三步：一是让患者了解惊恐发作、发作的间歇性及回避过程。二是内感受性暴露，患者暴露于自己的害怕感觉和外界的害怕境遇，害怕感觉包括过度呼吸引起的眩晕、脸上发热和其他不适感；害怕境遇包括拥挤（如在公共汽车上和路途中）；通过有计划的暴露，使患者注意这些感受，从而耐受并控制这些感受，不再出现惊恐发作。三是认知重构，患者原来认为"我将晕倒""我将不能忍受这些感受"，认知重构后让其发现惊恐所导致的结果与既往的认识有很大差距，这样达到新的认知重组而缓解症状。

（七）中医治疗

1. 概述　中医学中并无"焦虑障碍"之名，从临床症状看，属于情志病、心病范畴。可能与"惊悸""怔忡""奔豚气"等病证相关。

2. 病因病机　中医学对本病的认识，散在各种论述中。《内经》里对其病因病机的描述是"惊则气乱""惊则心无所依，神无所归，虑无所定"；宋代《济生方·惊悸怔忡健忘门》认为惊悸乃"心虚胆怯之所致"。元代《丹溪心法·惊悸怔忡》提出"责之虚与痰"，认为虚则易惊易恐，痰阻气机，脏腑失调，易发惊恐。明代《医学正传·惊悸怔忡健忘证》认为惊悸怔忡与肝胆失调有关。现代不少学者认为本病多因脏腑虚弱，复加精神刺激、不良环境侵扰，导致气郁、火热、痰浊、瘀血内扰和气、血、阴精不足而发病。

3. 治则治法

（1）安神定志法：适用于心虚胆怯证。症见心悸，善惊易恐，坐卧不安，心烦失眠，双手震颤，舌淡红，苔薄白，脉细。方选安神定志丸加减。

（2）清热宁心法：适用于痰热上扰证。症见心烦易怒，心悸，惊惕不安，痰多，泛恶，少寐多梦，胸胁痞满，口苦，舌红苔黄腻，脉滑数。方选温胆汤加减。

（3）补血安神法：适用于心脾两虚证。症见多思善虑，心悸胆怯，惴惴不安，健忘，多梦，头晕，神疲，面色无华，食欲缺乏，舌红，脉细弱。方选归脾汤加减。

（4）养心安神法：适用于阴虚火旺证。症见心悸不安，心烦少寐，头晕耳鸣，健忘，腰膝酸软，五心烦热，口干少津，舌质红，脉细数。方选天王补心丹和黄连阿胶汤加减。

（5）镇静安神法：适用于奔豚病。奔豚病从少腹起，上冲咽喉，发作欲死，复还止。方选奔豚汤。

另外，中医中药治疗对减轻现代医药治疗带来的不良反应，也有一定的作用，可配合使用。

二、恐惧障碍

（一）概述

恐惧障碍是一种以过分和不合理的惧怕外界客体或情境为主要特点的精神障碍。患者明知没有必要，但仍不能防止恐惧发作。恐惧发作时往往伴有显著的焦虑和自主神经症状。患者极力回避所害怕的客体或情境，或是带着畏惧去忍受。本病分为场所恐惧障碍、社交恐惧障碍、特定恐惧障碍。

（二）病因与发病机制

西医学认为本病与遗传、心理－社会因素、神经生化（去甲肾上腺素功能失调）等有关。

（三）临床表现

某种客体或情境引起恐惧，伴有自主神经症状，如心悸、心慌、出汗等；患者对恐惧的客体或情境极力回避，且知道这种恐惧是不必要的，但是无法控制。

1. 场所恐惧障碍 主要表现为害怕到人多拥挤的地方，害怕到空旷的场所，害怕单独留在家里或害怕使用公共交通工具，当患者出现在以上场所时会感到紧张、不安，伴随心悸、胸闷、出汗等自主神经症状。患者会出现回避行为，但在有人陪伴时，患者的恐惧可以减轻或消失。

2. 社交恐惧障碍 以害怕与人交往或当众说话，担心在别人面前出丑或处于为难的境地，因而极力回避为特征。主要表现为害怕被别人注视，当发现有人注意自己时就会害羞脸红，不敢抬头，不敢与人对视等；害怕自己当众出丑使自己处于窘迫的境地，因而害怕当众说话或表演，或在社交场合说话结巴等。

3. 特定恐惧障碍 其特点为患者害怕的对象常限于一个或少数特殊物体，情境或活动，很少泛化；其回避行为的动机在于担心会产生严重后果，而不是害怕惊恐发作时没人帮助；有人陪伴时并不能减轻害怕。包括动物恐惧（如害怕蛇、老鼠、狗等）、自然环境恐惧（如害怕黑暗、风、雷电等）、害怕鲜血或尖锐锋利的物品等。

（四）诊断要点

（1）以恐惧为主，同时有以下4项：①对某些客体或处境有强烈恐惧，恐惧的程度与实际危险不相称；②发作时有焦虑和自主神经症状；③有反复或持续的回避行为；④知道恐惧过分、不合理或不必要，但无法控制。

（2）对恐惧情景和事物的回避必须是或曾经是突出症状。

（3）排除焦虑障碍、精神分裂症、疑病症等。

（五）治疗

1. 药物治疗 ①抗抑郁药：如丙米嗪、氯米帕明和 SSRI 类（氟西汀、帕罗西汀等）能够减轻焦虑和抑郁症状。②抗焦虑药：阿普唑仑，用法 2～6mg/d。丁螺环酮是新型抗焦虑药，其特点是不成瘾，无肌肉松弛作用，剂量 20～30mg/d。③普萘洛尔对以躯体焦虑为主的患者有效。

2. 心理治疗 心理治疗和药物治疗对本病均有疗效。尤其是心理和药物联合治疗效果更佳。

心理治疗包括行为治疗、认知行为治疗等。其中，行为治疗的基本原则包括两方面：一方面是消除恐惧刺激物和焦虑恐惧反应的条件性联系；另一方面是对抗回避反应。常用的方法有系统脱敏法、暴露疗法、阳性强化法等。

3. 中医治疗

（1）中医对本病的认识：中医对恐惧障碍的认识历史悠久，早在《内经》中就从病因、病机、治则做了阐述，如"恐伤肾""恐则气下"等。宋代《济生方·惊悸怔忡健忘门》认为惊悸乃"心虚胆怯之所致"。元代《丹溪心法·惊悸怔忡》提出"责之虚与痰"，认为虚则易惊易恐，痰阻气机，脏腑失调，易发惊恐。明代《医学正传·惊悸怔忡健忘证》认为惊悸怔忡与肝胆失调有关。

（2）辨证论治。①心脾两虚：主症为胆怯，对特定环境事物恐惧，常忧思多虑，精神萎靡，失眠多梦，心悸怔忡，疲劳乏力，纳呆，面色白，舌淡，脉沉细弱。治宜补心脾，宁心神，方用归脾汤加减。②胆虚痰热：主症为胆怯惊惧，惴惴不安，呕吐涎沫，舌红有齿痕，苔白腻，脉弦滑。治宜清胆和胃，除痰定志，方用温胆汤加减。③肝郁气滞：主症胆怯惊恐，情志抑郁，烦躁易怒，失眠易醒，头晕多汗，纳呆，胸胁胀满，舌边尖红，脉弦数。治宜疏肝解郁，安神定志，方用逍遥散加减。④肾虚：主症胆怯惊恐，神疲易倦。肾阳虚则形寒肢冷，食欲缺乏，夜尿多，便溏，性功能障碍，月经不调，舌淡苔白，脉沉弱。肾阴虚则五心烦热，心悸耳鸣，虚烦失眠，遗精，舌质红，苔微黄，脉沉细数。治宜壮阳或滋阴或阴阳并补，方用六味丸加减。

第五节　强迫相关障碍

强迫及相关障碍（obsessive-compulsive and related disorders）在 ICD-11 和

DSM-5 诊断标准中是新的独立疾病分类，包括强迫症、躯体变形障碍、囤积障碍、拔毛障碍、皮肤搔抓障碍、嗅觉牵连障碍等。本节主要介绍强迫症。

强迫症（obsessive-compulsive disorder，OCD）是一种以反复出现的强迫观念、强迫冲动或强迫行为等为主要临床表现的精神障碍。多数患者认为这些观念和行为没有必要或不正常，违反了自己的意愿，无法摆脱，为此感到焦虑和痛苦。其症状复杂多样，病程迁延，易慢性化，致残率较高，对婚姻、职业、情感、社会功能都有严重影响。尽管如此，很多患者早期并不主动寻求医治。强迫症终生患病率为 0.8%～3.0%，精神科门诊患者患病率约 10%，平均发病年龄 20 岁，男性（19 岁）稍早于女性（22 岁）。约 2/3 的患者症状起病于 25 岁前，不到 15% 的患者起病于 35 岁之后。女性患病率稍高于男性（1.2：1）。强迫症与其他精神障碍具有较高的共病率，56%～83% 的强迫障碍患者至少共患一种其他精神障碍，与下面精神障碍的共病率分别为抑郁症 67%，社交恐怖 25%，与广泛性焦虑障碍、特定恐怖症、惊恐发作、进食障碍、人格障碍等有较高的共病率，因而容易误诊。

一、病因及病理生理

强迫症是一种多维度、多因素疾病，病因病机目前不清，多数研究者认为与病前个性（如敏感多疑、谨小慎微、优柔寡断、追求完美、做事刻板、缺乏稳定感和安全感等）、心理 - 社会因素、遗传、神经解剖学因素及神经生化（5-HT 功能异常，多巴胺和胆碱能系统失调等）多种因素有关。

强迫症属于中医郁症、失眠、头痛范畴，主要为人体气机功能失调所致，主要病因：①七情过伤，若喜、怒、忧、思、悲、恐、惊七种情志变化超越了一定的限度，则会导致疾病的发生；②劳逸失调，过劳则伤气耗精，过逸则气血壅滞。

二、临床表现

强迫症的基本症状包括强迫观念和强迫行为，严重程度差异很大。一些患者每天会花数小时实施重复行为，而有些患者存在持续的、顽固的侵入性思维或难以控制的强迫行为，导致社会功能丧失。

（一）强迫观念

强迫观念系指反复闯入患者意识领域的、持续存在的思想、观念、表象、情绪、冲动或意向，对患者来说没有现实意义，非己所欲，违反了个人意愿；患者明知没有必要，试图忽略、压抑或用其他思想、动作来对抗它，但无法摆脱，因而苦恼和焦虑。有的患者抵制不明显，或随病程进展，抵抗（反强迫）逐渐减弱。常有以下表现形式。

1. 强迫思维 强迫思维是以刻板形式反复闯入患者头脑中的观念、表象或冲动思维，它们几乎总是令人痛苦的，内容常常为暴力、猥亵或毫无意义。患者往往试图抵制，但不成功。虽然这些思维并非自愿且令人反感，但患者认为它是属于自己的。

2. 强迫穷思竭虑 患者对一些常见的事情、概念或现象反复思索，刨根究底，自知毫无现实意义，但不能自控。如反复思考"人为什么会说话？""天为什么会下雨？""地球为什么是圆的，而不是方的？""1加1为什么等于2？"。

3. 强迫怀疑 对自己做过的事情产生不必要的怀疑而反复确认后仍不放心。如怀疑出门时是否关好水龙头、门窗是否锁好等。

4. 强迫联想 患者脑子里出现一个观念或看到一句话，便不由自主地联想起另一个观念或语句。如果联想的观念或语句与原来相反，如想起"和平"，立即联想到"战争"等，称为强迫性对立性思维。

5. 强迫表象 在头脑里反复出现生动的画面（表象），内容常涉及恐怖、淫秽等，具有令人厌恶的性质，无法摆脱。

6. 强迫回忆 患者经历过的事件，不由自主地在意识中反复呈现，无法摆脱。

7. 强迫意向 反复体验到要做与自己意愿相违背的行为的强烈冲动，如看到电插头就想去摸、拿到刀就出现砍人的念头等。

（二）强迫行为

强迫行为是指强迫症患者通过反复的行为或动作以阻止或降低强迫观念所致和痛苦的一种行为或仪式化动作，常继发于强迫观念。这种行为通常被患者认为是无意义的或无效的，且反复企图加以抵抗，导致发生明显的焦虑。虽然强迫行为并不是为了获得快感，但是可以使焦虑或苦恼暂时缓解。对于病程漫长的患者，抵制可能十分微弱。强迫性行为有的为外显性的，为能看得见一些仪式或行为；有的则较为隐匿，如默默计数或祷告；有的为了消除强迫思维而用另外一种行为抵抗。从根本上讲，这些行为既不能给人以愉快，也无助于任务的完成。强迫行为与患者所担心、害怕的事情之间的联系常常不合逻辑（如将物品排列整齐是为了防止心爱的人受到伤害），或明显超过了正常界限（如每天花几小时的时间洗澡来防止生病）。

1. 强迫性仪式动作 反复出现的一系列序列性动作，如同某种仪式；常人不能理解，但患者可以因此减轻焦虑。

2. 强迫洗涤 患者为了消除对受到污染的担心而反复洗涤，如强迫洗手和强迫洗衣服等。

3. 强迫检查 患者为了减轻强迫怀疑引起的焦虑采取的措施，如反复检查门窗是否锁好，反复检查灯有没有关好等。

4. 强迫询问　患者常常不相信自己的判断，为了消除疑虑常反复询问他人。

5. 强迫计数　患者对数字发生了强迫观念，整日沉浸于无意义的计数动作中，即使对偶然接触的电话号码、汽车牌号等都要反复默记，或反复不断地数窗格、楼梯、楼层等，浪费了大量时间。

（三）回避行为

患者通常采用回避行为、中和或随意的形式以减轻焦虑，故患者通常回避会诱发强迫思维和行为的人、地点及事物。疾病严重时，回避行为可能成为最受关注的症状。

（四）其他症状

当面对诱发强迫思维和强迫行为的情境时，强迫症患者会经历很大的情绪波动。这些情绪反应包括明显的焦虑和/或惊恐发作，强烈的厌恶感，和/或对"不完美"感到痛苦或不安，直到事情看上去、感觉上或者听上去"恰到好处"。一般来说，焦虑或抑郁症状的加重或减轻一般会伴有强迫症状严重程度的平行变化。强迫洗手的患者常常可见双手皮肤角质层受损，强迫性抠、挖、拔毛的患者可见相应部位的损伤。部分患者可能有神经系统软体征和精细运动协调障碍。

患者常有人际关系不良。一种是患者要求他人容忍其症状，更有甚者家属被患者要求迁就甚至执行其仪式行为，可能将症状强化、慢性化；另一种是患者与家属产生敌对关系，强迫症状被他人认为是患者的有意对抗，可能会加重患者的强迫症状并导致敌对的进一步加剧。

三、诊断和鉴别诊断

（一）诊断

1. 临床表现

（1）症状主要表现为强迫思维、强迫行为或二者皆有。

（2）强迫症状须占据一定时间（如每天出现 1 小时或以上）。

（3）强迫症状引起患者明显的痛苦，或导致患者生活、家庭、社交、教育、职业等方面的损害。

2. 自知力

（1）自知力良好：患者能够意识到强迫信念可能不是真的，或可以接受它们不是真的。

（2）自知力较差：患者意识到强迫信念可能是真的。

（3）自知力缺乏：在大部分或全部时间内，患者完全确信强迫信念是真的。

3. 量表筛查与问诊要点　除按照上述诊断要点外，使用 Yale-Brown 强迫量表对强迫症诊断有很大的帮助。在问诊中，筛查性提问应包括以下要点：你有一些无法摆脱的令人不愉快的想法吗？你担心你有可能冲动伤害某个人吗？你必须反复计算东西，或洗手，或检查物品吗？你对你是否正确地做宗教仪式或做过违背道德的事有太多的担忧吗？你对性问题有烦恼的想法吗？你需要把物品安排得整整齐齐或以十分精确的顺序排列吗？你对丢弃一些东西烦恼吗，以至于你的屋子非常杂乱？这些担忧和行为影响你的工作、家庭或社会活动功能吗？

（二）鉴别诊断

1. 精神分裂症　精神分裂症患者可出现强迫症状，强迫症患者的强迫观念亦可达到妄想的程度，二者鉴别的要点：①前者往往还会出现幻觉、妄想、言行紊乱等其他精神障碍性症状；②患者是否为之苦恼，还是淡漠处之，以及是否与环境、现实协调等。根据 DSM-5 建议，如果患者只有强迫症状，而无其他精神障碍性症状，如缺乏自知力，可诊断为其他特定的精神障碍性障碍或强迫症，但须特别注明。

2. 抑郁障碍　抑郁障碍与强迫症经常共存。抑郁障碍患者可表现某些强迫症状，强迫症患者也可体验某些抑郁症状。鉴别主要根据哪种症状是原发的，并占主要地位而定。如果难以分辨，建议采用等级诊断的思路，首先考虑抑郁障碍。

3. 广泛性焦虑障碍　二者鉴别的最大困难在于焦虑与强迫思维的区别。广泛性焦虑障碍患者关注多是日常生活的现实问题，忧虑源于感知到外界有威胁存在，但内容多是一种含糊不清、令人烦恼的不祥预兆，患者不认为自己的忧虑是不合适的，不会导致强迫性仪式行为；而强迫思维的内容多是一些不常见或者常人不可理解的事情，如怕脏、害怕被污染、攻击、储藏或一些宗教思想等，难以令人接受。

4. 恐怖症　二者具有许多相似性，如对某种物品或场景的恐惧反应和回避行为。鉴别要点：①强迫症患者在缺乏明确恐惧场所、事件、对象的情况下，仍然表现出持久的、反复出现的强迫性思维；恐怖症患者如无明确恐惧对象存在，通常不会出现焦虑或沮丧情绪。②恐怖症患者没有强迫性行为，回避行为只针对某一或某些明确的恐惧对象，而强迫症患者并不仅限于此。③强迫症患者对强迫性思维的最常见反应是强迫性仪式动作，常由内在的思维所触发。

5. 脑器质性精神障碍　中枢神经系统的器质性病变，尤其是基底节病变，可出现强迫症状。神经系统病史和体征及相关辅助检查有助于鉴别。

四、治疗

强迫症通常是慢性波动性病程，当强迫症症状影响功能或导致显著痛苦时则需要治疗。重要的是应注意将患者的需要与医师的治疗（药物治疗、其他治疗和社会机构的康复项目）相结合。治疗的目标包括减少症状出现的频率和严重程度，改善患者的社会功能及生活质量，增强患者配合照料的能力，减轻患者由强迫症而产生的恐惧认知，减少治疗的不良反应（如药物副作用），帮助患者制订应对应激原的策略，对患者和家庭进行疾病和治疗有关的教育。

（一）药物治疗

药物治疗是强迫症的最主要治疗方法之一。具有抗强迫作用的药物有SSRIs，如氟西汀、氟伏沙明、舍曲林、帕罗西汀、西酞普兰，以及三环类抗抑郁药，如氯米帕明等。其中SSRIs是目前的一线治疗药物，氯米帕明因不良反应限制了其应用。由于强迫症呈慢性病程易复发，因而其治疗原则是全病程治疗。一般说，强迫症的治疗应包括急性期治疗、巩固期治疗和维持期治疗。

1. 急性期治疗　一般建议急性期治疗10～12周，药物应从推荐的一线药物中选择，足量（处方推荐的较高或最高剂量）足疗程开始。多数患者治疗4～6周后会有显著效果，有些患者10～12周方有改善。经12周急性期治疗疗效不佳者首先考虑增加药物至最大治疗量；仍无效者可考虑联合增效剂、换药治疗或选用其他治疗方法（如心理治疗或物理治疗）。应注意，不宜一种治疗药物短期使用便认定为无效而频繁换药。抗精神障碍药单药治疗不宜作为强迫症的常规治疗，但SSRIs联合抗精神障碍药物可以增加疗效。

常用药物包括非典型抗精神障碍药物，如利培酮、阿立哌唑、喹硫平和奥氮平等。与抗精神障碍药联合SSRIs的方案相比，氯米帕明作为SSRIs的联合用药，疗效较好，但安全性较差，所以一般不作为联合方案的首选。强迫症伴有严重焦虑不安时可合并使用苯二氮䓬类药物，此药单独使用无抗强迫作用。

2. 巩固期与维持期治疗　急性期治疗效果显著者，可进入为期1～2年的巩固期和维持期治疗。研究表明持续治疗能减少患者的复发。完成维持期治疗的患者，经系统评估后可考虑逐渐减药，每1～2个月减掉药物治疗剂量的10%～25%，并严密监测停药反应和疾病是否复发。如症状波动，加回到原来的治疗剂量，延长维持治疗时间。

（二）心理治疗

强迫症的发病与病前性格、自幼生活经历、社会心理因素及精神创伤等密切相关，单靠药物治疗往往很难达到令人满意的效果。因而需要辅以适当形式的心理治疗。目前强迫症的主要心理治疗方法有行为疗法、精神分析疗法、认知疗法、认知行为疗法、森田疗法和支持性心理治疗等。认知行为治疗被推荐用于治疗强迫症。认知行为治疗配合药物SSRI常作为强迫症的安全和有效的一线治疗。在强迫症的整个治疗体系中，无论是药物治疗还是心理治疗，支持性心理治疗是最重要的支点。①对强迫症患者的解释和心理教育；②帮助患者分析自己的人格特点和发病原因，尽力克服心理上的诱因以消除焦虑情绪；③认真配合医师，找出心理因素，进行系统心理治疗或药物治疗等。

（三）物理治疗

目前可供选择的物理治疗方法有经颅磁刺激治疗、改良电休克治疗、深部脑刺激、迷走神经刺激等，但疗效有待肯定。

（四）中医治疗

强迫症的中医治疗，主要是根据其临床表现，辨证求因，审因论治。治疗方法可分为中药治疗、针灸推拿按摩治疗等。常分为以下症型。①心虚胆怯：经常出现不恰当或不必要的想法，并引起紧张不安，又无法摆脱，伴心悸，惊惕易恐，坐卧不安，少寐多梦，舌苔薄白或如常，脉动数或虚弦。治宜养心安神，镇惊定志。方用安神定志丸。②阴虚火旺：强迫意向比较明显，如有从高处向下跳的想法，烦躁少寐，口干咽燥，头晕目眩，手足心热，严重者有潮热盗汗，耳鸣，腰酸背痛，舌质红，少苔或无苔，脉细数。治宜滋阴降火。方用黄连阿胶汤加减。③气血两虚：强迫症状以强迫观念为主，迁延不愈，时作时止，病程较长，伴面色苍白，头晕目眩，体倦乏力，气短声低，舌质淡，苔白，脉细弱。治宜补益气血。可用八珍丸。④心阳不振：以强迫性动作为主，如强迫性计数、强迫性洗手等。伴有面色苍白，形寒肢冷，胸闷气短，动则尤甚，舌质淡，苔白，脉虚弱或沉细无力。治宜温补心阳，养心安神。方用建中汤。⑤水气凌心：强迫症状，无法自我控制，多为强迫性念头，伴心悸，渴不欲饮，小便短少，偶有下肢浮肿，形寒肢冷，伴有眩晕，舌淡苔滑，脉弦滑或沉细而滑。治宜振奋心阳，化气行水。方用苓桂术甘汤。⑥心血瘀阻：强迫症状多表现为强迫性念头，伴心悸，胸闷不适，心痛时作，痛如针刺，唇甲青紫，舌质紫暗或有瘀斑，脉涩或结或代。治宜活血化瘀，方用膈下逐瘀汤加减。⑦痰火扰心：强迫性症状多为强迫性行为，伴心悸时发时止，受惊易作，胸闷烦躁，失眠多梦，口干苦，大便秘结，小便短赤，舌红苔黄腻，脉弦滑。治宜清热化痰，宁心安神。方用黄连温胆汤。

五、病程和预后

强迫症通常在儿童或青少年早期发病。约 10% 的患者起病于 10～15 岁，75% 的患者发病于 30 岁以前，平均发病年龄 20 岁左右。半数以上患者病情缓慢发展，逐渐加重渐趋向慢性；11%～14% 的病例有完全的缓解间歇期，有些患者进入 40～50 岁后，病情有自动缓解倾向。大多数患者起病缓慢，常无明显诱因，或诱因微不足道。多数患者在疾病初期由于对疾病认识不足，羞于外露，致使患者就诊年龄超过发病年龄 10 年。强迫症患者在整个漫长的病程中，症状呈明显的波动性，应激或情绪不良时加重。

多数研究提示，患者预后良好的指标：病前人格较为健全，发病有一定的诱发因素，社会功能保持良好，症状呈发作性，病程短。预后不良的指标：病前有明显的人格障碍，发病于童年，症状弥散且严重。

第六节　创伤和应激相关障碍

应激相关障碍又称反应性精神障碍或心因性精神障碍，是指一组主要由心理－社会因素引起异常心理反应而导致的精神障碍。临床上包括以下几种类型。

急性应激障碍是由于突如其来且异乎寻常的强烈应激性生活事件所引起的一过性精神障碍。急剧、严重的精神打击为直接原因，刺激后立即数分钟或数小时发病。表现有强烈恐惧体验的精神运动性兴奋，行为有一定的盲目性，或者为精神运动性抑制，甚至木僵。如果应激原被消除，症状往往历时短暂，预后良好，缓解完全。

创伤后应激障碍又称延迟性心因性反应，是指在遭受强烈的或灾难性精神创伤事件之后，数月至半年出现的精神障碍。如创伤性体验反复重现、面临类似灾难境遇可感到痛苦和创伤性经历的选择性遗忘。

延长哀伤障碍又被称为病理性哀伤、创伤性哀伤或复杂性哀伤。有别于正常的丧亲反应，PGD 是指丧失亲人之后持续的哀伤反应，往往超过 6 个月，难以随着时间的推移得到缓解。患者难以摆脱失去亲人的痛苦或关于逝者的想念挥之不去，情绪和行为偏离生活常态，最终导致个体的社会功能受到严重的影响。

适应障碍是一种短期的和轻度的烦恼状态和情绪失调，常影响到社会功能但不出现精神障碍性症状。本病的发生是对某一明显的处境变化或应激性生活事件所表现出的不适应。通常在遭遇生活事件后一个月内起病，病程一般不超过 6 个月。发病往往与生活事件的严重程度、个体心理素质、心理应对方式等有关。

其实，遭受重大或灾难打击后会出现以下 5 种正常心理周期：①当事者表现明显的焦虑和特殊的恐惧。②英雄期：此时个体以全部的精神汇聚于灾难，全力自救和帮助别人，精神和体力处在消耗之中，最后会完全筋疲力尽，士气低落或孤注一掷，破罐破摔。③蜜月期：受害者感到幸运和欢心，庆幸自己幸存。④幻想破灭期：表现为不满和挫折，自己觉悟到损失是何等巨大，有关机构或他人帮助不够。

⑤重新调整期：此时心理重建过程开始，情绪有所恢复，个体表现出切合实际的认识，愿意接受客观事实，认识到自己的责任，努力去解决问题，安排计划未来。根据创伤性事件的性质，上述表现在三个月内可恢复正常。

本节重点介绍创伤后应激障碍和延长哀伤障碍。

一、创伤后应激障碍

（一）概述

创伤后应激障碍（post traumatic stress disorder，PTSD）又称延迟性心因性反应，是指在遭受强烈的或灾难性精神创伤事件之后，一个月、数月或半年内出现的精神障碍，少数患者可在几十年后出现异常症状与行为。其症状表现如创伤性体验反复重现、面临类似灾难境遇可感到痛苦和创伤性经历的选择性遗忘。常常和其他精神类疾病譬如抑郁症、恐怖症、物质滥用等共病。

（二）病因和病理

异乎寻常的创伤性事件是本病发生的直接原因。在我们的日常生活中，许多超出意料的事件都可以称为"创伤性"的，如离婚、失业或考试失败等。但是，有研究发现，大约只有0.4%的事件真正具有"创伤性"意义，所谓"创伤性体验"应该具备两个特点：第一，对未来的情绪体验具有创伤性影响。例如，被强奸者在未来的婚姻生活或性生活中可能反复出现类似的体验。第二，是对躯体或生命产生极大的伤害或威胁。

创伤性事件是PTSD发生的必备条件，但不是PTSD发生的充分条件。虽然大多数人在经历创伤性事件后都会出现程度不等的症状，研究表明只有部分人最终成为PTSD患者。许多因素影响到PTSD的发生，包括存在精神障碍的既往史与家族史、儿童期创伤（如遭受忽略、性虐待、父母离异等）、性格因素、创伤事件前后有其他负性生活事件、家境贫寒、躯体健康状态欠佳、社会支持缺乏等。PTSD的病理机制复杂，涉及较广，目前尚无定论。最近二十余年的研究主要集中在遗传特征、神经内分泌、神经影像学、神经电生理等四个方面。

（三）临床表现

PTSD临床表现主要有以下四大核心症状群。

1. 侵入性症状群　在重大创伤性事件发生后，患者有各种形式的反复发生的侵入性创伤性体验重现。患者常常以非常清晰的、极端痛苦的方式进行着这种"重复体验"，包括反复出现以错觉、幻觉构成的创伤性事件的再现体验又称为闪回。此时，患者仿佛又完全身临创伤性事件发生时候的情景，重新表现出事件发生时所伴发的各种情感。创伤性体验的反复侵入是PTSD最常见也是最具特征性的症状。

患者在创伤性事件后，频频出现内容非常清晰的、与创伤性事件明确关联的梦境（梦魇）。患者常常从梦境中惊醒，并在醒后继续主动"延续"被"中断"的场景，并产生强烈的负性情感体验。患者面临、接触与创伤事件相关联或类似的事件、情景或其他线索时，通常出现强烈的心理痛苦和生理反应。

2. 持续性回避　在创伤性事件发生后，患者对与创伤有关的事物采取持续主动回避的态度。回避的内容包括创伤性事件或与其高度相关的痛苦记忆、思想或感觉，以及能唤起这些痛苦的情景、人、地点等。

3. 认知和心境的负性改变　在遭遇创伤性事件后，许多患者出现与创伤事件有关的认知和心境方面的负性改变，表现出无法记住创伤性事件的某个重要方面，对创伤性事件的原因或结果出现持续的认知歪曲，责备自己或他人，对自己、他人或世界出现持续放大的负性信念和预期。患者会出现持续的负性情绪状态，对重要的活动失去兴趣，疏远他人，持续地不能体验到正性情绪。

4. 警觉性增高　表现为过度警觉，惊跳反应增强，注意力不集中，激惹的行为和愤怒的爆发，自我毁灭行为，部分患者会出现睡眠障碍。

多数患者在创伤性事件后的数天至半年内发病，病程至少持续 1 个月以上。

（四）PTSD 的诊断与鉴别诊断

1. 诊断

（1）存在上述症状，精神障碍延迟发生（即在遭受创伤后数月后，少数延迟半年以上甚至更长时间发生），符合症状标准至少已 3 个月，可考虑 PTSD。

（2）此病在早期常有诊断为急性应激性障碍，因两者症状有许多重叠之处，最大的差异是 PTSD 一般无意识障碍。

（3）对近期内曾遭受过重大创伤的个体，其临床表现符合以上所述的疾病特征者，应考虑 PTSD。

2. 鉴别诊断

（1）与抑郁症的鉴别：抑郁症常无严重的创伤性应激事件，抑郁情绪常较重，常有自责、消极、自杀的言行，情绪有晨重夜轻的变化等，这些有别于 PTSD 患者的情绪回避行为。

（2）与慢性焦虑症的鉴别：焦虑症患者对自身健康过于忧虑，躯体主诉较多，甚至有疑病倾向，而常无严重精神创伤史。

（五）治疗

1. 心理治疗　对于 PTSD 初期，主要采用危机干预的原则和技术，帮助患者提高心理应对技能，表达和宣泄与创伤性事件相伴随的负性情感。

2. 药物治疗　抗抑郁药 SSRIs、TCAs、MAOIs 是治疗各个时期 PTSD 最常见的选择，并且能够取得比较好的效果。BZD 治疗效果仍存在争议，同时由于存在其他的副作用，不宜作为首选药物。非苯二氮䓬类抗焦虑药能改善 PTSD 患者的核心症状、认知障碍，可供选择。心境稳定剂如碳酸锂、抗惊厥药被认为是治疗 PTSD 的有效药物，对行为紊乱、情感爆发、自伤等症状，非典型抗精神障碍药有效。

3. 社会支持 社会支持是指个体在应激过程中从社会各方面能得到的精神上和物质上的支持，具有预防和减轻应激的作用。亲子关系、家庭、亲密关系、婚姻、朋友、社团等均是重要社会支持。

4. 中医治疗 ①中成药：选用柏子养心丸、枣仁安神液、归脾丸、补肾益脑片、加味逍遥丸。②针灸：太冲、三阴交、肝俞、心俞、足三里、神门。

二、延长哀伤障碍

（一）概述

延长哀伤障碍（prolonged grief disorder，PGD）又称病理性哀伤、创伤性哀伤或复杂性哀伤。有别于正常的丧亲等反应，PGD 是指丧失亲人之后持续的哀伤反应，往往超过 6 个月，难以随着时间的推移得到缓解。患者难以摆脱失去亲人的痛苦，关于逝者的想法挥之不去，情绪和行为偏离生活常态，最终导致个体的社会功能受到严重的影响。PGD 的高危患病群体包括女性、老年人、文化程度低及家庭收入较低者。此外，流产史、儿童期分离焦虑、童年虐待、父母离世、与逝者亲密的关系、对逝者过度的情感依赖、不安全的依恋关系、暴力性的致死事件、对亲人的去世缺乏心理准备、缺少有效的社会支持等，也会增加患 PGD 的风险。

（二）临床表现

PGD 的临床症状紧密围绕丧亲事件，表现为持续性的、极度的痛苦体验。患者往往沉浸在对逝者的缅怀之中，不愿意接受亲人离世的事实，仍旧幻想着与逝者重新相聚。患者对与逝者相关的事物过度敏感（例如逝者的老照片或老物件），有意识地避免接触与逝者相关的事物，对亲人的离世可能存在过分的自责。除了持续的、慢性的悲伤，患者还会有情感麻木、孤独的感受，对未来的生活不抱有希望，个人的社会功能受到显著影响，生活质量严重受损，这些症状持续的时间往往超过半年，并未随着时间的推移而减轻。PGD 患者出现自杀风险明显增高，也更容易出现高血压、心脑血管疾病、肿瘤、免疫系统等疾病。

（三）诊断与鉴别诊断

1. 诊断要点

（1）亲近关系的人的离世。

（2）每天都想念逝者，或是达到了病态的程度。

（3）每天都有 5 个及更多的下述症状，或是症状的程度达到了病态：①自我定位混乱，或是自我感知下降；②难以接受亲人离世的事实；③避免接触能够让人想起逝者的事物；④在亲人离世后难以再信任他人；⑤对亲人的离世感到痛苦或是愤怒；⑥自己的生活难以步入正轨（比如结交新的朋友、培养新的兴趣爱好等）；⑦在亲人离世后变得情感麻木；⑧在亲人离世后觉得生活不尽如人意、空虚或是没有意义；⑨对亲人的离世感到惊慌失措、茫然或是震惊。

（4）症状持续的时间至少在亲人离世后的 6 个月以上。

（5）上述症状导致了有临床意义的社交、职业或是其他重要领域的功能受损。

（6）上述症状无法用重性抑郁障碍、广泛性焦虑障碍或是 PTSD 等疾病来解释。

2. 鉴别诊断

（1）正常的哀伤反应：哀伤反应是亲人离世之后的正常反应，但通常会在半年之内逐渐减轻，而 PGD 顾名思义，其症状持续存在超过半年，症状的严重性迟迟未能缓解。

（2）抑郁症：PGD 患者可能有抑郁症共病，但 PGD 的核心症状独立于抑郁及焦虑情绪。儿童期分离焦虑是 PGD 的危险因素之一，但与抑郁症无明显相关性。在排除抑郁症、PTSD 等影响因素后，PGD 本身与生活质量下降、社交和职业能力受损、睡眠紊乱、物质滥用、心血管事件、肿瘤、自杀观念和行为等问题的产生存在关联。

（3）PTSD：PGD 与 PTSD 共病的情况也并不少见，但两者的情绪特征、闯入和回避等症状存在明显差异。

（四）治疗

1. 药物治疗　药物治疗 PGD 的疗效还不明确。一些案例报道和开放性研究表明，SSRIs 药物可能有助于改善 PGD 症状。另一些专家认为药物治疗可以作为心理治疗的辅助策略，同样需要进一步的研究来评价疗效。

2. 心理治疗　针对 PGD 的心理治疗以认知行为疗法为主。同时，服用抗抑郁药，可能有助于降低接受此类心理治疗的脱落率。

（五）预后

PGD 患者的生活质量严重下降，社会功能明显受损，随着疾病的慢性化，患者患有各类躯体疾病及出现自杀行为等风险增高。对于某些丧亲的人群，心理干预和药物治疗可能会减轻患者的症状，但实际疗效仍不明确。早期识别和早期治疗效果也有待研究予以明确。

第七节 脑器质性疾病相关精神障碍

脑器质性疾病相关精神障碍是指由脑血管疾病、颅脑外伤、颅内感染、癫痫、脑变性等因素直接损害脑部所致精神障碍。脑器质性疾病相关精神障碍均存在中枢神经系统功能或形态学方面的异常，其预后与脑病变的部位、范围、性质、严重程度、病程特点、治疗转归等诸多因素有关。

一、脑血管病相关精神障碍

（一）概述

脑血管病相关精神障碍是指各种脑血管疾病（出血性或缺血性）导致脑组织血流供应异常所产生或伴发的精神障碍。临床以血管性痴呆（vascular dementia，VD）和急性脑血管病所致精神障碍常见。

VD是一种常见的认知障碍，患病率仅次于老年性痴呆（alzheimer's disease，AD），指由脑内多发的梗死及软化灶引起，常有短暂性脑缺血发作史，症状表现为阶梯式发展的进行性认知功能障碍，以痴呆最常见，患病率男性略高于女性。

急性脑血管病所致精神障碍是指在急性脑卒中后发生的精神障碍，表现为抑郁、意识障碍、幻觉或强哭强笑等精神障碍性症状。

中医学有关本病的论述见于"呆病""文痴""郁证""癫狂"等病证。《临证指南医案》曰："中风初起，神呆遗尿，老人厥中显然。"已经认识到中风后可能会出现痴呆或精神障碍。

（二）病因与发病机制

VD常见的发病危险因素和脑卒中相似，包括高血压病、脑动脉硬化等。在高血压和脑动脉硬化等疾病基础上，一次或多次发生急慢性脑卒中，广泛累及与认知功能有关的脑结构，可产生痴呆等症状。

急性脑血管病所致精神障碍的病因为动脉粥样硬化、高血压及其他危险因素如糖尿病、心脏病、肥胖、高血脂等。在脑血管壁病变基础上发生细小动脉痉挛、动脉压的持续升高等症状，加上血液成分或血流动力学变化，导致急性脑血管病发生，影响到大脑相关结构可产生相应的精神障碍。

中医学认为，本病多发于老年人，其病位在脑，与心、肝、脾、肾功能失调有关。病机主要在于风、火、痰、瘀、气、虚六端，此六端相互作用，合而为病，终致瘀阻脑络或血溢脑脉，元神受损，神机失用。病性为本虚标实，上盛下虚。在本为肝肾阴虚，气血虚弱；在标为风火相煽，痰湿壅盛，气逆血瘀。

（三）临床表现

1. VD

（1）阶梯性进展的痴呆症状：中老年急性起病，阶梯样加重，病史中有高血压、动脉硬化、中风。早期表现为情绪改变或人格改变，逐渐出现记忆和智能障碍，表现为近事记忆不能，逐渐远期记忆也减退，计算能力较差、反应迟钝、思维减慢、概括能力明显下降等。每次脑梗死可使痴呆症状突然加重，呈阶梯式进展。晚期患者的精神衰退非常显著，生活完全不能自理，情感淡漠，认知功能严重障碍，自知力丧失。与 AD 比较，VD 的起病相对较急，病程可呈阶梯式恶化且波动较大。VD 常出现夜间精神异常，少数患者可出现人格改变，可伴发抑郁、情绪不稳和情感失控等症状。患者有脑卒中或短暂性脑缺血发作的病史，有局灶性神经系统症状和体征。VD 的认知功能缺损通常较局限，记忆缺损不显著。

（2）神经系统的症状或体征：患者常有眩晕、头痛、耳鸣等，发生脑梗死后有明显的局灶性神经系统症状和体征，如失语、肢体瘫痪、一侧性面神经麻痹、共济失调、假性延髓性麻痹等。

2. 急性脑血管病所致精神障碍

（1）急性脑血管病的表现：①脑梗死，患者常为中年以上，突然发病，出现脑局灶性损害症状体征，头颅 CT 于发病后 24 小时逐渐显示低密度梗死灶；头颅 MRI 于梗死后数小时发现 T_1 低信号、T_2 高信号病灶。②脑出血，患者常为中老年高血压患者，在活动中或情绪激动时突然发病，迅速出现偏瘫、失语、头痛、呕吐、意识障碍等局灶性或全脑性神经功能缺失症状，头颅 CT 检查显示圆形或卵圆形高密度血肿，边界清楚。

（2）精神障碍的表现：临床表现多样，主要有抑郁、强哭强笑等情绪障碍，或猜疑、幻觉等精神障碍性症状；意识障碍及意识障碍改善后的遗忘综合征；或失用症、失语症等认知缺损、人格改变等，重者发展为痴呆。

（四）诊断要点

1. VD

（1）符合脑血管病的诊断标准。

（2）有脑血管病的证据，如多次缺血性脑卒中发作，局限性神经系统损害及脑影像学检查，如 CT、MRI 检查有阳性所见。

（3）在数次脑实质的小缺血性脑卒中发作后，逐渐发生智能损害。早期为局限性智能损害，人格相对完整；晚期可有人格改变，并发展为全面性痴呆。

（4）起病缓慢，病程波动或呈阶梯性，可有临床改善期，通常6个月内发展为痴呆。

2. 急性脑血管病所致精神障碍

（1）符合急性脑血管病的诊断标准。

（2）精神障碍出现在一次或连续多次卒中发作后。

（3）伴有或不伴有痴呆或只有轻度痴呆。

（4）临床症状主要有意识障碍、遗忘综合征、焦虑、抑郁等。

（五）治疗和预防

1. VD

（1）治疗原则：预防脑梗死复发，改善脑血流，促进脑代谢，尽力缓解症状。

（2）对VD危险因素的预防和治疗可降低VD的发病率。首先要控制血压和其他危险因素（如心房颤动、颈动脉狭窄、高血脂、糖尿病、吸烟、酗酒和肥胖等），华法林可减少房颤伴发缺血性脑卒中的危险性。既往有TIA或非出血性疾病致脑卒中史的患者，抗血小板聚集疗法可减少发病的风险。在脑卒中或短暂性脑缺血发作患者伴发严重的颈动脉狭窄时，可行颈动脉内膜切除术或支架成形术。目前还没有特效药治疗VD。可用药物如血管舒张剂、长春西汀、脑代谢药、神经保护剂、钙通道阻滞剂、胆碱酯酶抑制剂、NMDA类药物等，但在临床上的疗效都不甚肯定。

（3）精神症状的治疗：①焦虑伴失眠，可短期选用艾司唑仑、阿普唑仑、氯硝西泮或劳拉西泮等对症治疗；②抑郁，可选如氟西汀、帕罗西汀、氟伏沙明、舍曲林、西酞普兰、文拉法新、米氮平等抗抑郁药物；③幻觉、妄想，短期应用小剂量的抗精神障碍药物如氯氮平、奥氮平、舒必利等；④积极进行心理治疗和康复治疗。

2. 急性脑血管病所致精神障碍

（1）治疗原则：脑出血急性期或脑梗死症状重者应以抢救生命为主。脑梗死急性期溶栓、血管再通介入，治疗抗血小板、脑保护等是治疗缺血性脑卒中有效方法。脑出血宜脱水降颅压，必要时手术清除血肿等治疗。急性脑血管病所致精神障碍宜早发现，早治疗。

（2）躯体症状的治疗：①脑梗死，应早期规范化和个体化的抢救治疗，防治缺血性脑水肿，加强监护和护理，预防和治疗并发症，及时开展康复治疗。②脑出血，卧床休息，维持生命体征稳定及水、电解质平衡，保持大小便通畅，预防和治疗压力性损伤、泌尿道和呼吸道感染。降低颅内压，必要时手术治疗。

（3）精神障碍的治疗：①焦虑、失眠可短期选用氯硝西泮、艾司唑仑、阿普唑仑等治疗。②脑卒中后抑郁选用氟西汀、帕罗西汀、文拉法新、米氮平等抗抑郁治疗。③幻觉、妄想，短期应用小剂量的抗精神障碍药物比如，氯氮平、奥氮平、舒必利等。④积极进行心理治疗和康复治疗。

3. 中医治疗

（1）痰浊阻窍证：精神抑郁，表情呆板，静而少言，或默默不语，或喃喃独语，闭户独居，哭笑无常，不欲见人，头重如裹，脘腹胀满，口多痰涎，舌质淡，苔白腻，脉弦滑。治宜健脾益气，化痰开窍。方选指迷汤加减。

（2）气虚血瘀证：初期多见面色无华，神疲乏力，口唇暗紫，反应迟钝，记忆减退，表情呆板，喜静恶动，少言少语。逐渐出现行为笨拙，理解、判断、记忆、定向、计算等能力减退；或严重痴呆，生活不能自理。有多次中风史，或半身不遂等。舌质暗淡或有瘀斑，苔薄白，脉细涩。治宜益气养血，活血通络。方选补阳还五汤加减。

（3）肝肾阴虚证：平素沉默寡言，呆钝愚笨，头晕目眩，耳鸣耳聋，腰膝酸软，颧红盗汗，两目无神，形体消瘦，关节屈伸不利，四肢麻木。舌红少苔，脉弦细数。治宜滋补肝肾，安神定志。方选左归丸合定志丸加减。

（4）肝郁气滞证：沉默寡言，悲观厌世，抑郁易哭，孤独自处，心烦不寐，喜怒无常，胸闷太息，胁肋胀满。舌淡红，苔薄白，脉沉细。治宜疏肝解郁，理气安神。方选柴胡疏肝散加减。

（5）心肝火旺证：性急易怒，躁动不宁，胡言乱语，坐卧不安，喋喋不休，头晕头痛，目赤心烦，失眠多梦，大便干结，小便短赤。舌红苔黄，脉弦滑数。治宜清热泻火，镇静安神。方选龙胆泻肝汤加减。

4. 针灸治疗

（1）体针治疗：取大椎、足三里、安眠，或哑门、内关、安眠，交替使用，强刺激，每天1次，10天为1个疗程。休息4天后重复治疗。

（2）头针疗法：取双侧语言区、晕听区等，每天1次，30天为1个疗程。

（3）穴位注射：以双侧肾俞为主穴，配用合谷、足三里、三阴交，以75%复方当归注射液4mL穴位注射，隔日1次。

二、脑外伤所致精神障碍

（一）概述

脑外伤所致精神障碍指头部直接或者间接地受到外力作用，造成脑组织损伤所致精神障碍。据估计，脑外伤后存活者中超过25%出现各种精神障碍。

中医学将脑外伤所致精神障碍的表现以"痴呆""癫证""狂证""破脑"等进

行论治。

（二）病因及发病机制

脑外伤伴发精神障碍与脑损伤的部位、程度、急性期的病理改变和修复期的后遗病理改变有关。广泛性脑外伤的精神障碍，如急性期的谵妄、慢性期的痴呆等。颞叶、额叶部位损伤导致的精神障碍，以人格障碍为主；顶叶部位损伤出现认知功能障碍；脑基底部损伤出现记忆障碍。外伤后社会、心理因素及受伤前的人格特征对其临床表现、病程、预后有一定影响。

清代医家王清任认为脑外伤所致精神障碍的病机是"气血凝滞脑气，与脏腑气不接……"。因此，中医学对本病的认识为外伤引起脑络受损，血溢脉外，瘀血内生，蒙蔽清窍；或外伤直接伤及脑髓，元神受损，神机失用。

（三）临床表现

1. 急性精神障碍　闭合性脑外伤后可发生意识障碍，意识恢复后常出现记忆障碍，例如不能回忆受伤的经过；严重者出现意识错乱伴有幻觉、妄想、定向障碍、行为紊乱等急性外伤后精神障碍症状。

2. 慢性精神障碍　①神经症样症状、认知障碍、人格改变等脑震荡后综合征。②神经症样症状、持久性认知障碍、人格改变、精神障碍性症状等脑挫裂伤后综合征。③继发性癫痫表现的脑外伤性癫痫。

（四）诊断要点

参照中华医学会编《临床诊疗指南精神障碍学分册》。

（1）有明确的脑外伤伴不同程度的意识障碍病史，且精神障碍的发生与外伤发生紧密相连，病程与损伤程度相关。

（2）常见急、慢性精神障碍，常有持久的社会功能下降，症状持续3个月以上，其严重程度常与脑组织损伤轻重呈正比。如发现痴呆与损伤严重程度不相符，要考虑硬膜下血肿、正常颅压脑积水。

（3）X线检查可显示颅脑骨折，脑CT或MRI检查可发现弥漫性或局灶性损伤征象，继发性蛛网膜下腔出血、颅内血肿。

（五）治疗

1. 治疗原则　①脑外伤早期，生命体征的监测及颅内压的控制尤为重要，必要时转脑外科手术治疗。②需评估脑外伤伴发精神障碍者躯体及社会功能残缺的程度，给予药物和心理等治疗。

2. 精神障碍的治疗

（1）急性精神障碍：①兴奋、躁动患者可给予镇静药，如氯硝西泮 1～2 mg，肌内注射，先给予最小有效量，禁用吗啡等麻醉剂。②脑水肿、颅内压升高或抽搐者给予地西泮 10 mg 静脉推注或静脉滴注，脱水、降颅内压使用 20% 甘露醇 125～250 mL 快速静脉滴注。

（2）慢性精神障碍：①焦虑症状，可短期应用艾司唑仑、阿普唑仑、罗拉西泮等药物改善焦虑症状。②抑郁症状，可给予 SSIR 类抗抑郁药治疗。③记忆及智能障碍，加强护理，评估其智能和心理状态，训练其生活技能。④人格改变，冲动、兴奋者可给以抗精神障碍药物镇静治疗。⑤精神分裂样综合征，可选用锥体外系副作用较少的药物如舒必利、氯氮平、奥氮平等。⑥加强心理治疗和康复治疗。

3. 中医治疗

（1）辨证施治：①肝郁气滞证：精神抑郁，情绪低落，沉默寡言，悲观厌世，孤独自处，喜卧恶动，心烦不寐，噩梦纷纭，喜怒无常，胸闷太息，胁肋胀满。舌淡红，苔薄白，脉沉细。治宜疏肝解郁，理气安神。方选柴胡疏肝散加减。②瘀血阻络证：神情忧伤，孤独自处，喃喃自语，妄见妄闻，头痛如刺，痛处固定，惊悸恐惧，失眠多梦，记忆力减退，四肢麻木震颤，面色青紫晦暗。舌有瘀点，脉沉细涩。治宜活血化瘀，通络醒神。方选逐瘀醒神汤加减。③心脾两虚证：多思善虑，心悸胆怯，记忆力减退，少寐健忘，头晕神疲，面色不华，食欲缺乏。舌质淡，苔薄白，脉细弱。治宜养心健脾，补气益血。方选归脾汤加减。若兼见头痛者，加川芎、白芍；若纳呆腹胀者，可用香砂六君子汤；若心悸失眠，少气懒言，自汗，面色萎黄等，可用人参养荣汤。

（2）针灸治疗：人中、内关、神门、丰隆、涌泉，可随证佐以配穴。毫针刺，用平补平泻法或泻法。

（3）推拿治疗：以推法、按法（包括点法、压法）为主，取穴百会、命门、中脘、气海、心俞、肝俞、脾俞、肾俞、三阴交、太冲、涌泉等。

三、颅内感染相关精神障碍

（一）概述

颅内感染相关精神障碍是病毒、细菌、真菌、螺旋体、寄生虫等病原体直接侵袭脑组织，使脑实质发生炎性改变，引起的精神障碍。以单纯疱疹病毒性脑炎等精神障碍最为常见。

中医学根据本病临床表现各异归属于"温病""癫狂""痫证""痉证"等范畴。

（二）病因与发病机制

单纯疱疹病毒（herpes simplex virus，HSV）是一种嗜神经 DNA 病毒，分为 HSV-Ⅰ型和 HSV-Ⅱ型两个抗原亚型。HSV-Ⅰ型病毒以成人和少年、儿童感染多见，通过嗅神经和三叉神经等侵入脑组织，损害大脑额叶基底部和颞叶。HSV-Ⅱ

型病毒以生殖系统和会阴部皮肤黏膜感染多见，通过骶神经潜伏在骶神经节，沿神经上行感染脑实质发病；新生儿可因产道感染，经血液传入脑部而发病。

中医学认为本病因机体感受温热毒邪所致，起病急骤，变化迅速。阳热之邪易化热化燥，伤津耗气，热邪灼津为痰，上则蒙蔽清窍，致神志恍惚，表情淡漠；布散全身则痹阻经络，出现肌萎偏瘫，肢体拘急；邪气亢盛，甚则内陷心包，患者狂躁不安，哭笑无常；若酿痰生风，则可见两目上视，口噤不开，肢体抽搐，角弓反张，最终致阴竭阳亡，酿成危重证候。

（三）临床表现

本病任何年龄均可发病，急性起病。部分患者病前有口唇疱疹病史，发病后体温在 38.0 ～ 40.0℃。意识障碍或精神症状为首发症状。意识障碍表现为嗜睡、昏睡、昏迷或去皮层状态。精神症状表现为精神萎靡，反应迟钝，情感淡漠，表情呆滞，定向力障碍，神志恍惚，言语减少或缄默不语；患者呆坐或卧床，大小便失禁，行动懒散，甚至呈木僵状态；或为精神运动性兴奋，如躁动、言语增多、行为紊乱、欣快、无故哭笑或痴笑等；有的出现幻觉、妄想状态。颅内高压与局灶性神经系统症状，如眼肌麻痹、面肌瘫痪、吞咽困难、舌下神经麻痹、痫性发作、肢体瘫痪、舞蹈样动作、震颤、共济失调、腱反射亢进、锥体束征、脑膜刺激征阳性等。脑炎后期，记忆减退、注意力不集中、学习困难；或出现思维、理解、计算、判断等认知功能障碍，人格改变及不同程度的神经功能障碍。

（四）诊断要点

（1）符合病毒性脑炎颅内感染的诊断标准。

（2）神经认知障碍：主要体现在急性期，在头痛、疲劳、发热等一般症状的基础上，表现为不同程度的意识障碍（如嗜睡、神志恍惚、定向障碍甚至昏迷）和认知损害（记忆、计算、理解能力减退），某些病例可出现谵妄。

（3）精神症状：精神运动性抑制较多见，也可表现为精神运动性兴奋，可有幻觉和妄想。癫痫发作相当常见，全身性发作最多，有的以癫痫持续状态为首发表现。

（五）治疗

1. 治疗原则　早期治疗是降低本病病死率的关键，以病因治疗为主，给予积极的对症治疗、支持治疗、护理及康复治疗。对起病急骤、病情危重、变化迅速者，宜尽快转上一级医院治疗。

2. 一般治疗

（1）针对颅内高压、高热、癫痫等症治疗：颅内高压者选用 20% 甘露醇 125 ～ 250 mL 静脉快速滴注，6 ～ 12 小时 1 次；或呋塞米 20 ～ 40 mg，每天 1

次。高热患者采用物理降温，或采用人工冬眠疗法，氯丙嗪 50 mg、异丙嗪 50 mg、哌替啶 100 mg，每次半量肌内注射。癫痫发作者给予抗癫痫药物治疗，癫痫持续状态时，使用地西泮 10～20 mg 静脉注射，或 100～200 mg 加入 5% 葡萄糖液 250～500 mL 中缓慢静脉滴注。对重症及昏迷患者，采用全身支持治疗，维持水、电解质平衡，加强护理，保持呼吸道通畅，预防压力性损伤及呼吸道感染。

（2）抗病毒治疗：早期抗病毒治疗是关键。常用抗病毒治疗药物如阿昔洛韦能有效降低患者病死率。

（3）免疫治疗：可根据具体情况积极选用静脉丙种球蛋白、糖皮质激素、α-干扰素等药物治疗。

3. 精神症状治疗　①兴奋躁动者，选用氟哌啶醇 2～8 mg 口服，每天 2～3 次，或用氟哌啶醇 5～10 mg，肌内注射，每天 1～2 次，注意预防锥体外系反应。②抑郁症状，选用 SSRI 类或其他抗抑郁药治疗。③持久性精神障碍有幻觉、思维障碍、行为紊乱等症状者，可选用抗精神障碍药物治疗。

4. 中医治疗

（1）辨证施治：①邪袭肺卫证：发热头痛，颈项微强，烦躁不安，神志恍惚或嗜睡，四肢酸楚，舌淡红，苔薄黄，脉浮数。治宜辛凉透邪，清热解毒。方选银翘散加减。②气营两燔证：高热，头痛项强，神昏谵语，肢体抽搐，甚则角弓反张，呕吐频作，心烦口渴，腹胀便秘，舌红绛，苔黄燥，脉数。治宜清气凉营，泄热解毒。方选白虎汤合清营汤加减。可加用安宫牛黄丸 1 次 1 丸，每天 2～3 次，温开水送服。③痰浊闭窍证：表情淡漠或呆滞，语无伦次或胡言乱语，或突然昏仆，两目凝视，口噤抽搐，甚则半身不遂，苔白腻，脉弦滑。治宜豁痰开窍，熄风止痉。方选涤痰汤加减。若表情呆滞，语无伦次者加苏合香丸，1 次 1 丸，每天 2～3 次，温开水送服。④痰热内扰证：躁动狂妄，哭笑无常，胡言乱语，甚则神昏谵语，手舞足蹈，发热头痛不甚，舌红，苔黄或黄腻，脉弦滑或弦数。治宜清热涤痰，开窍醒神。方选菖蒲郁金汤加减。若神昏谵语者加安宫牛黄丸或至宝丹清心开窍。

（2）针灸治疗：主穴选风池、合谷、太冲。神志不清加人中；发热加曲池、大椎；痴呆加百会、四神聪；失语加廉泉。泻法，不留针；每天 1 次，5 次为 1 个疗程。

四、癫痫相关精神障碍

（一）概述

癫痫是一种慢性反复发作性短暂脑功能失调综合征，以脑神经元异常过度放电引起反复痫性发作为特征，是一种常见的神经系统疾病。癫痫的临床表现复杂多样，可有意识、运动、感觉、精神、行为和自主神经功能紊乱。癫痫发作前、发作时、发作后、发作间，患者都可能会出现一些精神症状；继发性癫痫和长期、严重的癫痫患者还会出现记忆衰退、注意困难和判断能力下降等神经认知功能的障碍。

本病在中医学中可归为"痫证""癫疾""痫瘛"等范畴，《奇效良方》生动地描述了精神运动性癫痫发作："痰痫为病，此患似张狂，作之不常……如梦中，如半醉，灯下不知人……如狂。"

（二）病因与发病机制

先天畸形、产伤、代谢障碍等是新生儿癫痫常见病因；脑血管疾病、脑肿瘤、头颅外伤、脑变性疾病等是成人癫痫的常见病因；儿童癫痫以遗传性居多；仍有部分癫痫患者病因不明。癫痫相关精神障碍的发病机制迄今尚未明确，多与局灶性或广泛性脑损害有关。

中医学认为本病多为七情失调、先天因素、脑部外伤、饮食不节、劳累过度或患他病之后，使脏腑失调，痰浊阻滞，气机逆乱，风阳内动所致，尤以痰邪作祟最为重要。本病以先天禀赋与后天失养为致病因素，头颅神机受损为本，脏腑功能失调为标，痰、瘀、火为内风触动，致脏气不平，气血逆乱，神机受损，原神失控，清窍蒙蔽而发病。

（三）临床表现

癫痫相关精神障碍的临床表现复杂，按照精神障碍所处的不同阶段，可分为发作前、发作时、发作后及发作间精神障碍。

1. 发作前精神障碍　此为先兆或前驱症状，发作前的数小时至数天，表现为全身不适，易激惹，烦躁不安，抑郁、心境恶劣等，一旦癫痫发作则精神症状消失。

2. 发作时精神障碍

（1）精神性发作：是癫痫发作的一种类型，病灶多在颞叶、额叶、边缘叶等处；临床表现非常复杂，以感知障碍、情感障碍、思维障碍、记忆障碍等精神障碍性体验发作为发作的先兆，或单独发生，突然开始，骤然终止，持续时间短暂。

（2）自动症：在意识范围缩窄情况下出现不自主动作或行为，如伸舌、舔唇、摸索、脱衣、整理东西等，无目的地走动，机械地继续发作前还在进行的活动，一般持续数秒至数分钟；事后完全遗忘是其重要临床特征。神游症又称梦游症，是一种持续时间较长的自动症，意识障碍程度较轻，对周围环境有一定感知力，异常行为也更复杂多样，表现为无目的地外出活动、简单交谈等。部分患者在夜间发作，发作时不能正确感知周围环境，常以自行入睡告终，醒后无法回忆。

（3）朦胧状态：常见的癫痫发作形式，意识清晰度降低和范围缩窄，如反应、思维迟钝，情感淡漠等，出现生动、恐怖性的幻觉、错觉、妄想及伤人等行为。

3. 发作后精神障碍 癫痫发作后意识模糊，出现自动症、朦胧状态或产生短暂的偏执、幻觉等症状，可有惊恐、易激惹、攻击破坏行为，通常持续数分钟至数小时。

4. 发作间精神障碍

（1）癫痫性精神障碍：一组较为持久的精神障碍状态，患者意识清晰，以慢性偏执–幻觉状态多见，与精神分裂症极为相似，故又称为慢性癫痫分裂样精神障碍。

（2）智能障碍及人格改变：部分严重患者出现明显的智能障碍伴人格改变，与遗传、继发性脑损伤或抗癫痫药物的长期使用等因素有关，表现为思维缓慢，固执赘述，记忆、逻辑推理、抽象思维等能力也较正常人明显下降。

（四）诊断要点

（1）有癫痫史或癫痫发作的证据。

（2）呈发作性精神障碍者，一般历时短暂，有不同程度的意识障碍，事后不能完全回忆。

（3）持续性精神障碍，如慢性癫痫性精神障碍、智能障碍和人格改变等，见于发作间期。

（4）脑电图检查可证实癫痫，但阴性结果不能排除。除标准检查外，尚可用脑电图特殊检查技术提高阳性率。必要时应做 CT、MRI 等其他检查，以排除继发性癫痫的可能。

（5）根据癫痫的证据，其精神障碍的发生、病程与癫痫的关系，结合实验室结果可作诊断。

（五）治疗

1. 治疗原则 ①明确病因，针对病因进行治疗。②抗癫痫与抗精神障碍药物联合使用，注意选用导致癫痫副作用较弱的药物。③调整好抗癫痫药物的种类和剂量，定时监测抗癫痫药物血药浓度。④若癫痫所致精神障碍难以控制，持续发作者宜及时转介上级医院治疗。

2. 药物治疗

（1）发作性精神障碍：①精神运动性发作时首选卡马西平治疗；复杂性精神运动性发作，首选卡马西平治疗，次选苯妥英钠治疗。②对自动症及失神小发作，用乙琥胺或丙戊酸钠治疗。③兴奋激越、躁动者，选用氟哌啶醇口服或肌内注射治疗，注意预防锥体外系反应；难以控制时用镇静药，如氯硝西泮 1 ～ 2 mg 肌内注射治疗。④抑郁症状可选用 SSRI 类抗抑郁药，注意选用导致癫痫副作用较弱的药物。⑤焦虑、失眠者短期应用氯硝西泮，必要时可肌内注射治疗。

（2）持久性精神障碍：①慢性癫痫性精神障碍主要用抗精神障碍药；对有幻觉、思维障碍、行为紊乱等症状者，选用锥体外系副反应较少的抗精神障碍药物。②智能障碍患者仍以控制癫痫发作为主，防止恶化，加强康复护理。③人格改变宜配合心理行为矫治，必要时可给予抗精神障碍药物对症治疗。

（3）其他治疗：①对癫痫患者所致持续的朦胧状态、幻觉妄想、抑郁状态等，慎用电抽搐治疗。②对癫痫患者可选择心理治疗，消除自卑心理，保持正常活动。

3. 中医治疗

（1）发作期。①实热阳痫证：发作时昏仆，不省人事，四肢抽搐，似猪羊叫声，牙关紧闭，两目上视，口吐涎沫，喉间痰鸣，面色青紫，口唇紫绀，二便自遗，移时苏醒。舌质红，苔白腻或黄腻，脉弦数或弦滑。治宜急以开窍醒神，继以泻热涤痰息风。使用清开灵注射液静脉滴注，或灌服黄连解毒汤，可加定痫丸；配合针刺人中、十宣、合谷等穴以醒神开窍。②虚寒阴痫证：痫发时面色晦暗，手足清冷，双眼半闭，神志昏聩，偃卧拘急，抽搐时发；或呆木无知，声音微小；或动作中断，手中物件掉落；或头突然倾下，又迅速抬起；或两目上吊，瞬时恢复，醒后对发病全然无知，一日数次。舌质淡，苔白腻，脉沉细或沉迟。治宜急以开窍醒神，继以温化痰涎。使用参附注射液静脉滴注，或灌服五生饮合二陈汤健脾除痰。配合针刺人中、十宣开窍醒神。

（2）间歇期。①风痰闭窍证：发病前多眩晕、胸闷、痰多；发作时昏仆，不省人事，牙关紧闭，两目上视，四肢抽搐，口吐涎沫，喉间痰鸣。舌质红，苔白腻，脉多弦滑有力。治宜涤痰熄风镇痫。方选定痫丸加减。②痰火扰神证：平素情绪急躁易怒，心烦失眠，口苦咽干；发病时昏仆，不省人事，牙关紧闭，四肢抽搐，便秘溲黄；病后彻夜难眠，目赤。舌红，苔黄腻，脉多沉弦滑而数。治宜清肝泻火，化痰宁神。方选当归龙荟丸加减。③心脾两虚证：痫病屡发，经久不愈，心悸健忘，神疲乏力，面色无华，纳呆，大便溏薄。舌质淡，苔白腻，脉沉弱。治宜补益心脾。方选六君子汤合温胆汤。④肝肾阴虚证：痫病频发之后，神志恍惚，面色晦暗，头晕耳鸣，两目干涩，耳轮焦枯不泽，健忘失眠，腰膝酸软，大便干燥。舌红苔薄黄，脉沉细而数。治宜滋养肝肾。方选大补元煎。

4. 针灸治疗

（1）体针：①百会、人中、神门、内关、三阴交；②印堂、鸠尾、内关、间使、太冲。两组穴位，交替使用。阳痫抽搐重者加风池、风府、合谷、太冲；阴痫痰湿盛者加天突、丰隆，灸百会、气海、足三里。

（2）耳针：①皮质下、神门、脑点、脑干；②神门、肾、心。两组交替，埋针、压丸均可。

五、AD

（一）概述

AD 是一种病因未明的原发性脑变性疾病。本病起病隐袭，以早期突出的近事记忆障碍和进行性全面智能衰退及人格改变为特征，脑皮质弥漫性萎缩、老年斑及神经原纤维缠结为病理学改变。部分患者有 AD 家族史，本病无特殊治疗方法，痴呆很难逆转。

本病见于中医学的"呆病""癫证""健忘"等病。《医林改错》曰："年高无记性者，脑髓渐空。"

（二）病因与发病机制

1. 西医学认识

AD 的病因迄今仍不清楚，一般认为可能与遗传、衰老及环境因素有关。

（1）AD 的神经生化研究：AD 累及多种神经递质系统，脑内胆碱能系统缺陷在 AD 中起重要作用。脑内其他神经递质，如去甲肾上腺素、5- 羟色胺、谷氨酸等也有减少。

（2）AD 的分子遗传学：有痴呆家族史者，其患病率为普通人群的 3 倍，约有 10%AD 患者有明确家族史。研究表明三种早发型家族性常染色体显性遗传的 AD 致病基因，分别位于 21、14 和 1 号染色体，相应的基因为淀粉样前体蛋白、早老素 –1 和早老素 –2。而载脂蛋白 E 基因则是老年性 AD 的重要危险因素。

（3）其他：AD 的发病亦和环境、脑外伤、文化程度低、重金属接触、雌激素水平、吸烟、父母怀孕时年龄小及一级亲属患 Down 综合征等多种因素有关。

2. 中医病因病机　①年迈体虚，精血自衰。精不生髓，髓海不充，令髓减脑消。"人之记忆，皆在脑中"，元神不足，记忆失用。②痰瘀互结，阻塞神机。大病久病，耗损气血，致脏腑功能衰退，使气机失常，血的运行不畅停留为瘀；亦使水液的代谢异常，停聚为痰，久之痰瘀互结为患，阻滞清窍，使神机不灵。③七情内伤，久病耗损。"多虑悉思"等情志大伤，暗耗心血；或大病久病耗损气血，无以化精，肾精亏虚，髓化无源，以致髓减脑消。呆病症见呆、傻、愚、笨，病位在脑，病机为髓减脑消，神机失用。证候以虚为本，以实为标，临床多见虚实夹杂之证。

（三）临床表现

1. 记忆障碍　AD 早期的核心症状，以短程记忆障碍为主，新知识学习困难，近事易忘。重症患者说得话、做得事转眼即忘，甚至自己的姓名及住址都会遗忘，随着病程进展，远程记忆也逐渐受累，为填补记忆空白，常出现虚构和错构。

2. 定向障碍 空间定向最易受损，常在熟悉的环境，甚至家中迷失方向，散步或外出时不知回家的路。时间定向差，分不清年月日及上、下午。重症患者出现人物定向障碍，如不认识家人等。

3. 言语障碍、失用及失认 表现为找词困难、用词不当、说话重复，可出现阅读及书写困难，继之出现命名性失语，言语障碍最终发展为胡乱发音。部分患者可出现失用或失认，如不能按指令完成可以自发完成的动作（失用），不能识别物体（失认）。

4. 智能障碍 表现为全面的智能减退，包括理解、推断、抽象、概括和计算等认知功能障碍。患者思维迟钝，内容贫乏，不能进行分析归纳，缺乏逻辑性，说话常自相矛盾又无法觉察。

5. 人格改变 额、颞叶受损者变化明显，表现为懒散、退缩、自我中心、敏感多疑、乖戾自私、言语粗俗、不修边幅、不知羞耻、拣拾破烂而视为珍宝等。

6. 精神症状 常出现被害和嫉妒妄想，情感淡漠，历时短暂的抑郁心境，也可出现欣快、焦虑和易激惹。

7. 神经系统症状和体征 肌张力增高、震颤等，或出现伸趾、强握等原始反射等。

（四）诊断、鉴别诊断和分型

AD 病因未明，诊断首先应根据临床表现做出重度或轻度神经认知障碍的判断，然后对病史、病程的特点、体格检查、神经系统检查、心理测查与辅助检查的资料进行综合分析，排除其他原因引起的神经认知障碍，才能诊断为 AD。

1. ICD-11 的诊断要点 ①存在痴呆；②潜隐起病，缓慢衰退；③无临床证据或特殊检查结果能够提示，精神障碍是由其他可引起痴呆的全身疾病或脑部疾病所致（例如甲状腺功能低下、高血钙、维生素 B_{12} 缺乏、烟酸缺乏、神经梅毒、正常压力脑积水或硬膜下血肿）；④缺乏脑卒中样发作，在疾病早期无局限性神经系统损害的体征，如轻瘫、感觉缺失、视野缺损及共济失调（晚期可出现）。

2. 鉴别诊断

（1）VD：急性起病，偶可见亚急性甚至慢性起病，症状呈波动性进展或阶梯性恶化，有神经系统定位体征，既往有高血压或动脉粥样硬化或糖尿病病史，可能有多次脑卒中史。影像学检查可发现多发的脑血管性病灶。

（2）额颞叶痴呆：早期出现人格和行为改变，精神症状异常突出，遗忘出现较晚。影像学检查显示额叶和颞叶萎缩，与 AD 的弥漫性脑萎缩不同。

（3）神经认知障碍伴路易体痴呆：表现为波动性认知功能障碍、反复发生的视幻觉和自发性锥体外系功能障碍。患者一般对镇静药异常敏感。

（4）克雅病（creutzfeldt-jakob disease）：急性或亚急性起病，迅速进行性智力丧失伴肌阵挛，脑电图在慢波背景上出现广泛双侧同步双相或三相周期性尖-慢复合波。

（5）抑郁症：有明显的抑郁倾向，表现为情绪低落，对各种事物缺乏兴趣，易疲劳乏力，注意力难以集中，记忆力下降。抗抑郁治疗有效。

3. 分型标准　参照中华医学会编《临床诊疗指南精神障碍学分册》。

（1）老年前期型：①起病年龄在65岁以前；②符合 AD 的诊断标准；③病情恶化较快，常早期出现失语、失写、失读和失用等症状，额叶及顶叶病变较重，多有同病家族史。

（2）老年型：①起病年龄为65岁或65岁以后；②病情缓慢加重，早期以记忆障碍为主要表现；③符合 AD 的诊断标准。

（3）非典型或混合型：符合 AD 的诊断标准，但临床症状不典型，或同时合并脑血管病。

（4）其他型：符合 AD 的诊断标准，但不完全能归入上述三型的 AD。

（五）治疗

1. 治疗原则　①延缓病情进展，改善精神障碍，减轻心理、社会不良后果，以及减少伴发疾病的患病率及死亡率；②提倡早期发现，早期全面治疗；③由于该病的慢性、进行性病程，因此要采用长期的全程综合性治疗和护理。

2. 心理社会治疗　鼓励患者尽可能地参加各种社会活动，处理自己的日常生活；提供职业训练、音乐治疗和群体治疗等，以延缓衰退速度。调整环境，防止摔伤、自伤、外出不归等意外发生；有效的护理能延长患者的生命及改善生活质量。

3. 一般支持治疗　给予扩张血管、改善脑血液供应、神经营养和抗氧化等辅助用药。

4. 药物治疗　主要包括乙酰胆碱酯酶抑制剂（acetyl cholinesterase inhibitor, AchEI）及 N-甲基-D-天冬氨酸（N-methyl-D-aspartate，NMDA）受体拮抗剂两大类。乙酰胆碱酯酶抑制剂治疗轻中度 AD 患者，不仅可以改善患者的认知功能、全面功能和日常生活能力，还对轻中度、中重度 AD 的早期精神行为异常治疗有效。此类药物包括多奈哌齐、卡巴拉汀、加兰他敏、石杉碱甲等。NMDA 受体拮抗剂：美金刚是低亲和力、非竞争性 NMDA 受体拮抗剂，被推荐用于中、重度 AD。在使用促认知药物后精神症状无改善时可酌情使用抗精神障碍药物，用药原则是低剂量起始，缓慢增量，增量间隔时间稍长，尽量使用最小有效剂量，治疗个体化，注意药物间的相互作用等。

5. 中医治疗

（1）髓海不足证：记忆力和计算能力明显减退，懒惰思卧，齿枯发焦，头晕耳鸣，腰酸骨软。舌瘦色淡，苔薄白，脉沉细弱。治宜补肾益髓，填精养神。方选七福饮加减。若髓海不足甚者加紫河车、龟胶、鹿角胶、阿胶，或用补脑丸加减。

（2）脾肾两虚证：表情呆滞，记忆减退，失认失算，口齿含糊，词不达意，伴腰膝酸软，食少纳呆，气短懒言，四肢不温，鸡鸣泄泻。舌体胖大，舌质淡，苔白或苔少，脉沉细弱，双尺尤甚。治宜补肾健脾，益气生精。方选还少丹加减。

（3）痰浊蒙窍证：表情呆钝，智力减退，哭笑无常，喃喃自语或终日无语，呆若木鸡，不思饮食，脘腹痞满，口多涎沫，头重如裹。舌质淡，苔白腻，脉细滑。治宜健脾化浊，豁痰开窍。方选洗心汤加减。若有痰浊化热之象，去附片，加胆南星、全瓜蒌、贝母、黄连、黄芩等清化痰热之剂。

（4）瘀血内阻证：表情迟钝，言语不利，记忆减退，失认失算，思维异常，易惊恐，行为古怪，双目晦暗，舌质暗或有瘀点瘀斑，脉细涩。治宜活血化瘀，开窍醒脑。方选通窍活血汤加减。若气虚者加人参、黄芪、黄精。血虚明显者加当归、鸡血藤、何首乌、阿胶、熟地黄。

六、谵妄

（一）概述

谵妄是以注意力障碍（指向、集中、维持及注意的转移）和意识障碍（对环境定性能力的减弱）为特征，在短时间内产生并在一天内症状呈现波动变化的一组综合征。常伴随广泛的认知障碍、定向力障碍、言语行为紊乱、睡眠觉醒周期的改变和相应的精神症状，因通常起病较急且具有逆性，也被称之为急性脑综合征。

谵妄与中医学的"神昏谵语""昏谵""谵妄""郑声""如丧神守"等证候相似。

（二）病因与发病机制

谵妄的原因很多，可以分为素质性因素和诱因。素质性因素包括高龄、痴呆、功能性残疾、严重的共病等。此外，男性、视听力受损、抑郁症状、轻度认知损害、实验室指标异常、物质滥用（如酒精）也会增加谵妄的风险。诱因包括药物（尤其是镇静催眠药物、抗胆碱能药物）使用、外科手术麻醉、严重的疼痛、感染、急性疾病或者突然加重的慢性疾病等。患者存在的素质性因素越多，谵妄发生所需要的诱因就越少。

目前公认的有胆碱能假说，认为谵妄的发生和血浆内乙酰胆碱等神经递质的合成减少有关系。除了颅内器质性病变导致的谵妄以外，其他谵妄一般只造成脑组织的非特异性改变，预后较好。

中医学对本病病因病机已有深刻的认识，病因主要是外感、内伤及不内外因三类。病机有虚实两类，实证多由热、痰、瘀、湿等邪入营血或逆传心包，或里热过盛，或痰火内扰，致神明失用。虚证多由气、血、阴、阳的不足或亏虚，致髓海失养。其病位在脑，与心、肝等脏腑关系密切。

（三）临床表现

谵妄以注意障碍和意识障碍为临床特征性表现。注意障碍主要表现为定向、聚焦、维持及变换注意力的能力下降。意识障碍则表现为意识水平下降，对环境甚至有时候是自身定向能力的减弱。谵妄常进展较快，其严重程度一天中会有波动，在傍晚和夜晚加重。多数病程是一过性的，随着原发病的减轻和脑缺氧的改善，症状可得到缓解。具体表现有以下几种。

（1）学习或者记忆障碍（尤其是近期记忆）。

（2）定向障碍，特别是时间、地点定向障碍，严重者可出现人物定向障碍。

（3）知觉障碍，如错觉或者幻觉，特别是视幻觉。

（4）睡眠 – 觉醒障碍，包括日间困顿、夜间激越、入睡困难及整夜清醒；部分患者会有昼夜颠倒。

（5）情绪行为障碍，如焦虑、抑郁、恐惧、易激惹、愤怒、欣快和情感淡漠，但是上述情绪状态间会有快速的、不可预测的转换，在夜间或者缺乏外界刺激的情况下，这种紊乱的情绪状态往往会表现为转移、呼喊、尖叫、咒骂、呻吟或者制造出其他声音。

（四）诊断和鉴别诊断

谵妄可根据典型的临床症状做出诊断，即急性起病、意识障碍、定向障碍、伴波动性认知功能损害等，认知评估可提示认知功能的全面紊乱。需要注意的是，明确诊断后还需要根据病史、体格检查及实验室检查来明确谵妄的病因。具体诊断要点有以下几方面。

（1）具有对环境认识清晰度降低为主的意识障碍，伴有注意力的指向、集中、保持及转换目标能力减退。

（2）有记忆缺陷、定向不全、言语障碍为主的认知障碍，不能用已有的痴呆解释。

（3）上述障碍在数小时到数天内发生，且症状和精神状态在一天内有波动变化。

（4）出现白天困倦或嗜睡，夜晚兴奋躁动以及完全不眠的睡眠 – 觉醒周期紊乱。

（5）脑电图检查一般呈广泛慢波，严重的代谢性或中毒性谵妄呈三相波。

（6）谵妄患者头颅 CT 扫描可见低信号区域，也常提示有脑室扩张和皮质萎缩。

（7）一般检查包括血常规、红细胞沉降率、电解质、血尿素氮、血糖、肝功能试验、毒物筛选、心电图、胸部 X 片、尿液分析等。

谵妄需要与痴呆、抑郁及急性精神科综合征进行鉴别。这些综合征常同时发生，患者可同时存在其中多组表现。

（五）治疗

1. 治疗原则 ①病情危重时需及时对症救治或转院治疗，以免危及生命。②寻找原发疾病病因，针对导致谵妄的不同原发疾病进行治疗。

2. 一般治疗 ①保持呼吸道通畅，注意调整谵妄患者的环境等。②保持足够的热量与营养供应，维持水、电解质平衡。③应避免使用抗胆碱能药物。④谵妄伴兴奋躁动、不安时，可给予氟哌啶醇或奥氮平治疗，研究显示奥氮平具有起效更快且不良反应较小的特点。注意预防锥体外系反应。

3. 中医治疗

（1）阳明腑实证：时发谵语，甚至循衣摸床，日晡潮热，大便秘结，腹满而痛，苔黄燥少津，脉沉实。治宜通腑泄热。方选大承气汤。

（2）热毒炽盛证：狂躁谵语，身大热，目睛昏瞀，头痛咽干，或吐血，或身发斑，舌绛紫，苔焦黄无津或焦黑起芒刺，脉浮大而数或沉数。治宜清热解毒。方选清瘟败毒饮。

（3）瘀血阻滞证：神昏谵语，甚则昏迷，头痛呕吐，舌有瘀斑，舌下脉络增粗，脉细涩。治宜活血化瘀。方选通窍活血汤。

（4）热扰厥阴证：精神错乱，谵语，神志异常，如见鬼状，脉弦，苔薄黄。治宜清肝泄热。方选柴胡加龙骨牡蛎汤。

（5）阴伤阳亡证：谵语，精神倦怠，困顿嗜卧，声低息微，口干舌燥，手足心热，舌淡，苔薄白而干，甚则苔光如镜，脉象虚大欲散。治宜滋阴回阳。方选救逆汤。

（6）血气亏虚证：谵语独语，表情淡漠，面色无华或萎黄，头昏目眩，自汗出，舌淡胖，苔薄白，脉细弱或细缓。治宜补气益血。方选七福饮。

4. 针灸治疗 老年性谵妄虚证者用艾条悬灸神阙、关元等穴，每次 20 ～ 30 分钟，以局部皮肤微红灼烫为度，每天 2 次。老年性谵妄实证者配毫针刺人中、涌泉、百会等，用泻法，留针 15 ～ 20 分钟，每天 1 ～ 2 次。

第八节　躯体疾病所致精神障碍

一、概述

躯体疾病所致精神障碍，是指各种躯体疾病影响脑功能所致的精神障碍，如感染、中毒，心脏、肝脏、肾脏疾病，内分泌功能紊乱，代谢和营养障碍等所伴发的精神障碍。它可以是躯体疾病全部症状的一部分，又称症状性精神障碍。急性起病者，在疾病高峰期常出现谵妄等急性脑病综合征。慢性起病者，在疾病早期和恢复期常出现智能损害、人格改变等慢性脑病综合征。急性或慢性发病期间，都可出现抑郁、躁狂、幻觉、妄想、兴奋、木僵等症状。临床症状复杂多变，轻者容易误诊，重者危及生命。症状性精神障碍具有躯体疾病体征及实验室检查异常，病程和预后与躯体病的病程和严重程度有关。

中医学根据躯体疾病所致的症状如智能减退、人格改变、抑郁、躁狂、幻觉、妄想、兴奋、木僵等，分别归属"呆病""郁病""癫病""狂病""神昏""卑慷""脏躁""百合病"等范畴。

二、病因与发病机制

躯体疾病所致精神障碍病因较复杂，有两大类：①生物学因素，如遗传因素、性格特征、神经系统机能状态、性别、年龄等。②心理 – 社会 – 环境因素，如家庭、社会、经济、环境等。发病机制可能与脑缺氧、代谢障碍、微生物毒素、水和电解质代谢紊乱及酸碱平衡失调、神经生化改变、外源性有害因素导致中枢神经系统应激反应有关。

中医学对本病的病因病机认识：①先天禀赋，"病从胎气而得之"或禀赋先天不足；体质的阴阳属性等与精神障碍密切相关，认为太阳之人属火形，阳气盛易患狂症，太阴之人属水形，阴气盛易为癫症。②情志损伤：七情内伤学说，喜、怒、忧、思、悲、恐、惊超过了人体生理所能调节的限度，就会导致人体阴阳、气血失调，脏腑、经络功能紊乱，导致精神障碍的发生。③痰迷心窍：思虑伤脾或肝郁乘脾，脾虚运化失司而生痰，痰气上逆，夹火上扰，蒙闭心窍，神明逆乱而成癫狂症。④气血凝滞，王清任曰："癫狂一症，哭笑不休，詈骂歌唱。不避亲疏，许多恶态，乃气血凝滞，脑气，与脏腑气不接，如同做梦一样。"说明血瘀与精神障碍的关系密切。⑤六淫外侵：癫狂病多由火热过盛而引起。六淫中火、暑、风与精神障碍关系密切。⑥阴阳失调，《难经·二十难》曰："重阳者狂，重阴者癫。"综前所述，说明躯体疾病时机体阴阳平衡失调，阴虚于下，阳亢于上，心神受扰，神明逆乱而发癫狂，病因为外感温热时邪，脏腑内伤，情志失调。病位在脑，与心、肝、肾、脾、肺五脏有关。

三、临床表现

（一）躯体疾病所致精神障碍

躯体疾病所致精神障碍大概可分为以下几类：①躯体各部位感染、伤寒、艾滋病、病毒性肝炎等易发生感染所致的精神障碍。②肺性脑病、肝性脑病、肾性脑病、二尖瓣脱垂或冠心病易发生内脏器官疾病所致精神障碍。③甲状腺功能亢进症、甲状腺功能减退症、库欣综合征、脑垂体前叶功能减退等易出现内分泌疾病所致精神障碍。④糖尿病、烟酸或叶酸缺乏症易发生代谢和营养疾病所致精神障碍。⑤系统性红斑狼疮等易发生结缔组织病所致精神障碍。

躯体疾病所致精神障碍的临床表现多发生在原发性躯体疾病之后，精神障碍症状表现为"昼轻夜重"的趋势。精神症状的严重程度和持续时间随原发疾病的变化而变化，急性躯体疾病常出现急性脑病综合征（如谵妄），慢性躯体疾病则引起慢性脑病综合征（如智能损害、人格改变等）。

（二）感染性疾病所致精神障碍

意识障碍多伴有高热，感染急性期可出现以视幻觉、听幻觉为主的幻觉妄想。

（三）内脏器官疾病所致精神障碍

心血管疾病所致精神障碍除心血管症状外，还有急性焦虑发作或抑郁居多。肺性脑病、肝性脑病、肾性脑病等早期表现为记忆力减退、反应迟钝、精神萎靡、情绪不稳、烦躁不安等；后期有嗜睡、昏迷、谵妄、妄想、幻觉、精神错乱等表现。肝性脑病还可见扑翼样震颤；肾性脑病还可有类躁狂样表现或抑郁状态。

（四）内分泌疾病所致精神障碍

除内分泌疾病症状外，还出现情感激越或迟钝、睡眠食欲亢进或减退、人格精神周期性改变；有的还出现急性脑病综合征或慢性脑病综合征的精神障碍。

（五）营养及代谢性疾病所致精神障碍

早期为脑衰弱综合征，进一步加重出现幻觉、妄想、焦虑、抑郁等甚至痴呆。也可出现兴奋躁动或木僵等。

（六）结缔组织疾病所致精神障碍

如系统性红斑狼疮所致精神障碍主要表现为急性脑病综合征或慢性脑病综合征，类精神分裂症状、抑郁或躁狂状态。

四、诊断

（一）诊断要点

（1）病史收集发现精神障碍的发生、发展和病程与原发躯体疾病相关。精神症状常发生在躯体疾病之后，精神症状的出现与躯体疾病的进展在时间上有直接关联。

（2）躯体疾病所致精神障碍，变化多端、错综复杂，至少有下列一项：①意识障碍（如谵妄）；②遗忘综合征；③智能损害；④情感障碍（如抑郁或躁狂综合征等）；⑤精神障碍性症状（如幻觉、妄想或紧张综合征等）；⑥神经症样症状；⑦人格改变。精神症状常随基础疾病的缓解而改善，或因其加剧而恶化。

（3）体格检查与相关实验室检查，证明精神症状与躯体疾病存在因果关系。

（4）精神障碍症状不能用其他精神障碍疾病来解释，患者社会功能有不同程度受损。

（5）必须排除精神分裂症、严重的心境障碍、躁狂发作或抑郁发作。

（二）诊断程序与步骤

（1）病史和精神检查：详细询问病史，注意领悟能力、记忆力、注意力、定向力、意识障碍、精神症状等。先确定躯体疾病，再确定精神障碍的种类，理清躯体疾病和精神障碍之间的关系。

（2）体格检查：认真体格检查，确定躯体疾病的严重程度，需排除脑器质性疾病所致精神障碍。

（3）辅助检查：血常规检查、血气分析、血氨测定、血糖水平、尿素氮、电解质、血液酸碱度、脑脊液、内分泌机能波、头颅X线片、脑电图、脑电地形图、CT、核磁共振、单光子发射计算机断层扫描、正电子发射扫描等。

五、治疗

（一）治疗原则

（1）针对不同的原发性躯体疾病采取相应的治疗手段。

（2）维持水、电解质的平衡，控制和预防感染。

（3）病情危重者转院治疗。

（二）分类治疗

1. 感染性疾病导致精神障碍　宜针对原发躯体疾病选用敏感、足量抗生素或特异性抗病毒药物治疗，对极度兴奋或烦躁不安者适当选用地西泮、氟哌啶醇等药物治疗。

2. 内脏器官疾病所致精神障碍　除治疗原发疾病外，可使用苯二氮䓬类抗焦虑药或抗抑郁药治疗。对内脏器官疾病出现严重的精神症状（如极度兴奋或烦躁不安），妨碍对原发疾病的治疗和护理时，适当应用地西泮、氟哌啶醇、奥氮平等药物治疗，对出现错觉、幻觉、妄想等可给予奥氮平口服。（注意肝性脑病禁用巴比妥类、安定类抗精神药物；肺性脑病禁用镇静剂）

3. 内分泌疾病所致精神障碍　除治疗原发疾病外，对类躁狂综合征使用卡马西平、氟哌啶醇等抗精神障碍治疗；出现抑郁症状使用 SSRI 类抗抑郁药等抗抑郁治疗；出现焦虑症状给予地西泮、艾司唑仑片等药物；出现幻觉、妄想给予奥氮平、氟哌啶醇等药物（注意甲状腺功能减退症慎用抗精神药和催眠药，易诱发昏迷；脑垂体前叶功能减退禁用氯丙嗪，慎用地西泮、奋乃静等药物）。

4. 营养及代谢性疾病所致精神障碍　通过根据不同病因补充大量营养物质（如烟酸、维生素 B、维生素 C、叶酸等），可缓解或消除精神症状。代谢性疾病，如糖尿病所致抑郁者可用 SSRI 类抗抑郁药；焦虑可给予地西泮、艾司唑仑等；血卟啉病所致幻觉、妄想可给予奋乃静、氯丙嗪等。

5. 结缔组织疾病所致精神障碍　除治疗原发疾病外，对急性脑器质性精神障碍者，可使用激素治疗。出现类躁狂综合征者给予氟哌啶醇等药物治疗。

（三）中医治疗

（1. 热灼营阴证（感染所致精神障碍可参考本证型）　谵妄烦躁，斑疹隐隐，循衣摸床或撮空理线，心烦不寐，身热夜甚，口干不渴，舌红绛，少苔而干，脉细数。治宜清营凉血。方选清营汤加减。

2. 湿热上蒙证（伤寒极期所致精神障碍可参考本证型）　时寐时醒，谵妄烦躁，表情呆钝，懒言嗜卧，身热不扬，神情淡漠，舌红，苔白腻或黄腻，脉滑数。治宜清热利湿。方选白虎加苍术汤合三仁汤加减。

3. 心胆气虚证（心血管所致精神障碍可参考本证型）　神疲倦怠，睡眠不安，惊惕易醒，心慌、汗出、心悸，头晕乏力，舌淡，苔薄白，脉沉细或细弱。治宜益气定惊。方选温胆汤合百合地黄汤加减。

4. 浊阴上犯证（肾性脑病所致精神障碍可参考本证型）　面色黧黑，嗜睡昏蒙，头晕呕恶，脘闷腹胀，神疲，肢冷畏寒，尿少浮肿，舌质暗淡体胖大，苔白腻垢浊，脉沉缓。治宜温肾泻浊。方选温脾汤加减。

5. 肝风内动证（肝性脑病所致精神障碍可参考本证型） 精神萎靡，表情呆钝，白天思睡，肢体颤动，反应迟钝，烦躁不安，入夜尤甚，苔黄，脉弦略数。治宜息风潜阳。方选镇肝息风汤加减。

6. 痰浊蒙窍证（肺性脑病所致精神障碍可参考本证型） 神志模糊，嗜睡懒言，语言含混，面色晦暗，呼吸气短，喉有痰声，胸闷腹胀，时有心悸，苔白腻，脉沉滑或濡缓。治宜化痰开窍。方选涤痰汤合苓桂术甘汤加减。

7. 阴虚火旺证（甲亢所致精神障碍可参考本证型） 心绪不宁，不思睡眠，食欲亢进，怕热汗多，肌肤温润，心慌心悸，烦躁不安，多动易怒，小便黄，舌尖红苔薄黄，脉细数。治宜滋阴降火。方选当归六黄汤合百合知母汤。

第九节　精神活性物质依赖

一、概述

物质依赖也称为精神活性物质依赖。所谓精神活性物质是指能够影响人类情绪、行为、意识状态，并有导致依赖作用的一类化学物质。

依赖是一组认知、行为和生理症状群，使用者尽管明白使用成瘾物质会带来问题，但还在继续使用。自我用药导致了耐受性增加、戒断症状和强制性觅药行为。依赖分为精神依赖和躯体依赖，精神依赖也叫心理依赖，它使吸食者产生一种满足或欣快的感觉，驱使吸食者为寻求这种感觉而反复使用某种药物，表现所谓的渴求状态。躯体依赖也叫生理依赖，它是由于反复使用某种药物所造成的一种病理适应状态，主要表现为耐受性增加和戒断症状。

精神活性物质包括：①中枢神经系统抑制剂，如巴比妥类、苯二氮䓬类、酒精等。②中枢神经系统兴奋剂，如咖啡因、苯丙胺、可卡因等。③大麻。④致幻剂，如仙人掌毒素。⑤阿片类，包括天然的与合成的阿片类物质，如海洛因、吗啡、美沙酮、二氢埃托啡、丁丙诺啡等。⑥挥发性溶剂如丙酮，汽油等。⑦烟草。

根据联合国 2002 年的估计，全球大约 2 亿人使用非法药物，其中 1.63 亿人使用大麻，0.34 亿人使用苯丙胺，800 万人使用摇头丸，0.14 亿人使用可卡因，0.15 亿人使用阿片类。

二、病因与发病机制

（一）社会因素

包括容易获得；家庭因素：如家庭矛盾、单亲、交流差、有吸毒的家庭成员；同伴影响；文化背景、社会环境等因素。

（二）心理因素

吸毒者往往有明显的个性问题，如反社会性、自控力差、容易冲动、缺乏有效的防御机制。行为理论认为，精神活性物质具有明显的正强化作用，也是物质依赖重要因素之一。

（三）生物学因素

①位于脑部边缘系统的犒赏系统是导致药物依赖的结构基础，单胺类神经递质的变化是精神活性物质作用的直接后果，由此而导致一系列受体和受体后变化是药物依赖行为产生的重要条件。②代谢速度：如天生缺乏乙醛脱氢酶，饮酒后酒精很快代谢成乙醛，但乙醛不能继续转变为乙酸，乙醛堆积，导致出现严重的不良反应，从而阻止个体继续饮酒，也就不可能成为酒精依赖者。③遗传学因素：家系调查、双生子以及寄养子研究都发现，药物滥用的易感因素之一是基因。

三、临床表现

主要表现有急性中毒、依赖综合征、戒断症状、精神病性障碍，以及迟发或残留性精神障碍。

（一）急性中毒

有理由推断精神障碍由某种物质所致，并至少有下列 1 项症状：①意识障碍；②幻觉；③判断、记忆或注意障碍；④情感障碍；⑤自控能力下降或行为不顾后果。

（二）依赖综合征

反复使用某种精神活性物质，并至少有下列 2 项：①有使用某种物质的强烈愿望；②对使用物质的开始、结束或剂量的自控能力下降；③明知该物质有害，但仍应用；患者主观希望停用或减少使用量，但总无法自控；④对该物质的耐受性增高；⑤使用时体验到快感或必须使用同一物质消除停止应用导致的戒断反应；⑥减少或停止使用会出现戒断症状；⑦使用该物质导致放弃其他活动或爱好。

（三）戒断症状

（1）因停用或减少所用物质，至少有下列 3 项精神症状：①意识障碍；②注意力不集中；③内感性不适；④幻觉或错觉；⑤妄想；⑥记忆减退；⑦判断力减退；

⑧情绪改变；⑨精神运动性兴奋或抑制；⑩不能忍受挫折或打击；⑪ 睡眠障碍；⑫ 人格改变。

（2）因停用或减少所用物质，至少有下列 2 项躯体症状或体征：①震颤、体温升高；②出汗、心率改变；③手颤加重；④流泪、流涕、打呵欠；⑤瞳孔改变；⑥恶心、呕吐、厌食；⑦全身疼痛；⑧腹痛、腹泻；⑨粗大震颤或抽搐。

（四）精神障碍性障碍

（1）有理由推断精神障碍系某种或某些物质的直接效应，并至少有下列 1 项精神症状：①幻觉，常为幻听；②人物定向障碍；③妄想或病理性观念；④精神运动性障碍；⑤严重的情感障碍。

（2）意识清楚或有轻度的意识模糊，不存在明显的意识障碍。

（五）残留或迟发性精神障碍

起病与所用物质有直接的关系，并直接有下列 1 项精神症状：①遗忘综合征；②痴呆；③其他持久性认知障碍；④情感障碍；⑤行为障碍或人格障碍；⑥神经症样障碍。

四、诊断要点

（1）有精神活性物质进入体内的证据，并有理由推断精神障碍由该物质所致。

（2）出现躯体或心理症状，如中毒、药物依赖、戒断症状、精神障碍性症状、情感症状以及迟发或残留性精神障碍。

五、治疗原则

（1）加强宣传教育，预防在先。

（2）尽量减少或避开可能的外在环境。

（3）物质依赖没有直接可以戒除的治疗药物，仅可以替代治疗，如盐酸美沙酮片维持治疗；或逐渐减少某种物质的摄入量，如酒精。

（4）往往是对症处理，支持治疗是必要的。

（5）心理治疗有一定帮助，特别对于预防复吸有一定帮助。

第十节 神经发育障碍

神经发育障碍指儿童从胎儿时期到 18 岁心理发展成熟以前，各种有害因素损害神经系统，导致儿童心理的各个方面，包括认知、情感、行为等心理活动以及能力、性格等心理特征不能遵循儿童心理成长的规律健康地发展，常出现发展迟缓、倒退或偏离正常的现象，即心理发育实际水平不能达到相应年龄阶段的水平。

在 ICD-11 精神障碍学分类中，将 ICD-10 分类中的精神发育迟滞、心理发育障碍以及部分行为障碍等纳入到神经发育障碍大类之中。儿童少年期的其他行为障碍和情绪障碍分别合并到成人精神障碍的相应类别。综上所述，ICD-11 神经发育障碍包括智力发育障碍；交流障碍、孤独症谱系障碍；注意缺陷多动障碍、特殊学习技能障碍、运动障碍等。本章主要介绍临床常见的神经发育障碍疾病，如智力发育障碍、孤独症谱系障碍、注意缺陷多动障碍等。

一、智力发育障碍

智力发育障碍又称智力障碍，临床特征是患者的智力低于实际年龄应该达到的水平，并导致患者社会适应困难。

（一）流行病学

根据发展中国家人口数量，估计患病率为 1.0% ～ 1.5%。西方国家报道的时点患病率为 1% ～ 3%。男性患病率是女性的 1.5 倍。我国 29 个省市调查显示智力残疾病病率为 1.268%，其中男性为 1.315%，女性为 1.220%。我国 8 个省市 0 ～ 14 岁智力障碍流行病学调查显示患病率为 1.2%。

（二）病因与发病机制

从胎儿到 18 岁之前影响中枢神经系统发育的因素都可能导致智力障碍，主要有遗传和环境因素两个方面。儿童暴露到有害因素时的年龄、持续时间以及对脑损害的严重程度与儿童智力障碍相关。在重度智力发育障碍患者中约 75% 能确定具体病因，但在轻度智力障碍患者中仅 50% 能发现病因。研究显示智商在 70 ～ 80 的儿童中四分之三都难以发现确切病因。目前已明确的病因主要有以下几个方面。

1. 遗传因素 遗传因素包括染色体异常、基因异常、先天性颅脑畸形等因素。其中唐氏综合征和脆性 X 染色体综合征是导致中度以上智力障碍的常见原因。基因异常性疾病常见为苯丙酮尿症、半乳糖血症、家族性黑矇性痴呆、脂质沉积症、脑白质营养不良等疾病，常常合并智力障碍。家族性小脑畸形、先天性脑积水、神经管闭合不全等先天性颅脑畸形疾病都可能导致智力障碍。

2. 围生期有害因素

（1）感染：孕妇在孕期各种病毒、细菌、螺旋体、寄生虫等感染，如巨细胞病毒、风疹病毒、流感病毒、肝炎病毒、HIV病毒弓形虫、梅毒螺旋体等。

（2）药物：很多药物可导致智力障碍，特别是作用于中枢神经系统、内分泌和代谢系统的药物，以及抗肿瘤和水杨酸类药物。

（3）毒物：环境、食物和水被有害物质污染，如铅、汞等。

（4）放射线和电磁波。

（5）妊娠期疾病和并发症：孕妇罹患的各种疾病，如糖尿病、严重贫血、肾脏病、甲状腺疾病等；先兆流产、妊娠高血压、光兆子痫、多胎妊娠等。

（6）分娩期并发症：前置胎盘、胎盘早剥、胎儿宫内窘迫、脐带绕颈、产程过长、产伤、早产、胎儿颅脑损伤或缺氧等。

（7）母亲妊娠年龄偏大、营养不良、抽烟、饮酒、遭受强烈或长期的心理应激产生持续的情绪抑郁、焦虑等都可能与智力障碍有关。

（8）新生儿疾病：未成熟儿、低出生体重儿，母婴血型不合所致胆红素脑病、新生儿肝炎、新生儿败血症、胎儿颅缝早闭等。

3. 出生后不良因素

（1）脑损伤：脑炎、脑膜炎等中枢神经系统感染，颅内出血、颅脑外伤、脑缺氧（溺水、窒息、癫痫、一氧化碳中毒、长时间呼吸困难）、甲状腺功能低下、重度营养不良等。

（2）听觉或视觉障碍：儿童接受环境中的听觉和视觉刺激少，影响智力发展。

（3）家庭和社会环境：经济窘困、与社会隔离等因素使儿童缺乏接受文化教育或人际交往机会，影响智力发育。

（三）临床表现

患者主要表现为不同程度的智力低下和社会适应困难。WHO根据智商将智力障碍分为以下四个等级。

1. 轻度 智商在50～69，成年以后可达到9～12岁儿童的心理年龄，在全部智力障碍中占85%。患者表现为发育较同龄儿童迟缓，智力低下，如语言发育延迟，词汇不丰富，理解能力和分析能力差，抽象思维不发达等。社会交往能力不足，虽然能进行日常的简单语言应答，但对语言的理解和使用能力差。调整情绪和行为存在困难。能完成简单的日常生活料理。通过职业训练，成年后能从事简单非技术性工作，有一定的谋生和家务劳动能力。

2. 中度 智商在 35～49，成年以后可达到 6～9 岁的的心理年龄，在智力障碍中占 10%。语言发育差，含糊不清，词汇量贫乏，不能完整表达自己，计算力差，不能适应普通小学教育。判断力和做决定的能力差，需要依赖照料。经过长期训练，可以从事简单的劳动，但质量差，效率低。

3. 重度 智商在 20～34，成年以后可达到 3～6 岁的心理年龄，在智力障碍中占 3%～4%。出生后即可出现明显的发育延迟，几乎不能理解书面语言或涉及数字、数量、时间和金钱的概念，无法达到学校学习的能力。经过训练最终能学会单词和短语，言语和交流仅限于此时此地的事情和日常事件，理解简单的语言和手势交流。日常生活的吃饭、穿衣、排泄和个人卫生等每个方面都需照料与协助，无社会行为的能力和劳动能力，极少数可能出现自伤行为。

4. 极重度 智商在 20 以下，成年以后可达到 3 岁以下的心理年龄，在全部智力障碍中占 1%～2%。交流时理解语言和手势的能力差，只能理解简单的指令和手势。完全没有语言能力，通过非语言的方式，如哭闹、尖叫等原始性情绪，表达自己的需求和情感。日常生活各个方面都不能自理，不会躲避危险。常合并严重脑部损害或伴有躯体畸形。少数可能出现自伤行为。

部分智力障碍患者可能伴随精神症状，如注意缺陷、情绪易激惹、冲动行为、刻板行为或强迫行为、自伤行为、幻觉等。

（四）病程与预后

各种致病因素常会造成大脑结构的不可逆性损害，所以患者大都不能恢复到正常的智力水平。虽然经过教育或者特殊培训，其社会功能会逐渐增强，但仍然低于正常人。

（五）诊断与鉴别诊断

1. 诊断 包括确定诊断和病因学诊断，前者需要明确严重程度，后者需要明确发病原因。通过全面采集病史、精神检查、躯体检查、详细了解生长发育史，做出全面的临床评估。同时，根据年龄和智力损害的程度选择适用于患者的标准化智力测验、心理发育评估工具、社会适应能力评估工具。常用韦氏智力测验评估智商（见上篇第七章），儿童社会适应行为评定量表评估社会适应能力。若儿童 18 岁以前有智力低下和社会适应困难的临床表现，智力测验结果智商低于 70，则可诊断为智力障碍。再根据智商和社会适应能力确定智力障碍的严重程度。智商在 70～90 者为智力障碍与正常之间的边缘智力状态。病因学诊断即对所有确诊为智力障碍的患者，通过病史和躯体检查，遗传学、代谢、内分泌等实验室检查以及颅脑特殊检查，尽量寻找病因，做出病因学诊断。

2. 鉴别诊断

（1）暂时性发育迟缓：各种心理或躯体因素，如营养不良、慢性躯体疾病、学习条件不良或缺乏，视觉、听觉障碍等都可能影响儿童心理发育，包括智力的正常发育，使儿童的智力发育延迟。当这些原因去除或纠正以后，心理发育速度在短期内加速，可赶上同龄儿童的智力水平，据此与智力障碍鉴别。

（2）特定性发育障碍：特定性言语和语言、学校技能或运动技能发育障碍都可能影响儿童在学习和日常生活中智力水平的发挥，表现为学习困难、人际交往困难和社会适应能力下降。通过对儿童心理发育水平的全面评估可发现特定性发育障碍患者除了特定的发育障碍以外，心理的其他方面发育完全正常，在不涉及这些特定技能的时候，可以完成学习任务。与之不同，智力障碍患者在任何情况下，智力水平和学习成绩都始终保持一致。

（3）精神分裂症：儿童精神分裂症患者的精神症状可影响到正常学习、生活、人际交往等社会功能。精神分裂症患者病前智力正常，有起病、症状持续及演变等疾病的发展过程，存在确切的精神障碍性症状，根据这些特点与智力障碍相鉴别。

（4）孤独症谱系障碍：见本章第二节。

（5）注意缺陷多动障碍：主要表现为注意力集中困难，活动过多，容易冲动，学习困难等症状，部分患者智商偏低。通过药物治疗和心理行为治疗，其症状可以得到改善，学习成绩能够提高。

（六）预防、治疗与康复

智力障碍一旦发生难以逆转，因此重在预防。预防措施有：产前遗传性疾病监测和遗传咨询，围生期保健和积极治疗围生期并发症，产前先天性疾病的诊断，新生儿遗传代谢性疾病筛查，高危儿童的健康筛查，预防和尽早治疗中枢神经系统疾病。此外，加强全社会的健康教育和科普宣传，排除近亲婚姻，倡导科学健康的生活方式，都是预防智力低下的重要方法。

智力障碍的治疗原则是以教育和康复训练为主，辅以心理治疗，仅少数需要药物对伴随的精神症状进行对症治疗。对伴有精神运动性兴奋、攻击行为或自伤行为，可选用利培酮、氟哌啶醇、奋乃静。合并注意缺陷障碍可以选用托莫西汀治疗，合并抑郁障碍可以选用SSRI类药物治疗。药物的治疗剂量视患者的年龄和精神症状的严重程度而定。

教育和康复训练由学校教师、家长、康复训练师和临床心理治疗师相互配合进行。教师和家长的任务是使患者能够掌握与其智力水平相当的文化知识、日常生活技能和社会适应技能。临床心理治疗师针对患者的异常情绪和行为采用相应的心理治疗。

（七）中医治疗

智力发育障碍属中医的"五迟""五软""解颅"等范畴。中医学认为该病病因有先天禀赋不足，肝肾亏损和后天失养等因素，导致气血虚弱，神失所养，精不生髓，髓海不足。或因痰瘀互结，蒙塞清窍，神明无用所致。治疗可按照以下证型分类处理。

1. 脾肾气虚证 智力低下，头发稀疏，牙齿生长迟缓，囟门常宽大，乳食食欲缺乏，夜卧欠安，大便不调，小便清，舌淡，苔薄白，脉沉乏力。治宜健脾补肾。方选附子理中丸加减。

2. 心脾两虚证 智力欠聪，语言发育迟缓，常有立、行、发、齿发育迟缓，精神疲乏，活动乏力，面黄少华，食欲低下，舌淡白，苔薄，脉缓乏力。治宜补益心脾。方选归脾汤合菖蒲丸加减。

3. 肝肾不足证 坐、立、行、齿、发的发育迟缓，形体瘦弱，筋骨萎弱，头型方大，目无神采，喜卧懒动，乳食减少，易受惊吓，舌淡嫩，苔少，脉细弱。治宜养肝补肾。方选加味六味地黄丸加减。

4. 瘀阻脑络证 坐、立、行、齿、发的发育迟缓，神情淡漠，反应迟缓，语言欠利，肌肉软弱，或癫痫发作，舌下脉络增粗，舌上有瘀斑瘀点，脉沉涩。治宜活血化瘀，通络开窍。方选通窍活血汤加减。

针灸治疗方法：语言迟缓可取哑门、通里、间使、神门，隔日 1 次，10 次为 1 个疗程。耳针取脾、肾、心、皮质下、内分泌等穴位。

二、孤独症谱系障碍

（一）概述

儿童孤独症谱系障碍也称儿童孤独症，是起病于婴幼儿期，特有的、严重的精神障碍，属于广泛发育障碍中的一类疾病。本病的特点为：极端孤僻不能与他人正常交流并发展人际关系；言语发育迟滞，失去了用语言进行交往的能力；重复简单的游戏活动，并渴望保持原样不变；缺乏对物件的想象以及灵巧运用它们的能力，如缺乏想象性游戏，特别喜欢刻板的摆放物体的活动。

（二）病因与发病机制

孤独症的病因尚未明确，有学者认为可能与以下因素有关。

1. 遗传因素 一般认为，遗传因素是易患本病的原因。单卵双生儿童孤独症的同病率可达 90% 以上，而双卵双生子的同病率仅为 24%。高发家系调查发现，46个家庭中 41 个家庭有 2 名孤独症患者。但是遗传方式的原理依然不清楚。

2. 脑器质性因素 本症患儿大多数有围生期损害史、脑电图异常、神经系统软体征以及癫痫发作。病理组织学研究也发现，杏仁核、小脑、海马复合区大多数神经元结构有变化，包括浦肯野细胞消失。脑结构影像也发现，儿童孤独症患儿有脑室扩大。

3. 神经生化因素 大约 1/3 的患儿血 5-HT 水平增高，也有报道血浆肾上腺素和去甲肾上腺素增高，部分儿童还有内啡肽片段 Ⅱ 水平升高。

4. 认知缺陷因素 心理认知缺陷损害了孤独症患儿对他人精神状态的理解能力，导致社会交往能力缺陷，甚至对待人就像对待无生命的物体一样。

（三）临床表现

大多数儿童起病于出生后 36 个月内，部分儿童在 2～3 岁内基本正常，3 岁后起病。临床特征主要为 Kanner 三联征，即社会交往障碍、言语发育障碍、兴趣狭窄行为刻板。除此之外，还表现有感知觉反应异常以及智力和认知损害。

社会交往障碍即是缺乏与人交往、交流的倾向，有的患儿从婴儿时期起就表现这一特征，如从小就和父母不亲，也不喜欢要人抱，当人要抱起他时不伸手表现期待要抱起的姿势，不主动找小孩玩，别人找他玩时表现躲避，对亲人呼唤没有反应，总喜欢自己单独活动，自己玩耍。在言语发育障碍方面，大多数患儿言语很少，严重的病例几乎终生不语，会说会用的词汇有限，并且即使有的患儿会说，也常常不愿说话而宁可以手势代替。有的会说话，但声音很小、很低或自言自语重复一些单调的话。有的患儿只会模仿别人说过的话，而不会用自己的语言来进行交谈。不少患儿不会提问或回答问题，只是重复别人的问话。关于兴趣狭窄行为刻板，孤独症儿童常常在较长时间里专注于某种或几种游戏或活动，如着迷于旋转锅盖，单调地摆放积木块，热衷于观看电视广告和天气预报，面对儿童们通常喜欢的动画片、儿童电视、电影则毫无兴趣，一些患儿天天要吃同样的饭菜，出门要走相同的路线，排便要求一样的便器，如有变动则大哭大闹表现出明显的焦虑反应，不肯改变其原来形成的习惯和行为方式，难以适应新环境，多数患儿同时还表现无目的活动，活动过度，单调重复地蹦跳、拍手、挥手、奔跑旋转，也有的甚至出现自伤自残，如反复挖鼻孔、抠嘴、咬唇、吸吮等动作。

感知觉反应异常主要表现为感知觉过弱、过强或不寻常，如对疼痛刺激反应迟钝或对光线刺激过分敏感等。智力和认知损害的表现主要是患儿适应能力明显落后，生活不能自理，自我防卫能力减弱，75% 的患儿智力低下，但由于语言和社会交往障碍，大多数患儿不合作，故一般的智力测验难以进行。

（四）诊断与鉴别诊断

如果婴幼儿在成长过程中表现出以下特征，那么极有可能患上了孤独症：①当婴儿盯着父母或者照顾他的人时，却没有表现出高兴的反应。②5 个月左右的孩子，不发出交流的咿呀声。③不能辨认出父母的声音，当爸爸妈妈叫他名字时没有反应。④不和别人进行眼神交流。⑤9个月后才发出咿呀声。⑥说话前很少配合手势，如挥动小手。⑦拿着某样东西，反复重复一个动作。⑧16个月大时还不能说出一个字。⑨一周岁时仍不会发出咿呀声，而且也不做任何交流性手势。⑩两周岁不能说两个字的词语。即使会说话了，也缺乏语言技巧。

但是要真正诊断儿童孤独症，还需要进行诊断标准的甄别。这个诊断标准是以下几个方面。

（1）在以下三个项目中符合6条，其中在①项中至少符合2条，在②和③项中至少符合1条：①在社会交往方面存在质的缺损，至少表现为下列中的两条：在诸如目光对视、面部表情、身体姿势和社交姿势等多种非语言交流行为方面存在显著缺乏；不能建立适合其年龄水平的伙伴关系；缺乏自发性地寻求与他人共享快乐、兴趣和成就的表现，例如不会向他人展示，携带或指向感兴趣的物品；与人的社会或感情交往缺乏，例如不会主动参与同伴的游戏活动，喜欢独自玩。②在交往方面存在质的缺陷，至少表现为以下中的1条：口头语言发育延迟或完全缺乏，并且没有用其他交流形式例如身体姿势和表情来代替的企图；拥有语言能力的患者表现为缺乏主动发起或维持与他人对话的能力；语言刻板和重复或古怪语言；缺乏适合其年龄水平的装扮性游戏或模仿性游戏。③行为方式、兴趣和活动内容狭隘、重复和刻板，至少表现为以下中的1条：沉溺于一种或多种狭隘和刻板的兴趣中，在兴趣的强度或注意力集中程度上是异常的；固执地执行某些特别的无意义的常规行为或仪式行为；刻板重复的装相行为，例如手的挥动、手指扑动或复杂的全身动作；持久地沉溺于物体的部件。

（2）在以下三个方面至少有一方面的功能发育迟滞或异常，而且起病在3岁以前：①社会交往；②社交语言的运用；③象征性或想象性游戏。

（五）治疗

治疗上最重要的是康复训练和教育及心理行为治疗。目的是促进对患儿正常行为的教育，特别是社会性行为的矫正，纠正异常行为，如刻板动作，消除睡眠障碍、发脾气、多动等继发性症状。患儿的家庭成员也要注意克服焦虑、自责、急躁情绪，方能对患儿的治疗产生良好的效果。

药物治疗仅可能对个别症状有效，如短期严重失眠，可用安定类药物；有攻击行为，可用新型的非典型抗精神障碍药物；促进脑功能的药物可选用吡硫醇、吡拉西坦或γ-酪氨酸；对于特别明显的儿童孤僻、退缩及某些刻板的行为，药物的选择要取决于儿童的年龄、疾病的严重程度及病程的长短，可选择阿立哌唑、齐拉西酮、喹硫平等药物，剂量也应根据每个孩子的具体情况从最小剂量开始，逐渐缓慢加量，直至出现适当的疗效为止。

（六）中医治疗

目前对于该病病因病机的解释多沿用小儿智力发育障碍的中医辨证分析，即先天不足，肾精亏虚，导致心窍不通，神失所养，肝失条达，升发不利，其病位在脑，同心、肝、肾三脏有密切关系。中医对儿童孤独症的治疗主要分为针刺疗法、中药治疗、按摩法和综合疗法等。孤独症儿童在共有的三大类临床表现基础上，结合中医辨证论治，可以分为以下三个证型。

1. 心肝火旺　小儿体属"纯阳"，"心常有余""肝常有余"。心火易亢，肝木易旺，加之暴怒愤郁，肝胆气逆，郁而化火，煎熬成痰，上蒙清窍，或因过喜伤心以及胃热上蒸，扰乱神明，故见患儿急躁易怒，任性固执，听而不闻，不易管教，情绪不宁，高声叫喊，跑跳无常，面赤口渴，狂躁谵语，夜不成寐，时有便秘溲黄，口干，舌尖红，苔黄，脉弦数。治疗宜清心平肝，安神定志。可使心火得清，肝阳得平，则阴阳得调。

2. 痰迷心窍　因后天脾虚失运，痰浊内生，痰蒙清窍，脑神失养，脑虚失聪，心失所养所致。故见患儿神志痴呆，口角流涎，言语不清或喃喃自语，表情淡漠，对医师及父母的指令充耳不闻，舌体胖大，苔白腻。治疗宜补肾健脾、培养精血以充养脑神，豁痰化浊以开窍益智。

3. 肾精亏虚　因患儿体虚，五脏疲惫，肾精亏乏，精血不足，心肾不足，髓海空虚，脑脉失养所致。患儿面色苍白，消瘦，营养发育欠佳，语言发育差，发育迟缓，身材矮小，囟门迟闭，骨骼痿软，智力低下，精神呆钝，动作迟缓，舌淡。治疗宜养阴益肾以醒脑益智，填精补髓以开窍启语。

三、注意缺陷多动障碍

注意缺陷多动障碍（attention deficit hyperactive disorder，ADHD）表现为注意力不集中和注意持续时间短暂，活动过多和冲动，导致学习效率低下与人际交往困难。

（一）流行病学

国内调查发现患病率 1.5% ～ 10%，国外报道学龄儿童中患病率为 3% ～ 5%，男性多于女性，性别 4 ∶ 1 ～ 9 ∶ 1。美国最近的流行病学研究结果显示患病率在小学生中男性 10%，女性 5%，成人患病率 2.5%。

（二）病因和发病机制

本病的病因和发病机制尚不清楚，目前认为是遗传和环境等多因素相互作用所致。遗传研究发现 ADHD 具有家族聚集现象，患者双亲患病率为 20%，一级亲属患病率为 10.9%。影像学研究提示患者脑额叶发育异常，胼胝体和尾状核体积减小。神经生化假说认为患者中枢神经系统多巴胺和去甲肾上腺素神经递质的功能低下，5-HT 功能亢进。其他相关危险因素还包括患者的母亲在围生期并发症发生率高，家庭破裂，父母教养方式不当，父母性格不良，母亲患抑郁症或分离障碍，父亲有反社会行为或物质依赖，患者家庭经济困难，住房拥挤，童年与父母分离、受虐待，学校的教育方法不当等因素。

（三）临床表现

1. 注意障碍　是本病的最主要症状。表现在听课、做作业或其他活动时注意力难以持久，容易因外界刺激而分心，或常常不断从一种活动转向另一种活动。患者在活动中不能注意到细节，经常因为粗心发生错误。在与成人交谈时心不在焉，似听非听。经常有意回避或不愿意从事需要较长时间持续集中精力的任务，如课堂作业或家庭作业，也不能按时完成这些作业或指定的其他任务。患者平时容易丢三落四，经常遗失玩具、学习用具或其他随身物品，忘记日常的活动安排。

2. 活动过多和冲动　患者经常显得很不安宁，小动作多，在座位上扭来扭去，在教室或其他要求安静的场合擅自离开座位，到处乱跑或攀爬，难以从事安静的活动或游戏，仿佛精力特别旺盛。在采取行动前缺乏思考不顾及后果、凭一时兴趣行事，为此常与同伴发生打斗或纠纷，造成不良后果。在任何场合说话特别多，在别人讲话时插嘴或打断别人的谈话，在老师的问题尚未说完时便迫不及待地抢先回答，也会轻率地去扰乱同伴的游戏，或不能耐心地排队等候。情绪不稳定，容易过度兴奋，也容易因受挫折而情绪低沉或出现反抗和攻击性行为。要求必须立即满足，否则就哭闹、发脾气。

3. 学习困难　因为注意缺陷和多动症状影响了患者在课堂上的听课效果、完成作业的速度和质量，致使学业成绩低于其智力所应该达到的水平。

4. 神经和精神的发育异常　患者的精细动作、协调运动、空间位置觉等发育较差。如翻手、对指运动、系鞋带和扣纽扣都不灵便，左右分辨也较困难。少数患者伴有语言发育延迟、语言表达能力差等问题。智力测验显示部分患者的智商偏低，言语智商高于操作智商，注意集中分量表得分较低。

此外，患者常共患有其他精神障碍。其中，共患有品行障碍的概率为 40%、焦虑障碍 31%、抽动障碍 11%、心境障碍 4%。

（四）病程和预后

一些患者在 3 岁时被观察到多动症状，但难以准确区分是疾病还是正常行为。很多患者上小学以后因注意缺陷导致学习困难，或者因为活动过多和冲动不能遵守学校规章而就诊。青春期和成年后患者的多动症状可减轻，但仍有明显注意缺陷，多数患者的症状持续到成人。

预后良好的相关因素是智商较高，家庭有良好支持系统，人际关系好，被同伴接纳，老师关心和鼓励。相反，智商低于平均值或边缘智力，家庭缺乏良好的支持系统，人际关系差，被同伴排斥，缺乏老师的关心和鼓励，共患有其他各种精神障碍，有遗传病史者则预后不良。

（五）诊断与鉴别诊断

1. 诊断　患者儿童期开始（12 岁以前）出现明显的注意缺陷和活动过多，并且在学校、家庭和其他场合都有这些临床表现，症状持续 6 个月以上，对患者的社会功能（如学业成绩、人际关系等）产生不良影响，则可诊断为注意缺陷多动障碍。学习困难、神经和精神发育异常等临床表现不是诊断依据，但有助于明确诊断。

临床评定量表既有助于诊断，也可了解病情严重程度以及评估治疗效果。常用 Conners 儿童行为量表，包括父母问卷、教师用评定量表和简明症状问卷三种形式。

2. 鉴别诊断

（1）智力障碍：见本章第一节。

（2）破坏性行为和反社会行为障碍：这些患者多在少年期起病，怀有对他人的蔑视、挑战、敌对而表现反抗行为、破坏行为，甚至违反社会规范的行为，病因与不良的家庭和社会环境相关。注意缺陷多动障碍儿童期起病，多数都以注意缺陷症状为主，虽然有多动和冲动行为，但一般不具有敌对性，而且到少年期多动和冲动症状有所减轻。

（3）心境障碍：儿童在抑郁或躁狂的情况下都会表现注意力不集中，躁狂发作还有活动过多；注意缺陷多动障碍患者也可能因为经常受到老师和家长的批评，或因为要求没有满足而产生焦虑、抑郁情绪。两者的区别在于心境障碍患者的首发和主要症状是情绪问题，病程呈发作形式，间歇期正常。注意缺陷多动障碍则表现为长期持续性注意缺陷和活动过多。

（4）抽动障碍：患者主要表现为头面部、四肢或躯干肌群不自主的快速、短暂、不规则的抽动，如挤眉弄眼、耸肩、歪颈、挥手、蹬足和扭动等，也可以伴有不自主的发声抽动，易被误认为多动。通过仔细的精神检查可发现抽动症状的临床特点，容易与注意缺陷多动障碍相鉴别。但需要了解抽动障碍患者约 20% 合并注意缺陷多动障碍。

（5）精神分裂症：在精神分裂症早期患者可能表现为不遵守学校纪律、活动过多、上课注意力不集中、学习成绩下降等，容易与注意缺陷多动障碍相混淆。但精神分裂症患者逐渐出现精神分裂症的特征症状，如幻觉、妄想、情感淡漠、孤僻离群、行为怪异等，而注意缺陷多动障碍不会出现这些症状，据此可以鉴别。

（6）孤独症：见本章第二节。

（六）治疗

根据患者及其家庭的特点制订综合性治疗方案，包括心理治疗、药物治疗、社会综合支持治疗等。心理治疗主要采用行为治疗和认知行为治疗。药物治疗能改善注意缺陷，减轻活动过多症状，在一定程度上提高学习成绩，改善患者与同学和家长的不良关系。常用药物有以下两类。

1. 哌甲酯（methylphenidate） 为中枢兴奋剂，能抑制脑内突触前膜多巴胺转运体，提高脑神经细胞突触间隙多巴胺水平，有效率为75%～80%。在治疗早期可能出现食欲降低、胃痛、头痛、入睡困难等副作用。其他药物不良反应有情绪不稳、烦躁易怒、心率增快和血压增高等。

2. 托莫西汀（atomoxetine） 能抑制脑内脑神经细胞突触前去甲肾上腺素转运体，增加突触间隙NE水平，同时也能抑制脑某些部位，如前额叶皮层多巴胺转运体。该药可用于治疗7岁以上儿童及成人ADHD。疗效与哌甲酯相当。常见不良反应有食欲减退、恶心、疲劳、眩晕和情绪不稳。少数有失眠、嗜睡等不良反应。同时，还需要监测自杀风险。社会综合支持治疗包括家长培训及学校干预，可采取单个家庭或多个家庭参与的小组形式，给父母提供良好的支持性环境，让他们学习和掌握解决家庭问题、与孩子共同制订明确的奖惩协定、有效地避免与孩子之间的矛盾和冲突。

（七）中医治疗

中医学中虽然没有与儿童注意缺陷多动障碍完全对应的病名，但在历代典籍中有颇多相关症状的论述。现代中医认为本病与心、肝、脾、肾四脏的功能失调相关，通过辨证论治，运用中药、针灸推拿等方法，能调节机体阴阳平衡和脏腑功能，明显改善患儿症状，显示出了独特的治疗优势。根据本病病性的虚实，可辨证为以下几个相关证型：

（1）躁动之病火为患、积热内盛心火旺，治以清心泻火、宁心安神，方用黄连导赤散加减。土虚木乘肝火生，治以疏肝柔肝、清泻肝火，方用丹栀逍遥散加减；清窍被扰痰火困，治以清热化痰降浊，方用黄连温胆汤加减；阴虚阳亢属肾虚，治以滋阴潜阳、宁心益智，方用六味地黄丸合调神定志汤加减，酌加疏肝、柔肝、清肝之品。

（2）气阴不足心肾虚，治以益气养阴、宁神定志，方用生脉散合安神定志丸加减。

（3）气血不足心脾虚，治以健脾益气、养心安神，方用归脾汤合甘麦大枣汤加减。

（4）瘀血阻络脑失养，治以活血化瘀、养血生津、宁神益聪，方用通窍活血汤或桃红四物汤加减。并认为本病为心神躁动之病，不论何种证型，均酌加酸枣仁、远志以养心安神，配伍龙骨、牡蛎以镇心安神、潜阳敛阴以作治标之用。

除以上中药治疗外，据报道采用以下针灸疗法治疗多动症也有一定疗效。选取四神聪穴为主穴，根据不同症状选不同配穴。常用 1.5～2 寸针灸针，常规消毒后，采用提捏进针法将针快速刺入帽状腱膜下，向左透左聪、左聪透后聪、后聪透右聪、右聪透前聪，再接上 G6805-1 针灸治疗仪治疗，并留针 30 分钟。15 次为 1 个疗程，隔日 1 次。

（吴明华　李如英　王晓勇）

第十二章　社区常见精神障碍相关问题

第一节　社区精神卫生服务

一、健康人群与卫生保健

预防保健工作的主要对象是人群与环境，表现为健康、群体、环境之间的社会关系。因为健康在预防医学中具有双重含义：一是预防医学的目的是促进和保持健康；二是预防医学的对象主要是健康人群，而不是个体。社区和医院的不同之处就是，社区卫生工作以预防为主，社区医院的医务人员在诊病的同时，还要以居民的公共卫生和保健为己任；社区医院的服务对象不仅是患者，健康人群也是其服务对象，这也是它和综合医院的最大不同之处。

在社区，除了基础的预防保健以外，更需要包括心理、行为保健在内的预防医学保健。

新时期卫生工作的指导方针分为三个部分：第一部分是卫生工作的战略重点，包括以农村为重点、预防为主、中西医并重；第二部分是卫生工作的基本策略，包括依靠科技与教育、动员全社会参与；第三部分是卫生工作的根本宗旨，包括为人民健康服务、为社会主义现代化建设服务。

（一）卫生工作方针的基本内容

（1）以农村为重点。农村卫生工作是我国卫生工作三大战略重点的第一个重点。

（2）预防为主。预防保健工作是我国卫生工作三大战略重点的第二个重点。预防为主是中华人民共和国成立初期所制定的卫生工作四大方针之一。新时期的卫生工作方针继续把预防为主确定为主要内容，不仅是中华人民共和国成立以来卫生工作宝贵经验的总结，还是世界卫生工作发展的潮流。

（3）中西医并重。振兴中医药是我国卫生工作三大战略重点的第三个重点。中华人民共和国成立以来，在党的团结中西医方针的指导下，中医药事业的发展取得了伟大的成就。新时期提出中西并重的方针，是以往团结中西医方针的继承和发展，是振兴中医药和使中医药走向世界的政策保证。

（4）依靠科技与教育。依靠科技与教育是卫生工作的基本策略之一，是落实科学技术是第一生产力思想和科教兴国战略的具体表现，也是中华人民共和国成立以来卫生工作长足发展基本经验的总结。发展科学技术和培养医学人才是发展卫生事业必不可少的基本条件，必须提高到卫生工作方针的高度并予以重视。

（5）动员全社会参与。动员全社会参与是卫生工作的又一项基本策略，它是卫生工作与群众运动相结合方针的发展和完善。动员全社会参与，包括了各级党政领导重视、社会各部门协作配合和广大人民群众积极参与。

（6）为人民健康服务。为社会主义现代化建设服务、为人民健康服务、为社会主义现代化建设服务，是我国卫生工作的根本宗旨，是卫生工作方针的核心，是党和政府对卫生事业改革和发展的基本要求，是卫生工作必须坚持的正确方向。

（二）预防保健工作特点

（1）社会性。预防保健工作的面很广，服务对象主要是人群，而不是个体患者。内容包括预防传染病、地方病、职业病，保护环境，预防因环境破坏而引发的疾病，制定预防疾病流行的对策并组织实施。除了国家的投入，预防保健工作者认真履行职责以外，预防保健工作必须争取全社会的支持。因此，预防保健工作者在工作中要充分考虑涉及工作关系和人际关系等方面的道德要求，同时要避免急功近利的短期行为。

（2）多学科性。预防保健医学是自然科学与社会科学相互渗透的一门边缘科学。涉及生态学、地质学、遗传学、社会学、管理学、伦理学等多种学科。它面对的是社会人群整体，涉及人类疾病与自然、社会的关系。因此，预防保健医学需要多学科工作者的团结协作，首先要求预防保健工作者要处理好各种关系，主动向有关部门反映情况，争取各部门的配合，以保证工作的顺利进行。

（3）群体性。预防保健医学区别于临床医学的特点之一是群体性。在多数情况下它的服务对象是健康人或受感染威胁的人；服务对象不只是个别患者，而是整个社会群体。

初级卫生保健是指为患者提供初诊和复诊机会的方式。它依然是实现"人人享有卫生保健"的策略，是国家卫生保健中最基本或最基层的卫生保健，是个人和家庭及居民团体同国家卫生服务体系发生联系的最初形式。主要包括四个方面：健康促进、预防保健、合理治疗、社区康复。其八项要素有：①对当前主要卫生问题及其预防和控制方法的健康教育；②改善食品供应和合理营养；③供应足够的安全卫生水和提供基本环境卫生设施；④妇幼保健和计划生育；⑤主要传染病的预防接种；⑥预防、控制地方病；⑦常见病和外伤的合理治疗；⑧提供基本药物。

二、心理健康与行为问题

（一）心理健康的概念

人类对健康概念的认识是随着社会的发展以及人类对自身认识的深化而不断产生，丰富的。在生产力低下的时期，人类只关注如何适应和征服自然，维护自身的生存。其后，随着生产力水平的提高，人类开始关心身体健康，防病治病的医学科学应运而生。历史发展到现在，人类对健康的认识又发生了飞跃。1948年，世界卫生组织（WHO）对"健康"进行了定义。健康包涵了三个基本要素：①躯体健康；②心理健康；③具有社会适应能力。躯体健康和心理健康两者密切相关，具有社会适应能力是心身健康的检验标准，三者缺一不可。从健康观的演变可以看出，科学的健康观改变了人们传统的没有疾病即健康的观念，健康的目标是追求一种更积极的状态，一种更高层次的身心协调与发展。心理健康是指生活在一定社会环境中的个体，在高级神经功能和智力正常的情况下，情绪稳定、行为适度，具有协调关系和适应环境的能力，以及在本身及环境条件许可的范围内所能达到的心理最佳功能状态。

（二）心理健康的意义

1. 心理健康对于预防精神障碍、心身疾病和恶性事故的发生有重要的意义　精神障碍是一种严重的心理障碍，它的发生与人的心理健康水平密切相关。由于社会生活的纷繁复杂以及各种压力，人们随时都面临着来自各个方面的心理应激，重视心理健康问题，可以使人们很好地处理各种矛盾，提高心理承受水平，在挫折面前有足够的心理准备，能采取有效的措施，积极预防精神障碍的发生。心身疾病是指心理与社会因素在病症的起因中占据重要作用的一类躯体损害性疾病，如冠心病、高血压、消化性溃疡、恶性肿瘤等。重视心理健康问题，可以使人有效地抵御各种负面心理因素的致病诱因作用，矫正不良的心理反应，有效地预防心身病症的发生。近年发生的多起恶性社会事件中，许多事件都与当事者的心理健康状况有关。心理健康水平较低的人，很容易产生无法控制的愤怒情绪，甚至出现严重的反社会行为。提高人们的心理健康水平可以预防这类事件的发生。

2. 心理健康是提高生活质量的重要保证　健康的心理是人们学习科学文化知识、处理好人际关系、预防各类躯体疾病的前提。如果一个人经常地、过度地处于焦虑、自卑、怨恨、猜忌等不良心理状态中，是很难在学习、工作和生活中充分发挥个人潜能，取得成就的，也就更谈不上良好的生活质量。无论是什么人，心理健康是事业成功的保证，更是提高生活质量所必须具备的前提。

3. 心理健康对于建设社会主义精神文明有着重要的意义　心理健康不仅对个体有意义，而且对群体也有不可忽视的意义。心理健康水平有助于克服人的消极心理状态，振奋民族精神，增进社会和谐与稳定；有助于塑造健全的人格，提升人们道德水平；有助于人们创造力的发挥，推动社会主义现代化建设的进程。因此，心理健康工作是精神文明建设的重要组成部分。

（二）心理健康与行为的关系

行为是心理的外在表现之一，它们之间是有联系的。如心身疾病中的高血压，从心理学上评估，患者往往负性情绪体验比较多，具有所谓的"高血压人格"。这就是敌意、好胜、没有耐性、急躁、易怒而且压抑负性情绪。所以从外在的行为来进行评估、干预、预防，也是预防精神障碍、心身疾病，提高生活质量的重要途径之一。

与精神问题相关的行为还表现为对精神活性物质的依赖。这是严重的行为问题，多数还伴有精神障碍。因为我国相关法律明确严禁吸食精神活性物质，从这一角度来说，这种行为是违法犯罪。因此心理与行为之间的关系无论是在常态还是所谓的病态方面都密不可分。

三、精神障碍的社区服务

20 世纪 50 年代，以美国为代表的西方发达国家提倡开展精神障碍患者非住院化运动，以减少精神患者的住院人数，使更多患者有条件重返社会。此后社区精神医学逐步形成。经过 50 多年的实践，社区精神医学在西方国家逐渐发展完善，形成了以多种形式的社区精神卫生服务体系为主，结合急重性精神患者入院治疗的精神障碍诊治模式。由于社区精神卫生服务的开展，精神病院病床数大幅度下降，患者家属经济负担及精神负担大幅减少，患者生活质量获得较大程度的改善，复发率显著降低，社会功能明显恢复。这为我国社区精神卫生服务健康发展提供了很好的借鉴。

《全国精神卫生工作规划（2015—2020 年）》中提出积极推行"病重治疗在医院、康复管理在社区"的服务模式，对病情不稳定患者，基层的精神卫生综合管理小组要协同随访，设立有肇事肇祸行为或威胁的严重精神障碍患者应急医疗处置"绿色通道"。做好基本医疗保险、城乡居民大病保险、医疗救助、疾病应急救治等制度衔接，发挥整合效应，逐步提高患者医疗保障水平。大力推广"社会化、综合性、开放式"的精神障碍和精神残疾康复工作模式，建立完善医疗康复和社区康复相衔接的服务机制，鼓励和引导社会资源提供精神障碍社区康复服务，促进精神障碍患者回归社会。2017年11月13日，民政部已会同财政部、卫生计生委、中国残联四部门印发《关于加快精神障碍社区康复服务发展的意见》(以下简称《意见》)，明确提出到2025年，我国80%以上的县区市将开展精神障碍社区康复服务。《意见》同时要求，在开展精神障碍社区康复的县市区，60%以上的居家患者接受社区康复服务，基本建立以家庭为基础、机构为支撑，"社会化、综合性、开放式"的精神障碍社区康复服务体系。

社区精神卫生的对象至少有两大部分：

第一部分是针对少数的精神障碍患者，其工作的主要内容就是社区服务站的任务，是对出院后及离开门诊的精神患者进行的服务，包括：①巩固疗效；②预防复发；③促进康复；④准备回到社会生活中去。

第二部分是针对恢复期的患者，做好心理卫生保健工作。总体上来说可以概括为：①对出院后的患者继续服用抗精神障碍药物或其他相关药物，参考住院或门诊的用药剂量进行适当调整，当病情缓解时服用维持量；②继续进行心理治疗，由心理治疗师负责；③进行家庭治疗和个体工作，由社会工作师负责；④从事各种工作娱乐治疗，如音乐、书画、手工、种植、游戏等，此时宜诱导启发患者的合群性，培养其良好的人际关系；⑤帮助患者接触社会，如组织患者游公园、郊游、观剧、阅读报纸等；⑥学习知识，根据患者的特点学习专业知识，以备病情缓解巩固后在社会上求职，恢复正常生活；⑦预防心理疾病，预防重于治疗。有些精神病院称作精神障碍防治院，实际上并未做预防心理疾病的工作，此工作最宜由社区服务站承担。

就目前而言，我国社区精神卫生工作还较多限于第一部分。它的主要任务是：①社区人群的精神卫生健康教育和精神卫生健康促进；②社区精神障碍患者的长期监护与管理；③社区精神障碍患者的巩固治疗；④社区精神障碍患者社会功能康复。对精神障碍患者，除重度者在疾病的早期或急性期应住院治疗外，在精神障碍症状控制后或诊断及治疗方案明确并症状缓解后，均应到社区精神卫生服务站接受康复治疗，不宜长期在精神障碍专科医院住院或反复到专科医院门诊就诊。

社区精神卫生服务的具体工作内容应包括：①推动全社区预防心理疾病的健康宣传和健康促进工作；②组织患者每天到社区精神卫生服务站接受治疗；③督促患者继续服用抗精神障碍药物，并适当调整剂量或疗程；④进行心理治疗；⑤指导家庭治疗；⑥组织实施各种工作娱乐治疗，帮助患者接触社会；⑦帮助患者做好回归社会的各项准备，学习专业知识。

在社区精神卫生服务过程中，应坚持以预防为主，康复与医疗相结合的原则，根据社区人群精神卫生的需求和患者的个体特点循序渐进，讲求实效，采取综合性康复措施，增强患者康复的信心。

第二节　精神障碍的个案管理

一、精神障碍个案管理的概念

精神障碍个案管理是一种由团队共同完成、精神障碍患者（案主）主动参与的社区服务设计，旨在帮助解决患者疾病问题的形式。

个案管理的服务是个体化的，通过工作人员（又称个案管理员）与患者建立融洽关系、个别评估和制订计划来提供大部分的治疗、康复及支持性服务，以满足患者达到其个人目标的需求，每位个案管理员承担的服务对象以 8～15 人为宜。

我国国家卫生健康委员会《重性精神障碍管理治疗工作规范》对个案管理的定义为：个案管理指对已经明确诊断的患者，根据患者的病情、社会、经济状况和心理社会功能特点与需求，通过评估患者的精神症状、功能损害或者面临的主要问题，有针对性地为患者制定阶段性治疗方案，以及生活职业能力康复措施（也称"个案管理计划"）并实施，以使患者的疾病得到持续有效的治疗，生活能力和劳动能力得到恢复，帮助患者重返社会生活。

二、个案管理的团队

个案管理的目的是实现多种服务衔接，满足患者需求，应由多学科人员组成团队，共同服务，团队成员应包括但不限于精神科医师、精神科护士、社会工作者、职业治疗师、心理治疗师、心理咨询师及社区志愿者和其他人员。团队中一人作为个案管理员，直接与患者联系和接触，提供并协调各类具体服务，其他成员参与。多学科团队提供服务有效方法，每位成员都能发挥其独特功能，相互补充，从而使团队功能大于个人功能之和。

三、社区个案管理的对象

1.各类功能性精神障碍患者

（1）重性精神障碍：①精神分裂症；②心境障碍（躁狂症、抑郁症）；③分裂情感性精神障碍；④偏执性精神障碍；⑤感应性妄想性障碍；⑥周期性精神障碍；

⑦应激性精神障碍。

（2）其他精神障碍：①癔症性精神障碍；②对社会、家庭、自身有不良影响的各种人格障碍、性欲倒错障碍、冲动控制障碍（纵火狂、偷窃狂等）。

2. 器质性精神障碍患者

（1）慢性脑器质性疾病与躯体疾病所致的精神障碍。

（2）癫痫所致的精神障碍。

（3）吸毒及其所致的精神障碍。

（4）酒精所致的精神障碍。

（5）其他精神活性物质与非依赖性活性物质所致的精神障碍。

3. 精神发育迟滞患者

（1）中度及中度以上精神发育迟滞。

（2）精神发育迟滞伴发精神障碍。

4. 其他认为有必要纳入管理的精神障碍患者

四、个案的确定

（一）病例确定与诊断标准

1. 病例的确定

（1）根据美国《精神障碍诊断与统计手册（第5版）》（DSM-5）标准，包括症状标准、严重程度标准、病程标准及排除标准。

（2）调查时点的确定：调查应在较短的时间内完成，以计算时点患病率。例如将2018年10月1日零时作为调查时点，凡在此时点以前发病，而在此时点仍然患病，即作为"现患病例"（统计时，计入时点患病率）；若在调查时点以前发病，在调查时点已治愈，即作为"既往病例"（统计时，计入总患病率）。

（3）治愈标准：疾病症状完全缓解，社会功能恢复（仍服药或已停药），必须达到三个月以上，确定为治愈病例。已治愈的病例按既往病例统计，若在调查时点疾病已治愈但不足三个月的仍作为现患病例统计。神经症的治愈标准亦按此规定执行。

（4）如果某一病例不完全符合某种疾病的诊断标准，诊断时可写"可疑某病"；如果根据已有资料难以确定诊断，则可详细记录病史及检查，进一步随访观察。

2. 各种精神障碍的诊断标准 参阅 DSM-5。

（二）调查的准备阶段

1. 建立组织

（1）建立三级精神障碍防治机构：根据我国行政区域的设置，一般为省、市、县三级精神障碍医院；目前许多地区也按分级管理设置精神障碍医院，即三级医院、二级医院、一级医院；也有许多地区按区域人口设置精神障碍医院和床位，一般每10万人口控制在20张左右床位的设置。

（2）建立三级精神障碍防治网络：精神障碍防治网络是指县（市）、街道、社区三级防治网络。三级防治网络是完成社区精神障碍防治的技术力量，三级防治网络的人员结构在"个案管理的团队"中已说明。

2. 人员培训

（1）培训对象：管理人员、社区精神障碍防治医师、精神科医师等参加调查的人员。

（2）培训目的：掌握病例确认、各类精神障碍的诊断标准、统一表卡使用方法，使调查结果有较高的一致性。

（3）培训内容：包括调查目的、对象、范围、方法及表卡的使用。

3. 调查工具　使用由全国健康办公室统一编制的表卡进行调查（线索调查登记表、线索调查问卷、报告卡等）。

4. 调查的支持力量

（1）与调查地区有关部门取得联系，争取支持与配合。

（2）通过有关部门对居民开展宣传及发动工作，使调查工作得以顺利进行。

5. 物质准备

（1）调查经费的落实。

（2）调查所需的表卡由全国健康办公室统一编制，各地按实际需要量稍宽裕的原则印制，以保证各地调查的一致性、科学性。

6. 试点调查　在开展正式调查前可先做一次试点调查，选择某个乡、镇或街道进行。所有参加的调查人员均集中在该试点进行调查，统一认识、统一方法、统一标准、统一要求，取得经验后再进行正式调查。

7. 确定个案对象

五、个案管理员的任务

个案管理员应与患者主动接触，建立融洽的关系，根据每个患者的个体特点，评估患者的需求，以制定满足患者需求的服务计划，定期随访患者并帮助他们积极治疗，以便更好地控制症状，维持最佳水平。

第三节　精神障碍的维持治疗

精神分裂症的病程特征是呈持续性或者持续进行性，精神分裂症治愈后大多数情况下都可能复发，积极有效的巩固与维持治疗能够减少精神分裂症复发的可能性。

一、精神障碍患者复发的原因

引起精神障碍患者疾病复发的原因最常见的有停药或社会心理因素的刺激，还有年龄、季节也是精神障碍复发的主要危险因素。

（一）停药

精神障碍患者可能因为服用药物产生的不良反应重或认为长期服药麻烦，害怕服药会影响生育等原因拒绝服药。所以对患者及其家属进行必要的健康教育很重要，使他们认识到服药的必要性，任何药物不良反应都不比由疾病的复发带来的危害更大。医师在为患者选择用药时，也应考虑到药物不良反应，是否适合特殊的某个患者。

（二）社会—心理因素

家庭教养方式、人际关系和社会环境无不与人们的精神活动息息相关，生活事件与许多精神疾病的发生、发展及转归有着密切的关系。家庭的温暖、生活的舒畅美满、人际关系的融洽、社会环境的舒适等社会支持系统，可缓和不良的应激因素、缓解心理矛盾、减轻心理压力。因此，必须重视精神障碍的社区防治和康复，积极改善社会心理因素，这对预防复发有重要意义。

二、维持治疗药物的选择

对于反复发作的精神分裂症的治疗，用药首先还是根据既往的治疗经历，选取疗效好的药物。

对于服药依从性差的患者可以给予长效抗精神障碍药物合并短效抗精神障碍药物治疗。

对于合并情绪障碍的患者，可以使用治疗情绪问题的相关药物，如碳酸锂、氟西汀等。

（一）维持治疗的时间

精神障碍的维持治疗是通过较大药量控制住精神症状之后，在一定时间内，根据病情继续服用适量的药物巩固疗效，用于防止疾病复发。维持治疗至少要坚持3至5年，部分患者有可能长期甚至终生不能脱离用药。

（二）维持治疗患者的服药问题

1. 拒绝服药 精神障碍患者在疾病状态中不能自知疾病，患者拒绝药物治疗成了一个棘手的问题。很多家属为使患者能服下药品而绞尽脑汁，哄骗劝说，甚至采取一些"变通"的方法，比如将药品混入食物中让其服下。强迫一个精神障碍患者服药，易引起其反感、敌视、怨恨，很可能将其激怒，加剧家庭关系的紧张程度。而将药物掺入食物之中"蒙混过关"，除去服药量不便掌握之外，一旦被患者察觉，也容易引起他们的疑心、猜忌，加剧病态观念。患者若采取戒备、防范、对抗的态度和行为，吵闹不休，容易使家庭关系陷入僵持，对康复治疗极为不利。

2. 担心长期服药 尽管患者承认有精神障碍，也认识到药物治疗的重要性，但对长年服药，患者会产生各种各样的疑虑和担心，这些想法都会影响其坚持治疗的信心。

3. 自行断药 一些患者在病情稳定的情况下误认为自己已痊愈而自行断药，或以停药来证明自己已完全恢复正常，彻底摆脱了疾病。殊不知这样做的危害极大，很容易使疾病复发甚至加重。

（三）如何解决患者服药的问题

1. 系统治疗 最重要的是要让患者经过系统治疗（如住院），达到自知力恢复或部分自知力恢复的程度。在他们承认有精神障碍，认为治疗有必要的前提下，才能保证维持治疗的顺利进行。

2. 患者自觉服药为主 维持治疗期以患者自觉按时按量服药为主，家属在其中起协助和督促作用，保证不间断治疗和减少拒绝服药。

（四）特殊情况的处理

1. 暂时停药和换药 在某种情况下，比如女性怀孕、哺乳期，为避免药物对后代的影响，患者或家属也不得不考虑停药，而停药有一定风险。精神障碍患者能否怀孕，何时怀孕，应该听取医师指导。

2. 突然拒绝服药 患者突然拒绝服药往往是复发的先兆，患者在不经医师同意的情况下，突然拒绝服药，放弃治疗，不承认自己曾患有精神障碍，往往是疾病复发的表现，家属要格外注意并尽快陪患者就诊。

一些康复患者成功者的经验告诉我们：只有自觉坚持服药，遵循治疗规律，才能使患者几年甚至十几年不复发，同常人一样享受生活与事业的成功和快乐，享受到平等参与社会活动的权利。

第四节　精神障碍的康复

一、康复和精神康复的概念

世界卫生组织（WHO）1969年提出的康复定义，指"综合地、协调地应用医学的、社会的、教育的、职业的和其他的措施，对残疾者进行反复训练，减轻致残因素造成的后果，以尽量提高其活动功能，改善生活自理能力，重新参加社会活动。"美国精神康复协会（USPRA）将精神康复定义为：精神康复是促进被确诊患有严重影响功能的任何精神健康状况的个体复原、融入社会和提高生活质量。

二、康复的基本原则

（一）功能训练

通过心理活动、躯体活动、语言交流、日常生活、职业活动和社会活动训练，恢复患者的基本功能。

（二）全面康复

指在心理上、生理上，以及社会生活上的全面的、整体的康复。

（三）重返社区

康复的最终目标，通过精神康复，使精神障碍患者在心理上、社会功能和地位上、躯体上、经济上恢复到患者最好的状态，能平等参与社会生活。

三、康复的服务模式

（一）日间照料中心

日间照料中心主要通过为精神障碍患者提供安全的活动环境，按照白天将患者托管在中心，晚上或节假日接回家的服务形式，为处于康复期并伴有社会功能减退的慢性精神障碍患者提供康复服务。

（二）会所模式

会所模式又称"俱乐部模式"，它不是简单的康复项目或社会服务模式，而是让患者与社区员工一起工作来实现共同的目标，其本质是一种"社区模式"。

（三）过渡性康复服务

目前，世界范围内为精神障碍康复期患者提供的社区过渡性康复服务主要包括中途宿舍、辅助宿舍和支持性住房等。

（四）日间医院

日间医院是一种过渡性服务机构，帮助精神障碍患者由医院转向社区或日间照料中心，主要为急性期患者提供诊断、医疗、精神、心理和职业治疗在内的综合精神治疗。

（五）其他服务模式

社区还为精神障碍患者提供个案管理、同伴支持、医院在社区的外展服务、主动式社区治疗及社区危机干预小组等康复服务。

四、康复管理的组织

组织管理网络即成立有卫生、民政、公安、残联等部门参加的各级精神障碍防治工作领导小组，领导和协调开展各级精神卫生工作，技术指导网络以卫生部门为主。

（一）城市社区康复机构的组织形式

建立区—街道—社区三级网络，区县级精神卫生保健所（院）门诊心理咨询（社区服务、门诊和住院部），街道医院、工厂医院、乡镇卫生院、学校医院（设精神科）社会服务（包括家庭病床）。

（二）农村社区精神卫生机构的组织形式

以市（县）为单位，建立市（县）、镇（乡）、居委会（村）三级组织管理网络及精神卫生防治康复网点，把防治知识普及到乡村医师一级，帮助兼职医师、精防医师开展门诊、家庭病床及社区随访工作。

（三）企业精神卫生保健机构

一般在千人以上企业应成立精神障碍防治工作领导小组，以各级保健机构为基础，建立防、治、管三结合的精神卫生监护网。

（四）学校精神卫生保健机构

各层次、各类学校精神卫生保健机构。

五、康复内容

精神障碍导致患者社会功能下降，包括个人生活能力、家庭职能、工作效能及社会活动（人际交往）。故在患者康复治疗中技能训练是康复工作的主要任务，主要从以下四方面入手。

（一）生活行为技能训练

本训练为最基本的训练，精神障碍患者特别是慢性精神分裂症患者会出现行为退缩、情感淡漠、生活懒散甚至个人生活不能自理。康复措施：以培训个人卫生整理、饮食、穿衣、排便等活动，坚持每天数次手把手地辅导，可配合行为治疗（如代币法）予以行为矫正。

（二）学习训练

主要针对病后失去学习机会，又缺乏一技之长的患者和社会生存困难的患者，根据患者原有基础采取不同程度的培训，提高其文化知识及一般技术，如采购物品、园艺操作、家庭烹饪、绘画书法、电脑操作等。

（三）就业行为训练

根据患者病前与目前可适应的职业先进行评估，然后安排患者在监护性就业设施中，进行模拟就业。当患者在监护性设施中取得成功，可实施过渡性就业训练，即在精神卫生或康复专业人员的管理下参加工作，并获得一定的劳动报酬，最后进入社会参与社会自然工作。

（四）社交技能训练

主要对患者进行社会适应能力、活动能力训练，可通过督促、指导患者参与社会活动，特别是娱乐活动。娱乐活动往往富有吸引力，能激发患者心理上的满足与愉快感，同时娱乐活动往往比较轻松，易使人介入，参与集体活动可以促进和发展患者间交往与合作，可训练其整体观念，改善人际关系。

六、社区医师的康复工作

社区医师不仅是一个基本的初级照管的执行者，同时也在精神科专业服务人员与精神障碍患者及其家庭中起到一个中介作用，没有这种中介作用的依托，精神科专业人员也难以在基层开展专业工作。

（一）康复任务

而社区医师作为三级预防中的重要组成部分，其任务大约有以下几个方面。①提供精神卫生咨询服务：开展精神障碍防治康复知识的宣传和普及，编制宣传资料。②对出院的精神患者建立档案：并建立家庭病床制度，规范家庭病床的管理和病历书写工作。③定期到社区精神障碍患者的家庭进行随访和健康教育，开展家庭治疗，指导康复用药。④对精神症状严重且有一定的经济来源者进行住院指导，包括对住院指征的评估和复发的早期识别。⑤与家属建立良好的沟通关系，共同协助、督促患者严格、规范、定时、定量地继续接受药物治疗。⑥及时发现院外治疗过程中可能出现的不良反应，并进行对症处理。⑦定期对社区内的精神障碍患者进行家访，评估精神康复程度，及时调整药物，开展对应的康复训练。⑧集中与分散相结合地为精神障碍患者进行精神障碍防治康复知识的授课和健康知识的辅导。⑨组织社区精神患者集中到工疗站进行体育锻炼。⑩调节精神障碍患者与其家属的矛盾或冲突，降低复发的外部条件。

（二）加强对监护人的知识教育

监护人的作用也十分重要。精神障碍患者出院在家，社区医师不可能 24 小时进行监护，而接触最多的还是精神障碍患者的监护人或家属。监护人对精神障碍患者的影响较大，在精神障碍社区康复中有重要作用。这主要与监护人对精神障碍知识的了解程度以及同患者关系密切度等因素有关。提示在治疗精神障碍的同时，也应加强对监护人的知识教育。作为精神障碍患者的监护人或家属，第一，应通过各种途径来了解被监护人所患精神障碍的性质和特点，这是最为重要的，它将改变监护人的监护理念；第二，监护人应该履行自己的监护义务，特别是需要长期坚持服药维持治疗的，应该教育、督促、鼓励被监护人严格、规范、定时、定量地继续接受药物治疗；第三，协助社区医师及时发现复发的早期表现或异常现象，及时进行必要的干预措施，包括住院治疗；第四，为被监护人提供良好的家庭环境，避免不必要的冲突，及时化解可能的矛盾，积极参与由社区医师开展的家庭治疗，并积极配合社区医师的家访；第五，积极参加由社区举办的心理卫生知识培训，学会如何与精神障碍患者相处，掌握必要的精神障碍学基础知识；第六，在监护精神障碍患者服药的同时，注意有无不良反应的出现，并与社区医师建立良好的沟通关系；第七，积极鼓励并护送精神障碍患者到社区工疗站参与工疗或其他康复训练；第八，积极训练和培养康复期精神障碍患者的社交技能，在社区医师的指导下，有序开展相关的训练活动；第九，对拒绝服药的精神障碍患者，应积极与社区医师联系，必须保证药物维持治疗的连续性；第十，为康复期的精神障碍患者提供良好的生活条件，建立良好的生活制度，包括饮食与睡眠。

第五节　精神障碍患者的应急处置

精神障碍患者在社区中常会出现三类紧急情况，一是精神障碍本身引起的冲动及伤害性行为；二是精神症状控制后产生病情反复出现继发疾病行为；三是精神障碍治疗过程中药物引起的毒副作用。

一、精神障碍患者出现的紧急情况

（一）精神障碍本身引起的冲动及伤害性行为

精神障碍患者在疾病的急性期，由于受精神症状的支配，发生冲动伤人或自杀、自伤等危险行为；有的精神障碍患者还可以发生出走等行为，在外面也可能发生冲动伤人的行为或被他人所伤害。

（二）精神症状控制后产生病情反复出现继发疾病行为

精神障碍患者经系统治疗出院后，在社会生活中遇到各种困难或挫折，产生自卑心理、抑郁情绪，甚至自杀行为。

（三）精神障碍治疗过程中药物引起的毒副作用

由于长期大剂量服用抗精神障碍药，产生较多的毒副作用，个体出现相关反应也较常见。

治疗精神障碍，不仅要使患者精神障碍症状消失，更重要的是使患者恢复正常的精神状态，重新回归社会，成为自食其力的劳动者。这就必须在精神症状缓解后采取精神康复措施，给患者以职业训练，使之不同程度地恢复劳动能力、社会适应能力、生活自立能力，以达到全面康复，重返正常社会生活。

二、精神障碍患者发病的应急处置

（一）应急处置的范围

（1）现场处理有暴力攻击行为（包括对他人攻击和自我伤害）的患者，对患者提供紧急药物治疗和保护性约束等。

（2）社区药物治疗的患者中出现的与抗精神障碍药物相关的急性毒副作用。

（3）需要紧急住院治疗的患者。

（二）暴力攻击行为处置原则

1. 评估 根据病史及目前的状况，评估冲动和暴力行为发生的可能性，以及可能带来的不良后果，我国制定的暴力行为五级评估法（精神障碍患者的肇事肇祸倾向的评估）。

1级：口头威胁，喊叫，但没有打砸行为。

2级：打砸行为，局限在家里，针对财物。能被劝说制止。

3级：明显打砸行为，不分场合，针对财物。不能接受劝说而停止。

4级：持续的打砸行为，不分场合，针对财物或他人。不能接受劝说而停止。

5级：无论在家里还是公共场合，持管制性危险武器针对他人的任何暴力行为，或者纵火、爆炸等行为。

2. 非药物性干预措施　①一般的安全技巧。将患者安置在安静、宽敞、温湿度适宜的环境中，取走所有的危险物品。与对方保持一定的距离，避免直接的目光对视，不要随便打断患者的谈话，及时发现患者愤怒的迹象。相关人员要有安全的逃离通道。满足患者合理的要求，减少诱发因素。提高患者的自控能力等。②专业的安全技巧。避免给患者敏感的刺激（声光），予以足够的个人空间，尽量保持开放的身体姿势，尊重、认可患者的感受，向患者表示随时愿意提供帮助。多做言语的安抚，以减少患者的恐惧，劝阻患者停止暴力无效时，可采取必要措施控制。对情绪爆发难以自控的患者，可根据具体情况选择约束方式。

3. 药物干预措施　快速镇静，如使用氟哌啶醇肌内注射（每次 5～10 mg）或氯硝西泮（2mg/ 次）肌内注射，必要时可考虑重复注射或交替注射氯硝西泮和氟哌啶醇。为避免急性锥体外系不良反应，建议注射氟哌啶醇的同时注射东莨菪碱，每次 0.3 mg。

4. 其他　积极处理原发疾病，必要时送精神障碍医院住院治疗。

（三）药物急性毒副作用的应急处置

抗精神障碍药不良反应较多，特异质反应也常见，所以处理和预防药物的不良反应与治疗原发病同等重要。

1. 锥体外系反应　系传统抗精神障碍药最常见的神经系统不良反应。急性锥体外系反应主要包括 3 种表现，介绍如下。

（1）急性肌张力障碍：呈现不由自主的、奇特的表现，包括眼上翻、斜颈、颈后倾、面部怪相和扭曲、吐舌、张口困难、角弓反张和脊柱侧弯等。常去急诊就诊，易误诊为破伤风、癫痫、癔症等，服抗精神障碍药史常有助于明确诊断。处理：肌内注射东莨菪碱 0.3 mg 可即时缓解。有时需减少药物剂量，加服抗胆碱能药盐酸苯海索（安坦）（每次 2 mg，2～3 次 / 日）。

（2）静坐不能：表现在治疗 1～2 周后，发生率约为 20%。表现为无法控制的激越不安、不能静坐、反复走动或原地踏步。易误诊为精神障碍性激越或精神障碍加剧，故而错误地增加抗精神病药的剂量，使症状进一步恶化。处理：苯二氮䓬类药（如阿普唑仑每次 0.4 mg，2～3 次 / 日）和受体阻滞剂如普萘洛尔（每次 10 mg，2～3 次 / 日）等，而抗胆碱能药通常无效。有时需减少抗精神障碍药的剂量。

（3）帕金森综合征：表现最为常见。治疗最初 1～2 月发生，发生率可高达 56%。女性比男性更常见，老年患者常见，并因淡漠、抑郁或痴呆而误诊。主要表现为运动不能、肌张力高、震颤和自主神经功能紊乱。最初始的形式是运动过缓，体征上主要为手足震颤和肌张力增高，严重者有协调运动的障碍、僵硬、佝偻姿势、慌张步态、面具脸、粗大震颤、流涎和皮脂溢出。处理：服用抗胆碱能药物盐酸苯海索（每次 2 mg，2～3 次/日）。使用抗精神障碍药时，应缓慢加量或使用最低有效量。

2. 恶性综合征 恶性综合征的表现是一种少见的、严重的不良反应。临床特征是意识障碍（波动）、肌肉强直、高热和自主神经功能紊乱。最常见于氟哌啶醇、氯丙嗪和氟奋乃静等药物治疗时。如药物加量过快、用量过大、出现脱水、营养不足、合并躯体疾病，以及气候炎热等因素，可能与恶性综合征的发生、发展有关。患病时可有肌酸磷酸激酶（CPK）浓度升高，但不作为确诊的指征。处理：立即停用抗精神障碍药，给予支持性治疗。可以使用肌肉松弛剂硝苯呋海因和多巴胺激动剂溴隐亭等治疗。

3. 直立性低血压 直立性低血压表现在治疗的前几天最为常见，氯丙嗪肌内注射时最容易出现。患者在突然体位变化（站立或起床）时可以出现头晕、晕厥（无力）、摔倒或跌伤。应嘱咐患者起床或起立时动作要缓慢。有心血管疾病的患者，增加药物剂量时应缓慢加量并注意精神与躯体反应。处理：让患者以头低脚高位卧床；严重病例应输液并给予去甲肾上腺素、间羟胺等升压药，注意禁用肾上腺素。

4. 过量中毒 药物服用过量中毒表现多见于精神分裂症患者，患者常常企图服用过量的传统抗精神障碍药自杀。意外过量服药多见于儿童，需要转诊至专科医院处理。药物过量的最早征象是精神激越或意识混浊。可见肌张力障碍、抽搐和癫痫发作。脑电图显示突出的慢波。常有严重低血压，以及心律失常、低体温。药物过量中毒的急救包括早发现、早诊断，以及洗胃、支持治疗及对症治疗措施。如抢救不及时可致命，如果合并其他药物尤其是中枢神经系统抑制剂（如酒精、巴比妥类或苯二氮䓬类药物），后果更为严重。由于多数抗精神障碍药的蛋白结合率较高，血液透析用处不大。抗胆碱能作用使胃排空延迟，所以服过量药物数小时后都应洗胃。

第六节　会诊联络精神障碍学

一、会诊联络精神障碍学的概念

会诊联络精神障碍学是指精神科医师在综合性医院开展精神科医疗、教学和科研工作，重点研究综合性医院中心理卫生、社会因素、躯体疾病和精神障碍之间的关系，加强精神科与其他临床各科之间的联合和协作，从心理、社会和生物因素多维度为患者提供医疗和康复服务。

二、会诊联络精神障碍学的工作范畴

联络可视为会诊联络的简便形式，是指联络精神科医师和内外科或特殊部门的医务人员进行定期接触；会诊是精神科医师应邀对某些问题提出建议或意见，并不被视为治疗小组成员。从狭义上看，联络的目的是帮助或指导非精神科医务人员识别和处理在治疗过程中患者所发生的心理—社会问题和精神医学问题，同时也是患者和医务人员的联系途径。

三、综合医院开展会诊联络精神障碍学现状

（一）综合性医院门诊的精神卫生工作

据统计综合性医院门诊患者中，约多于1/3的患者为躯体疾病，近1/3的患者属于心理疾病范围，其余1/3的患者则是与心理因素密切相关的躯体疾病。当前，我国综合性医院中的临床医师缺乏应有的精神卫生与医学心理学知识。内科医师对心理障碍的识别率远低于国际平均水平；而且对已识别的心理问题，其治疗率也很低。由于非精神科医师忽视了患者的精神症状，使绝大多数综合性医院中伴发心理障碍的患者没有得到应有的处理。

（二）综合性医院精神卫生工作的发展

在综合医院住院患者中，40%左右的患者有显著的精神科问题，但非精神科医师对精神科问题识别和干预的比例均不高，即使是神经科医师，对符合抑郁、焦虑症状患者所作的干预也不足。按照与躯体问题的关系，可将综合医院精神科问题大致分为独立的精神科问题（可能以躯体症状表现而到其他科室就诊，还可能以共病呈现）、器质性因素所致的各种精神症状、精神心理因素参与躯体疾病的发生和发展、患者在疾病诊治中的各种心理行为反应（情绪低落、焦虑及自杀念头，对医务人员有敌意、不信任等）。迄今已知，心理－社会因素对很多慢性疾病的发生、治疗、康复和临床结局有很大影响。据世界卫生组织（WHO）推算，到2020年精神障碍将上升为中国疾病总量的1/4。

（三）在综合医院设立精神医学科

现代精神卫生工作的范围应涵盖各类精神障碍的防治和减少各类不良心理及行为问题的发生。因此，首先要加强行政管理部门和人员的精神卫生服务意识，充分认识精神卫生工作所产生的巨大的社会效益和价值，积极拓展精神卫生服务的渠道，通过行政法规及相关政策，在综合性医院开设精神医学科、心身医学科或临床

心理科，为精神卫生工作的可持续发展提供政策保障。建立医院—社区一体化的精神障碍监管治疗模式，相互转诊，无缝对接，为精神障碍患者提供连续、完整的优质服务，实现综合医院、社区卫生服务机构、患者三方共赢。

四、会诊联络精神障碍学的任务

（一）医疗服务

会诊联络精神障碍学为非精神科专业的临床各科医师提供正式或非正式的精神科会诊或联络服务，旨在提高他们对各科患者伴发心理—社会或精神科问题的识别。深入临床各专科，建立定点联系，综合应用生物医学、心理学、社会学等方法和手段，协同处理各类患者。

1. 焦虑和抑郁状态的干预 积极开展对抑郁症、焦虑性疾病的治疗，开展对躯体疾病伴发的焦虑、抑郁的治疗，对各种危机提供有效的干预。

2. 及时处置精神科问题 开展对脑器质性精神障碍、躯体化障碍、躯体病伴发的抑郁障碍、药物及酒精依赖、影响健康的心理因素及性功能障碍的处置。

3. 问题的处置 开展对患者的依从性问题、药物的行为不良反应、躯体病伴发的焦虑、患者自身的人格因素、负性情绪及临终反应、自杀及自伤企图、慢性疼痛、睡眠障碍的处置。

4. 提供治疗方案 对各种精神障碍或问题的产生，提供精神药物的应用、精神药物不良反应的处理，必要时开展电休克治疗（含无抽搐治疗）。

5. 开展心理治疗 在医疗诊治工作中运用适当的心理咨询、心理治疗、科普教育和整体医疗护理方法，提高医疗服务水平。

（二）教学培训

对相关的医务人员进行精神科知识和临床技能的培训，其主要领域有对躯体疾病的心理—社会反应、变态疾病行为（诈病和躯体形式障碍）、心理和行为治疗对躯体疾病的疗效、内科患者精神障碍的发生率、以及对会诊联络精神障碍学医疗及教学工作的综合评估；大力开展面对非精神科医师的有关精神卫生的继续医学教育，把到精神医学科轮转纳入住院医师的规范化培养计划，尤其要提高抑郁症的识别率，提高抑郁症患者接受治疗的比例，加强常见精神障碍的早期识别、有效处理和及时转诊。

（三）宣传教育

对精神障碍患者及家属进行精神卫生相关知识的教育。通过宣传教育可以消除大众对疾病的偏见、歧视等观念，树立对精神障碍的正确认识。认识到精神障碍患者也是人，精神障碍诸多疾病中的一种，是可以防治的。使大众对一些精神障碍有一些了解，能识别简单的精神症状，当自己、家人及周围人的心理出现异常时，能及时到相关的医疗机构就诊。

（四）科学研究

开展精神障碍专科内的科学研究和交叉领域问题的科学研究，包括对生物精神障碍学研究和联络精神障碍学服务、教学的效果进行评估。

会诊联络精神障碍学服务机构将不断完善，人员将不断专业化，服务范围将更广。会诊联络精神障碍学的发展必将推动医学教育和培训，使医务人员树立整体医疗观念，真正实现西医学模式的转变。

（徐　峰）